Hefte zur Unfallheilkunde
Beihefte zur Zeitschrift „Unfallheilkunde/
Traumatology“
Herausgegeben von J. Rehn und L. Schweiberer

157

16. Tagung

der Österreichischen Gesellschaft
für Unfallchirurgie

3. bis 4. Oktober 1980, Salzburg

Kongreßbericht im Auftrage des Vorstandes
zusammengestellt von

J. Poigenfürst

Mit 196 Abbildungen

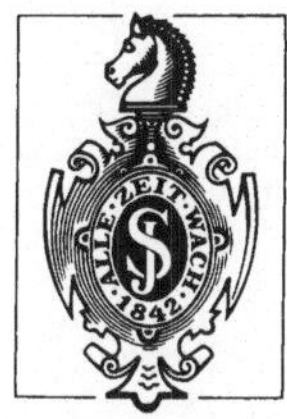

Springer-Verlag
Berlin Heidelberg New York 1982

Reihenherausgeber:

Prof. Dr. Jörg Rehn, Chirurgische Universitätsklinik und Poliklinik der Berufsgenossenschaftlichen Krankenanstalten „Bergmannsheil", Hunscheidtstraße 1, D-4630 Bochum

Prof. Dr. Leonhard Schweiberer, Direktor der Chirurgischen Universitätsklinik München-Innenstadt, Nußbaumstraße 20, D-8000 München 2

ISBN-13:978-3-540-11387-4 e-ISBN-13:978-3-642-81801-1
DOI: 10.1007/978-3-642-81801-1

CIP-Kurztitelaufnahme der Deutschen Bibliothek.
Österreichische Gesellschaft für Unfallchirurgie: . . . Tagung der Österreichischen Gesellschaft für Unfallchirurgie : Kongressbericht / im Auftr. d. Vorstandes zsgest. - Berlin ; Heidelberg ; New York : Springer
ISSN 0340-1413. 16. 1980. 3. bis 4. Oktober 1980, Salzburg. - 1982. (Hefte zur Unfallheilkunde ; H. 157)
ISBN-13:978-3-540-11387-4

2124/3140-5 4 3 2 1 0

Österreichische Gesellschaft für Unfallchirurgie

Vorstand bis 3. Oktober 1980

Präsident:

Prim. Dr. E. Beck, Abteilung für Unfallchirurgie, Landeskrankenhaus, Carinagasse 49, A-6807 Feldkirch

Präsidium:

Prof. Dr. Jörg Böhler, Unfallkrankenhaus Lorenz Böhler, Donaueschingenstraße 13, A-1200 Wien
OMR. Dr. W. Krösl, Ärztlicher Direktor der Allgemeinen Unfallversicherungsanstalt, Adalbert-Stifter-Straße 65, A-1200 Wien
Prof. Dr. E. Trojan, Vorstand der I. Univ.-Klinik für Unfallchirurgie, Alser Straße 4, A-1090 Wien

Kongreßsekretär:

Prof. Dr. J. Poigenfürst, I. Univ.-Klinik für Unfallchirurgie, Alser Straße 4, A-1090 Wien

Ständiger Sekretär:

Dr. Heinz Kuderna, Unfallkrankenhaus Lorenz Böhler, Donaueschingenstraße 13, A-1200 Wien

Kassier:

Dr. J. Rohringer, Unfallkrankenhaus Lorenz Böhler, Donaueschingenstraße 13, A-1200 Wien

Inhaltsverzeichnis

Autorenverzeichnis

Der Beginn eines Beitrages wird durch die in Klammern gesetzten kursiven Seitenzahlen angegeben.

Andrasina, J., Doz. Dr.; Leiter der Lehrkanzel für Chirurgie der Med. Fakultät, Fakultätskrankenhaus, Rastislavova 53, CS-Kosice (*72, 271, 272*)

Arens, W., Dr.; Ärztl. Direktor der BG Unfallklinik, Pfennigsweg 13, D-6700 Ludwigshafen (*402*)

Arzinger-Jonasch, H., Doz. Dr.; Leiterin der Traumatolog. Abt. der Chirurgischen Universitätsklinik, Liebig-Straße 20 A, DDR-7000 Leipzig (*213*)

Asche, G., Dr.; Chirurgische Abt. des Kreiskrankenhauses, Karl-von-Hahn-Straße 120; D-7290 Freudenstadt (*335*)

Bauer, J., Dr.; Leiter der Abt. für Unfallchirurgie des Fakultätskrankenhauses, Rastislavova 53, CS-Kosice (*72, 271, 272*)

Baumann, F., Prof. Dr.; Klinikum Ingolstadt, Orthopädische Klinik, Kruwenauerstraße 25, D-8070 Ingolstadt (*60*)

Becker, Th., OMR, Prof. Dr.; Direktor der Chirurgischen Klinik und Poliklinik des Bereichs Medizin der Friedrich Schiller-Universität, Bachstraße 18, DDR-6900 Jena (*184*)

Behfar, A.S., Dr.; Unfallchirurgische Klinik der Med. Hochschule, Karl-Wiechert-Allee 9, D-3000 Hannover 61 (*123, 282, 360*)

Benedetto, K.-P., Dr.; Universitätsklinik für Unfallchirurgie, Anichstraße 35, A-6020 Innsbruck (*247*)

Berger, A., Prof. Dr.; Klinik für Hand-, plastische und Wiederherstellungschirurgie, Medizinische Hochschule, Oststadtklinik, Podbielskistraße 380, D-3000 Hannover (*239*)

Bogner, G., Dr.; Orthopädisches Spital Speising, Speisinger Straße 109, A-1130 Wien (*74*)

Börner, M., Dr.; BG Unfallklinik, Friedberger Landstraße 430, D-6000 Frankfurt 60 (*128*)

Brandmair, W., Dr.; Chirurgische Klinik und Poliklinik rechts der Isar der Technischen Universität, Ismaninger Straße 22, D-8000 München 80 (*220, 249*)

Braun, A., Dr.; Orthopädische Klinik und Poliklinik der Universität, Schlierbacher Landstraße 200, D-6900 Heidelberg (*66*)

Breyer, H.G., Dr.; Abt. für Unfall- und Wiederherstellungschirurgie im Klinikum Steglitz der Freien Universität Berlin, Hindenburgdamm 30, D-1000 Berlin 45 (*92*)

Buchinger, W., Dr.; Unfallkrankenhaus Meidling der Allgemeinen Unfallversicherungsanstalt, Kundratstraße 37, A-1120 Wien (*181*)

Buchner, H., Wirkl. Hofrat Prof. Dr.; Ärztl. Leiter des Landessonderkrankenhauses, A-8852 Stolzalpe bei Murau (*214, 400*)

Bürkle, K., Dr.: Klinik für Kiefer- und Gesichtschirurgie, Allgemeines Krankenhaus, Alser Straße 4, A-1090 Wien (*376*)

Burri, C., Prof. Dr.; Vorstand der Abt. für Unfallchirurgie, Plastische und Wiederherstellungschirurgie der Universität, Steinhövelstraße 9, D-7900 Ulm (*237*)

Dambe, L.T., Dr.; Abt. für Unfallchirurgie, Chirurgische Universitätsklinik, D-6650 Homburg/Saar (*20*)

Dölle, H., Dr.; Abtl. für Unfallchirurgie, Gefäß- und plastische Chirurgie, Diakoniekrankenhaus, Elise-Averdieck-Straße 17, D-2130 Rotenburg (Wumme) (*199*)

Dremsek, J., Dr.; Unfallkrankenhaus Meidling der Allgemeinen Unfallversicherungsanstalt, Kundratstraße 37, A-1120 Wien (*90*)

Duspiva, W., Dr.; Abt. für Gefäßchirurgie, Chirurgische Klinik und Poliklinik rechts der Isar der Technischen Universität, Ismaningerstraße 22, D-8000 München 80 (*220, 371*)

Ecke, H., Prof. Dr.; Leiter der Unfallchirurgischen Klinik des Zentrums für Chirurgie der Justus-Liebig-Universität, D-6300 Gießen (*299*)

Ecker-Eckhofen, R., Dr.; Rehabilitationszentrum, A-8144 Tobelbad/Graz (*405*)

Egkher, E., Dr.; II. Universitätsklinik für Unfallchirurgie, Spitalgasse 23, A-1090 Wien (*277*)

Eibl, M., Prof. Dr.; Institut für Immunologie der Universität Wien, Borschkegasse 8 a, A-1090 Wien (*48*)

Eitel, F., Dr.; Chirurgische Universitätsklinik Innenstadt, Nußbaumstraße 20, D-8000 München 2 (*20*)

Faensen, M., Dr.; Abt. für Unfall- und Wiederherstellungschirurgie im Klinikum Steglitz der Freien Universität Berlin, Hindenburgdamm 30, D-1000 Berlin 45 (*92*)

Fasol, P., Doz. Dr.; II. Universitätsklinik für Unfallchirurgie, Spitalgasse 23, A-1090 Wien (*54, 126, 246*)

Fotter, R., Dr.; Dept. für Unfallchirurgie der Universitätsklinik für Chirurgie, Auenbruggerplatz 14, A-8036 Graz (*14*)

Frenyo, S., Dr.; Zentralinstitut für Traumatologie Ungarn, Baross u. 23–25, H-1450 Budapest VIII (*274*)

Friedebold, G., Prof. Dr.; Direktor der Orthopädischen Klinik und Poliklinik der Freien Universität im Oskar-Helene-Heim, Clayallee 229, D-1000 Berlin 33 (*225*)

Gambal, J.; Leiter der Computer Service Abt. der Allgemeinen Unfallversicherungsanstalt, Adalbert-Stifter-Straße 65, A-1200 Wien (*393*)

Giebel, G., Dr.; Unfallchirurgische Klinik der Med. Hochschule, Karl-Wiechert-Allee 9, D-3000 Hannover 61 (*149*)

Gotzen, L., Priv.-Doz. Dr.; Unfallchirurgische Klinik der Med. Hochschule, Karl-Wiechert-Allee 9, D-3000 Hannover 61 (*123*)

Guttmann, G., Prof. Dr.; Vorstand des Instituts für Psychologie der Universität Wien, Liebiggasse 5, A-1010 Wien (*408*)

Hahn, F., Dr.; Abtl. für Unfall- und Wiederherstellungschirurgie im Klinikum Steglitz der Freien Universität, Hindenburgdamm 30, D-1000 Berlin 45 (*92, 259*)

Haigermoser, A., Dr.; Unfallkrankenhaus, Dr. Franz-Rehrl-Platz 5, A-5010 Salzburg (*399*)

Heine, W.D., Doz. Dr.; Pathologisches Institut des Städtischen Krankenhauses, D-8720 Schweinfurt (*66*)

Hellinger, J., Prof. Dr. sc.; Orthopädische Klinik der Medizinischen Akademie „Carl Gustav Carus", Fetscherstraße 74, DDR-8019 Dresden (*318*)

Helmke, U., Dr.; Chirurgische und Poliklinik des Bereichs Medizin der Friedrich Schiller-Universität, Bachstraße 18, DDR-6900 Jena (*184*)

Henze, G., Dr.; Universitätsklinik der Gesamthochschule, Abt. für Unfallchirurgie, Hufelandstraße 55, D-4300 Essen (*353*)

Hertz, H., Dr.; I. Universitätsklinikum für Unfallchirurgie, Alser Straße 4, A-1090 Wien (*101, 281, 356*)

Hierholzer, G., Prof. Dr.; Ärztl. Direktor der BG Unfallklinik Duisburg-Buchholz, Großenbaumer Allee 250, D-4100 Duisburg 28 (*174, 222*)

Hörster, G., Dr.; BG Unfallklinik Duisburg-Buchholz, Großenbaumer Allee 250, D-4100 Duisburg 28 (*174, 222*)

Jahna, H., Prim. Dr.; Unfallkrankenhaus Meidling der Allgemeinen Unfallversicherungsanstalt, Kundratstraße 37, A-1120 Wien (*80*)

Jander, R., Dr.; Unfallchirurgische Klinik des Zentrums für Chirurgie der Justus Liebig-Universität, D-6300 Gießen (*299*)

Jenny, G., Dr.; Centre de Traumatologie et d'Orthopedie de Strasbourg 10, Ave. Achille Baumann, F-67400 Illkirch-Graffenstaden (*217, 321*)

Jonasch, E., Doz. Dr.; Chefarzt der Unfallchirurgischen Abt., Kursdorfer Straße 50, DDR-7144 Schkeuditz-Leipzig (*289*)

Jurik, M., Dr.; Abt. für Unfallchirurgie des Fakultätskrankenhauses, Rastoslavova 53, CS-Kosice (*272*)

Kinzl, L., Dr.; Abt. für Unfallchirurgie, Plastische und Wiederherstellungschirurgie der Universität, Steinhövelstraße 9, D-7900 Ulm (*237*)

Klapp, F., Prof. Dr.; Städtisches Krankenhaus, Gabriel von Seidel-Straße, D-6520 Worms (*20*)

Klemm, K., Dr.; BG Unfallklinik, Friedberger Landstraße 430, D-6000 Frankfurt 60 (*128, 217, 321, 406*)

Karpati, V., Dr.; Gozhajo u. 5., H-Kecskemet (*274*)

Koller, F., Dr.; Weiherstraße 18, A-6900 Bregenz (*403*)

Korisek, G., Dr.; Unfallkrankenhaus, A-8775 Kalwang (*102*)

Kratzat, R., Dr.; Orthopädische Klinik und Poliklinik, Schlierbacher Landstraße 200 a, D-6900 Heidelberg (*66*)

Kraumann, H., Dr.; Chirurgische Abt. des Bezirkskrankenhauses, CSSR-Mlada Boleslav (*140*)

Kroath, F., Dr.; Unfallkrankenhaus, Blumauerplatz 1, A-4020 Linz (*188*)

Krösl, W., OMR, Dr.; Ärztl. Direktor der Allgemeinen Unfallversicherungsanstalt, Adalbert-Stifter-Straße 65, A-1200 Wien (*393*)

Kroitzsch, U., Dr.; II. Universitätsklinik für Unfallchirurgie, Spitalgasse 23, A-1090 Wien (*246, 313*)

Krotscheck, H., Prim. Dr.; Unfallkrankenhaus, A-8775 Kalwang (*100*)

Kuderna, H., Dr.; Unfallkrankenhaus Lorenz Böhler, Donaueschingenstraße 13, A-1200 Wien (*43, 208*)

Kutscha-Lissberg, E., Prim. Doz. Dr.; Unfallabt., A. ö. Krankenhaus, A-2620 Neunkirchen (*206, 251, 408*)

Labitzke, R., Dr.; Abt. für Unfallchirurgie, Universitätsklinikum der Gesamthochschule, Hufelandstraße 55, D-4300 Essen (*353*)

Lambiris, E., Dr.; Orthopädische Klinik und Poliklinik der Freien Universität im Oskar-Helene-Heim, Clayallee 229, D-1000 Berlin 33 (*225*)

Lehfuss, H., Dr.; Fockygasse 22, A-1120 Wien (*290*)

Magin, E., Dr.; Chirurgische Klinik und Poliklinik rechts der Isar der Technischen Universität, Ismaninger Straße 22, D-8000 München 80 (*249*)

Manninger, J., Prof. Dr.; Zentralinstitut für Traumatologie Ungarn, Mezo Imre Ut. 17., H-1430 Budapest VIII (*274*)

Martinek, H., Doz. Dr.; II. Universitätsklinik für Unfallchirurgie, Spitalgasse 23, A-1090 Wien (*313*)

Matras, H., Prof. Dr.; Klinik für Kiefer- und Gesichtschirurgie, Allgemeines Krankenhaus, Alser Straße 4, A-1090 Wien (*376*)

Matuschka, H., Dr.; Unfallkrankenhaus Meidling der Allgemeinen Unfallversicherungsanstalt, Kundratstraße 37, A-1120 Wien (*181*)

Meeder, P.J., Dr.; Berufsgenossenschaftliche Unfallklinik, Rosenauer Weg 95, D-7400 Tübingen (*255*)

Meissl, G., Doz. Dr.; Abt. für Plastische und Rekonstruktive Chirurgie d. I. Chirurgischen Universitätsklinik, Alser Straße 4, A-1090 Wien (*239*)

Möseneder, H., Prim. Dr.; Unfallkrankenhaus, Dr. Franz-Rehrl-Platz 5, A-5010 Salzburg (*399*)

Moser, K.D., Dr.; Unfallkrankenhaus, Blumauerplatz 1, A-4020 Linz (*188*)

Müller, J., Priv.-Doz. Dr.; Leitender Arzt der Chirurgischen Klinik, Abt. für Traumatologie, Kantonsspital, CH-4410 Liestal (*113*)

Müller, K.-H., Dr.; Chirurgische Klinik und Poliklinik, BG Krankenanstalten „Bergmannsheil Bochum", D-4630 Bochum 1 (*154, 165*)

Müller-Färber, J., Dr.; Chirurgische Klinik und Poliklinik, BG Krankenanstalten „Bergmannsheil Bochum", D-4630 Bochum 1 (*154, 165*)

Muhr, G., Prof. Dr.; Chirurgische Klinik und Poliklinik, Berufsgenossenschaftliche Krankenanstalten „Bergmannsheil Bochum", D-4630 Bochum 1 (*360*)

Murri, A., Dr.; Landessonderkrankenhaus, A-8852 Stolzalpe bei Murau (*400*)

Nemes, J., Dr.; Cimbora u. 20., H-1430 Budapest XIII (*274*)

Neubert, Chr., Dr.; Unfallchirurgische Klinik des Zentrums für Chirurgie der Justus Liebig-Universität, D-6300 Gießen (*299*)

Niessner, H., Dr.; Med. Universitätsklinik, Lanzarettgasse 14, A-1090 Wien (*290*)

Noack, W., Dr.; Orthopädische Klinik und Poliklinik der Freien Universität im Oskar-Helene-Heim, Clayallee 229, D-1000 Berlin 33 (*307*)

Oberhammer, J., Dr.; Universitätsklinik für Unfallchirurgie, Anichstraße 35, A-6020 Innsbruck (*247*)

Oestern, H.-J., Dr.; Unfallchirurgische Klinik der Med. Hochschule, Karl-Wiechert-Allee 9, D-3000 Hannover 61 (*149, 282*)

Opitz, A., Dr.; Universitätsklinik für Unfallchirurgie, Alser Straße 4, A-1090 Wien (*101, 206, 251, 356*)

Passl, R., Prim. Doz. Dr.; Krankenhaus der Barmherzigen Brüder, Esterhazystraße 26, A-7000 Eisenstadt (*48*)

Perren, St., Priv.-Doz. Dr.; Laboratorium für experimentelle Chirurgie, Schweizerisches Forschungsinstitut, CH-7270 Davos-Platz (*33*)

Piza, H., Dr.; Abt. für Plastische und Rekonstruktive Chirurgie der I. Chirurgischen Universitätsklinik, Alser Straße 4, A-1090 Wien (*239*)

Poigenfürst, J., Prof. Dr.; I. Universitätsklinik für Unfallchirurgie, Alser Straße 4, A-1090 Wien (*8, 290*)

Porten, R., Dr.; BG Unfallklinik, Pfennigsweg 13, D-6700 Ludwigshafen (*365, 372*)

Provacz, F., Prim. Dr.; A. ö. Krankenhaus der Schwestern vom heiligen Kreuz, Grieskirchner Straße 42, A-4600 Wels (*1*)

Prokscha, G.W.; Priv.-Doz. Dr.; Chirurgische Klinik und Poliklinik rechts der Isar der Technischen Universität, Ismaninger Straße 22, D-8000 München 80 (*371*)

Rahmanzadeh, R., Prof. Dr.; Direktor der Abt. für Unfall- und Wiederherstellungschirurgie im Klinikum Steglitz der Freien Universität, Hindenburgdamm 30, D-1000 Berlin 45 (*259*)

Reschauer, R., Dr.; Dept. für Unfallchirurgie der Universitätsklinik für Chirurgie, Auenbruggerplatz 14, A-8036 Graz (*14, 303*)

Rittmann, W.W., Dr.; Laboratorium für experimentelle Chirurgie, Schweizerisches Forschungsinstitut, CH-7270 Davos-Platz (*33*)

Roth, B., Dr.; Chirurgische Klinik, Abt. für Traumatologie, Kantonsspital, CH-4410 Liestal (*113*)

Rudolph, H., Dr.; Abt. für Unfallchirurgie, Gefäß- und plastische Chirurgie, Diakonie-Krankenhaus, Elise-Averdieck-Straße 17, D-2130 Rotenburg (Wumme) (*199*)

Rüter, A., Prof. Dr.; Klinik für Unfallchirurgie, Hauptkrankenhaus, D-8900 Augsburg (*362*)

Salacz, T., Dr.; Rath Gy. u. 16., H-1430 Budapest XII (*274*)

Sander, E., Prof. Dr. sc.; Leiter der Traumatologischen Abt. der Chirurgischen Universitätsklinik, Leninallee 16, DDR-4010 Halle (*286*)

Schedl, R., Dr.; II. Universitätsklinik für Unfallchirurgie, Spitalgasse 23, A-1090 Wien (*54*)

Schmelzeisen, H., Dr.; BG Unfallklinik, Rosenauer Weg 95, D-7400 Tübingen (*315*)

Schmit-Neuerburg, K.P., Prof. Dr.; Direktor der Abt. für Unfallchirurgie, Universitätsklinikum der Gesamthochschule, Hufelandstraße 55, D-4300 Essen (*64, 133*)

Schneider, H., Dr.; Unfallkrankenhaus, A-8775 Kalwang (*398*)

Schreinlechner, P., Dr.; Unfallkrankenhaus Lorenz Böhler, Donaueschingenstraße 13, A-1200 Wien (*86*)

Schuhmacher, G., Doz. Dr.; Orthopädische Klinik und Poliklinik, Schlierbacher Landstraße 200 a, D-6900 Heidelberg (*66*)

Schwarz, N., Dr.; Unfallkrankenhaus Lorenz Böhler, Donaueschingenstraße 13, A-1200 Wien (*43*)

Schweiberer, L., Prof. Dr.; Chirurgische Universitätsklinik Innenstadt, Nußbaumstraße 20, D-8000 München 2 (*20*)

Sebek, W., Dr.; II. Universitätsklinik für Unfallchirurgie, Spitalgasse 23, A-1090 Wien (*126*)

Seggl, W., Dr.; Dept. für Unfallchirurgie der Universitätsklinik für Chirurgie, Auenbruggerplatz 14, A-8036 Graz (*303*)

Simko, St., MU Dr.; Komenskoho 22, CS-040 00 Kosice

Spängler, H., Prof. Dr.; Vorstand der II. Universitätsklinik für Unfallchirurgie, Spitalgasse 23, A-1090 Wien (*277*)

Spier, R., Dr.; BG Unfallklinik, Pfennigsweg 13, D-6700 Ludwigshafen (*365, 372, 402*)

Stachy, A., Dr.; Fakultätskrankenhaus, Rastislavova 53, CS-Kosice (*72*)

Stang, A., Dr.; Orthopädische Klinik und Poliklinik der Freien Universität Berlin im Oskar-Helene-Heim, Clayallee 229, D-1000 Berlin 33 (*225*)

Stankovic, P., Prof. Dr.; Klinik und Poliklinik für Allgemeinchirurgie der Universität, Robert-Koch-Straße 40, D-3400 Göttingen (*58*)

Stübinger, B., Dr.; Chirurgische Klinik und Poliklinik rechts der Isar der Technischen Universität, Ismaninger Straße 22, D-8000 München 80 (*220, 249*)

Stuhler, Th., Dr.; Othopädische Klinik König Ludwig-Haus der Universität, Brettreichstraße, D-8700 Würzburg (*58*)

Stürmer, K.M., Dr.; Universitätsklinikum der Gesamthochschule Essen, Abtl. für Unfallchirurgie, Hufelandstraße 55, D-4300 Essen (*64*)

Szyszkowitz, R., Prof. Dr.; Dept. für Unfallchirurgie der Universitätsklinik für Chirurgie, Auenbruggerplatz 14, A-8036 Graz (*14, 146, 303*)

Tiedtke, R., Dr.; Abt. für Unfall- und Wiederherstellungschirurgie im Klinikum Steglitz der Freien Universität, Hindenburgdamm 30, D-1000 Berlin 45 (*259*)

Tomas, M., Dr.; Abt. für Unfallchirurgie des Fakultätskrankenhauses, Rastislavova 53, CS-Kosice (*271*)

Towfigh, H., Dr.; Abt. für Unfallchirurgie, Universiätsklinikum der Gesamthochschule, Hufelandstraße 55, D-4300 Essen (*328, 353*)

Vecsei, V., Doz. Dr.; I. Chirurgische Abt., Wilhelminen-Spital der Stadt Wien, Montleartstraße 37, A-1160 Wien (*128, 217, 321*)

Wagner, M., Dr.; I. Universitätsklinik für Unfallchirurgie, Alser Straße 4, A-1090 Wien (*206, 251, 408*)

Wallraf, R., Dr.; Universitätsklinikum der Gesamthochschule Essen, Abt. für Unfallchirurgie, Hufelandstraße 55, D-4300 Essen (*91*)

Walzer, R., Dr.; Abt. für Plastische und Rekonstruktive Chirurgie der I. Chirurgischen Universitätsklinik, Alser Straße 4, A-1090 Wien (*239*)

Weise, K., Dr.; BG Unfallklinik, Rosenauer Weg 95, D-7400 Tübingen (*255, 315*)

Weiss, H., Dr.; Universitätsklinikum der Gesamthochschule, Abt. für Unfallchirurgie, Hufelandstraße 55, D-4300 Essen

Wewalka, G., Dr.; Institut für Hygiene der Universität Wien, Kinderspital 15, A-1090 Wien (*54*)

Willenegger, H., Dr.; Präsident der AO-International, Murtenstraße 35, CH-3008 Bern (*113*)

Winter, I., Dr.; Orthopädische Klinik und Poliklinik der Freien Universität im Oskar-Helene-Heim, Clayallee 229, D-1000 Berlin 33 (*307*)

Winter-Klemm, B., Dipl. Psych.; Berufsgenossenschaftliche Unfallklinik, Abt. für posttraumatische Osteomyelitis, Friedberger Landstraße 430, D-6000 Frankfurt 60 (*406*)

Wissing, H., Dr.; Unfallkrankenhaus Meidling der Allgemeinen Unfallversicherungsanstalt, Kundratstraße 37, A-1120 Wien (*91*)

Wondrak, E., Doz. Dr.; I. Chirurgische Klinik, I. Pavlove 6, CS-77520 Olomuoc (*142*)

Wruhs, O., Dr.; I. Universitätsklinik für Unfallchirurgie, Alser Straße 4, A-1090 Wien (*281*)

Zifko, B., Dr.; Unfallkrankenhaus Meidling der Allgemeinen Unfallversicherungsanstalt, Kundratstraße 37, A-1120 Wien (*90*)

Zöch, G., Dr.; Rehabilitationszentrum, A-8144 Tobelbad/Graz (*405*)

A. Einleitende Referate

Infektionsrate nach Osteosynthesen frischer geschlossener und offener Frakturen in der Unfallabteilung eines Schwerpunktkrankenhauses

F. Povacz

A.ö. Krankenhaus der Schwestern vom heiligen Kreuz, Grieskirchner Straße 42, A-4600 Wels

Die Unfallabteilung Wels ist eine von 14 Abteilungen im Rahmen eines Schwerpunktkrankenhauses. Pro Jahr kommen ca. 15 000 Patienten neu in Behandlung, davon 4000 stationär. Von diesen viertaused werden etwa 1200 einer größeren Operation unterzogen.

Von den vier reinen Operationsräumen stehen zwei für Eingriffe am Knochen und an größeren Gelenken zur Verfügung. Eine Sterilkabine ist nicht vorhanden.

Die Operationen werden von Fachärzten für Unfallchirurgie und von Ausbildungsassistenten durchgeführt. Für die operative Tätigkeit gibt es seit 1976 ein streng zu beachtendes Reglement:

1. Abdecken des Op-Feldes durch den Operateur selbst.
2. Die Abdecktücher müssen so groß sein, daß sie bis nahe an den Boden reichen.
3. Nicht desinfizierte Partien müssen mindestens 3fach abgedeckt sein.
4. Das Op-Feld wird mit selbstklebender Folie abgedeckt, die Haut darf nirgends freiliegen.
5. Nach dem Abdecken wird ein zweites Paar Handschuhe angezogen.
6. Bei größeren Incisionen werden Abdecktücher in die Fascie eingenäht, sodaß Hautrand und Subcutis bedeckt sind.
7. Bei gedeckter Osteosynthese wird nach dem Hautschnitt der Hautschutz angebracht, es darf kein Instrument, das in den Knochen eingeführt wird, die Haut berühren.
8. Möglichst anatomische Präparation mit atraumatischer Technik.
9. Spülen des Op-Feldes in 20-Minuten Abständen mit verdünnter Baneocinlösung.
10. Sorgfältige Blutstillung.
11. Einlegen einer Redondrainage für 24–48 Std.
12. Der Operateur führt die Operation bis zur letzten Hautnaht selbst zu Ende und legt auch den erforderlichen Verband an.

In den fünf Jahren vom 1.1.1975–31.12.1979 wurden insgesamt 5 590 größere Eingriffe durchgeführt. Unter diesen Operationen waren 1 399 Osteosynthesen bei geschlossenen Brüchen langer Röhrenknochen und die Versorgung von 185 offenen Brüchen langer Röhrenknochen.

An der oberen Extremität wurden insgesamt 259 Osteosynthesen durchgeführt (Tabelle 1).

Proximale Oberarmbrüche werden vorwiegend konservativ behandelt. Lediglich Verrenkungsbrüche und stark verschobene subcapitale Brüche, die nach der Reposition unstabil

Hefte zur Unfallheilkunde, Heft 157
Zusammengestellt von J. Poigenfürst

Tabelle 1. Operierte geschlossene Brüche an der oberen Extremität

			Infekt
Oberarm			
Proximal	(BD)	20	1
Schaft	(Pl. 15, MN 1)	16	0
Distal Erw.	(Pl., BD + Schr.)	16	0
Distal Jugendl.	(BD)	68	0
Unterarm			
Proximal	(Zugg., Pl.)	60	0
Schaft	(MD. 21, Pl. 40)	61	0
Distal	(BD. 17, Pl. 1)	18	0
Gesamt		259	1 (0.38%)

waren, wurden percutan mit Bohrdrähten versorgt. Eine offene Reposition und stabile Osteosynthese wurde nie durchgeführt.

Schaftbrüche werden ebenfalls konservativ behandelt, Op-Indikationen sind gleichzeitige Gefäß- und Nervenverletzungen sowie Schädel-Hirn-Traumen und Mehrfachverletzte.

Distale Oberarmbrüche werden offen reponiert und womöglich übungsstabil osteosynthesiert. Bei Kindern werden verschobene supracondyläre OA-Brüche reponiert und percutan bohrgedrahtet. Abrißbrüche werden offen reponiert und mit BD stabilisiert. Zusätzlich erhalten sie für 3–4 Wochen einen Oberarmgips.

Am Unterarmschaft wurde in den Jahren 1975/76 die gedeckte Markdrahtung ausgeführt, seit 1977 die Plattenosteosynthese. Proximal findet die Zuggurtung, distal finden Bohrdrähte Verwendung.

Es war eine Infektion zu beklagen bei einem 58jährigen Mann mit einem subcapitalen OA-Bruch. Nach percutaner Bohrdrahtung kam es über die Bohrkanäle zur Osteitis mit Empyem des Schultergelenkes. Der Verletzte war 148 Tage stationär und es bedurfte vier weiterer Operationen um den Infekt in 8 Monaten zum Abklingen zu bringen. Bei einer Kontrolle nach 5 1/2 Jahren war der Verletzte infektfrei, die Schulter weitgehend steif.

An der unteren Extremität ist die operative Behandlung bedeutend häufiger indiziert (Tabelle 2).

Schenkelhalsbrüche werden mit einem Dreilamellennagel und einer Zweilochplatte stabilisiert, in manchen Fällen wird primär eine Kopf- oder Totalprothese eingesetzt. Es wurde eine Spätinfektion unter 105 Nagelungen beobachtet.

R.H. 68 J. w. U.: 18.12.78 Dg.: Fr. coll. fem. med. Op.: 19.12.78. Heilung p. p. Im Nov. 79 (10 1/2 Mo. n. U.) Auftreten einer Fistel. 3.12.79 Revision, Spül-Saugdrainage. Heilung. Februar 80 neuerliche Fistel. Am 18.2.80 Entfernung des Osteosynthesematerials und Kopfresektion. Der Bruch war geheilt, im OS-Kopf fand sich ein Abscess. Spül-Saugdrainage. Heilung. Stationär insgesamt 252 Tage, zwei Folgeoperationen.

Pertrochantere Brüche werden mit dem Trochanternagel versorgt. 1975 gab es drei, 1976 eine, seither keine Infektion.

1. F.J. 74 J. m. U.: 14.1.75. Op.: 15.1.75. Infektion der Nageleinschlagstelle, vorübergehend antibiotische Behandlung. Am 30.5.75 Nagelentfernung, Spül-Saugdrainage. Wundheilung p.p.

2. D.K. 56 J. m. U. Op.: 1.9.75. Postoperativ Delirium tremens, in dem sich der Patient das Drain und die Nähte entfernte – Infektion. Th.: Bettruhe, allgemein Antibiotica. Nach

Tabelle 2. Operierte geschlossene Brüche an der unteren Extremität

			Infekt
Oberschenkel			
Schenkelhals	(SHN + Platte)	105	1 (Spät)
Pertrochanter	(Trochanternagel)	262	4
Schaft	(MN 98, Pl. 11)	109	3
Distal		30	0
Unterschenkel			
Proximal	(Schraube, Pl.)	71	0
Schaft	(MN 120, Götze 68, Pl. 7)	195	5 (MN)
Distal	(Schraube, Pl.)	44	1
Knöchel		324	2
Gesamt		1140	16

Bruchheilung am 4.12. Nagelentfernung, Spül-Saugdrainage. Glatte Wundheilung. Nach 9 Mo. neuerliche Fistel – Incision, Spül-Saugdrainage. Ein Jahr nach Op. Fistel abgeheilt.

3. K.M. 84 J. w. U.: 10.9.75. Op.: 11.9.75. Infektion mit Markraumphlegmone nach 1 Wo. Trotz Incision und intensiver allgemeiner antibiotischer Behandlung Exitus nach 4 Wo.

4. K.R. 73 J w. U.: 24.12.76. Op.: 27.12.76. Postop. subcutanes Hämatom an der Einschlagstelle, Entleerung unter Antibioticaschutz. Fistel bis zur Nagelentfernung 5 Mo. nach Unfall. Wegen Hüftempyem wurde gleichzeitig der OS-Kopf reseziert. Spül-Saugdrainage, glatte Wundheilung.

Der stationäre Aufenthalt war bei Infektion dreimal so lange wie bei glattem Verlauf (124 bzw. 39 Tage). Außerdem waren je zwei weitere Operationen erforderlich. Eine Infektion führte zum Tode.

Am OS-Schaft wurde 98mal eine Marknagelung und 11mal eine Plattenosteosynthese durchgeführt. Bei der gedeckten Marknagelung gab es 3 Infektionen. In allen drei Fällen wurde der MN belassen, eine Spül-Saugdrainage eingelegt und wurden systemisch Antibiotica verabreicht. Nach Bruchheilung, die immer vor Jahresfrist erfolgte, wurde der MN entfernt und neuerlich eine Spül-Saugdrainage eingelegt. Der Infekt heilte daraufhin in allen 3 Fällen ab und ist in einem Beobachtungszeitraum von 3 1/2 Jahren nicht wieder aufgeflackert.

Bei einem 18jährigen verblieb eine Kniestrecksteife (S: 0–0–40), die beiden anderen erreichten ein einwandfreies funktionelles Ergebnis. Der stationäre Aufenthalt betrug durchschnittlich 133 Tage gegenüber 29 Tagen bei glattem Verlauf. Bei einem Verletzten waren drei, bei den beiden anderen je zwei Folgeoperationen notwendig.

Am distalen OS wurden insgesamt 30 Osteosynthesen durchgeführt, es gab keine Infektion.

Am Unterschenkel erfolgte proximal die Osteosynthese mit Schrauben, der Gabel- oder der T-Platte. Bei 71 Operationen gab es keine Infektion.

Im Schaftbereich wird vorwiegend konservativ behandelt. Es wurden bei insgesamt 1209 Brüchen 120 Marknagelungen, 68 Götze-Cerclagen und 7 Plattenosteosynthesen durchgeführt. Es gab 5 Infektionen und zwar alle nach gedeckter Marknagelung. In vier Fällen wurden allgemein Antibiotica verabreicht und bei liegendem Nagel eine Spül-Saugdrainage eingelegt, einmal mußte zusätzlich ein Sequester entfernt werden. Der Nagel wurde bis zur knöchernen Heilung, die in allen Fällen binnen Jahresfrist eintrat, belassen. Nach Nagelentfernung und neuerlicher Spül-Saugdrainage heilten alle Infektionen rasch ab. In einem

Zeitraum von 2–5 Jahren wurde bisher kein Rezidiv beobachtet. Ein Patient hat aus beruflichen Gründen eine stationäre Weiterbehandlung abgelehnt. Der Infekt ist ohne jede Therapie innerhalb 6 Monaten abgeklungen, der Bruch knöchern geheilt. Alle fünf Verletzten erreichten ein einwandfreies funktionelles Resultat.

Am distalen Unterschenkelende werden verschobene Brüche nach den Prinzipien von Allgöwer offen reponiert und osteosynthesiert. Bei 44 derartigen Osteosynthesen kam es einmal zu einer Spätinfektion von einem Druckgeschwür, das sich über einer vorstehenden Schraube gebildet hatte. Es bedurfte dreier Revisionen und zweier Spongiosaplastiken um den Infekt zum Abklingen zu bringen. Der Patient war insgesamt 15 Monate in Behandlung, davon 9 Monate stationär. Das obere und untere Sprunggelenk sind weitgehend versteift, am Unterschenkel bestehen empfindliche Narben.

Unter 324 operierten Knöchelbrüchen waren 2 Infektionen zu beklagen. In einem Fall wurden einige Nähte entfernt, systemisch Antibiotica verabreicht und im USG ruhiggestellt. Es kam zur fortschreitenden Destruktion des oberen Sprunggelenkes, sodaß sekundär eine Arthrodese ausgeführt werden mußte, der Infekt ist daraufhin abgeklungen.

Im zweiten Fall wurde sofort revidiert, eine Spül-Saugdrainage eingelegt, im OSG ruhiggestellt und wurden systemisch Antibiotica verabreicht. Der Infekt konnte mit diesem einmaligen Eingriff beherrscht werden. Trotz eines Alters von 69 Jahren wurde ein gutes Resultat erzielt (nachuntersucht nach 126 Wo.).

Für alle 1 399 Osteosynthesen ergibt sich eine Infektionsrate von 1,2% (Tabelle 3). Von Interesse ist die Verteilung der Infektionen auf die einzelnen Jahre (Tabelle 4).

Im Jahre 1975 allein gab es mehr Infektionen als in den folgenden 4 Jahren. Die eingangs erwähnten Vorschriften für die operative Tätigkeit sind seit 1976 in Kraft. Ab dieser Zeit ist die durchschnittliche Infektrate in vier Jahren 0,74%. Die angeführten Zahlen zeigen, daß sich durch entsprechende Sorgfalt viele Infektionen vermeiden lassen. Was die Osteosyntheseverfahren betrifft, hat die gedeckte Marknagelung mit 2,5% die höchste Infektrate (Tabelle 5).

Bezogen auf gedeckte und offene Verfahren beträgt die Infektionsrate bei gedeckten Verfahren (MN, BD, DS) 13 auf 635 = 2%, bei offenen Verfahren (SHN, Platte, Schrauben) 3 auf 764 = 0,52%.

Offene Frakturen

Insgesamt wurden 185 offene Frakturen langer Röhrenknochen behandelt (Tabelle 6). In der Behandlung der offenen Frakturen hat sich in den fünf Jahren eine Tendenz zur Osteosynthese durchgesetzt. 1975 wurden von 3 offenen Frakturen zwei konservativ behandelt, 1979 wurden zwei von drei offenen Frakturen operiert. Die konservative Behandlung erfolgte mit einigen Abänderungen nach den Richtlinien von Böhler.

Diese Abänderungen waren: a) Allgemeinnarkose statt Lokalanästhesie, b) Blutsperre statt freier Blutfluß, c) es wurde nicht immer die volle 3-Wochenfrist abgewartet, um Stellungskorrekturen oder Sekundäreingriffe vorzunehmen.

Die operative Behandlung erfolgte nach den Richtlinien der AO. Primäre Osteosynthesen wurden mit Platten oder dem Fixateur externe durchgeführt, sekundär wurde häufig der MN verwendet (Tabelle 7).

Bei den 185 offenen Brüchen gab es 13 Osteitiden (7,2%) (Tabelle 8). Zusätzlich 11 Hautnekrosen mit 6 oberflächlichen Infekten. Die oberflächlichen Infekte heilten ohne chir-

Tabelle 3. Infektionsrate nach operierten geschlossenen Brüchen langer Röhrenknochen

	Zahl	Infekt
Oberarm	120	1
Unterarm	139	0
Oberschenkel	506	8
Unterschenkel	634	8
Gesamt	1399	17 (1,2%)

Tabelle 4. Infektionen nach operierten geschlossenen Brüchen langer Röhrenknochen bezogen auf die einzelnen Jahre

	Zahl	Infekt	Prozent
1975	287	9	3,1
1976	259	1	0,38
1977	263	2	0,76
1978	268	3	1,1
1979	322	2	0,62
Gesamt	1399	17	1,2

Tabelle 5. Osteosyntheseverfahren und Infektion

		Infekt
Bohrdrähte (gedeckt und offen)	120	1 (gedeckt)
Drahtschlingen (gedeckt)	68	0
Marknagel (gedeckt)	480	12
Schenkelhalsnagel (offen)	105	1
Platten und Schrauben (offen)	626	3
Gesamt	1399	17

urgischen Eingriff ab. Die Beziehungen zwischen Infektionsrate, Schweregrad, Behandlung und Lokalisation der Frakturen zeigen die Tabellen 9 und 10.

Man sieht deutlich welche Rolle dem Weichteilmantel bei der offenen Fraktur zukommt. Am Oberarm und Oberschenkel gab es keine Infektion. Vier Infektionen betrafen den Unterarm, eine Fraktur II° und drei Frakturen III°. Eine Fraktur III° wurde konservativ, die anderen je einmal mit BD, Markdrähten bzw. Platte behandelt. Nach 1–5 Reoperationen konnte der Infekt in allen Fällen binnen Jahresfrist zur Abheilung gebracht werden. In einem Fall heilte die Elle mit straffer Pseudarthrose, die keine Beschwerden verursacht. Die übrigen Frakturen sind knöchern geheilt, in drei Fällen mit beträchtlicher Funktionseinschränkung. Bei einer Patientin wurde ein perfektes funktionelles Ergebnis erzielt. Diese Verletzte hat am Tag der Revision aus familiären Gründen das Krankenhaus mit liegender Spül-Saugdrainage verlassen, sie ist nie wieder zur Behandlung erschienen. Die Spülung

Tabelle 6. Offene Brüche langer Röhrenknochen zusammen

Oberarm	22	
Unterarm	23	45
Oberschenkel	35	
Unterschenkel	105	140
Gesamt		185

Tabelle 7. Behandlung von 185 offenen Frakturen langer Röhrenknochen

Primäre Amputation	4		
Konservativ	62	Osteitis	3
Osteosynthese nach Wundheilung	35	Osteitis	3
Primäre Osteosynthese	84	Osteitis	7
Gesamt	185	Osteitis	13

Tabelle 8. Infektionsrate nach offenen Brüchen langer Röhrenknochen

	Anzahl	Infekt	
I°	39	1	(2,5%)
II°	92	4	(4,3%)
III°	54	8	(14,8%)
Gesamt	185	13	(7,2%)

wurde ambulant am Krankenkassenambulatorium durchgeführt. Es handelte sich um einen versicherten Arbeitsunfall. Durch ein Gutachten sind wir über den Ausgang mit restitutio ad integrum informiert.

Im Bereich des US-Schaftes gab es 7 Infektionen, eine nach konservativer Behandlung und drei nach sekundärer Marknagelung bei I° und II° offenen Frakturen. Die Verletzten waren ϕ 138 Tage in stationärer Behandlung und benötigten zwei Folgeoperationen. Alle vier sind knöchern geheilt, der Infekt saniert mit gutem funktionellen Endresultat. Bei drei weiteren III° offenen Frakturen mit primärer Plattenosteosythese kam es zur Sequestration großer Diaphysenanteile. Einer der Patienten ist an toxischer Hepatitis (wahrscheinlich nach wiederholter Halothannarkose) verstorben. Die beiden anderen stehen nach 16 bzw. 11 Monaten noch in Behandlung. Der Infekt ist saniert, es sind noch Spongiosa- und Hauttransplantationen erforderlich.

Ein 70jähriger Patient mit offenem distalen Unterschenkeltrümmerbruch wurde primär konservativ behandelt. Nach 9 Tagen wurde die offene Reposition und Osteosynthese durchgeführt. Es kam zur fortschreitenden Infektion, der der Patient trotz Unterschenkelamputation nach 93 Tagen erlag. Bei der Obduktion fand sich eine beginnende OS-Phlegmone,

Tabelle 9. Infektionsrate nach Schweregrad und Behandlungsart bei 185 offenen Frakturen

	Konservativ		Primäre Osteosynthese		Sekundäre Osteosynthese	
I°	20	(–)	11	(–)	8	(1)
II°	35	(1)	36	(2)	21	(1)
III°	7	(2)	37	(5)	6	(1)
Gesamt[a]	62	(3)	84	(7)	35	(3)

[a] + 4 primäre Amputationen

Tabelle 10. Infektionsrate nach Schweregrad und Lokalisation bei 185 offenen Frakturen

	I°		II°		III°		I°–III°	
Oberarm	2	(–)	6	(–)	14	(–)	22	(–)
Unterarm	5	(–)	10	(1)	8	(3)	23	(4)
Oberschenkel	10	(–)	16	(–)	9	(–)	35	(–)
Unterschenkel	22	(1)	60	(3)	23	(5)	105	(9)
Gesamt	39	(1)	92	(4)	54	(8)	185	(13)

sowie eine Beinvenenthrombose mit rezidivierenden Lungenembolien. Retrospektiv war die Indikation zur Operation falsch gestellt. Die neunte Infektion betraf einen 68jährigen Mann mit offener bimalleolärer Fraktur bei vorbestehender venöser Durchblutungsstörung mit atropher, ekzematöser Haut. Nach viermaliger Revision mit Spül-Saugdrainage mußte letztlich eine Athrodese des oberen Sprunggelenkes ausgeführt werden um den Infekt zum Abklingen zu bringen.

Eine Infektionsrate von 13 auf 185 (7%) entspricht den von Ehalt mitgeteilten Ergebnissen bei konservativer Behandlung. Von den überlebenden 11 Infekten erreichten fünf ein sehr gutes bis gutes Resultat, bei den übrigen sechs war der primäre Schaden so groß, daß mit einer bleibenden Funktionseinbuße von vornherein zu rechnen war. Zwei Patienten stehen noch in Behandlung, bei den übrigen ist der Infekt abgeheilt, es gibt eine straffe Pseudarthrose an der Elle, alle anderen Frakturen sind geheilt. Die kritische Durchsicht des Krankengutes hat aber auch gezeigt, daß sich durch Vermeidung einiger Indikations- und Behandlungsfehler die Ergebnisse noch verbessern lassen.

Der klinische Verlauf der post-traumatischen Osteomyelitis

J. Poigenfürst

I. Univ.-Klinik für Unfallchirurgie, Alser Straße 4, A-1090 Wien

Seit dem Symposium in Bochum, 1969, ist die Bezeichnung „Osteomyelitis“ für die post-traumatische oder post-operative Knocheninfektion nicht mehr verpönt, weil festgestellt wurde, daß zwischen exogener und endogener Osteomyelitis keine histologischen Unterschiede nachweisbar sind. Dementsprechend finden sich auch bei beiden Krankheiten Ähnlichkeiten im morphologischen Bild, das je nach Lokalisation wechselt. Im *Schaftbereich* sind bei der hämatogenen Osteomyelitis ebenso wie nach einer infizierten Osteosynthese die Sequestration von Kortikalisanteilen und die Ausbildung einer Totenlade kennzeichnend (Abb. 1, 2).

In der *Spongiosa* hingegen steht bei beiden Krankheitsbildern die Osteolyse im Vordergrund (Abb. 3, 4).

Im *klinischen* Verlauf finden sich bereits einige Unterschiede, die sich aus Virulenz und Abwehrlage erklären. Die Kriterien der einzelnen Verlaufsformen der post-traumatischen Osteomyelitis lauten:

Frühinfekt: Vor Abschluß der Wundheilung klinisch manifester Infekt.

Chronischer Infekt: Nach der Wundheilung weiter bestehender oder dann erst auftretender Infekt, der – unabhängig von der Therapie – mit gleichbleibender oder wechselnder Intensität verläuft.

Schleichender Infekt: Chronischer, zunächst klinisch nicht manifester oder nicht erkannter, fortbestehender Infekt.

Auch die *Symptomatik* zeigt innerhalb dieser Gruppen deutliche Unterschiede zwischen exogener und endogener Osteomyelitis. Die Erklärung für diese Unterschiede liegt im Substrat.

Die *hämatogene* Osteomyelitis entsteht als abgeschlossener Herd in einem gut vascularisierten und innervierten Knochen. Eine Ausbreitung des Prozesses ist nur durch Destruktion möglich. Die *exogene* Osteomyelitis entwickelt sich in einem teilweise avasculären, denervierten Knochen mit vorbereiteten Ausbreitungswegen durch Fissuren, Hämatome oder chirurgische Zugänge.

Der *Frühinfekt* stellt im wesentlichen einen akuten Weichteilinfekt dar, oft mit dramatischem Verlauf und allen äußeren Zeichen der Entzündung. Die Bezeichnung Osteomyelitis trifft für ihn eigentlich noch nicht zu, weil der im Zentrum liegende Knochen zwar durch Trauma und Operation, jedoch noch nicht durch den Infekt geschädigt ist. Das Übergreifen des Prozesses auf den Knochen kann in diesem Stadium noch aktiv verhindert werden.

Beim *chronischen Verlauf* ist der Knochen bereits befallen und erhält zum Teil den Prozeß aufrecht. Im Gegensatz zur hämatogenen Osteomyelitis können jedoch allgemeine Krankheitszeichen fehlen. Zwar klagen viele Patienten noch über die unmittelbare post-operative Phase hinaus über Schmerzen, es fehlt jedoch der pochende Charakter der intramedullären Drucksteigerung des endogenen Herdes. Oft ist das fast mühelose Aufbrechen

Hefte zur Unfallheilkunde, Heft 157
Zusammengestellt von J. Poigenfürst

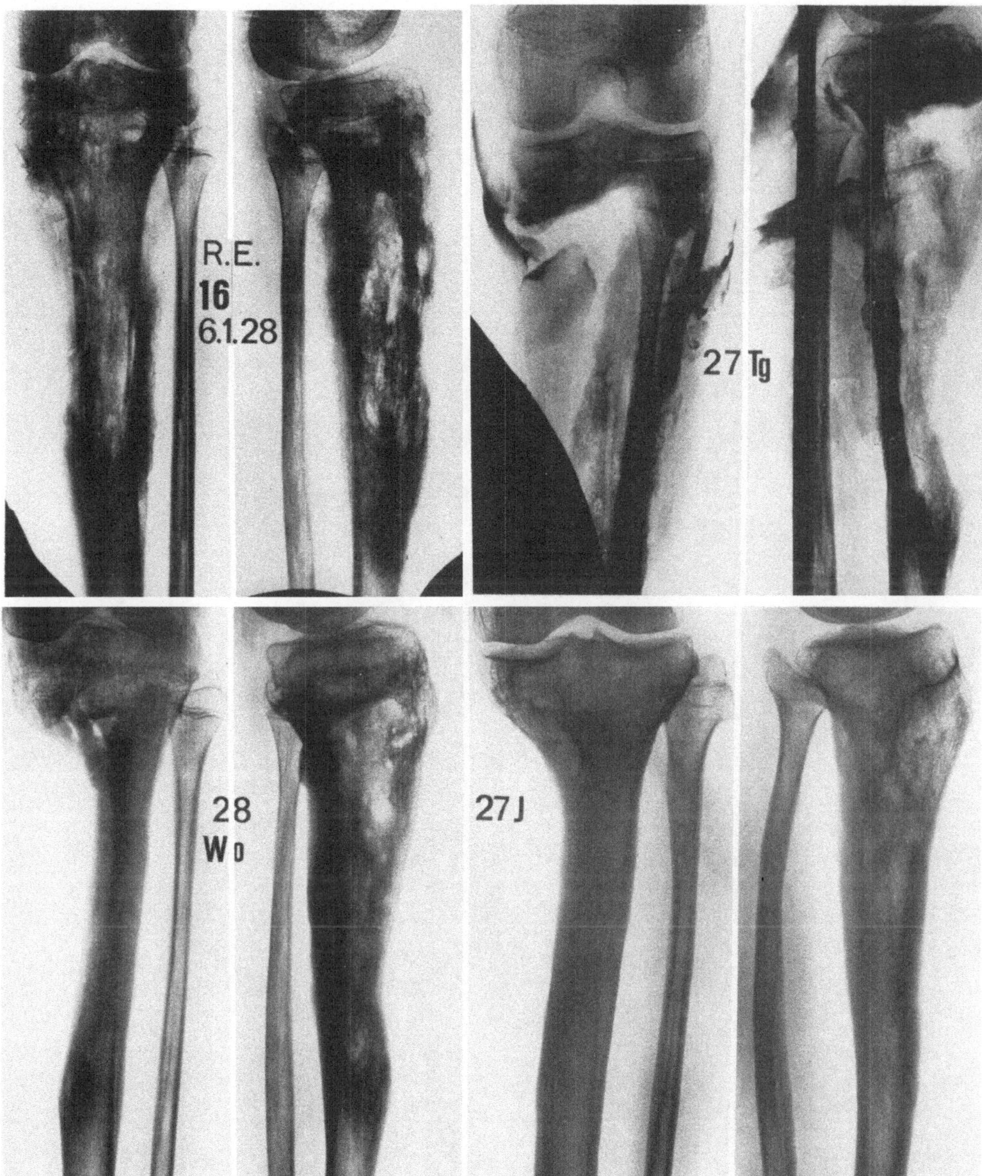

Abb. 1. Hämatogene Osteomyelitis des linken Schienbeines bei 16jährigem Knaben (aus dem ehemaligen Unfallkrankenhaus Wien XX., Webergasse 2). Ein großer Teil des Schienbeinschaftes liegt als Sequester innerhalb der Totenlade. Nach ausgiebiger Sequetrotomie unter Schonung der Wachstumsfuge, bildet sich bereits nach 28 Wochen ein gutes Knochenregenerat. Die Nachuntersuchung nach 27 Jahren zeigt die neugebildete voll funktionsfähige Tibia. Der Patient hat kein Rezidiv mehr erlitten

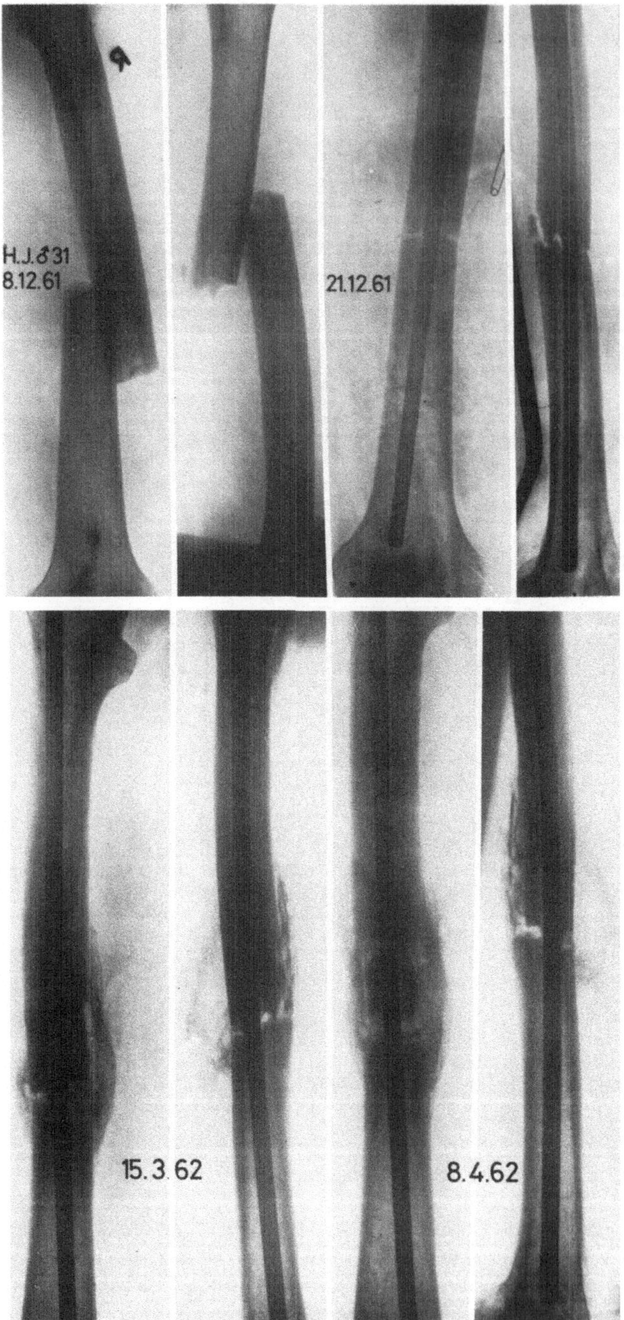

Abb. 2. Frischer, zweitgradig-offener Oberschenkelschaftbruch bei einem 31 Jahre alten Mann. In einem anderen Krankenhaus primär Wundversorgung, Extension und am 21.12. 1961 gedeckte Marknagelung mit einem dünnen Nagel. Im Anschluß daran Infektion, in deren Rahmen sich dann das typische Bild der Schaftosteomyelitis mit corticalem Sequester und Totenlade entwickelt hat

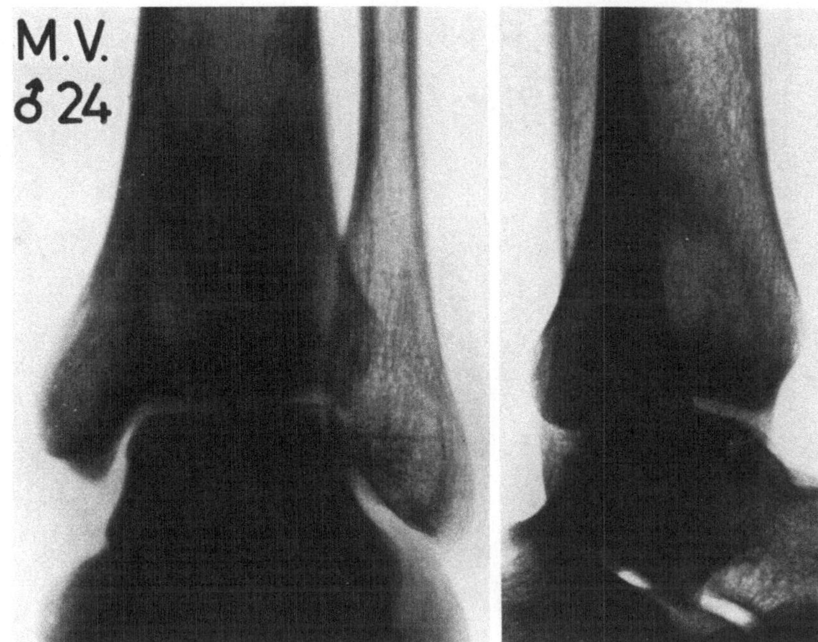

Abb. 3. Hämatogene Osteomyelitis im distalen Schienbein bei einem 24 Jahre alten Mann. Schmerzen seit drei Monaten. BSR: 120/122. Leukocyten: 15 000. Temperatur bei der ersten Untersuchung: 39,2°

einer Fistel innerhalb der Narbe der erste Hinweis auf das Bestehen eines postoperativen Infektes.

Zur schweren Allgemeinerkrankung wird die exogene Osteomyelitis erst bei Retention, bei Entwicklung eines Empyems ohne Fistel oder bei jahrelang chronisch rezidivierendem Verlauf. Auch schwerste örtliche Destruktionen mit Ausbildung von Knochendefekten können jahrelang scheinbar ohne Konsequenzen für den Gesamtorganismus bleiben (Abb. 5). Diese schweren Komplikationen können jedoch in vielen Fällen durch die heutige Operationstechnik verhindert werden, wenn die Infektion rechtzeitig erkannt wird. Die geschilderte Symptomarmut verlangt jedoch die Suche nach anderen Parametern, die ein Abweichen vom üblichen Verlauf anzeigen und zur Verdachtsdiagnose hinführen.

Der übliche Verlauf der post-traumatischen Entzündung ist bekannt (Tabelle 1). Zum Vergleich wurden die Leukozytenwerte und die BSR von 30 Patienten herangezogen, bei denen sich im Anschluß an die Osteosynthese einer Fraktur nach anfänglich komplikationsloser Wundheilung später eine Osteomyelitis entwickelte (Tabelle 2). Diese Untersuchungen zeigten, daß bei allen Betroffenen die Werte zwischen dem 15. und 30. Tag wesentlich höher waren, als es dem Rückbildungsstadium der nicht komplizierten traumatischen Entzündung entsprochen hätte.

Das bedeutet, daß diese Untersuchungen eigentlich das Bild der chronischen post-traumatischen Osteomyelitis ausmachen und zur Beurteilung des klinischen Verlaufes dazugehören. Während alle anderen objektiven und subjektiven Hinweise fehlen können, kann die Einbeziehung dieser einfachen Laboruntersuchungen bereits zum Verdacht auf einen Infekt

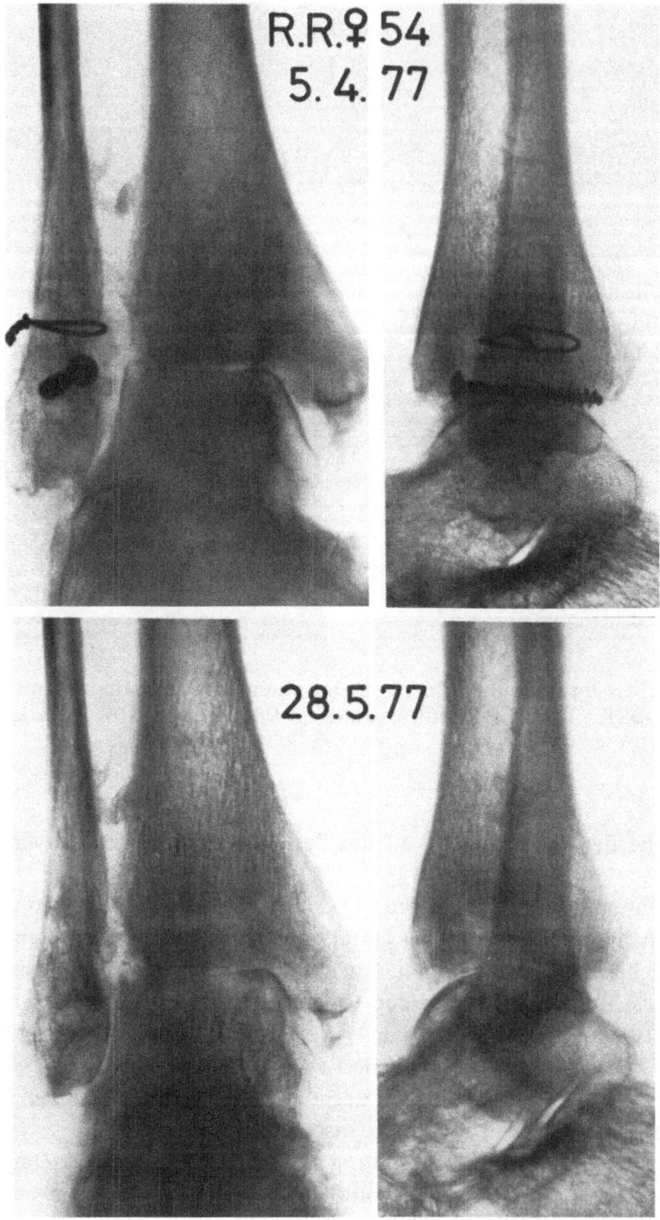

Abb. 4. Post-traumatische Osteomyelitis und Sprunggelenksempyem nach operiertem Knöchelbruch bei einer 54 Jahre alten Frau. Schmerzen, Schwellung und Fistel. BSR: 16/91. Leukocyten: 8 100. Temperatur bei der ersten Untersuchung: 37°

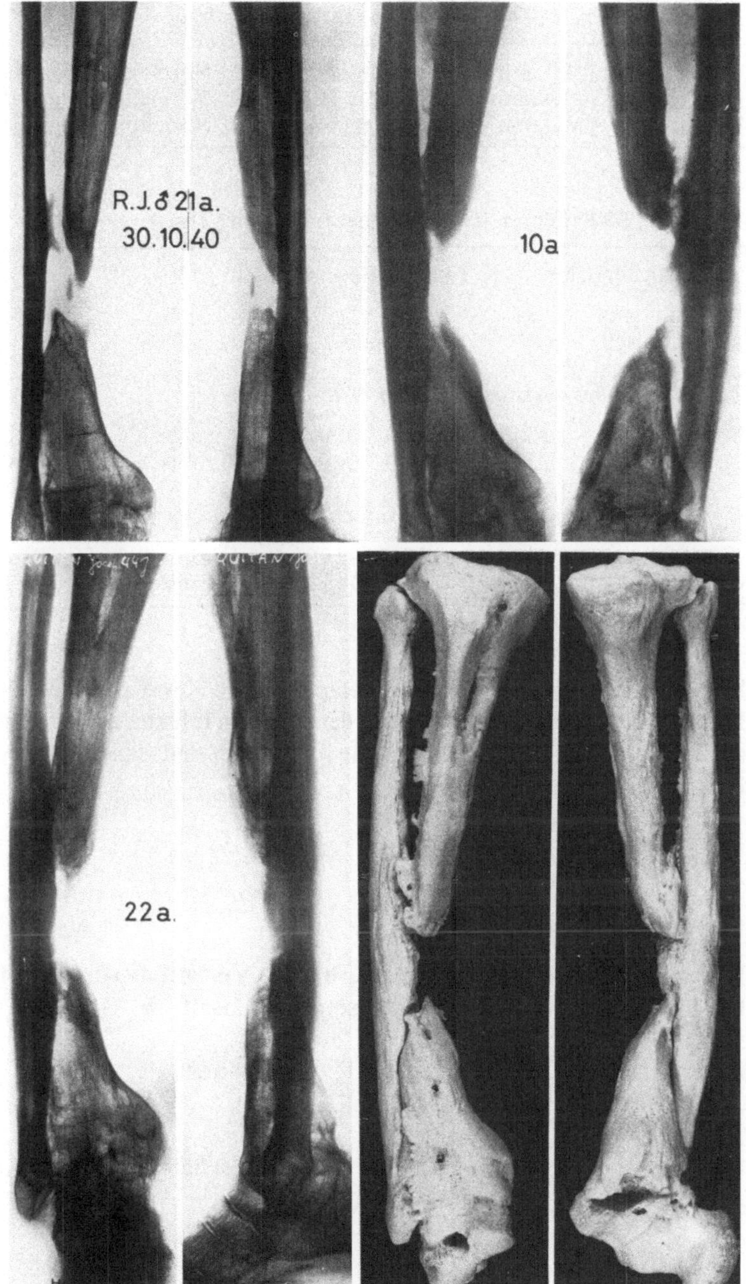

Abb. 5. Infizierte Infekt-Pseudarthrose bei einem 21 Jahre alten Mann als Folge einer Verletzung beim Baumfällen (Beobachtung aus dem ehemaligen Unfallkrankenhaus Wien XX., Webergasse 2). Der Patient war voll arbeitsfähig, mußte aber im Laufe der Jahre immer wieder wegen lokaler Absceßbildungen mit Abstoßung kleiner Sequester kurzzeitig behandelt werden. Erst nach 22 Jahren kam es durch die Osteomyelitis zu einer so schweren Allgemeinerkrankung, daß das Bein abgesetzt werden mußte

Tabelle 1. Verlauf der posttraumatischen Entzündung

BSR:	Maximum 4. Tag, (> 100 mm)	Normalisierung 14–18 Tage
Leukocyten:	Maximum 2. Tag, (bis 15.000)	Normalisierung 4–5 Tage
Temperatur:	Maximum 2.–3. Tag, (bis 39°)	Normalisierung 5–6 Tage

Tabelle 2. 30 Patienten (Osteosynthese–Osteomyelitis)

16 Schaftbereich	14 Spongiöser Bereich	
9 Akut	5 Akut	
7 Chronisch	9 Chronisch	
Leukocyten bei posttraumatischer Osteomyelitis		
Schaft:	Akut 10 000–13 000	Chronisch 5 000–10 000
Spongiosa:	Akut 7 000–13 000	Chronisch 6 000– 9 000
BSR bei posttraumatischer Osteomyelitis		
Schaft:	Akut 60–100/90–130	Chronisch 5–50/10–80
Spongiosa:	Akut 60–110/100–120	Chronisch 5–70/10–100

lenken. Die daraus zu ziehenden therapeutischen Konsequenzen helfen, den Schaden möglichst kleinzuhalten. Ein großer Teil der massiven Infekte, ausgedehnter Sequestrierung oder auch die sogenannten „schleichenden“ Infekte sind daher als diagnostisch verschleppte Fälle anzusehen.

Röntgenologische und szintigraphische Verlaufsbeobachtungen bei infizierten Frakturen und Pseudarthrosen

R. Szyszkowitz, R. Fotter und R. Reschauer

Department für Unfallchirurgie der Universitätsklinik für Chirurgie, Auenbruggerplatz 14, A-8036 Graz

Das Wissen sowohl um die biologischen, als auch mechanischen Grundsätze im Verlauf der Frakturheilung, der posttraumatischen Osteomyelitis und der infizierten Pseudarthrosenbildung erleichert ihre Diagnostik im Röntgenbild und in der Szintigraphie.

Steht röntgenologisch bei aseptischen Komplikationen der Unruhe- und später Fixationscallus, also die Mechanik im Vordergrund, so spielt bei den septischen Komplikationen

Hefte zur Unfallheilkunde, Heft 157
Zusammengestellt von J. Poigenfürst

prognostisch die *Nekrose* die bedeutendere Rolle. Denn in der Regel heilt die Infektion erst ab, wenn der infizierte, nekrotische Knochen chirurgisch entfernt worden ist.

Wir sehen im Röntgenbild grundsätzlich zwei Reaktionen des Knochens auf die Osteomyelitis: 1. Den *Knochenabbau* und 2. den *Knochenanbau* [8]. Beide treten miteinander auf und können als Vitalitätshinweise gedeutet werden. Fehlen Sie, ist der Nekroseverdacht gegeben!

1. Der allgemeine Abbau des Kalksalzgehaltes entsteht im Rahmen der entzündungsbedingten vermehrten Durchblutung, der sekundären Inaktivität und, reflektorisch-neurovasculär durch die Traumatisierung im Frakturbereich. Der hyperämische Knochenanteil erscheint im Röntgen vermehrt strahlendurchlässig, also dunkler. Dies betrifft besonders das Hauptfragment distal der Fraktur. Dagegen bleibt der Kalksalzgehalt des avasculären Knochenanteiles gleich, sodaß dieser im Röntgen – beginnend schon ab 2 Wochen – relativ zu den durchbluteten Fragmenten, dichter erscheint [1].

Der Abbau des Knochens geht jedoch über die großflächige Entkalkung hinaus, bis zur gezielten Destruktion und Osteolyse. Diese Resorption und Defektbildung erfaßt randständig sowohl die Spongiosa als auch die avasculäre Corticalis [6]. Kleine nekrotische Fragmente können abgebaut, größere abgegrenzt bzw. sequestriert werden. Das abgrenzende Granulationsgewebe erscheint röntgenologisch als strahlendurchlässig. Je aggressiver es ist, desto unschärfer, unregelmäßiger und verwaschener stellt sich der angrenzende, infizierte Knochen dar.

2. Als zweite Reaktion sehen wir, ebenfalls ab der zweiten Woche, den Knochenanbau: Zuerst bildet sich ein subperiostaler Saum, der sich oft zu einem wolkigen Callus vergrößert. Diese reparative Knochenneubildung beginnt periostal im vitalen Corticalisanteil und zeigt mit zunehmender Dauer die Tendenz, den nekrotischen und infizierten Teil zu überbrücken. Bei devitalisierten und nekrotischen Fragmenten fehlt die Callusbildung [12]. Liegt jedoch eine ausreichende Stabilität vor, so kann durch die Callusüberbrückung eine Konsolidierung im chronischen Stadium der Osteomyelitis eintreten. Meist ist dazu, besonders am Unterschenkel, eine Spongiosaplastik nötig.

Prognostisch spielt neben der primären Ausdehnung durch die Verletzung und der sekundären durch die Operation, auch die Osteosyntheseart eine bedeutende Rolle:

Nach der Plattenosteosynthese breitet sich die Infektion in typischer Weise entlang der Platte und den Schrauben aus. Diese lockern sich, der Frakturspalt wird nach einigen Wochen durch Resorption weiter, die periostale Callusbildung ist ebenfalls sichtbar. Die drainierte Infektion bleibt jedoch in der Regel auf die nekrotischen und angrenzenden Knochenabschnitte und auf den Bereich unstabiler Implantate beschränkt. Sind mehrere Schrauben stabil verankert, so breitet sich der Infekt, wenn überhaupt, dann langsamer aus; die Platte kann stabil und in situ bleiben, nur der nekrotische Keil oder Knochenabschnitt wird zunehmend dichter. Bedeckt ein gut durchbluteter Muskelmantel diesen Abschnitt, kann es zur Revascularisierung des Knochens kommen – sonst muß der infizierte, nekrotische Keil bzw. das Fragmentende entfernt werden. Besonders im Plattenbett finden sich nekrotische, dichte Corticalissequester mit oder ohne Granulationsgewebesaum. Durch Nekrosen und Granulationsgewebe wird die Stabilität zunehmend gefährdet und die Prognose bezüglich einer Konsolidierung wesentlich ungünstiger.

Ähnliche Verhältnisse finden wir bei der meist nicht ganz stabilen Marknagelung: Durch das Aufbohren und die Implantation des Marknagels im gesamten Metaphysen- und Diaphysenbereich entsteht eine ausgedehnte Nekrose der inneren Cortexschichten [8]. Ein Infekt provoziert in der Regel eine Markraumplegmone. Wir können die Aufhellungen durch das Granulationsgewebe entlang des gesamten Marknagels und die subperiostal aufgelagerten Callusbildungen, besonders im Diaphysenbereich beobachten. Nach Infektsanierung durch Entfernung des gelockerten Marknagels, Curettage, Spüldrainage und Stabilisierung zum Beispiel mittels Fixateur externe und sekundärer Spongiosaplastik, glätten sich die wolkigen, zuerst unregelmäßigen periostalen Callusbildungen und verwandeln sich in einen scharf begrenzten Überbrückungscallus (röntgenologisches Konsolidierungszeichen). Oft ist im Tomogramm die Überbrückung deutlicher nachweisbar als im Übersichtsröntgen.

Bezüglich der Callusbildung sind differentialdiagnostisch zur Osteomyelitis besonders 2 aseptische Ursachen zu bedenken:

1. Der Reiz-, Unruhe- oder Instabilitätscallus. Dieser entsteht nach einer Osteosynthese bei Vitalität der Fragmentenden am Ort der größten Instabilität, also im Bereiche des Frakturspaltes. Um die etwas gelockerten Implantate bildet sich ein feiner Aufhellungssaum. Dieser ist jedoch unter aseptischen Bedingungen exakt und scharf begrenzt. Seine Weite hängt vom Bewegungsausmaß der gelockerten Implantate ab.

2. Der Nekrosecallus. Dieser entsteht, obwohl die Osteosynthese stabil ist, am Übergang des vitalen in den nekrotischen Corticalisanteil. Er überbrückt die Nekrosezone, bevor diese revascularisiert wird [11]. Dies gilt besonders am Oberschenkel, wo die zirkuläre, gut durchblutete Muskulatur einen devitalisierten aber stabil verschraubten Keil schneller überbrückt als dieser revascularisiert wird. Bei weit offenen Oberschenkelbrüchen und noch offenen Epiphysenfugen kann sogar die Resorption des nekrotischen Schaftanteiles plattennahe und die Überbrückung der stabil versorgten Fraktur medial durch den Nekrosecallus röntgenologisch verfolgt werden. So ermöglichen unter Umständen erst Röntgenverlaufskontrollen eine exakte Beurteilung.

Routinemäßig gibt die Fistelfüllung über die Ausdehnung der Infektion und die Tomographie über Sequester und Konsolidierung zusätzliche Auskunft. Daneben sollte die Szintigraphie und Szintimetrie als Verlaufskontrolle der posttraumatischen Osteomyelitits in Anbetracht des Schweregrades der Erkrankung in Problemfällen durchgeführt werden. Erst damit ist eine Funktionsdiagnostik bzw. eine frühzeitige Beurteilung der biologischen Aktivität möglich [7].

Die Szintigraphie bildet regionäre Unterschiede der Aufnahme eines radioaktiven Indikators ab, derzeit meist 99 m Technetium-Methylen-Diphosphonat [10]. Solche Unterschiede kommen durch lokale Unterschiede in der Durchblutung und Fixierung (Extraktionseffizienz) zustande. So speichert normaler Knochen deutlich höher als die umgebenden Weichteile. Devitalisierter Knochen zeigt dieselbe Radioaktivität wie die umgebenden Weichteile, bzw. lokalisiert verminderte Radioaktivität im Vergleich zu normalem Knochen. Revascularisation von devitalisiertem Knochen, Callusbildung, verschiedenste Reizzustände (z.B. ein Infekt) und progrediente Atrophie führen zu erhöhter Radioaktivität im Vergleich zum gesunden Knochen [13]. Man spricht von „pathologisch erhöhter Speicherung“ bzw. „Mehrspeicherung“. Das Ausmaß dieser Mehrspeicherung wird mittels Szintimetrie erfaßt, allerdings nicht absolut, sondern immer relativ zu einer vergleichbaren Bezugsregion. Auf diese Weise entsteht der sogenannte relative Speicherfaktor. Die Wiederholung der Untersuchung nach Intervallen von 4 bis 12 Wochen läßt die temporäre Veränderung des relativen Speicherfaktors erkennen [2, 3, 6, 7].

Szintigraphische Befunde ergeben somit *diffuse* oder *umschriebene* Mehrspeicherungen. Die Intensität dieser Mehrspeicherungen kann zwischen 1,0 und 12,0 schwanken und im Verlauf der Zeit abnehmen, gleichbleiben oder zunehmen. Die Beurteilung ossärpathologischer Veränderungen wie Infektion oder Frakturheilung [2, 4, 6] stützt sich daher auf die

Änderung der Form, der Intensität und auf den Verlauf der Mehrspeicherung im Zusammenhang mit den röntgenologischen und klinischen Symptomen, sowie den Laborwerten.

Lokalisierte Mehrspeicherung bei einfachen Schaftbrüchen mit steigenden oder gleichbleibenden relativen Speicherfaktoren bedeutet immer verzögerte Frakturheilung bzw. vitale Form einer nicht infizierten Pseudarthrose. Diesen szintigraphischen Befund können sowohl die callusreichen, die callusarmen, als auch die calluslosen Pseudarthrosen bieten, also unabhängig vom röntgenologischen Befund. Die Speicherfaktoren sind dabei in der Regel hoch [2, 6].

Eine Mehrspeicherung bei Mehrfragmentbrüchen tritt häufig mit mehreren verschiedenen Intensitätszonen auf. Der wesentliche Befund ist jedoch die lokalisierte Mehrspeicherung, welche auf den Hauptfrakturbereich beschränkt bleibt [4].

Diffuse oder spindelförmige Speicherung bei frakturierten Röhrenknochen nach der Fixation bedeutet meist akute Infektion. Schon ab 2 Tagen kann ein Unterschied im Vergleich zu ähnlichen, nicht infizierten Frakturen nachweisbar sein. Bei einem akuten Frühinfekt fanden wir einen relativen Speicherfaktor zwischen 4 und 20, gelegentlich auch höher. Bei einem schleichenden Frühinfekt, der zum Beispiel primär schon mit hochdosierten Antibiotica behandelt wurde, einen relativen Speicherfaktor zwischen 3 und 4. Nach 2 oder 3 Wochen müßte dieser Befund auch auf eine in Entwicklung befindliche Atrophie oder einen Morbus Sudeck diskutiert werden. Zu dieser Zeit können röntgenologisch schon die ersten Zeichen für einen Knochenanbau auftreten. Die Speicherwerte sind jedoch wie bei der chronischen Osteomyelitis deutlich niedriger (Mittelwerte 3,3), als bei der akuten Infektion. Die von uns bei der posttraumatischen Osteomyelitis erarbeiteten relativen Speicherwerte sind in der Tabelle 1 angegeben.

Eine Ausbreitung der Mehrspeicherung entlang des Osteosynthesematerials wird in der Regel bei der Osteomyelitis kombiniert mit Instabilität beobachtet. Innerhalb derartiger diffuser Zonen pathologisch erhöhter Indikatorspeicherung fanden wir bei chronischer Osteomyelitis überdies herdförmige besonders intensive Mehrspeicherungen, meistens als Zeichen einer lokalen Instabilität (ehemaliger Frakturspalt) oder lokaler Infektherde. Erfolgt die knöcherne Heilung nicht innerhalb von 8 Monaten nach dem Unfall, sprechen wir von einer Pseudarthrose. Der relative Speicherfaktor derartiger infizierter Pseudarthrosen ergab meist steigende oder gleichbleibende sehr hohe Werte von 7 bis 12 (Mittelwert 9,5).

Bei relativen Speicherwerten von 3 bis 5 liegt bei Einklang mit den röntgenologischen, klinischen und labortechnischen Symptomen eine infizierte reaktionsarme Pseudarthrose vor (Mittelwert 4,1), sodaß die Differentialdiagnose durch die einmalige Szintimetrie erleichtert werden kann.

Mehr Aufschluß ermöglichen Verlaufkontrollen. Eine Verminderung einer hohen Speicherintensität (zum Beispiel: 9,5) konnten wir nur in solchen Fällen beobachten, wenn die mechanische Situation so verbessert werden konnte, daß eine stabile Fixation erreicht wurde, und – oder, wenn Infektreize, wie nekrotisches Material, Sequester, Fremdkörper etc. entfernt worden waren (rel. Speicherfaktor 5).

Ein Zuwachs der Speicherintensität (zum Beispiel von 8 auf 10) im Bereiche der Pseudarthrose wurde als Ausdruck einer zunehmenden Instabilität oder eines neuerlichen entzündlichen Schubes gewertet. Auch die Speicherung im Plattenlager zeigte eine Erhöhung des relativen Speicherfaktors, wenn die Entzündung exacerbierte oder sich ausbreitete (zum Beispiel von 3 auf 7). In diesen Fällen ist die Szintimetrie der Röntgendiagnostik eindeutig überlegen.

Tabelle 1. Relative Speicherwerte bei posttraumatischer Osteomyelitis

Erkrankung	Kontralaterales Längsprofil Grenzwerte	Mittelwerte
Infizierte reaktionsstarke Pseudarthrose	7,9–11,4	9,5
Infizierte reaktionsarme Pseudarthrose	3,6– 4,5	4,1
Akute Osteomyelitis	4,0–20,2	8,0
Chronische Osteomyelitis	1,6– 4,9	3,3
Atrophie	2,9– 3,5	3,1

Innerhalb der früher beschriebenen diffusen oder spindelförmigen Zonen pathologisch erhöhter Indikatorspeicherung, die in der Ausdehnung des Plattenlagers bzw. im Osteomyelitisbereich auftraten, finden sich nicht nur herdförmige Mehrspeicherungen, sondern auch Bezirke relativ geringerer Indikatorspeicherung: Hier handelt es sich um Zonen tatsächlicher oder scheinbarer Minderspeicherung im Bereich einer devitalen Drehkeil-, Trümmer- oder Defektzone (zum Beispiel einen relativen Speicherfaktor von nur 4,9). Röntgenologisch kann zwischen atrophen und oligotrophen Pseudarthrosen nicht unterschieden werden. Die Szintigraphie und Szintimetrie erlaubt in diesen Fällen oft überraschende Rückschlüsse auf die biologische Aktivität (Speicherfaktor 2–12) und Art der infizierten Pseudarthrosen: Denn die vitalen Regionen des proximalen und distalen Hauptfragmentes, die an die devitale Trümmer- oder Defektzone angrenzen, können eine überzeugende Mehrspeicherung zeigen (zum Beispiel einen relativen Speicherfaktor von 11,6). Findet sich jedoch eine eher diskrete und nicht scharf umschriebene Mehrspeicherung besonders im distalen Hauptfragment, so entspricht dies einer Reaktionschwäche und Mangeldurchblutung der der Pseudarthrose angrenzenden Fragmentenden. Durch Spongiosaanlagerung im infizierten Bereich wird die Beurteilung der biodynamischen Reaktionslage noch schwieriger [2].

Abschließend sei erwähnt, daß die Verlaufsszintigraphie und -metrie wichtige Hinweise für den Zeitpunkt einer neuerlichen chirurgischen Intervention, bzw. für die Implantatentfernung (Knochenumbau) und Applikationsdauer von Antibiotica geben können. Der Einklang mit dem klinischen Erscheinungsbild, den röntgenologischen Ergebnissen und Laborwerten sollte stets beachtet werden.

Die Röntgendiagnostik kann und soll durch die Szintigraphie und -metrie nicht ersetzt werden.

Folgende Aussagen können wir jedoch durch die Szintigraphie und -metrie bei der posttraumatischen Osteomyelitis zusätzlich festhalten:

1. Die Diagnose eines Infektes kann mit Sicherheit früher als durch die röntgenologische Untersuchung gestellt werden, in Einzelfällen ab dem 2. Tag.
2. Die Darstellung der Ausdehnung der Entzündung im Frakturbereich und der Nachweis von frakturfernen entzündlichen Regionen ist besser möglich.
3. Die Beurteilung des Verlaufes in Bezug auf eine eventuelle Abheilung oder ein Aufflackern des Infektes wird erleichtert, wobei mindestens 2 Verlaufskontrollen notwendig sind.
4. Die Beurteilung der biodynamischen Reaktionslage der infizierten Pseudarthrosen zeigte, daß röntgenologisch als inaktiv angesehene Pseudarthrosen zwar oligotroph, also reaktionsarm, aber nicht avital waren, und daß röntgenologisch als aktiv angesehene Pseud-

arthrosen durch eine beträchtliche zentrale Minderspeicherung im Sinne einer Nekrose imponierten.

Als Schlußfolgerung kann zusammengefaßt werden, daß die moderne Szintigraphie und -metrie, zusätzlich zur klinischen, Labor- und Röntgendiagnostik in Problemfällen eine willkommene Hilfe für die exakte Planung und Terminisierung besonders der chirurgischen Therapie der infizierten Fraktur und Pseudarthrose darstellt.

Literatur

1. Burri C (1974) Posttraumatische Osteitis. Huber, Bern Stuttgart Wien
2. Fotter R, Reschauer R, Schneider G, Lammer J (im Druck) Die Wertigkeit der Osteoszintigraphie und Osteoszintimetrie für die Beurteilung der posttraumatischen Osteomyelitis und ihre Komplikationen
3. Fueger GF, Tscherne H, Schwarz G, Szyszkowitz R (1971) Szintigraphische Untersuchungen mit 87m-Sr-Zitrat zur Beurteilung der Frakturheilung. In: Glauner R (Hrsg) Angiographie und Szintigraphie bei Knochen und Gelenkserkrankungen. Thieme, Stuttgart
4. Fueger GF (1973) Nuklearmedizinische Untersuchungen an Frakturen. In: Glauner R et al. (Hrsg) Ergebnisse der Medzinischen Radiologie, Bd. IV. Thieme, Stuttgart
5. Popkirov St (1971) Die Behandlung der hämatogenen und der posttraumatischen Osteomyelitis. VEB Verlag Volk und Gesundheit, Berlin
6. Sager W, Fueger GF, Thalhammer M (1977) Relative Speicherwerte von 99m-Tc-Diphosphat und deren zeitliche Änderung bei Skeletterkrankungen. Nucl Med 16:18–25
7. Segmüller E, Cech O, Bekier A (1969) Die osteogene Aktivität im Bereich der Pseudarthrose langer Röhrenknochen. Z Orthop 106:599
8. Strnad F, Gebert E (1964) Knochentumor–Knochenentzündung. Radiologe 4:1
9. Stürmer KM, Schuchardt W (1980) Neue Aspekte der gedeckten Marknagelung und des Aufbohrens der Markhöhle im Tierexperiment. Hefte Unfallheilkd 83:433–445
10. Subramanian G, Affee JG Mc, Blair RJ, Kallfelz FA, Thomas FD (1975) 99m-Tc-MDP. A superior agent for skeletal imaging: Comparison with other Technetium complexes. J Nucl Med 16:744–755
11. Szyszkowitz R, Weiss H, Muhr G (1974) Nekrosecallus nach stabiler Osteosynthese. Arch orthop Unfall-Chir 79:281–295
12. Weber BG, Cech O (1973) Pseudarthrosen. Huber, Bern Stuttgart Wien
13. Zum Winkel K (1973) Szintigraphie bei Frakturen und Pseudarthrosen. In: Probst J (Hrsg) Hefte Unfallheilkd, Springer, Berlin Heidelberg New York, S 235–242

Diskussion der Vorträge von F. Povacz bis R. Szyszkowitz, S. 1–19

Beck, Feldkirch: Danke, Herr Szyszkowitz. Gibt es Anfragen dazu? Herr Poigenfürst.

Poigenfürst, Wien: Ich glaube, man muß nur einen Satz unterstreichen, den Herr Szyszkowitz ausgesprochen hat, daß nämlich die Szintimetrie eigentlich das verläßlichere Verfahren ist als die Szintigraphie, weil damit auch Veränderungen in der Zirkulation oder auch andere Werte erfaßt werden, die nicht unbedingt für einen Infekt sprechen. Mit der Szintimetrie ist es jedoch möglich zum Beispiel zwischen Tumor und Infekt und anderen Affektionen des Knochens zu unterscheiden.

Beck, Feldkirch: Gibt es noch eine Anfrage? Wenn nein, muß ich Ihnen mitteilen, daß der Vortrag Nr. 4 von Stewen entfällt und wir kommen zum Vortrag Nr. 5 – Eitel und Schweiberer, München: Störungen der Mikrozirkulation in Frakturzonen als Basis der Knocheninfektionen.

Störungen der Mikrozirkulation in Frakturzonen als Basis der Knocheninfektion*

F. Eitel[1], L. Schweiberer[1], F. Klapp[2] und L.T. Dambe[3]

[1] Chirurgische Universitätsklinik Innenstadt, Nußbaumstraße 20, D-8000 München 2
[2] Städtisches Krankenhaus, Gabriel von Seidel-Straße, D-6520 Worms
[3] Abteilung für Unfallchirurgie, Chirurgische Univ.-Klinik, D-6650 Homburg/Saar

Ein wesentlicher Teil therapeutischer Bemühungen besteht darin, positiv rückgekoppelte Regelkreise zu durchbrechen; als Beispiel dafür kann die Therapie des Knocheninfektes dienen (Abb. 1). Hierbei liegt das Problem in der Unbeeinflußbarkeit der Nekrosepathogenese, denn entweder ist der Schaden bereits akzidentell-traumatisch eingetreten oder es besteht die Notwendigkeit, zusätzlich ein Operationstrauma zu setzen, das – wenngleich steuerbar – in seinen Auswirkungen nicht streng kalkulierbar ist. Demnach ist im folgenden einmal die Devascularisierung durch mechanisch-traumatische Energieeinwirkung zu erörtern, zum anderen aber auch die Revascularisierungsstörungen durch in den Regenerationsprozeß eingreifende Noxen wie Mikroinstabilität unter operativer Frakturenbehandlung und wie den Infekt selbst.

Die Devascularisierung wird dann besonders ausgeprägt sein, wenn Hauptemährungsgefäße zerstört sind. Unter physiologischen Bedingungen versorgt die A. nutritia weite Gebiete des Röhrenknochens (Abb. 2). Dieser Befund ergibt sich aus Tierexperimenten, damit stellt sich aber die Frage nach der Übertragbarkeit auf die Humansituation, zumal in der Klinik keine geometrisch differenzierende, nichtinvasive Methodik zur Vitalitätsprüfung existiert. Neue mikroangiographische Untersuchungen zeigen speciesabhängige Unterschiede im Vascularisationsmuster (Abb. 3). Je nach histogenetischer Struktur und damit entsprechend dem Differenzierungsgrad des Knochengewebes liegt ein medullofugaler oder medullo-petaler Vascularisationstyp vor (Abb. 4). Bei primärer Osteonenstruktur ist das Gefäßnetz plexiform, bei Sekundärstruktur zweigt es sich dichotom periostwärts auf (Eitel, Schenk, Schweiberer 1980) (Abb. 5). Reine Sekundärstrukturen sind auch bei recenten Species nur im Senium zu finden, jüngere Individuen und entwicklungsgeschicht-

* Mit Unterstützung der Deutschen Forschungsgemeinschaft, Bonn-Bad Godesberg

Hefte zur Unfallheilkunde, Heft 157
Zusammengestellt von J. Poigenfürst

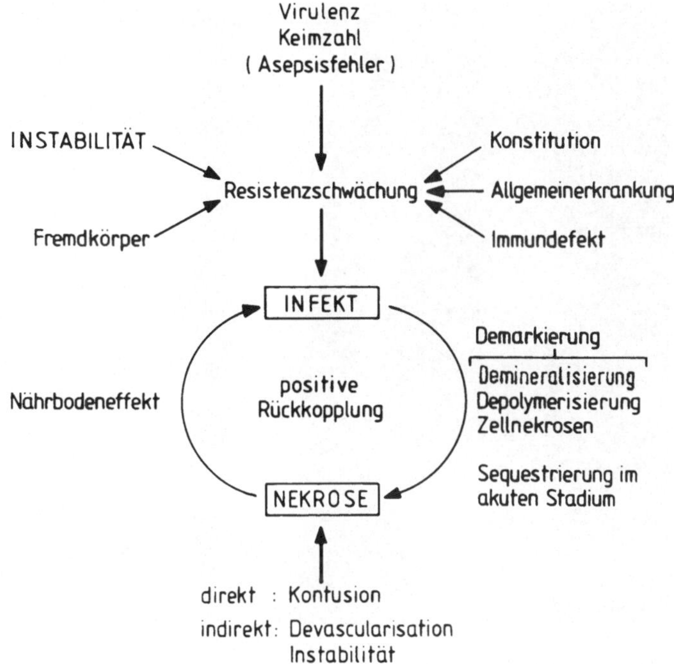

Abb. 1. Schema der Aetiopathogenese des akuten Infektes: Es liegt ein positiv rückgekoppelter Regelmechanismus vor, wobei Kontusion, operative Devascularisierung und Mikroinstabilität unter Implantaten die Mikrozirkulationsstörung vertiefen

lich ältere Species weisen häufig periostal gelegene Primärstrukturen auf (Abb. 6). Die Trennung in zwei unabhängige diaphysäre Versorgungsgebiete bewirkt eine gewisse „Kompensationsfähigkeit" insofern, als es bei Traumatisierung nur *eines* Gefäßbezirkes nicht zur Totalnekrose des Knochens kommt. Mit zunehmendem Alter und der damit einhergehenden „Osteonalisierung" (Primärosteonenreifung plus Sekundärosteonenbildung) nimmt diese „Kompensationsfähigkeit" allerdings ab, da die Gefäßverteilung dann überwiegend dem medullo-fugalen Typ der Sekundärosteonenstruktur entspricht. Damit sind Divergenzen neuerer Experimentalbefunde hinreichend erklärt (Pfister, Rahn, Perren, Weller 1979; Schweiberer, Eitel 1980; Stürmer, Schuchardt 1980). Ein echter Kompensationsmechanismus besteht in der Stromumkehr aus metaphysären Anastomosen in den abgeschnittenen Teil der A. nutritia bei Frakturen im Schaftbereich (Abb. 7).

Die Pathophysiologie der Vascularisation läßt den Schluß zu, daß einseitige Verlegungen des Gefäßnetzes für die Infekpathogenese von untergeordneter Bedeutung sind, die Desvascularisierungszone beim durch indirekte Gewalteinwirkung entstandenen Zweifragmentbruch beträgt nur wenige Millimeter und ist damit vernachlässigbar (Eitel, Schweiberer, Saur, Dambe, Klapp 1980). Ebenso erscheint die bei sachgerecht ausgeführter Plattenosteosynthese eintretende *periostale* Gefäßschädigung nicht relevant, die von einigen Autoren (Wilde, Stürmer 1978) dargestellten Corticalisnekrosen entstanden speciesabhängig und konnten beim Hund nicht reproduziert werden (Klapp 1978), im übrigen haben neuere

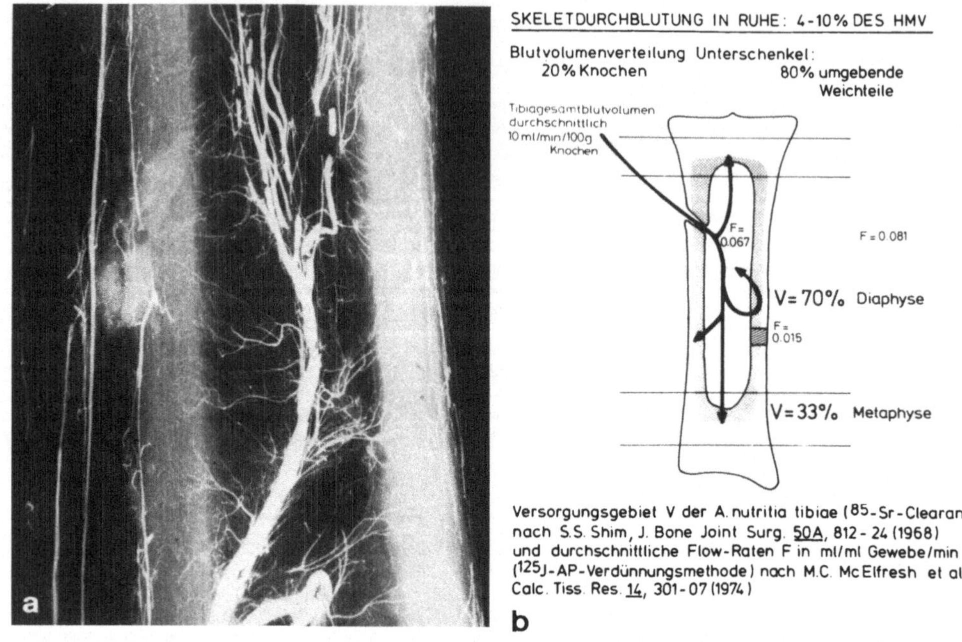

Abb. 2. a Qualitativ-morphologische Darstellung der physiologischen Gefäßverteilung an der Tibia des Hundes: Diaphysärer Längsschnitt mit Kontrastmittelfüllung der Arterien (Mikroangiographie), 2/3 der Corticalis werden aus dem Markraum von der A. nutritia versorgt, **b** Quantitative Darstellung der physiologischen Gefäßverteilung und des Blutflusses im Tierexperiment: Übereinstimmung mit den qualitativen Befunden der Mikroangiographie

Untersuchungen (Lüthi, Rahn, Perren 1980) gezeigt, daß nur etwa ein Drittel der Plattenunterfläche dem Knochen unmittelbar aufliegt.

Schrauben und Cerclagen verursachen keine bleibenden corticalen Zirkulationsstörungen (Abb. 8). Bei der Marknagelung mit Aufbohrung hingegen sieht man auch beim jungen Versuchstier, dessen Skeletstruktur etwa der des 18jährigen Menschen entspricht, noch nach 12 Wochen interstitielle Corticalisnekrosen (Abb. 9), wenngleich die Haversschen Kanäle durch Substitution und Apposition revitalisiert sind. Die gestörte Vitalität wird besonders dort deutlich, wo der Nagel bündig der endostalen Oberfläche anliegt (Abb. 10). Aseptische Nekrosepseudarthrosen sieht man häufig dann, wenn corticale Fragmente allseitig aus ihrem Weichteilverbund gelöst wurden (Schweiberer 1978; Seiler, Klapp, Eitel, Schweiberer 1979).

Aus diesen Befunden den Schluß zu ziehen, ohne Aufbohrung zu nageln, wäre falsch, denn Instabilität beeinträchtigt die Revascularisierung. Im experimentalchirurgischen Modell zeigen sich mechanisch neutralisierte Frakturzonen besser vascularisiert als solche in Unruhebereichen (Abb. 11). Diese Befunde untermauern die klinische Erfahrung, daß Stabilität zur Infektprophylaxe wesentlich beiträgt (R. Schneider 1979). Der Circulus vitiosus (s. Abb. 1) der Infektpathogenese wird durch Bereinigung einer ungünstigen biomechanischen Konstellation durchbrochen (Rittmann, Perren 1974; Friedrich 1975). Nur unter stabilen Bedingungen erfolgt phasengerechte Revascularisierung (Abb. 12), Insta-

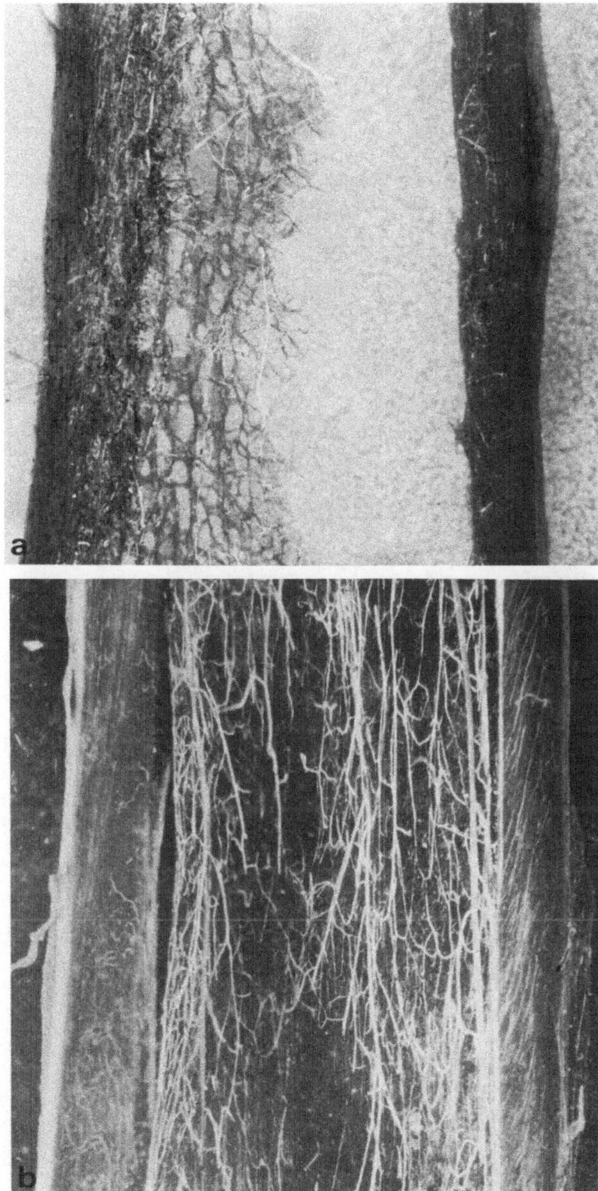

Abb. 3. a Gefäßverteilungsmuster der Tibiadiaphyse beim Menschen im Längsschnitt, Spaltholztechnik bei Tuschefüllung mit nachfolgender Bariumsulfatfüllung: Darstellung des venösen und arteriellen Gefäßnetzes. Gleichartige zentrifugal-medulläre Gefäßverteilung wie beim Hund, **b** Gefäßverteilungsmuster Tibiadiaphyse Schaf im Längssschnitt, gleiche Lokalisation wie in Abb. 3a: Gefäßverteilung im Gegensatz zu Hund und Mensch longitudinal und eher schräg zentripetal, der Markzylinder löst sich bei der Präparation sehr leicht von der endostalen Oberfläche im Gegensatz zu den vorgenannten Species

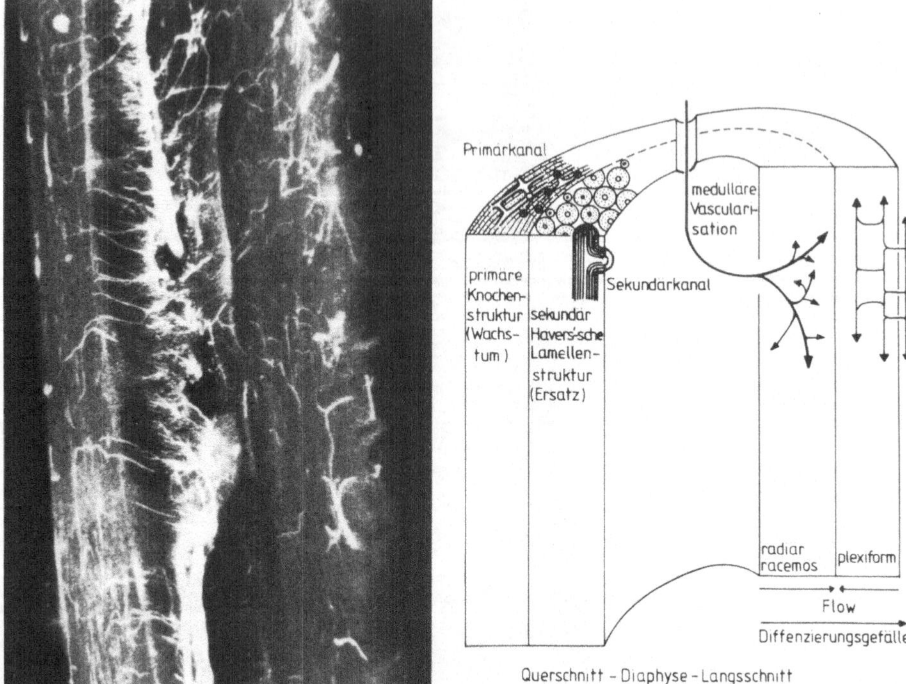

Abb. 4. a Mikroangiogramm eines im Wachstum befindlichen jungen Hundes: Mischmuster aus zentrifugaler und zentripetaler Gefäßverzweigung, **b** Schema der Korrelation zwischen postnataler Osteogenese und Vascularisation: Im Primärknochen plexiformes Gefäßnetz, im Sekundärknochen innen zentrifugal aufzweigendes Muster

bilität begünstigt Infektion durch Verzögerung der Revascularisierungsphasen (Schweiberer, Lindemann 1974).

Zusammenfassung

Art und Pathogenese von gefäßabhängigen Nekroseformen werden an tierexperimentellen Modellen erörtert, wobei neue Ergebnisse zur Übertragbarkeit experimentalchirurgischer Befunde auf die Humansituation Berücksichtigung finden. Es erfolgt die Darstellung der Revascularisierungsmodi in Abhängigkeit von Gefäßverteilungsmuster, akzidenteller und operativer Traumatisierung sowie in den Regenerationsprozeß eingreifende Noxen wie Instabilität und Infektion. Mögliche vasculäre Kompensationsmechanismen werden erörtert. Die Bedeutung des Verbundes mit den gefäßtragenden Weichteilen wird für die Ernährung bzw. Revitalisierung der Bruchfragmente hervorgehoben.

(Abbildungen 5–12 auf den Seiten 25 bis 31)

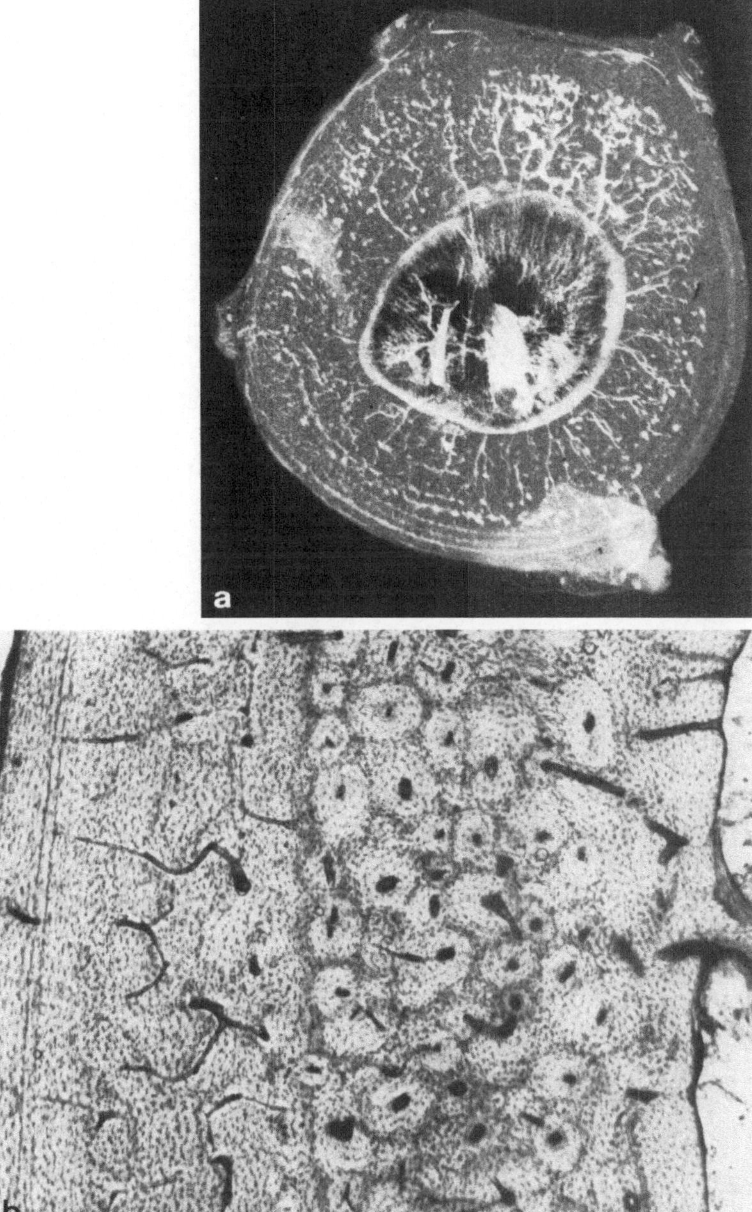

Abb. 5. a Präparat analog zu Abb. 4a im Querschnitt: Periostal ringförmig plexiforme Gefäßschicht, endostal radiär zentrifugale Gefäßverteilung, **b** Histologischer Ausschnitt posterolaterale Femurdiaphyse beim jungen Hund, äußeres Drittel (li. im Bild) plexiforme Primärstruktur, innen Haverssche Sekundärstruktur mit entsprechend verschiedenen Gefäßkanälen

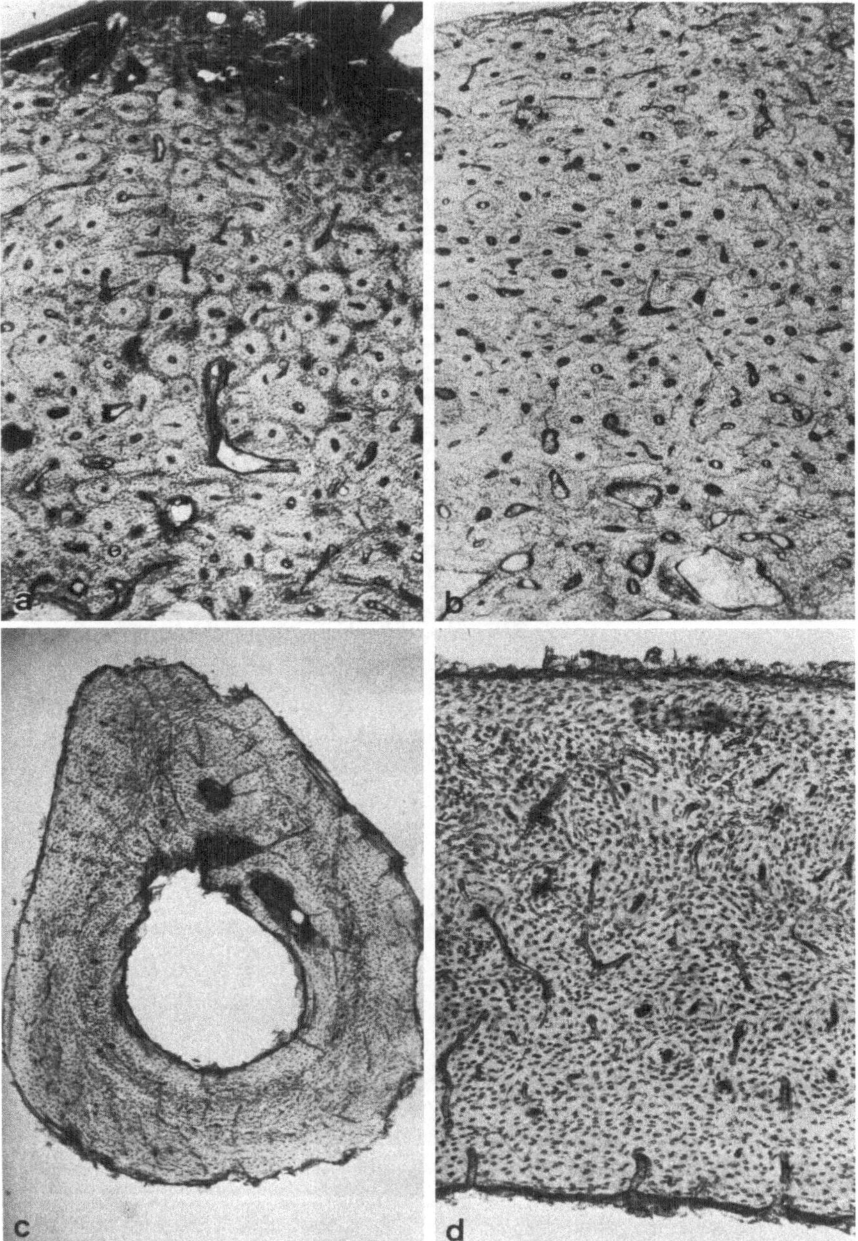

Abb. 6a–d. Posteriore Femurdiaphyse im histologischen Schnitt. **a** Hund, **b** Mensch. In beiden Fällen Haverssche Sekundärstruktur, **c** Posterodorsaler Querschnitt Femurdiaphyse beim Kaninchen: Reine Primärstruktur, in die im inneren Corticalisbereich ringförmig Osteone eingestreut sind, die keine deutliche Kittlinienbegrenzung gegenüber dem umgebenden Fasergewebe haben. Es handelt sich um Primärosteone (in Abgrenzung zu den Sekundärosteonen höherer Species), **d** Histologischer Querschnitt Tibiadiaphyse der Ratte: Im Vergleich zum Kaninchen noch deutlichere Primärstruktur mit tangential geschichtetem Faserknochen, nur wenige konzentrisch geschichtete Primärosteone

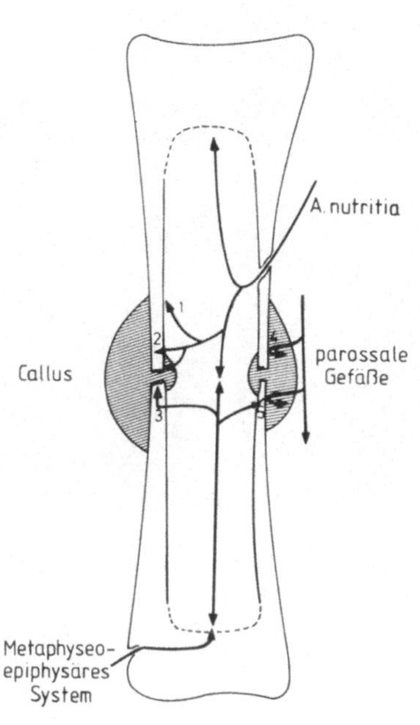

a

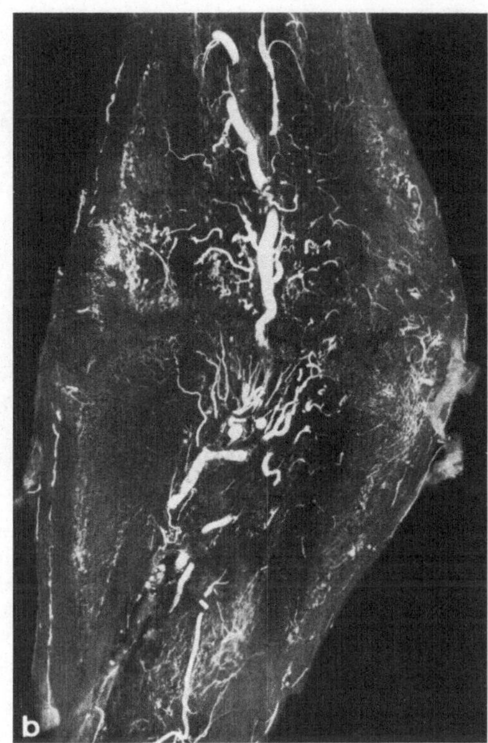

Abb. 7. a Schema des Vascularisationsmusters bei spontaner Knochenbruchheilung:
1. Oberflächenhypervascularisation.
2. Invasive Revascularisation.
3. Longitudinales Gefäßverzweigungsmuster bei Haversschem Umbau.
4. Periostal-porossale Vascularisation des Callus ohne Invasion der Corticalis.
5. Transcorticale, medullo-periostale Anastomosenbildung.

b Mikroangiogramm bei sekundärer Knochenbruchheilung 12 Wochen nach geschlossener Tibiafraktur des Hundes

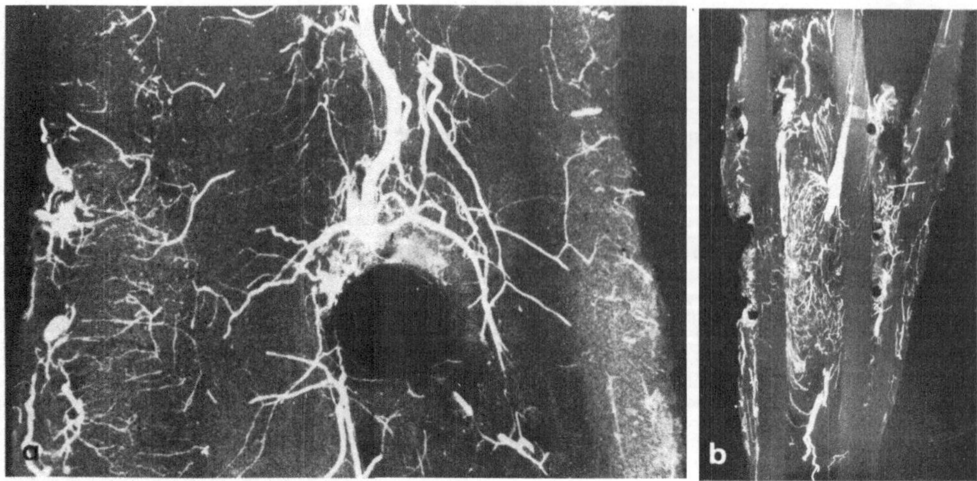

Abb. 8. a Längsschnitt im Mikroangiogramm bei durch Plattenosteosynthese versorgter Radiuspseudarthrose des Hundes. Ausschnittvergrößerung: Hypervascularisation im knöchernen Schraubenlager, **b** Epiperiostale Drahtcerclage an der unverletzten Tibia des Hundes ohne mikroangiographisch nachweisbare Vascularisationsstörung

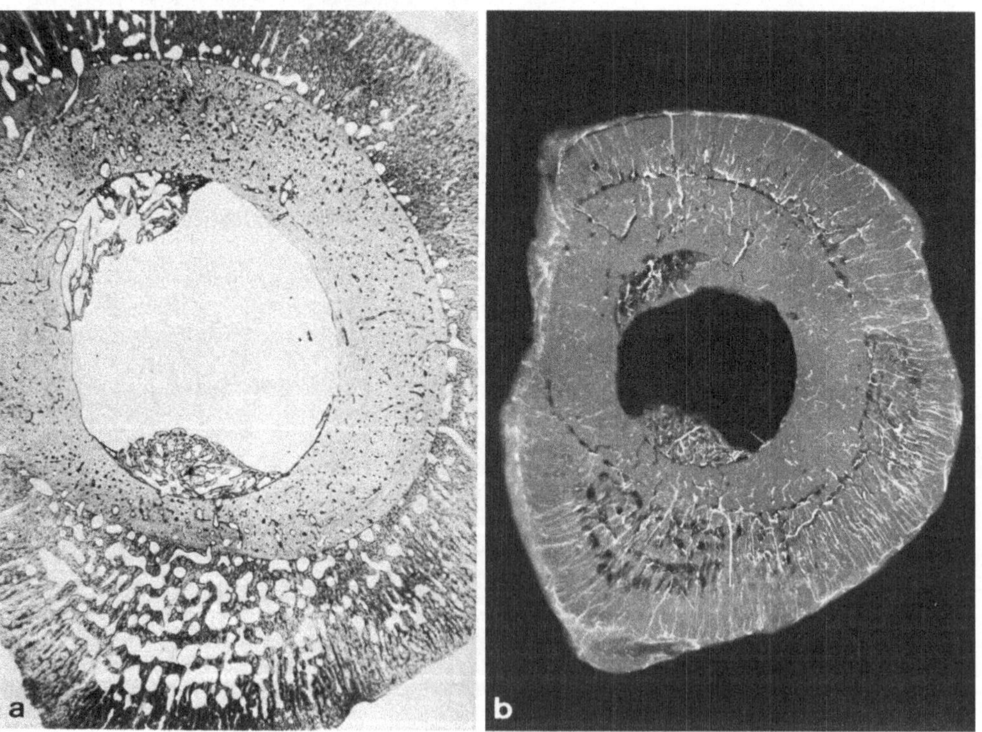

Abb. 9a, b

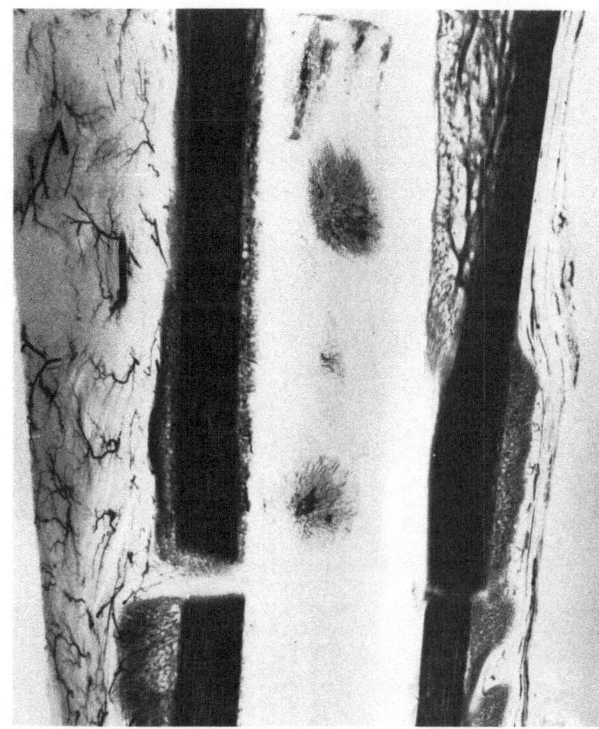

Abb. 10. Mikroradiogramm im Längsschnitt bei gleicher Versuchsanordnung wie in Abb. 9, jedoch nach 4 Wochen: Frakturzone in Nagelkontaktbereich avasculär, rechts im Bild

Abb. 9. a Fuchsingefärbter Querschnitt einer Tibia 12 Wochen nach Osteotomie, Aufbohrung und Marknagelung beim Hund: In den dunkler dargestellten periostalen Primärstrukturen besteht Fuchsinpermeabilität als Vitalitätszeichen, **b** Mikroangiogramm zu Abb. 9a: Avasculäre Zonen im Sekundärosteonenbereich (vergl. Abb. 9a)

Osteotomie
Fraktur
3. Fragment
Osteotomie
a
Längsschnitt bei frakturierter Stufenosteotomie der Diaphyse

b
c
d

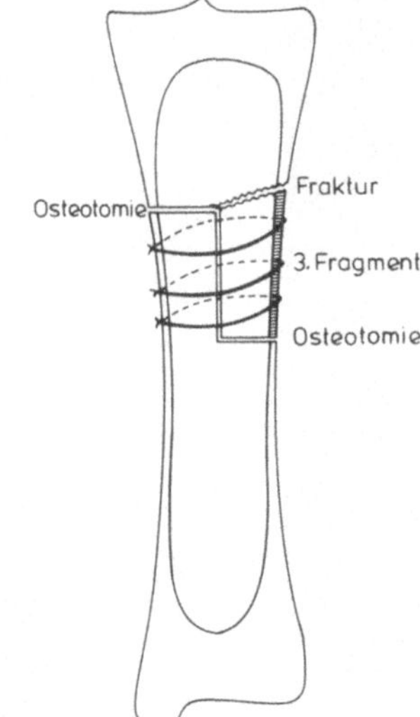

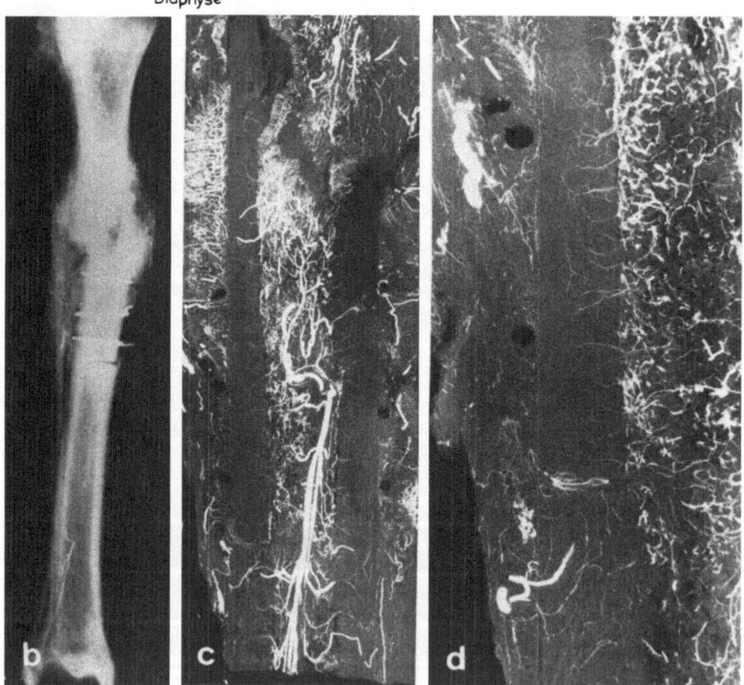

Abb. 11a–d

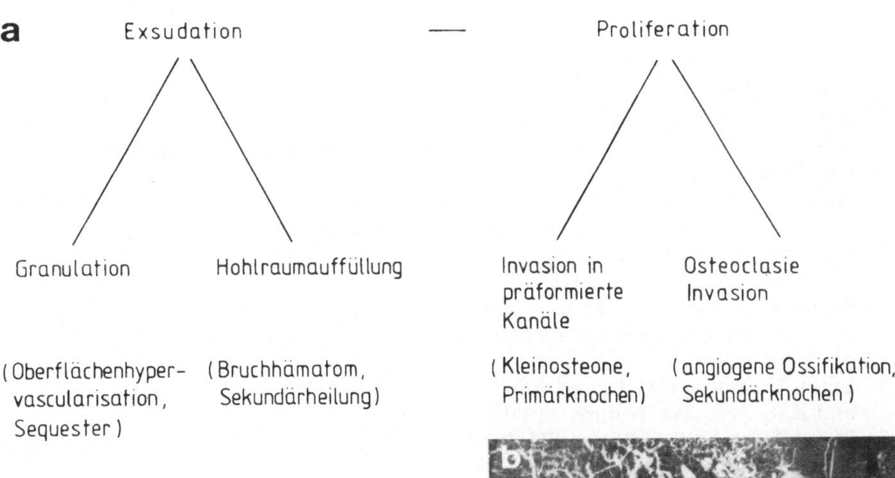

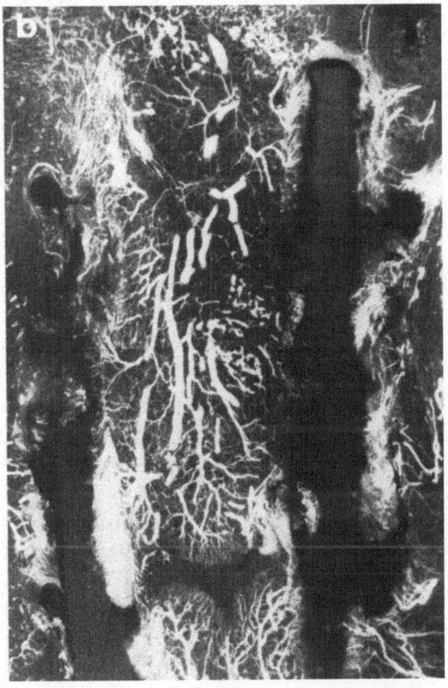

Abb. 12. a Schema der Revascularisierungsmodi im Stadium I (Oberflächenhypervascularisation) und Stadium II (invasive Revascularisierung): Je nach Qualität des Microenvironment erfolgt entweder Sprossung in präformierte Kanäle mit und ohne Erosion im Sinne eines Ersatzes zugrundegegangenen Kanalgewebes oder Kanalneubildung in Form strukturdurchbrechender Resorption. Kanalauffüllung ohne vorausgehende Erosion führt zu Appositionsosteonen (Kleinosteone), wurde der Kanal des abgestorbenen Osteons zuvor erosiv erweitert, bilden sich Substitutionsosteone (Sekundärosteone), **b** Mikroangiogramm bei gleichartiger Versuchsanordnung wie in Abb. 11: Sequestrierung im Infekt mit Oberflächenerosion und oberflächengebundenem, büschelartigem Gefäßmuster

Abb. 11. a Schema der Versuchsanordnung zur Erzeugung mechanisch unterschiedlich beanspruchter Frakturzonen: Stufenosteotomie der Tibia des Hundes, die durch Cerclagen unzureichend versorgt ist. Nahezu gesetzmäßig tritt bei Belastung eine zusätzliche Frakturlinie im Osteotomiebereich auf, so daß es zur Ausbildung eines dritten Fragmentes kommt, **b** Röntgenbefund 6 Wochen nach Osteotomie, **c** Mikroangiogramm der beschriebenen Versuchsanordnung: Sekundärheilung mit proximal avasculärem, drittem Fragment, trotz Callusauflagerung keine invasive Revascularisierung (Phase 2); **d** Ausschnittsvergrößerung zu Abb. 11a im distalen Bereich der Stufenosteotomie: Hier Spaltheilung mit vascularisiertem Frakturspalt, keine Revitalisierungsstörung, nachdem sich durch die zusätzliche Fraktur die Unruhezone nach proximal verlagert hat

Literatur

1. Eitel F, Schenk RK, Schweiberer L (1980) Corticale Revitalisierung nach Marknagelung an der Hundetibia. Hefte Unfallheilkd 83:202–207
2. Eitel F, Schweiberer L, Saur K, Dambe LT, Klapp F (1980) Theoretische Grundlagen der Knochentransplantation: Osteogenese und Revaskularisation als Leistung des Wirtslagers. In: Hierholzer G, Zilch H (Hrsg) Transplantatlager und Implantatlager bei verschiedenen Operationsverfahren. Springer, Berlin Heidelberg New York
3. Friedrich B (1975) Biomechanische Stabilität und posttraumatische Osteitis. Hefte Unfallheilkd 122
4. Klapp F (1978) Reparative Vorgänge nach diaphysären und metaphysären Traumen der wachsenden Röhrenknochen. Habilitationsschrift. Med Fakultät der Universität des Saarlandes
5. Lüthi U, Rahn BA, Perren SM (1980) Kontaktfläche zwischen Osteosyntheseplatte und Knochen. Akt Traumatol 10:131–136
6. Pfister U, Rahn BA, Perren SM, Weller S (1979) Vaskularität und Knochenumbau nach Marknagelung langer Röhrenknochen. Akt Traumatol 9:191
7. Rittmann WW, Perren SM (1974) Corticale Knochenheilung nach Osteosynthese und Infektion. Springer, Berlin Heidelberg New York
8. Schneider R (1979) Infekt und Stabilität. In: Burri C, Rüter A (Hrsg) Lokalbehandlung chirurgischer Infektionen. Akt Probl in Chir Orthop 12
9. Schweiberer L (1978) Nekrosepseudarthrose. Hefte Unfallheilkd 81:228–237
10. Schweiberer L, Eitel F (1980) Pathophysiologie der Frakturheilung. In: Zenker R, Deucher F, Schink W (Hrsg) Chirurgie der Gegenwart 4 A, 55. Urban & Schwarzenberg, München Wien Baltimore
11. Schweiberer L, Lindemann M (1974) Infektion nach Marknagelung. Chirurg 44:542–548
12. Seiler H, Klapp F, Eitel F, Schweiberer L (1979) Klinische Aspekte der gestörten Frakturheilung am Tibiaschaft unter besonderer Berücksichtigung der Fragmentnekrose. Chirurg 50:384–391
13. Stürmer KM, Schuchardt W (1980) Die Schaftstibia als Tiermodell für die Marknagelung. Hefte Unfallheilkd 83:341–345
14. Wilde CD, Stürmer KM (1978) Einfluß der Plattenosteosynthese auf Längenwachstum, Knochenstruktur und Blutversorgung jugendlicher Röhrenknochen im Tierversuch. Wissenschaftspreis der Deutschen Sektion der Arbeitsgemeinschaft für Osteosynthesefragen

Histologie der Knochen – Sequestration nach Platten – Osteosynthese infizierter experimenteller Osteotomien

S. Perren und W.W. Rittmann

Laboratorium für experimentelle Chirurgie, Schweizerisches Forschungsinstitut, CH-7270 Davos-Platz

Das Ausmaß der Sequestration beeinflußt bei der infizierten Fraktur oder Osteotomie die Prognose wesentlich. Es ist daher von Interesse, die Mechanismen der Sequestration besser zu kennen. Wir betrachten verschiedene Aspekte der Sequestration der infizierten Corticalis an Hand eines tierexperimentellen Modells (Rittmann und Perren 1974). Die Beobachtungen weisen auf die Bedeutung der stabilen Fixation bei der Verhinderung der Sequestration hin.

Material und Methoden

Der in vivo Modellversuch ist in Abb. 1 dargestellt: eine quere Osteotomie der Schafstibia fixierten wir durch Plattenosteosynthese deren Stabilität variiert wurde. Nach gesicherter Wundheilung erfolgte eine Woche postoperativ die Injektion einer standardisierten Lösung von Staphylococcus aureus. Die Infekte gingen zuverlässig an, selten überschoß der Infekt zur Sepsis oder erlosch und bedingte eine Reinfektion. Meist entstand eine Fistel mit nachfolgendem Mischinfekt. Der Phagentyp des Inoculats, der zwei Verlaufskontrollen und der terminalen Kultur ist bestimmt worden; er blieb trotz Mischinfekt meist erhalten.

Die in vivo Messung der Kompression erlaubte es (in der Hauptgruppe) die Stabilität der Fixation zu überwachen. Diesem Zweck diente die Verwendung der implantierbaren Kompressions-Meßplatte mit Dehnungsmeßstreifen. Zusätzlich erfolgte die Überwachung der Belastung der operierten Extremität mit Hilfe einer Bodenmeßplatte auf piezoelektrischer Grundlage. Die Kraftübertragung durch die Kompressionsplatte ist mit der externen, axialen Belastung der Extremität verglichen worden. Ein diskordanter Verlauf zwischen externer, axialer Belastung und Kraftübertragung durch die Kompressionsplatte zeigte eine Lockerung der Platte an.

Mikroradiographien stellten wir der konventionellen Radiologie und Histologie gegenüber. Der nachträglichen histologischen Verlaufskontrolle dienten periodisch injizierte Fluorochrome (Rahn 1976), die mit Hilfe der Fluorescenzmikroskopie ausgewertet wurden.

Resultate

Die radiologische Verlaufskontrolle (Abb. 2) zeigte im wesentlichen zwei verschiedene Bilder: neben dem erwarteten Reaktionsmuster mit Sequestration, Osteolyse und überschiessender Bildung von unruhig strukturiertem Callus, fand sich, gleich häufig und trotz andauerndem Infekt, das Bild der klassischen Primärheilung.

Hefte zur Unfallheilkunde, Heft 157
Zusammengestellt von J. Poigenfürst

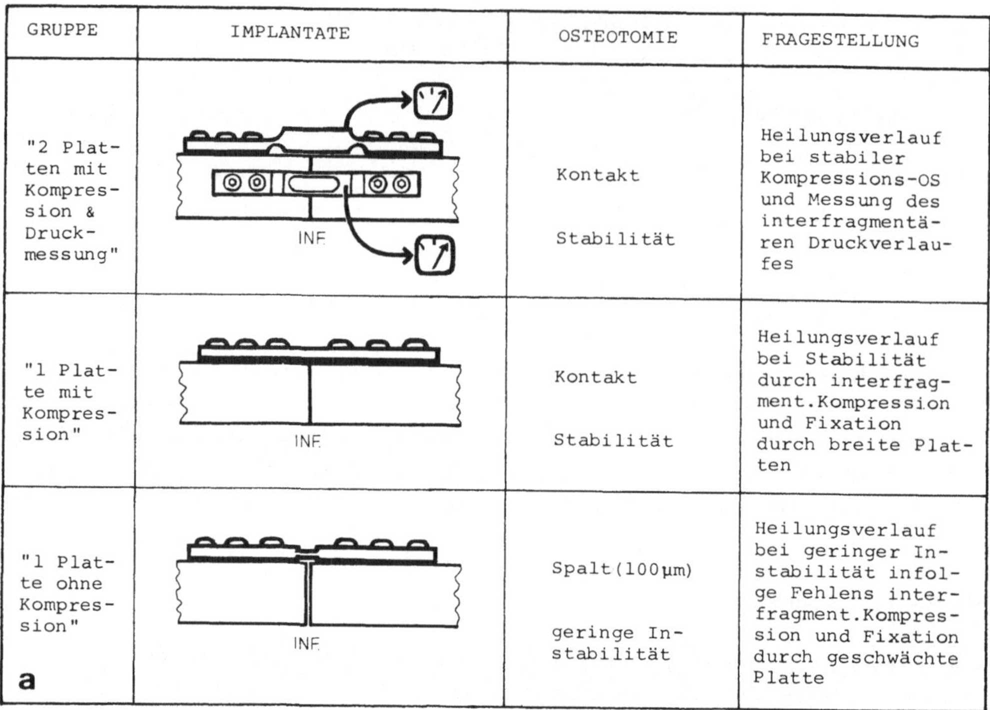

GRUPPE	IMPLANTATE	OSTEOTOMIE	FRAGESTELLUNG
"2 Platten mit Kompression & Druckmessung"	INF	Kontakt Stabilität	Heilungsverlauf bei stabiler Kompressions-OS und Messung des interfragmentären Druckverlaufes
"1 Platte mit Kompression"	INF	Kontakt Stabilität	Heilungsverlauf bei Stabilität durch interfragment. Kompression und Fixation durch breite Platten
"1 Platte ohne Kompression"	INF	Spalt (100 µm) geringe Instabilität	Heilungsverlauf bei geringer Instabilität infolge Fehlens interfragment. Kompression und Fixation durch geschwächte Platte

a

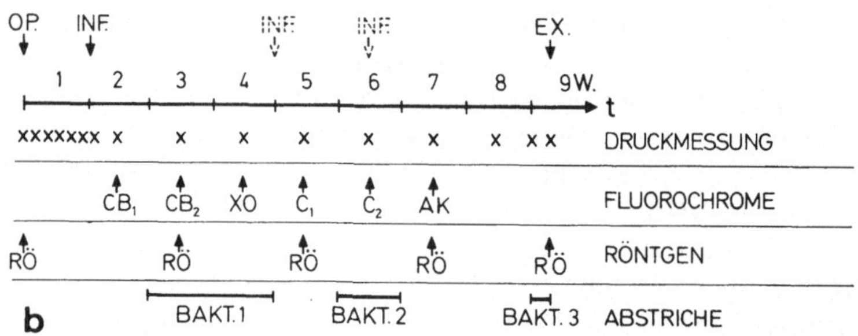

Abb. 1a, b. Versuchsmodell. **a** Übersicht über die drei Versuchsgruppen, Modell, Implantat und Fragestellung. (Der vorliegende Text nimmt hauptsächlich auf die erste Gruppe Bezug.) **b** Übersicht über den Versuchsablauf. Zeit in Wochen (Abscisse). *OP:* Operation (Osteotomie und Plattenfixation), *INF:* Injektion der Staphylokokken (evtl. Reinfektion), *EX:* Explantation, dynamische Messungen, Gefäßdarstellung, *X:* Messung der statischen Kompression, *CB* etc.: Injektion der Fluorochrome, *Rö:* Konventionelle Röntgenaufnahmen zur Verlaufskontrolle

Typische Druckverläufe (Abb. 3) zeigten bei sekundärer Heilung den erwarteten Abfall des Druckes mit Implantatlockerung nach 4 Wochen. Zu dieser Zeit waren aber die Osteotomien knöchern überbrückt. In der Gruppe der primär heilenden, infizierten Osteotomien beobachteten wir, daß die peroperativ erzeugte Kompression bis Versuchsende andauerte. Die dynamische Kraftübertragung ließ keine Implantatlockerung nachweisen, somit blieb in der Hälfte der Fälle, trotz andauernder Infektion, die Stabilität der Fixation gesichert.

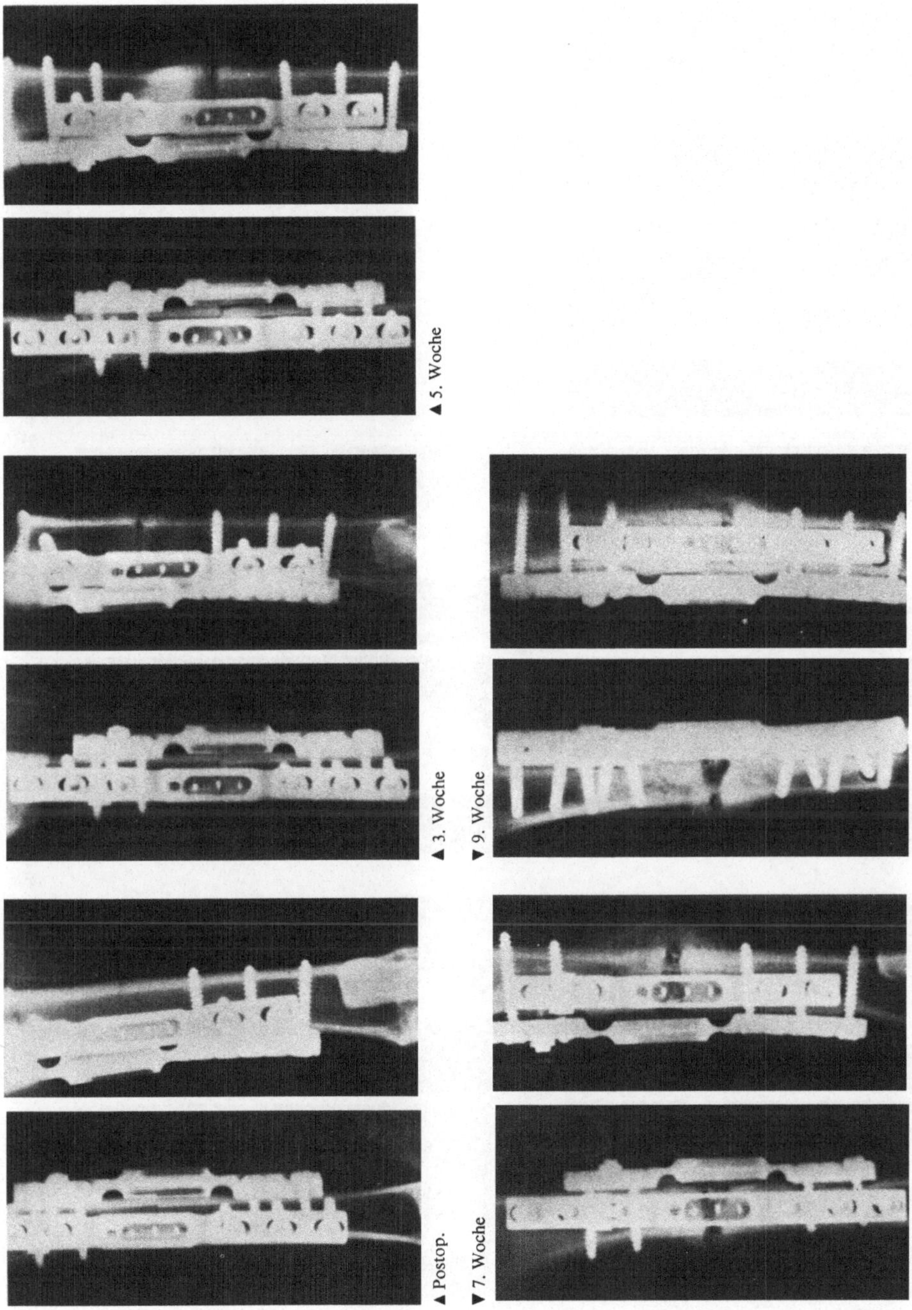

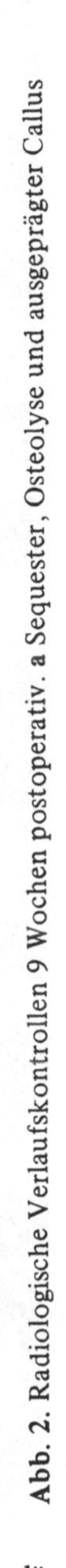

Abb. 2. Radiologische Verlaufskontrollen 9 Wochen postoperativ. **a** Sequester, Osteolyse und ausgeprägter Callus

Die histologischen Präparate (Abb. 4) zeigten die zwei Heilungsarten auf: die sekundäre Heilung mit Sequester, osteolytischen Herden und Bildung eines Unruhecallus und die Pri-

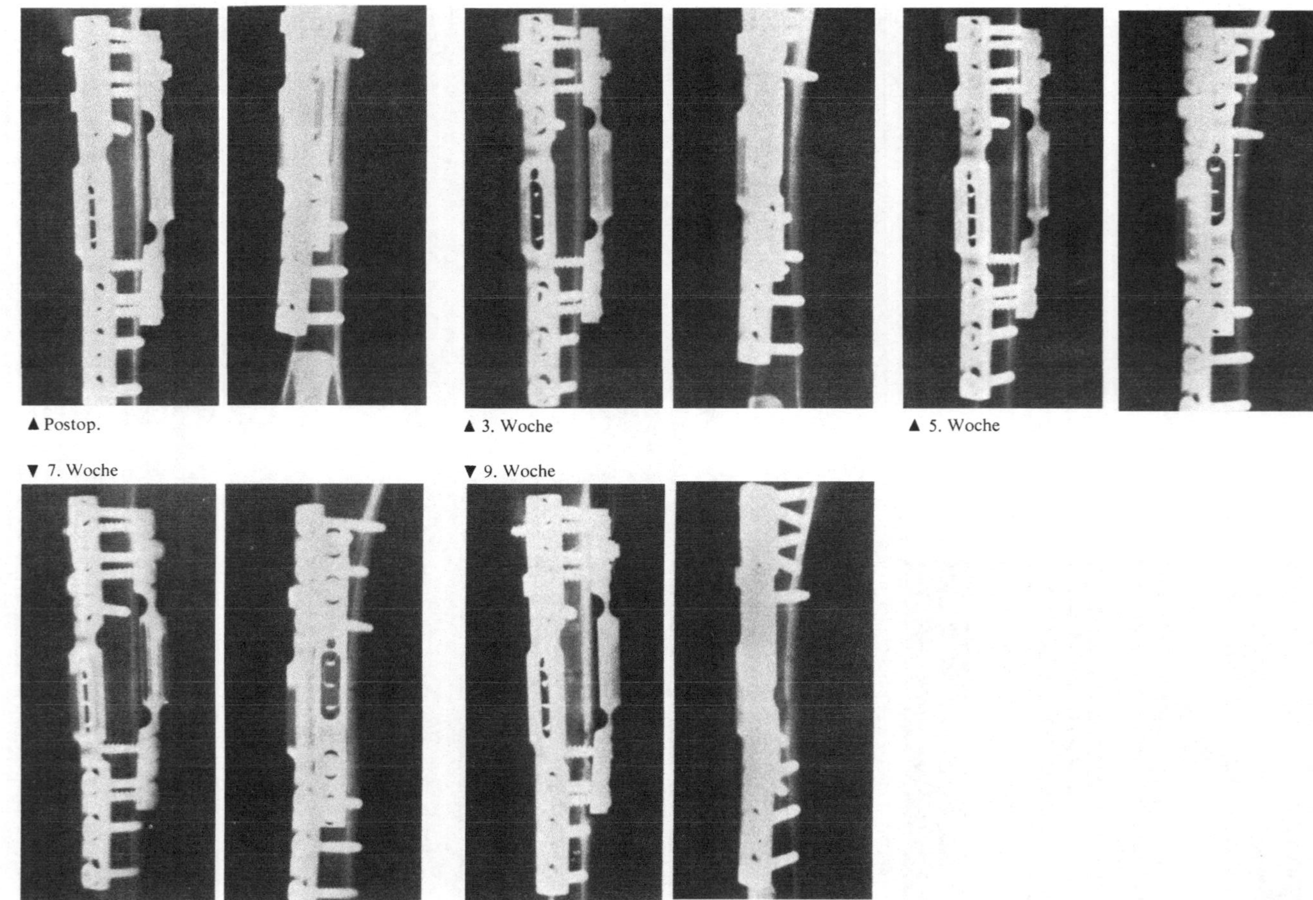

Abb. 2b. Primäre Heilung ohne Sequester oder Osteolyse. Geringe Callusbildung erkennbar

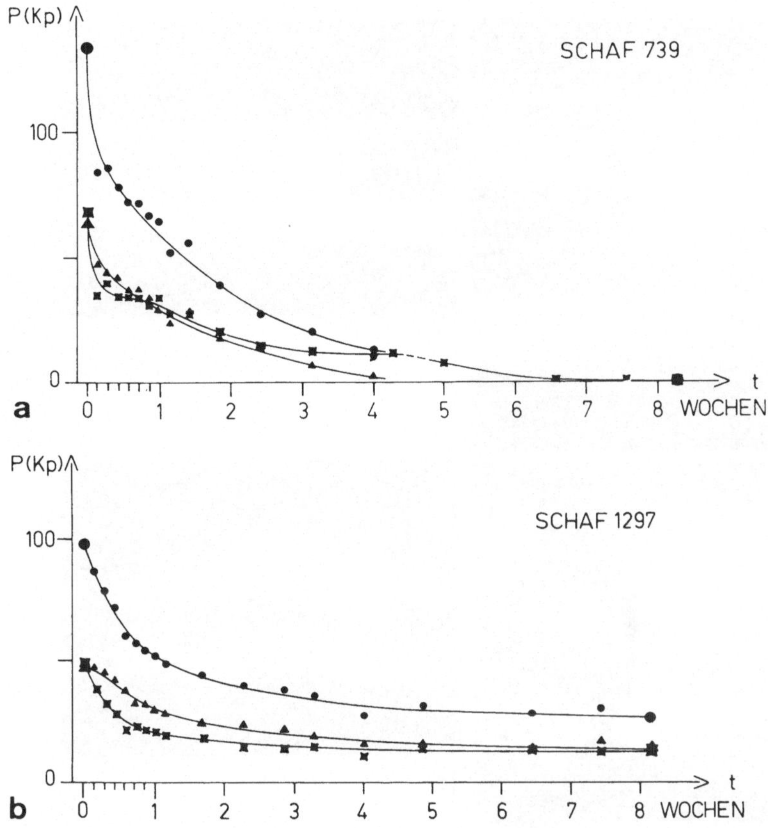

Abb. 3a, b. Druckverlauf in vivo nach Plattenosteosynthese einer postoperativ infizierten Osteotomie am Schaf: **a** Postoperativ rasche Druckabnahme. Der weitere Druckabbau führt zu vollständigem Druckverlust zwischen der 4. und der 6. Woche. Plattenlockerung auch im Gehtest nachgewiesen bei Absceß zwischen der 4. und 9. Woche, **b** 2 Wochen postoperativ kommt die raschere Druckabnahme zum Stillstand. Bis zu Ende der Beobachtungszeit wesentliche Druckwirkung. Der Gehtest wies eine erhaltene Kraftübertragung nach. Die Messung des statischen und dynamischen Drucks zeigt, daß die Platte nicht gelockert ist trotz fortbestehendem Infekt mit Fistel zwischen der 3. und 9. Woche

märheilung ohne Sequestration, wenn auch recht häufig mit geringen Randresorptionen (Kerzentropfenphänomen, Abb. 5).

Diskussion

Für die Klinik ist die Bildung von Sequestern von grundlegender prognostischer Bedeutung. Es soll dieser Vorgang an Hand der experimentellen Beobachtungen näher analysiert werden. Vergleichen wir die histologischen Bilder ohne und mit Sequestration, ist ersichtlich, daß oft eine Parallele besteht zum Knochenumbau unter der Platte ohne Infekt. Der Infekt bewirkt hier offensichtlich nicht einen grundsätzlichen, qualitativen, sondern lediglich einen

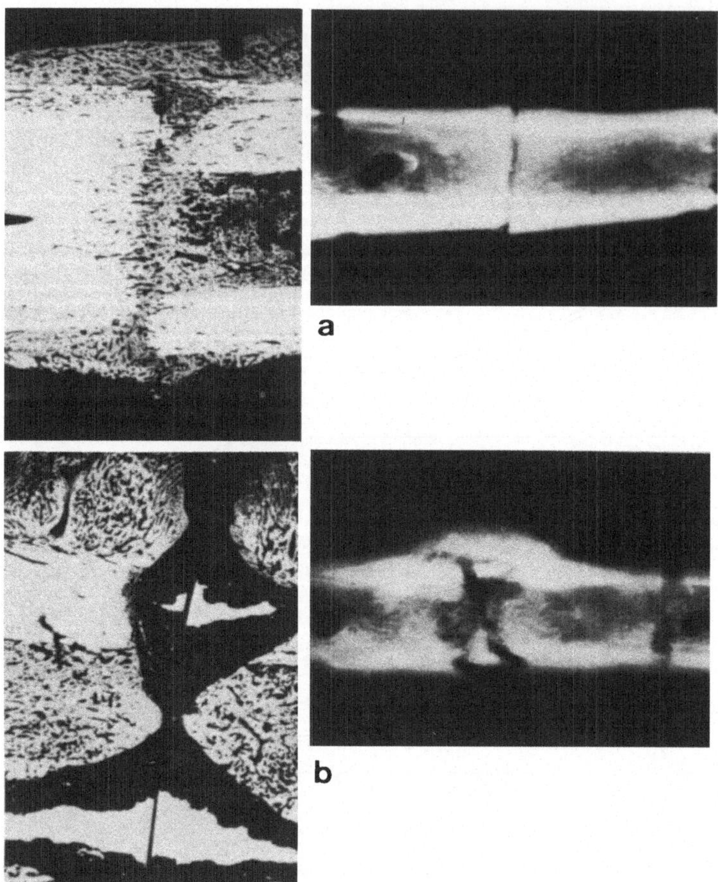

Abb. 4a, b. Radiologische Abschlußkontrollen, Vergleich der konventionellen Röntgenbilder mit Mikroradiographien. **a** Sekundäre Heilung mit Sequesterbildung, Osteolyse und großer, unruhig strukturierter Callus. Es ist zu erwarten, daß die Sequester bis zu ihrer Entfernung einen chronischen Verlauf des Infektes bedingen, **b** Primäre Heilung ohne Sequester und Osteolyse, mäßiger, dicht strukturierter Callus

quantitativen Unterschied. Der durch Infekt verstärkte Umbau führt aber zu einem völlig verschiedenen Bild: während der Umbau, der vasculäre und avasculäre Zonen demarkiert, ohne Infekt meist nicht zur Auslösung eines Sequesters führt, bedingt die momentane mechanische Schwächung durch intensiven Umbau den Verlust der mechanischen Tragfähigkeit mit Ausbruch des Sequesters. Der Infekt kann also die Prognose ungünstig verändern, dadurch, daß er den inneren Knochenumbau verstärkt und nicht etwa unterdrückt. Neben der bekannten, auf kugelförmigen Arrosionen beruhenden Auslösung von Sequestern ist auch eine Sequestration durch verstärkten inneren Umbau möglich. Selbstverständlich sind auch Fälle völliger Lähmung der biologischen Reaktion durch Infekt möglich; wir konnten sie aber im vorliegenden Versuchsmodell nicht beobachten.

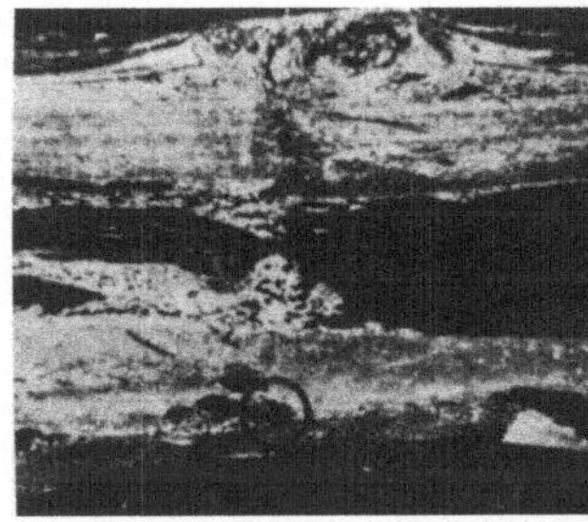

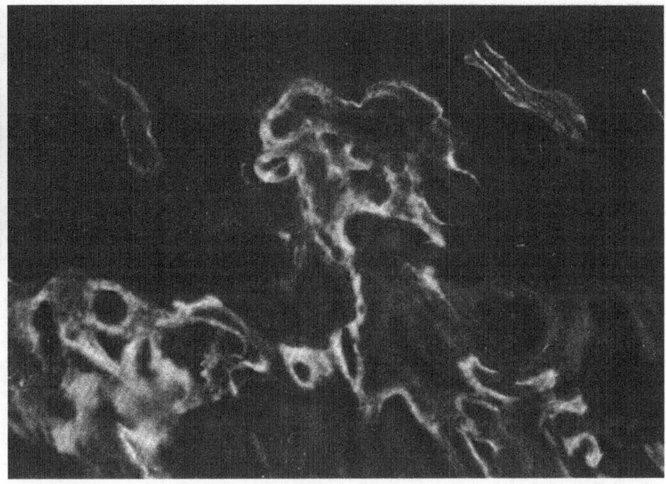

Abb. 5. Kerzentropfenphänomene. Die Osteotomie wird vom Rande her aufgebohrt. Wie aus der Abbildung ersichtlich ist, kommt diese Resorption zum Stillstand und die entstandene Höhle füllt sich mit Callusknochen auf. Diese Randresorptionen interpretieren wir als Folge geringer lokaler Bewegung der nicht vollständig komprimierten Osteotomie unter dynamischer Belastung

Die infektbedingte Verstärkung der biologischen Reaktion führt auch zu vermehrtem Knochenabbau durch Resorption an inneren Knochenoberflächen. Es entstehen so die osteolytischen Herde. Im Zusammenhang mit unserer Fragestellung ist aber interessant zu beobachten, daß es möglich ist, die Resorption durch bewegungsfreie Fixation zu verhindern. Neuere Versuche mit hydraulichen Pulsatoren (Stadler in prep.) weisen erneut auf den Zusammenhang zwischen Instabilität und oberflächlicher Knochenresorption hin. Auf Grund der Beobachtungen an infizierten experimentellen Osteosynthesen sind die osteolytischen Herde nicht grundsätzlich auf den Infekt, sondern auf die Kombination Infekt und Unruhe zurückzuführen.

Die kombinierte Verwendung von Disulfinblau und Fluorescenzmarkierung (Gunst 1978) sollte hier erlauben, interessante Beobachtungen über die Wechselbeziehung Vascularität und Umbau bei Infektion zu machen.

Es bleibt zu erwähnen, daß der sequestrierte Knochen, grundsätzlich seine mechanische Tragfähigkeit aufrechterhält. Die Entfernung von totem Knochenmaterial stellt daher nicht eine Elimination von mechanisch ungenügendem Knochen, sondern jene des infekterhaltenden toten Materials dar.

Auf Grund unserer Beobachtungen kommt der stabilen Fixation bei Infektion oder Infektgefahr eine wesentlich andere Aufgabe zu als in Fällen ohne Infekt. Sollte es möglich werden, zuverlässig die Sequestration des corticalen Knochens zu vermeiden, so ist eine wesentliche Verbesserung der Prognose zu erwarten durch Osteosynthesen hoher Stabilität. Die Schlußfolgerung lautet, daß bei Osteosynthesen infizierter Frakturen die erreichte Stabilität der Fixation prognostisch bedeutsamer ist, als die Reduktion der Implantatmenge. Selbstverständlich kommt auch hier der Fixation durch technisch gute Anwendung der Stabilisierungsprinzipien Priorität vor der Versteifung der Frakturgegend durch massive Implantate zu.

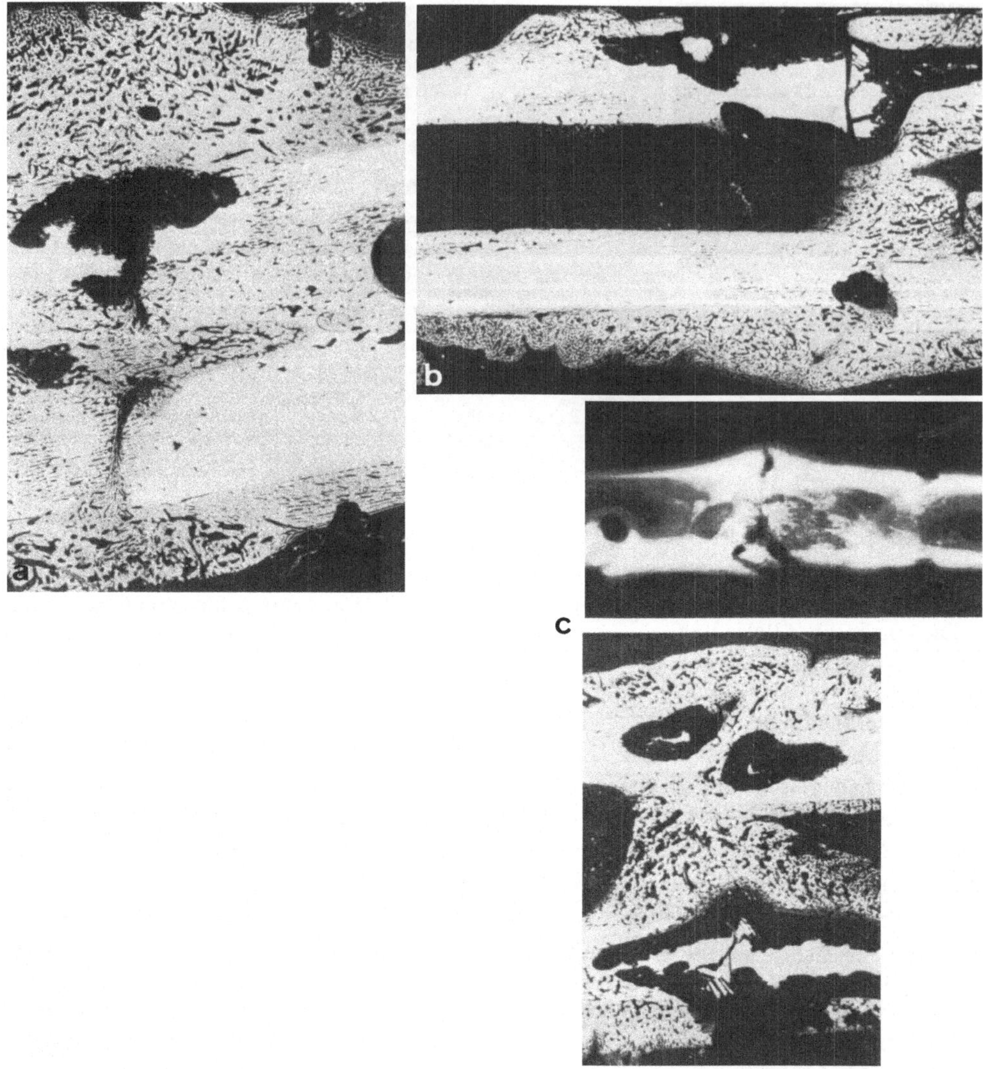

Abb. 6a–c. Verschiedene Formen der Sequestration können nebeneinander auf den gleichen Knochenschnitten beobachtet werden. **a** Die Mikroradiographie des Längsschnitts mit deutlich erkennbarem unvollständigem Sequester oben rechts der Osteotomie. Unten links zeigt sich ein Band intensiven inneren Umbaus in der möglichen Auslösezone. Unten rechts keine Aktivität im Knocheninnern. Die Auslösung des Sequesters auf Grund stark vermehrten inneren Knochenumbaus wird postuliert. **b** Die Mikroradiographie zeigt oben rechts einen vollständig ausgelösten Sequester, oben links einen noch unvollständig ausgelösten Sequester mit kugelförmiger Arrosion von endostal und periostal, und unten links ein Band intensiven inneren Umbaus in der Demarkationszone. Es ist offensichtlich, daß die kugelförmige Arrosion in der Gegend der vasculären Demarkation auftritt, **c** Vollständig ausgelöste Sequester im Röntgenbild und in der Mikroradiographie des gleichen Falles

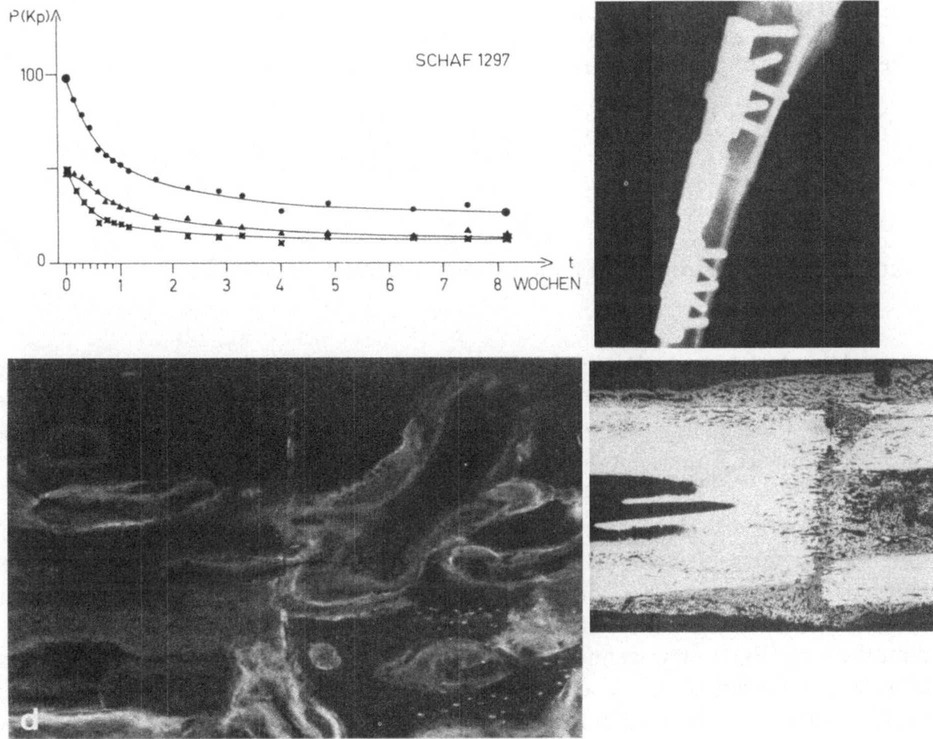

Abb. 6. d Die nach stabiler Fixation trotz andauerndem Infekt sichtbare Primärheilung geht ohne Sequestration einher. Es läßt sich eine wesentlich bessere Langzeitprognose erwarten

Schlußfolgerungen

Die Sequestration infizierter Frakturen beruht auf Intensivierung des inneren, demarkierenden Umbaus, wie er in Implantatnähe meist zu beobachten ist. Es ist daher der Abklärung dieses Umbaus große Aufmerksamkeit zu widmen. Da die Primärheilung bei Infekt mit geringerer Sequestrationsgefahr einhergeht, und damit eine wesentlich bessere Prognose aufweist, kommt ihr bei Infekt eine wesentlich größere Bedeutung zu als in unkomplizierten Fällen.

Literatur

Rittmann WW, Perren SM (1974) Corticale Knochenheilung nach Osteosynthese und Infektion. Biomechanik und Biologie. Springer, Berlin Heidelberg New York

Rahn BA (1976) Die polychrome Sequenzmarkierung. Habilitationsarbeit. Albert-Ludwig-Universität Freiburg i. Breisgau

Gunst MA (1978) Die Blutversorgung der Kortikalis nach Verplattung der intakten Kaninchentibia. Dissertation, Basel
Stadler J (in prep) Knochenreaktion auf Implantatbewegungen

Diskussion der Vorträge von F. Eitel bis S. Perren, S. 20–42

Beck, Feldkirch: Ich danke Herrn Perren. Gibt es dazu Anfragen? Wenn nein, hätte ich eine Anfrage. Sie sagen Stabilität führt zur Heilung der Infektion, gleichzeitig aber führt eine Stabilität, zum Beispiel ausgeführt mit einer Platte, zu avasculären Zonen unterhalb dieser Platte und hier wiederum steigt die Möglichkeit der Infektion.

Perren, Davos: Ja, ich glaube das war im Grunde genommen auch das, auf das wir eingehen wollten. Es ist tatsächlich so, daß die Sequestration und überhaupt die Heilung infizierter Frakturen nicht einem Alles-oder-Nichts-Gesetz unterworfen ist, sondern quantitativen Unterschieden zwischen diesen beiden doch diagnonal entgegengesetzten Aspekten der Frakturheilung. Einerseits, wenn wir die Stabilität erreichen könnten ohne die vasculären Störungen, wären wir natürlich sehr gut daran. Andererseits, wenn wir massive Implantate brauchen, haben wir auch die Möglichkeit massiver Störungen und damit auch die Schwierigkeiten.

Beck, Feldkirch: Danke schön. Gibt es sonst noch Anfragen? Wenn nein, dann danke ich Herrn Perren und bitte Herrn Schwarz und Herrn Kuderna: Erfassung und Dokumentation infizierter Frakturen.

Erfassung und Dokumentation infizierter Frakturen

N. Schwarz und H. Kuderna

Unfallkrankenhaus Lorenz Böhler, Donaueschingenstraße 13, A-1200 Wien

In der operativen Frakturenbehandlung ist die Wundinfektion die wesentliche Komplikation. Ihr Risiko stellt in den meisten Fällen die Operationsindikation grundsätzlich in Frage.

Es handelt sich dabei um typische nosokomiale Infektionen. Diese sind definiert als:

- Im Krankenhaus erworben,
- bei Eintritt des Patienten in das Krankenhaus weder in Inkubation befindlich,
- noch durch irgendwelche diagnostische Untersuchungen oder Parameter erkennbar.

Die verschiedenen Möglichkeiten nosokomialer Infektionen werden unterteilt in:

1. Harnwegsinfektionen,
2. Infektionen des Respirationstraktes,
3. postoperative Wundinfektionen,
4. Haut- und Subcutaninfektionen,
5. intraabdominelle Infektionen,
6. Infektionen des Gastro-Intestinal-Traktes,
7. Über das Gefäßsystem acquirierte Infektionen,
8. Sonstige.

Den zahlenmäßig größten Anteil an diesen haben die Harnwegsinfekte. Zur postoperativen Wundinfektion kommt es global bei etwa 7% der chirurgischen Eingriffe. Darunter fallen auch die hier zur Rede stehenden Infektionen von Frakturen.

Die Kenntnis der Epidemiologie der nosokomialen Infektionen stellt in jedem Krankenhaus eine Grundvoraussetzung für alle Präventiv- und therapeutischen Maßnahmen dar. Deshalb sollte die lückenlose Erfassung aller Infektionen zur Routinearbeit der jeweils zuständigen Hygienekommission eines Krankenhauses gehören.

Im gegenständlichen Vortrag soll die Erfassung der nosokomialen Infektionen im Lorenz Böhler Krankenhaus in Wien dargestellt werden.

Zunächst ist die klare Definition einer chirurgischen Infektion Voraussetzung für deren Erfassung, weshalb mit einigen Worten darauf eingegangen werden muß, obwohl diese Definition schon für sich allein ein umfangreiches und problematisches Thema darstellt.

Diagnosekriterien der infizierten Fraktur:

- Klinische Infektionszeichen,
- Nachweis pathogener Keime,
- pathologische Laborbefunde,
- typische röntgenologische Veränderungen.

Hefte zur Unfallheilkunde, Heft 157
Zusammengestellt von J. Poigenfürst

Im Vordergrund haben zweifellos die klinischen Infektionszeichen zu stehen, weil der mikrobiologische Befund falsch positiv oder falsch negativ sein kann. So liegt nach unserer Auffassung eine sichere Infektion vor, wenn die Wunde Eiter absondert, auch wenn die Kultur keinen Keimnachweis erbracht hat. Andererseits müssen auch gerötete Wunden ohne Eiterabsonderung, beziehungsweise Wunden mit seröser Sekretion bei positivem Nachweis pathogener Keime als zumindest möglich infiziert angesehen werden.

Bei Erstellung der septischen Statistik im Lorenz Böhler Krankenhaus wird davon ausgegangen, daß primär nur Infektionen mit klinischer Bedeutung erfassungswürdig sind. Da dieses Krankenhaus über eine streng getrennte septische Abteilung verfügt, erleichtert die durch die klinische Notwendigkeit bedingte Transferierung des Patienten auf diese Abteilung seine Erfassung.

Weiters sind die Patienten auf der Intensivbehandlungsstation und die Obduktionen einer Kontrolle unterworfen. Nicht erfaßt werden hingegen jene Patienten, die in anderen Häusern weiterbehandelt werden.

Zweck der Erfassung der nosokomialen Infektionen ist die Ausschaltung organisatorischer und technischer Mängel, sowohl in der Einrichtung als auch hinsichtlich des Personals einerseits, und andererseits die rechtzeitige Erkennung der Entwicklung spezifischer Keimpopulationen. Daraus ergibt sich, welche Kriterien Beachtung finden müssen.

1. Zeitpunkt des Auftretens der Infektion

Auch primäre Infektionen sind nicht in den ersten Stunden nach Kontamination zu erkennen. Der Manifestationszeitpunkt hängt von der Entwicklung lokaler und allgemeiner Abwehrreaktionen ab.

So besteht zwischen dem Zeitpunkt der Kontamination und dem Auftreten der Infektion auch bei den sogenannten Sekundärinfekten keine enge Korrelation. Über den Umweg eines klinisch unauffälligen Hämatoms entsteht manchmal eine Wundinfektion, jedoch lassen sich bei 75% der klinisch blanden Hämatome pathogene Keime nachweisen.

Echte Spätinfekte treten nach zuerst komplikationsloser Wund- und zumeist auch Bruchheilung auf.

2. Klassifizierung der Operationswunde nach ihrem Infektionsrisiko

Rein: Operationswunden unter aseptischen Bedingungen.
Kontaminiert: frische, traumatische Wunden.
Rein-kontaminiert: Operationswunden mit Eröffnung von Hohlorganen.
Unrein und infiziert: nicht frische traumatische Wunde, erhöhte Infektionsgefährdung (Bisse).

‚Rein' sind aseptische Eingriffe bei geschlossenen Frakturen, ‚rein-kontaminiert' sind zum Beispiel Rippenbrüche bei Vorliegen eines Pneumothorax. Hingegen sind alle offenen Extremitätenfrakturen in die Gruppe ‚kontaminiert' oder ‚unrein' einzuordnen.

Die Tabelle 1 zeigt die Abhängigkeit der Infektionshäufigkeit vom genannten Risiko der Wunde.

Tabelle 1. Infektionsincidenz bei Operationswunden (Gemeinschaftsstudie über einen Zeitraum von 2 1/2 Jahren; aus Altemeier WA (1976) Control of Infection in Surgical Patients)

Art der Operationswunde	n	Infektionsincidenz n	(%)
Rein	11 690	594	5,1
Rein-kontaminiert	2 589	280	10,8
Kontaminiert und unrein	1 262	277	21,9
Nicht erfaßt	72	6	8,3

Es stellt die Infektionsrate der reinen Eingriffe, die ‚clean-wound-infection rate', den wichtigsten Parameter als Maßstab der operativ-technischen und hygienischen Bedingungen im Operationssaal dar.

Cruse und Foord gewannen in einer Serie von knapp 24 000 Operationen an einem Krankenhaus in Calgary den Eindruck, daß in erster Linie, bei gleichen äußeren Bedingungen, jeder Chirurg selbst für seine ‚clean-wound-infection-rate' verantwortlich ist.

Die im Weiteren angeführten Kriterien sind besonders als Aufschlüsselung der ‚clean-wound-infection-rate' erforderlich.

3. Operationsdauer

Diese ist besonders deshalb erfassenswert, weil bekannt ist, daß das Infektionsrisiko sich pro Stunde der Operation verdoppelt.

4. Personenkreis der Operationsmannschaft

Die darin enthaltenen Angaben ergeben in Zusammenhang mit der Operationsdauer Aufschluß über das technische Vermögen des Operateurs, aber auch über grobe hygienische Fahrlässigkeiten des anderen Personals, beziehungsweise kann die Aufdeckung von Keimausscheidern erleichtert werden.

5. Der Operationssaal

Dies ermöglicht es, die Benützungshäufigkeit der einzelnen Säle festzustellen, aber auch eine grobe Kontrolle der in den Sälen herrschenden hygienischen Bedingungen zu erhalten.

So wies einer unserer Operationssäle eine auffallend hohe Infektionsrate auf, als bei technischen Arbeiten an einem Arcoskop eine Ansammlung alter Flüssigkeit in einem Hohlraum dieses Gerätes festgestellt worden war. In der Jahresstatistik ist dieser Operationssaal (I) mit einer nahezu doppelten Infektionsrate belastet (Tabelle 2).

Tabelle 2. Infektionshäufigkeit nach Operationssälen – Zusammenfassung 1978

	OP-Zahl	p.s.	%	
OP I	465	20	4,3	Aseptischer Bereich
OP II	390	11	2,8	
OP III	401	11	2,7	
OP IV	452	9	2,0	
OP ?	108			
Zusammen	1 816	51	2,8	
OP VI	1 682	36	2,1	Notfall-OP
Gesamt	3 498	87	2,5	

6. Keime

Die Überwachung der bei Wundabstrichen nachgewiesenen Keime dient der Aufdeckung eines Keimwechsels bei einem Patienten und zusammen mit dem Keimresistenzmuster der Entdeckung hausspezifischer Keimpopulationen.

Alle genannten Daten müssen in vergleichbaren Zeiträumen, am besten pro Quartal, wenn nicht pro Monat, statistisch ausgewertet und hausintern veröffentlicht werden. Dies übt auch eine erzieherische Wirkung aus. Der Zeitaufwand für einen Quartalsbericht beträgt etwa 25 bis 30 Arbeitsstunden. Die notwendigen Informationen werden nach Tunlichkeit vom Untersucher selbst und direkt an den jeweiligen Stellen, wo sie erfaßbar sind, eingeholt, um eine möglichst große Informationssicherheit zu gewährleisten.

Für den Vergleich von Kollektiven aus verschiedenen Spitälern wäre eine Vereinheitlichung von Definition und eine Systematisierung von Erfassungskriterien und Erfassungsmodus Voraussetzung, wozu dieser Vortrag eine Anregung sein soll.

Damit die erfaßten Daten auch jederzeit für andere Fragestellungen verwertbar sind und die Auswertung erleichtert wird, ist auf lange Sicht auch eine Verarbeitung in einem elektronischen Datenerfassungssystem wünschenswert. Damit könnte nicht nur weitergehendes Informationsmaterial eingespeichert werden, sondern könnten durch unbegrenzte Kombinationen des Datenabrufes auch noch weitere Zusammenhänge aufgedeckt werden, die für das Zustandekommen von Knocheninfektionen von Bedeutung sind (Tabelle 3).

Tabelle 3. Pro Patient zu erfassende Daten

Name Alter, Geschlecht Pat. Zahl	
Diagnose:	
Operationsdatum	Infektionsrisiko
Operationsart	Intervall Operation Infekt
Operationssaal	Keime
Operationsdauer	Resistenz
Operationsteam	

Literatur

Adam O, Schöttle H, Jungbluth KH, Pfanzelt R, Turhan U (1977) Infektionen in der Unfallchirurgie, Hygiene und Asepsis in der Chirurgie. Thieme, Stuttgart

Altemeier WA (1976) Control of Infections in Surgical Patients. J.B. Lippincott Comp., Philadelphie Toronto

Böhler J (1978) Spezielle Probleme der Aseptik und Antiseptik in der Unfallchirurgie. Hefte Unfallheilkd 81:57–63

Cruse PJE, Foord R (1973) A Five-Year Prospective Study of 23.649 Surgical Wounds. Arch Surg 107:206–211

Gierhake FW (1970) Postoperative Wundheilungsstörungen. Springer, Berlin Heidelberg New York

Schulitz KP (1977) Infektionsprophylaxe – Wundheilungsstörungen. Z Orthop 115:534–542

Diskussion

Beck, Feldkirch: Danke, Herr Schwarz. Gibt es zu seinem Vortrag eine Anfrage? Bitte, Herr Jahna.

Jahna, Wien: Ich glaube, daß diese Anregungen sehr wichtig waren. Ich möchte aber vor allem auf eine ganz simple Erfassung hinweisen, die unbedingt notwendig ist.

Wir haben seit Jahrzehnten auf unserer septischen Station Bücher, die nach Regionen geordnet sind und wo jeder Infekt getrennt nach „im Haus entstanden" und „nicht im Haus entstanden" aufgeschrieben ist. So kann man sich jederzeit mit einem Blick überzeugen, wie man liegt und kann sekundär daran gehen zu fragen, was die Ursache dieser Infektion war. Also ich glaube, das ist das mindeste, was man fordern muß, das ist sehr einfach zu machen, das kann eine Schwester führen, ein Arzt muß es kontrollieren und ich habe dann ununterbrochen einen Überblick – wie liege ich mit meiner Infektionsrate im Krankenhaus.

Beck, Feldkirch. Gibt es sonst noch Anfragen?

Schwarz, Wien: Darf ich dazu etwas sagen. Wenn das nicht klar herausgekommen ist – es handelt sich bei den Infektionen, die wir erfassen, nur um im Haus entstandene. Patienten, die mit frischen Verletzungen gekommen sind, beziehungsweise mit geschlossenen Verletzungen, die bei uns operiert wurden.

Beck, Feldkirch: Wir sind nun am Ende dieses Teiles und ich darf nun den Vorsitz an die Herren Trojan und Rotter übergeben.

Trojan, Wien: Meine Damen und Herren. Wir kommen zum nächsten Teil über Immunologie und Bakteriologie des posttraumatischen Knocheninfektes. Darf ich nun Frau Eibl bitten zu ihrem Vortrag über immunologische Vorgänge beim posttraumatischen Knocheninfekt.

B. Immunologie und Bakteriologie des posttraumatischen Knocheninfektes

Immunologische Vorgänge beim posttraumatischen Knocheninfekt

M. Eibl[1] und R. Passl[2]

1 Institut für Immunologie der Universität Wien, Borschkegasse 8a, A-1090 Wien
2 Krankenhaus der Barmherzigen Brüder, Eszterhazystraße 26, A-7000 Eisenstadt

Im Laufe des letzten Jahrzehnts haben eine große Anzahl wissenschaftlicher Untersuchungen unsere Kenntnisse über die Entstehung der Osteomyelitis entscheidend erweitert. Tierexperimentelle Studien tragen dazu bei, die schwer kontrollierbaren Variablen der menschlichen Erkrankung systematisch zu erfassen.

Trotzdem stellt die chronische Osteomyelitis weiterhin ein ernstes Problem dar. Für die Entstehung und das Fortbestehen dieser Erkrankung sind vielfach die Wechselwirkungen zwischen Infektion und Nekrosen, im besonderen auch bei Knochennekrose und Sklerose sowie die Bedeutung von Sequestern und eingesetzten Fremdkörpern noch unbekannt. Indirekte Hinweise deuten darauf hin, daß immunologische und para-immunologische Phänomene (wie man dzt. die Frühphase der Infektabwehr und die Funktion der Granulocyten, teilweise auch der Makrophagen bezeichnet) bei dieser Art der Infektion (wie auch bei jeder anderen) eine wichtige Rolle spielen, wobei das Problem der chronischen Knocheneiterung noch verschiedene spezifische Fragen aufwirft.

Umfassende immunologische Untersuchungen bei solchen Patientenkollektiven sind selten, daher haben wir in Zusammenarbeit mit Dr. Savoini, Dr. Orany und Dr. Giotti, die am Instituto Putti eine große Anzahl von Patienten mit schwerster chronischer Osteomyelitis betreuen, 149 Kranke, davon 73 mit ursprünglich hämatogenen und 76 mit posttraumatischen Osteomyelitiden, untersucht.

Das Durchschnittsalter der Patienten mit hämatogener Osteomyelitis lag zu Beginn der Erkrankung bei 16 Jahren und 6 Monaten, bei der Nachuntersuchung betrug es 32 Jahre und 8 Monate. Das Durchschnittsalter der Patienten mit posttraumatischer Osteomyelitis war 34 Jahre und 7 Monate, bei der Nachuntersuchung 40 Jahre und 6 Monate (Abb. 1, 2).

Unter den 76 Patienten mit posttraumatischer chronischer Osteomyelitis waren 46 geschlossene Frakturen und 30 offene Frakturen. Von den 46 Patienten mit geschlossenen Frakturen wurden 45 primär operativ versorgt. In einem Fall, bei dem der Unfall 31 Jahre zurücklag, wurde eine geschlossene Fraktur nicht operiert, es kam trotzdem zu einer chronischen Osteomyelitis (Abb. 3).

Von den offenen Frakturen wurden 14 operativ und 16 konservativ behandelt. Wie erwartet hatten 11 der 14 operierten Patienten eine Krankheitsdauer unter 10 Jahren, während 13 von 16 nicht Operierten länger als 10 Jahre krank waren. Bereits daraus

Hefte zur Unfallheilkunde, Heft 157
Zusammengestellt von J. Poigenfürst

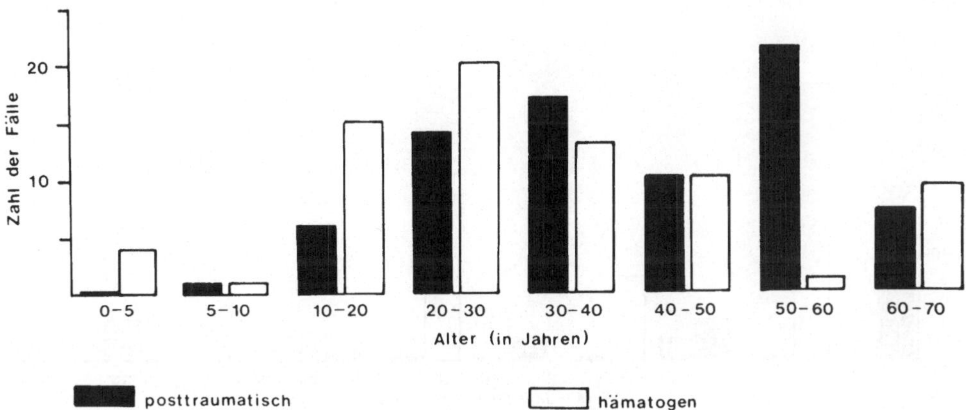

Abb. 1. Altersverteilung der Patienten mit posttraumatischer und hämatogener Osteomyelitis zum Zeitpunkt der Untersuchung

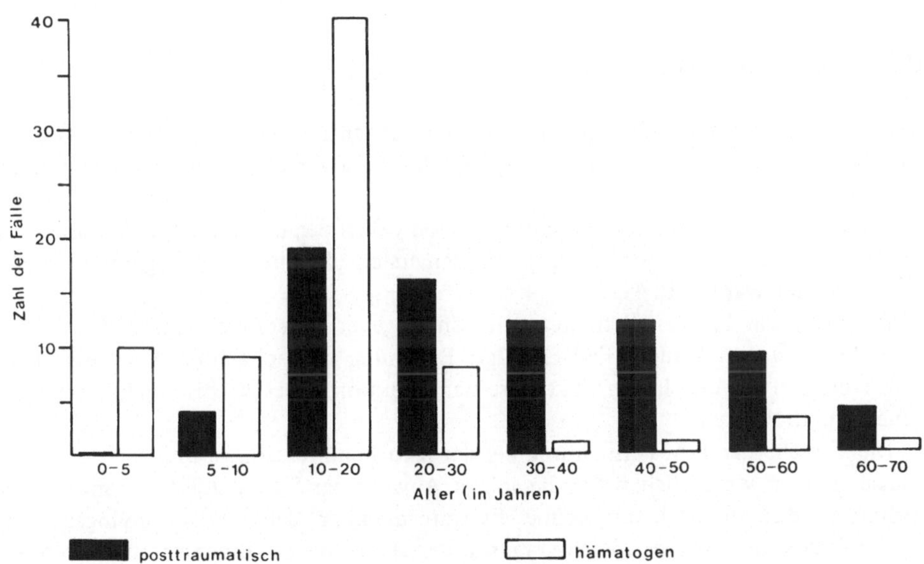

Abb. 2. Altersverteilung der Patienten mit posttraumatischer und hämatogener Osteomyelities zu Beginn der Erkrankung

geht hervor, daß geschlossene Frakturen eigentlich nur infektionsgefährdet sind, wenn eine Osteosynthese durchgeführt werden muß, während offene Frakturen – ob operativ oder konservativ versorgt – in ähnlicher Weise infiziert werden können. In der Diskussion werden diese Probleme aus immunologischer Sicht erörtert werden.

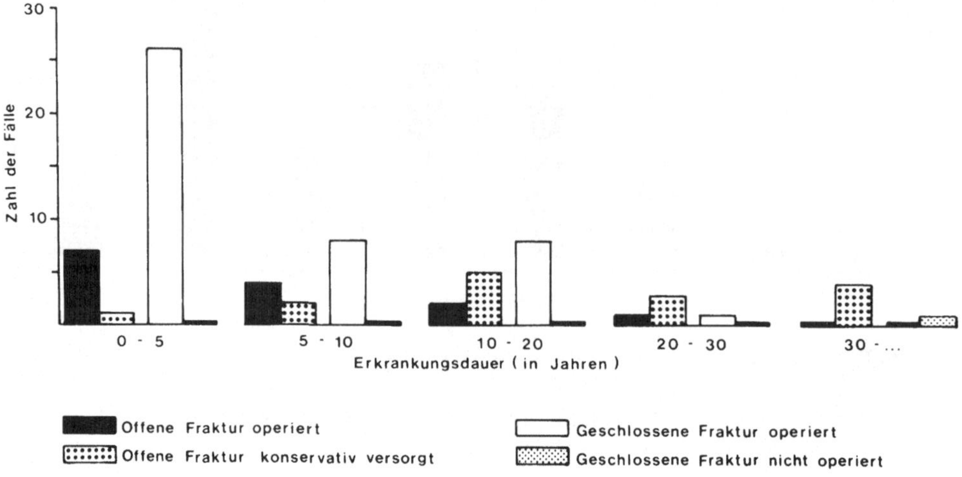

Abb. 3. Patienten mit posttraumatischer Osteomyelities

Untersuchungsergebnisse

Bei der Bestimmung der Serumimmunglobulinkonzentrationen war in beiden Gruppen der auffälligste Befund die Erhöhung der IgA Globuline sowie die Verminderung der Globuline der IgM Klasse.

Die Patienten mit posttraumatischer Osteomyelitis zeigten in 29 von 76 Fällen eine IgA Erhöhung, wobei die höchste Frequenz in den ersten 15 Jahren nach Beginn der Erkrankung zu beobachten war (Abb. 4).

Hingegen war bei den Patienten mit hämatogener Osteomyelitis mit bis zu 10 Jahren Krankheitsdauer in keinem Fall eine IgA Erhöhung zu beobachten. Bei diesen Patienten wurde der Befund erst in der Spätphase der Infektion – bei 20- bis 30jähriger Krankheitsdauer – pathologisch.

Die Ursache der IgA Vermehrung bei der Knocheninfektion ist unklar. Globuline dieser Klasse sind im wesentlichen für die lokale Abwehr der Schleimhäute verantwortlich und verhindern das Anhaften der Keime. Es wäre denkbar, daß hier ein phylogenetisch alter Mechanismus, der für die Abwehrvorgänge der Haut und des Bindegewebes verantwortlich ist, wirksam sein könnte. Es ist jedoch ebenso möglich, daß diese Globuline als Akutphasenproteine gebildet werden. Der Name ist irreführend, denn eine Reihe solcher Proteine wird bei entzündlichen und neoplastischen Erkrankungen vermehr produziert, nicht nur – wie man früher annahm – bei akuten sondern vor allem auch bei chronischen Prozessen. Wenn es sich hier um einen Akutphasenreaktanten handelt, so dürfte dies eher mit der Knochennekrose als mit der Infektion selbst in Verbindung stehen.

Da wir in zunehmendem Maße Akutphasenproteine, die bei Infektionen vermehrt produziert werden, wie z.B. das C-reaktive Protein, das Orsomukoid, 1 Antitrypasin, Coeruloplasmin, C3 etc. quantitativ erfassen können, und diese in ihrer Bedeutung durch neuere Untersuchungsmethoden besser erforschen können, besteht die berechtigte Hoffnung, daß sich hier für die Differentialdiagnose der Spätinfektion echte Möglichkeiten abzeichnen.

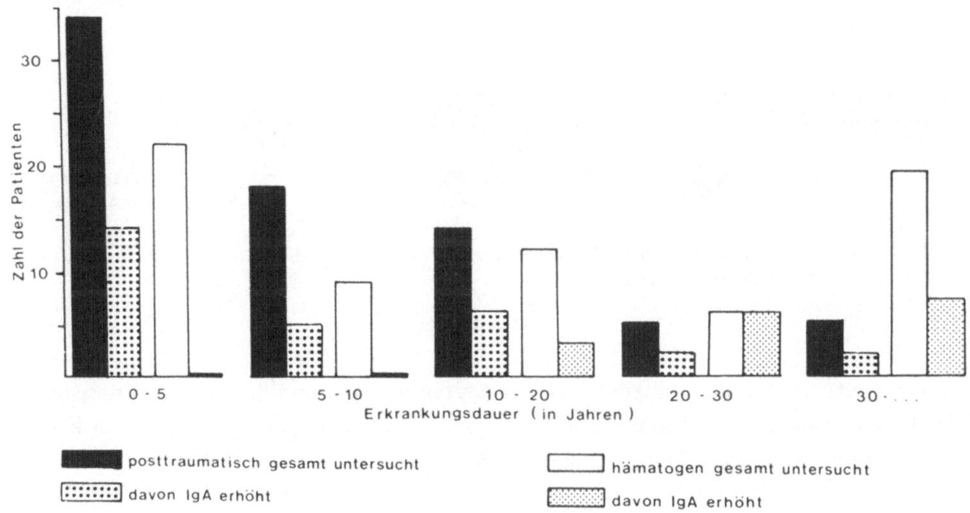

Abb. 4. IgA-Werte bei Patienten mit posttraumatischer und hämatogener Osteomyelitis

In unserem Gesamtkollektiv von 149 Patienten sahen wir nur in 1 Fall eine Erhöhung der IgM Globuline, die über die obere Normgrenze hinausging (mit einem Wert von 310 mg/ 100 ml). Eine Ernniedrigung der Globuline dieser Klasse hingegen war ein häufiger Befund. Da antibakterielle Antikörper zum Großteil den IgM-Klassen angehören, neigt man hier eher (bei den hämatogenen Fällen) zur Annahme, daß eine diskrete, primäre, vielleicht genetische Immundefizienz einen der ursächlichen Faktoren darstellen könnte. Bei den posttraumatischen Patienten, bei denen dieser Befund ebenso, wenn auch etwas seltener vorkommt, erscheint eine sekundäre Defizienz die Folge der chronischen bakteriellen Infektion, wahrscheinlicher.

Ebenfalls als sekundäre Störung, die in beiden Patientengruppen zu finden war, faßten wir das Fehlen bzw. die Verminderung opsonisierender Faktoren auf. Bei den 73 Patienten mit chronisch hämatogener Osteomyelitis fanden wir in 9 Fällen ein völliges Fehlen, in 14 Fällen eine quantitative Verminderung opsonisierender Faktoren für E-Coli 089. Bei den 76 Patienten mit posttraumatischer Osteomyelitis war in 11 Fällen ein Fehlen und in 10 Fällen eine Verminderung dieser Faktoren feststellbar.

Bei der Abtötung verschiedener Mikroorganismen sind die Funktionstüchtigkeit der Granulocyten sowie das Ausmaß der Opsonisierung von entscheidender Bedeutung. Neuere Untersuchungen wiesen in zunehmendem Maße darauf hin, daß es sich hier nicht um „Alles oder gar nichts"-Gesetze handelt sondern um feinst abgestimmte quantitative Wechselwirkungen (Abb. 5).

In unseren Testsystemen prüfen wir daher seit einiger Zeit die Anzahl der Mikroorganismen, welche von einem Granulocyten oder einem Makrophagen abgetötet werden, während wir früher die qualitative Fähigkeit der Bactericidie untersuchten. Ähnlich den Ergebnissen von Quie, Klebanoff, Remington und anderen haben auch unsere Untersuchungen gezeigt, daß bei ausgezeichneter Granulocytenfunktion Spuren von obsonierenden Faktoren ausreichen um die Abtötung von (z.B.) 50–200 Mikroorganismen pro Zelle zu erreichen, während bei völligem Fehlen opsonierender Faktoren kein einziger Keim abgetötet wird.

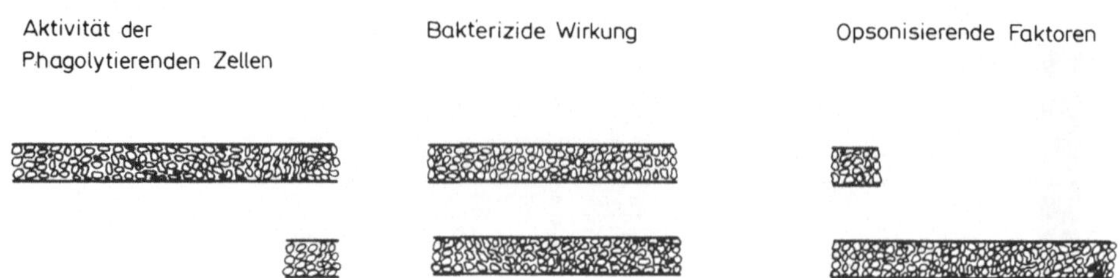

Abb. 5. Die bactericide Wirkung der Granulogycten ist von Aktivität der Granulocyten und vom Ausmaß der Opsonisierung abhängig

Andererseits werden bei reduzierter Granulocytenfunktion und demselben minimalen Grad der Opsonierung nur 1–2 Keime abgetötet. In diesen Fällen ist es möglich durch Erhöhung der Konzentration opsonierender Faktoren die Abtötung 10–20fach pro Zelle zu steigern.

Bei der Entstehung der Osteomyelitis sind diese Phänomene in vivo zu beachten. Die Granulocytenfunktionen, wie ungerichtete und gerichtete Motiliät, Phagocytose und letzten Endes auch die Bereitschaft zur Abtötung sind nach ausgedehnten Traumen, im Schock, durch Nekrosen etc. reduziert (Tabelle 1).

Metallimplantate bei Osteosynthese adsorbieren und konzentrieren lokal die infizierenden Mikroorganismen, sie adsorbieren aber auch aktivierte Plasmakomponenten, die dann am Knochen nicht mehr wirksam werden können. Granulocyten und Makrophagen besitzen Receptoren für diese Komponenten und finden die aktivierte Substanz nun nicht an der Stelle der beginnenden Infektion sondern am Metall, wo nun diese Zellen sozusagen „aus dem Verkehr" gezogen werden. Daher ist aus der Sicht des Immunologen verständlich, daß bei Patienten mit ausgedehnten Nekrosen und Osteosynthesen etc. ein höheres Risiko für die Entstehung einer Osteomyelitis besteht (Tabelle 2).

Aus diesem Grunde wäre es denkbar, daß man bei Patienten, die der Immunologe zur Risikogruppe zählt, – ähnlich der frühen antibiotischen Therapie – auch eine frühe immunologische Behandlung einsetzt. Zu einer solchen Risikogruppe zählen u.a. Kinder unter 2 Jahren, alte Menschen, Patienten mit primärem Immunmangel, solche die Steroide oder Cytostatica erhalten, Süchtige, Alkoholiker, Leberkranke etc. Auch Patienten im Schock sind in diese Kategorie einzureihen. Kranke mit ausgedehntem Gewebszerfall – lokal oder generalisiert – sind aus oben erwähnten Gründen dieser Gruppe zuzuordnen, ebenso Patienten mit Fremdkörperimplantation. Zuletzt sollten noch Traumen, bei denen

Tabelle 1. Die mögliche Wirkung von Gewebszerfall und Implantat auf die „unspezifische Abwehr" Frühphase

Granulocyten Makrophagen	Humorale Faktoren
Zahl	Chemotaktisch wirkende Substanzen
Motilität	
Baktericide Aktivität	Opsonierend wirkende Substanzen
(Adhärenz	
Phagocytose	
Abtötung)	

Tabelle 2

Implantierte Fremdkörper können eine Infektion begünstigen durch:
1. Adsorption von Mikroorganismen und deren Produkten
2. Adsorption von aktivierten Plasmakomponenten
3. Anlagerung von Zellen mit Receptoren für solche Komponenten

eine hohe Keimzahl vermutet wird oder durch Kulturen bewiesen werden konnte, wie dies meist bei offenen Frakturen mit ausgedehnten Haut- und Weichteilnekrosen vorkommt, erwähnt werden (Tabelle 3).

Abschließend soll noch darauf hingewiesen werden, daß die effektivsten Maßnahmen zur Verhinderung der Infektion aus immunologischer Sicht wahrscheinlich den unfallchirurgischen Aspekten sehr nahe kommen. Im Vordergrund steht die ausreichende Entfernung nekrotischen Materials, wobei für den Immunologen auch noch die gleichzeitige Entfernung von infiziertem und von antigenem Material wesentlich erscheint.

Vor allem in Situationen, wo man auf die Anwendung von Osteosynthese mit der Verwendung von Metallimplantaten nicht verzichten kann, wird die Infektionsgefahr durch sorgfältige Entfernung zerstörten Gewebes und Minimalisierung der Gewebszerstörung bei der Operation selbst am wirksamsten reduziert.

Ob bei einer kritisch selektionierten Patientengruppe mit massiver Frühinfektion durch eine zusätzliche, auf immunologischen Ergebnissen basierenden Therapie chronische Infektionen verhindert werden können, müssen noch kontrollierte Studien klären.

Tabelle 3. Aus immunologischer Sicht infektionsgefährdete („high risk") Patienten

Verdacht auf Immundefizienz	Infizierte offene Frakturen (Hohe Keimzahl)	Ausgedehnter Gewebszerfall
Kinder unter 2 Jahren Alte Menschen Bekannter primärer Immunmangel Süchtige Alkoholiker Leberkranke Patienten unter cytostatischer Therapie	Schock	(Hämatom Weichteilnekrosen Knochennekrosen) a) Lokalisiert b) Generalisiert Fremdkörperimplantation

Die Bedeutung des Keimspektrums für die Therapie der posttraumatischen Osteomyelitis

R. Schedl[1], P. Fasol[1] und G. Wewalka[2]

[1] II. Universitätsklinik für Unfallchirurgie, Spitalgasse 23, A-1090 Wien
[2] Hygiene-Institut der Universität Wien, Kinderspitalgasse 15, A-1090 Wien

Aus dem Krankengut der II. Universitätsklinik für Unfallchirurgie Wien wurden aus dem Zeitraum 1974 bis 1978 37 Patienten (davon waren drei primär auswärts versorgt worden) mit einer posttraumatischen Knocheninfektion zusammengestellt. Es handelt sich dabei um 24 männliche und 13 weibliche Patienten mit einem Durchschnittsalter von 51 Jahren (17–92 Jahre).

Betroffen waren in nur zwei Fällen die obere Extremität, in 35 Fällen die untere. Bei acht Patienten lagen offene Brüche des zweiten und dritten Grades vor. Zwei Patienten wurden primär konservativ behandelt, alle anderen operativ: 2 Cerclagen (Patellafrakturen), 2 Hüftgelenksprothesen, 12mal wurde ein intermedulläres Verfahren (AO-Marknagelung, Federnägel), in 16 Fällen wurde eine Plattenosteosynthese durchgeführt, bei drei Patienten wurde ein Fixateur externe angelegt.

Klinisch wurde die Infektion bei etwa der Hälfte der Patienten innerhalb der ersten drei Wochen nach dem Trauma, bzw. der Operation manifest. Die Infektionsdauer betrug bei rund einem Viertel des Kollektives weniger als 4 Wochen, bei einem weiteren Viertel zwischen 4 Wochen und einem halben Jahr, bei der verbleibenden Hälfte über diesem Zeitraum.

Zum Zeitpunkt der Auswertung waren 27 Patienten (75%) seit mindestens zwei Jahren rezidivfrei. In 24 Fällen konnte ein zumindest zufriedenstellendes Resultat erzielt werden (d.h. sie sind schmerzfrei und arbeitsfähig). Bei drei Patienten hat sich eine chronische, wenig produktive Fistel ausgebildet; diese drei und drei weitere haben von sich aus eine Fortführung der Behandlung abgelehnt. Vier Patienten sind während der Behandlung an nicht infektionsbedingten Komplikationen verstorben.

Die Behandlung der Infektionen erfolgte nach allgemein üblichen und anerkannten Gesichtspunkten [1, 3]: Bei den ersten Anzeichen einer drohenden Infektion oder Vorliegen eines großen Wundhämatomes wurde möglichst bald eine Wundrevision unter streng aseptischen Kautelen durchgeführt und ein Abstrich vorgenommen. In allen ausgewerteten Fällen wurde eine Spüldrainage angelegt. Aus der Spülflüssigkeit wurden in regelmäßigen Abständen weitere Proben für die bakteriologische Untersuchung entnommen. Alle Abstriche wurden vom Hygiene-Institut der Universität bakteriologisch ausgewertet.

Im primären Wundabstrich wurde in über der Hälfte der Fälle eine Monoinfektion mit S. aureus gefunden, bei 4 Patienten lagen Mischinfektionen mit S. aureus vor (je zweimal mit grampositiven und gramnegativen Keimen), in einem Fall fand sich eine gramnegative Mischinfektion. Bei rund einem Drittel der Primärbefunde konnte zunächst kein Keimwachstum nachgewiesen werden (Tabelle 1). Hier kann jedoch eine anaerobe Infektion nicht mit ganzer Sicherheit ausgeschlossen werden, da unter Umständen bei der Abnahme oder beim Transport nicht immer anaerobe Bedingungen gegeben waren.

Hefte zur Unfallheilkunde, Heft 157
Zusammengestellt von J. Poigenfürst

Tabelle 1. Primäre Keimbefunde (34 Patienten)

19	(56%)	Monoinfektion: S. aureus
4	(12%)	Mischinfektion: S. aureus
		2 mit grampos. Keimen: Streptokokken
		2 mit gramneg. Keimen: Klebsiella + Ps. aeruginosa
		Serratia
1	(3%)	Gramneg. Infektion: Klebsiella + Proteus mirabilis
10	(29%)	Ohne Keimwachstum (aerobe Kultur)

Bei den Primärbefunden ohne Keimwachstum wurde in 9 Fällen ein späterer Keimnachweis erbracht, nur in einem Fall blieb der bakteriologische Befund trotz manifester Infektion negativ (Tabelle 2a). Die Entwicklung des Keimspektrums bei Monoinfektionen mit S. aureus zeigte bei 6 Patienten keine Änderung, in 13 Fällen kam es zu Mischinfektionen mit gramnegativen Keimen, davon war in 5 Fällen der erstverantwortliche Keim nicht mehr nachweisbar (Tabelle 2b).

Auffallend war das Zunehmen der gramnegativen Keime im Verlauf der Infektion: Während in den Erstbefunden lediglich bei 3 Patienten 5 gramnegative Keime (4 Species) auftraten, wurden in den Folgebefunden bei 24 Patienten 68 gramnegative Erreger (9 Species) nachgewiesen (Tabelle 3).

Bezüglich der Resistenz fanden wir bei den Primärbefunden mit S. aureus (Mono- und Mischinfekte) in knapp einem Drittel empfindliche S. aureus-Stämme (sowohl gegen Penicillin als auch gegen andere übliche Antibiotica), über die Hälfte (57%) waren β-Lactamasebildner, in drei Fällen lag Meticillinresistenz, bei einem Keim zusätzlich Gentamicinresistenz vor (Tabelle 4).

Tabelle 2a. Entwicklung des Keimspektrums bei Primärbefunden ohne Wachstum (N = 10)

Patientenzahl	Änderung im Keimbefund
9	Späterer Keimnachweis möglich
	4 S. aureus
	2 Klebsiella
	1 Corynebacterium
	1 Ps. aeruginosa + Ps. maltophilia
	1 Verschiedene Enterobakterien
1	Kein Keimnachweis erbracht

Tabelle 2b. Entwicklung des Keimspektrums bei Monoinfektionen mit S. aureus (N = 19)

Patientenzahl	Änderung im Keimbefund
13	Auftreten von gramneg. Keimen
	8 S. aureus weiter nachweisbar
	5 S. aureus nicht weiter nachweisbar
6	Unverändert

Tabelle 3. Gramnegative Keime

	A)	B)
Klebsiella spec.	2	14
Ps. aeruginosa	1	13
Acinetobacter spec.		10
Enterobacter spec.		9
Proteus spec.	1	9
E. coli		6
Ps. maltophilia		5
Serratia spec.	1	2

A) Im Erstbefund (3 Patienten)
B) In Folgebefunden (24 Patienten)

Tabelle 4. Resistenzverhalten im Erstbefund von S. aureus (23 Patienten)

Patientenzahl	Resistenz
7	penicillinempfindlich
13	Beta-lactamasebildner
3	meticillinresistent
1	gentamicinresistent

Während der Behandlung traten in einem Viertel der Fälle resistentere Keime auf: Sekundär wurden in drei Fällen β-lactamasebildende und in einem Fall meticillin- und gentamicinresistente S. aureus nachgewiesen. Bei 5 Patienten traten gentamicinresistente gramnegative Species (Klebsiella, Acinetobacter, Ps. maltophilia und Enterobacter) auf. Beim überwiegenden Teil unserer Patienten (N = 28) zeigte sich keine wesentliche Änderung im Resistenzverhalten der Ersterreger, neuauftretende gramnegative Keime weisen keine über das übliche Ausmaß hinausgehende Resistenz auf (Tabelle 5).

Die Häufigkeit von S. aureus als Ersterreger in unserem Krankengut stimmt größenordnungsmäßig auch mit umfangreicheren Zusammenstellungen überein [1, 2, 4, 5]. Ein vermehrtes primäres Auftreten von gramnegativen Keimen in den letzten Jahren, wie von einigen Autoren beobachtet [4, 5], konnten wir nicht feststellen. In unserem Kollektiv korrelierte die Zunahme dieser Erreger mit der Infektionsdauer und könnte eine Folge unserer primären antibiotischen Therapie sein, die in parenteraler Kombination von Penicillin, Ampicillin und Gentamicin bestand. Daß unter dieser Therapie eine Selektion von gramnegativen Keimen, vor allem Klebsiella zustande kommt, wurde auch bei einem intensivmedizinischen Krankengut nachgewiesen [7].

Ein gehäuftes Auftreten von Gentamicinresistenz konnten wir nicht finden. Dagegen konnte Rotter, allerdings bei lokaler Gantamicinapplikation, eine beachtliche Zunahme von gentamicinresistenten S. aureus bei Osteomyelitispatienten beobachten [6].

Zusammenfassend kann festgestellt werden, daß die Kenntnis und die Kontrolle des Keimspektrums einer Knocheninfektion für eine gezielte Antibioticatherapie unerläßlich ist. Für den klinischen Verlauf hingegen, ist die Art der Erreger von sekundärer Bedeutung.

Tabelle 5. Resistenzverhalten in Folgebefunden (37 Patienten)

Patientenzahl	Resistenzentwicklung
3	Beta-Lactamasebildung (S. aureus)
1	Meticillin- und Gentamicinresistenz (S. aureus)
5	Gentamicinresistenz (Klebsiella, Acinetobacter, Ps. maltophilia, Enterobacter)
28	Keine Resistenzänderung

Frühdiagnose und rechtzeitige chirurgisch-radikale Sanierung sind vorrangig. Das gehäufte Auftreten von gramnegativen Keimen korreliert in unserem Patientengut wohl mit der Länge, nicht aber mit der Schwere und dem endgültigen Ausgang der Knocheninfektion.

Literatur

1. Burri C (1974) Posttraumatische Osteitis. Aktuelle Probleme in der Chirurgie, Bd 18. Huber, Bern Stuttgart Wien, S 108–114
2. Dingeldein E (1979) Spektrum und Empfindlichkeit bakterieller Erreger unter der Behandlung von Knocheninfektionen mit Gentamycin-Polymethylmethacrylat. In: Burri C, Rüter A (Hrsg) Aktuelle Probleme in Chirurgie und Orthopädie, Bd 12. Huber, Bern Stuttgart Wien, S 113–120
3. Fasol P, Schmid L (1976) Komplikationen der modernen Osteomyelitistherapie. Arch klin Chir 341:187–194
4. Linzenmeier G (1970) Bakteriologische Probleme der posttraumatischen Osteomyelitis. In: Hierholzer G, Rehn J (Hrsg) Die posttraumatische Osteomyelitis. Schattauer, Stuttgart New York, S 215–221
5. Plaue R (1974) Die Behandlung der sekundär chronischen Osteomyelitis. In: Bücherei des Orthopäden, Bd 13. Enke, Stuttgart, S 19–37
6. Rotter M: Persönliche Mitteilung
7. Wewelka G, Koller, Rotter M, Lackner F, Coraim F, Pichler H (1976) Der Patient als Keimquelle in der Intensivpflegesituation. Infection 4:204–210

Osteomyelitiskeime – Eine Langzeitstudie an 400 Patienten mit posttraumatischer Osteomyelitis

P. Stankovic[1] und Th. Stuhler[2]

[1] Klinik und Poliklinik für Allgemeinchirurgie der Universität, Robert-Koch-Straße 40, D-3400 Göttingen
[2] Orthopädische Klinik, König-Ludwig-Haus der Universität, Brettreichstraße, D-8700 Würzburg

An der Chirurgischen Universitätsklinik Göttingen wurden von 1924–1979 977 Patienten wegen einer Osteomyelitis behandelt. Ferner wurden von 1949–1979 an der Orthopädischen Universitätsklinik Würzburg 237 Osteomyelitiden behandelt. Zusammen 1 114 Patienten.

Da Zeitspannen von 30 bzw. 55 Jahren betrachtet werden, seien einige Vergleiche gestattet. 36% (400 P) aller Osteomyelitiden waren posttraumatisch und 64% hämatogen entstanden.

Die Entwicklung der Osteomyelitis hat eine vollständige Umkehr erfahren. Während beispielsweise noch 1930 (Ch. Univ.-Kl. Göttingen) das Verhältnis 18,5 : 1 war, bestand 1960 eine Quote von 1 : 4,5 an hämatogenen zu posttraumatischen Osteomyelitiden.

In 55 Jahren verstarben 3 Patienten [4] an einer posttraumatischen Osteomyelitis – zuletzt 1946 –, dagegen 37 an einer hämatogenen Osteomyelitis.

94% der posttraumatischen Osteomyelitiden zeigen eine unilokale, 6% eine multilokale Manifestation. Als Erreger waren Staphylococcus aureus, sekundär Pseudomonas aer. als Hospitalkeim zu ermitteln.

Der Vergleich der Lokalisation läßt eine nahezu gleichrangige Verteilung erkennen. Die Prüfung des Erregerspektrums zeigt erwartungsgemäß keine Bevorzugung einer Lokalisation.

Die Keime bei posttraumatischen Osteomyelitiden ergeben in der zeitlichen Entwicklung folgende Gesamtverteilung (Chir. Univ.-Kl. Göttingen): 1924–1946 dominierte Staph. aureus. Als zweithäufigster Keim wurde Streptococcus nachgewiesen, danach B. proteus. Diese Erreger kommen fast ausschließlich als Einzelkeime vor. Falls Mischkulturen auftreten, so fast immer als Zweierkombination: Staph. aureus-Streptococcus.

Mit Beginn der Antibioticaära trat eine Wende ein, die nun 25 Jahre später bedenkliche Veränderungen des Keimspektrums bietet.

In der Summation aller Abstrichergebnisse nimmt Staph. aureus immer mehr ab. Zunächst erweitert sich der Gehalt der verschiedenen Keime. Seit 1950 nimmt Pseudomonas aeruginosa kontinuierlich zu und hat Staph. aureus nahezu erreicht. Escherichia coli steigt. B. proteus verhält sich nahezu konstant. Enterokokken und Staph. albus haben gleichfalls zugenommen. Durch Keimselektion manifestieren sich in auffälliger Weise immer mehr Keimkombinationen. Vorwiegend: Staph. aureus-Pseudomonas. Danach Staph. aureus – Pseudomonas – Escherichia coli – Enterokokken. Direkt oder zeitlich nacheinander sind 67% der Keime an Kombinationen beteiligt.

Bedingt durch die herkömmliche Abstrich- und Transporttechnik bestehen keine zuverlässigen Angaben über den Anteil der Anaerobier. In Einzelfällen wurden in den letzten Jahren Pilze nachgewiesen.

Hefte zur Unfallheilkunde, Heft 157
Zusammengestellt von J. Poigenfürst

Die mikrobiologischen Ergebnisse der älteren Krankengeschichten dürften mit leisem Vorbehalt aufzunehmen sein.

Die Verlaufsbeobachtungen aller Osteomyelitiden an der Orthop. Univ.-Kl. Würzburg 1949–1979 ergeben folgendes Bild: Der grampositive Anfangsstamm Staph. aureus wird im Verlauf der Testungen abgelöst in der Hauptsache von Enterokokken und gramnegativen Keimen, insbesondere Pseudomonas oder Escherichia coli. Jenseits der 5. Testung überwiegen die gramnegativen Keime sowie zunehmende Kombinationen zwischen grampositiven und gramnegativen Keimen. Hier treten vermehrt Staph. aureus und Pseudomonaskombinationen auf. Gegen Ende der Krankheit bleibt häufig Pseudomonas als Einzelkeim übrig. Seine antibiotische Ausmerzung erfolgt als letzte.

Für die Ersttestung ergibt sich folgende Verteilung: Staph. aureus 63,3%, Staph. epidermis albus 3,3%, Enterokokken 3,3%, Pseudomonas 9,9%, Bac. proteus 6,7%. Es wurden bis zu 36 Testungen durchgeführt.

Die Verlaufsbeobachtung aller Osteomyelitiden markiert folgende Entwicklung: Staph. aureus sinkt von 63,3% auf 15,4% bei der 4. Testung und steigt erneut auf 59%. Staph. albus liegt niedrig, relativ konstant bei 3,3% bis 4,3%; Enterokokken, primär 3,3%, klettern auf 13,3%. Esch. coli sinken von 21% auf 11%, Klebsiellen steigen von 1,9% auf 9%. B. proteus von 6,7% auf 12,9% und fällt auf 6,7%. Pseudomonas steigt von 9,9% auf 33,3%, sog. apathogene Keime klettern von 2,0% auf 11%. Zu 49,3% bestanden später Keimkombinationen.

Die Vergleiche zweier Kliniken dokumentieren unterschiedliche, teilweise ähnliche Keimspektren. Die aufgeführte, in der Kürze der Zeit, nur begrenzt darlegbare Statistik umreißt eine Entwicklung, die den Selektionsdruck der Antibioticatherapie widerzuspiegeln scheint.

Aus der Keimentwicklung glauben wir ableiten zu dürfen, daß alle Möglichkeiten einer gezielten Keimtestung sowie der perioperativen Asepsis weiter geprüft und verbessert werden sollten.

Die teilweise noch geübte sog. Antibioticaprophylaxe unterstützt eine Weiterentwicklung der zunehmend problematischeren Keimkombinationen und kann daher nicht befürwortet werden. Aus gleichem Grund erscheint die Antibioticagabe bei offenen Frakturen je nach Schweregrad individuell überdenkenswert.

Frühtherapie intraoperativer Infektionen bei Knochenoperationen aufgrund bakteriologischer Ergebnisse

F. Baumann

Klinikum Ingolstadt, Orthopädische Klinik, Kruwenauerstraße 25, D-8070 Ingolstadt

Die Diskussion über Antibioticaprophylaxe bei Knocheneingriffen ist offensichtlich immer noch nicht abgeschlossen. Die früher übliche prä- und postoperative Gabe von Antibiotica über längere Zeit als Prophylaxe intraoperativer Infektionen wird heute im allgemeinen abgelehnt, da zurecht Züchtung von Resistenzen, Superinfektionen und durch bakteriostatische Wirkung Verschleierung einer eingetretenen Infektion befürchtet werden. Am ehesten hat sich inzwischen die Kurzzeitprophylaxe unmittelbar prä- und intraoperativ aufgrund der Ergebnisse von Schulitz und einer Reihe anderer Autoren durchgesetzt und wird als prophylaktische Breitspektrum-Antibioticatherapie bei ausgewählten infektionsgefährdeten Operationen und Patienten empfohlen.

Bei dieser Methode ist der Einsatz sehr breit wirksamer *und* bactericider Antibiotica nötig, was aus bekannten Gründen vermieden werden sollte. Außerdem besteht die Möglichkeit, daß eine so kurzfristige Anwendung bei stärkerer Kontamination nicht ausreichend wirksam sein kann.

Diese Gründe haben uns veranlaßt, einen eigenen Weg zu gehen.

Seit 1977 haben wir bei 1 750 großen, primär aseptischen Eingriffen, wie Fraktur-Osteosynthesen einschließlich Gelenkeröffnungen, Osteotomien und auch bei allen Alloarthroplastiken intraoperativ bakteriologische Abstriche durchgeführt.

Diese Abstriche wurden aus den tiefliegenden Bereichen des Operationssitus während der Operation, und zwar zum Zeitpunkt der am längsten andauernden Kontamination des Operationsgebietes mit der umgebenden Luft kurz vor Verschluß der Fascie entnommen. Sie erfaßten grundsätzlich alle erreichbaren Gewebsbereiche von Knochen und Muskulatur unter sorgfältiger Berücksichtigung aller Wundtaschen und besonders der traumatisierten Gewebsanteile.

Ein weiterer Abstrich erfolgte aus dem Subcutanbereich nach Fascienverschluß.

Schließlich haben wir das Sekret am Endstück der Redondrainage nach Entfernung im allgemeinen 48 Std post Op. untersuchen lassen.

Die so gewonnenen Proben werden von einem Bakteriologischen Institut noch am Operationstag im Ausstrich und kulturell untersucht. Bei positivem Befund des Ausstriches oder Wachstum in der Kultur wird uns umgehend telefonisch die Keimart sowie das Resistogramm mitgeteilt. Auf diese Weise erfahren wir von einer Erregerkontamination spätestens 48 Std nach dem Eingriff bzw. nach Entfernung der Redondrainage und leiten sofort entsprechende und gezielte antibiotische Therapie in bactericider Dosierung ein.

Systematische prophylaktische Antibioticagaben, auch kurzzeitig vor bzw. während der Operation, führen wir nicht durch.

Die Tabelle 1 zeigt Ihnen die Ergebnisse bei bakteriologischem Nachweis pathogener Keime. Festzustellen ist, daß subfasciale und epifasciale Kontaminationen für sich gleich häufig sind. Kontaminationen im Situs und Keimnachweis aus der Redondrainage, d.h.

Hefte zur Unfallheilkunde, Heft 157
Zusammengestellt von J. Poigenfürst

Tabelle 1

Pathogene Keime	Bakteriologischer Keimnachweis Subfascial	Epifascial	Sub- und/oder epifascial + Redon	Nur Redon	Gesamt
Staphylococcus aureus	30	15	12	10	67
Staphylococcus albus	48	42	46	24	160
Streptococcus viridans	–	10	6	–	16
Anaerobe Sporen	–	7	7	–	14
Enterokokken	–	4	–	12	16
Pseudomonas aeruginosa	9	2	5	12	28
Achromobacter	–	–	–	4	4
Proteus mirabilis	–	6	–	9	15
Gesamt	87	86	76	71	320

Kollektivumfang n = 1 750 Eingriffe

Bakteriologischer Nachweis:	intraoperativ	n = 249	14,23%
	nur postoperativ	n = 71 entspr.	4,06%
	insgesamt	n = 320	18,29%

Tabelle 2

	Bakteriologisch Positiv Abstriche	Patienten	Falsch negativ (Patienten)	Wundheilungs-störung (Patienten)	Tiefe Infekte (Patienten)	Komplikations-los ausgeheilt (Patienten)	Komplikationen (Patienten)
Staphylococcus aureus	96	67	4	34	9	38	5
Staphylococcus albus	173	160	–	–	–	–	–
Streptococcus viridans	18	16	–	–	–	–	–
Anaerobe Sporen	16	14	–	1	–	1	–
Enterokokken	16	16	–	–	–	–	–
Pseudomonas aeruginosa	42	28	–	8	5	12	1
Achromobacter	4	4	–	–	–	–	–
Proteus mirabilis	15	15	–	–	–	–	–
Gesamt	380	320	4	43	14	51	6

Tabelle 3. Kollektivumfang (Eingriffe) n = 1 750

Wundheilungsstörungen	43	=	2,46%	
Tiefe Infektionen	14	=	0,8%	1,14%
Infektionen mit Komplikationen	6	=	0,34%	
Gesamt	63	=	3,6%	

Tabelle 4

Kontamination	320 Patienten	=	100%
Wundheilungsstörungen	43 Patienten	=	13,44%
Tiefe Infektionen	20 Patienten	=	6,25%
Gesamt	63 Patienten	=	19,69%
./. falsch negative Befunde	4 Patienten		
	59 Patienten	=	18,44%

stärkere Kontaminationen waren etwas weniger häufig. Positiver Befund nur aus der Redondrainage ist mit Vorsicht zu beurteilen, da die Kontamination bei der Drainageentfernung selbst entstanden sein kann.

Ein positiver bakteriologischer Befund ist intraoperativ mit 14%, insgesamt 18%, doch recht häufig, wenn auch andere Autoren, wie Fitzgerald, 25% an Hüftgelenken fanden. Signifikant am häufigsten war glücklicherweise Staphylococcus albus als wenig problematischer Keim, gefolgt vom Staphylococcus aureus.

Betrachtet man nun die Auswirkung der Kontamination, so waren trotz unserer gezielten, dem Resistogramm entsprechenden Therapie, Infektionen entstanden, allerdings meist Wundheilungsstörungen und mit Ausnahme von 6 Fällen komplikationslos auszuheilen. Die Versagerquote der bakteriologischen Untersuchung liegt mit 4 falsch negativen Befunden sehr niedrig (Tabelle 2).

Das Verhältnis des Anteiles von Patienten mit mehreren positiven Abstrichen ergibt sich aus der Gegenüberstellung.

Stellt man die Prozentzahlen der manifest gewordenen Infektionen gegenüber, dann zeigt sich eine im Vergleich mit den Literaturangaben doch recht geringe Infektionsquote. Die meisten Autoren werten Wundheilungsstörungen nicht als Infektionen, so daß sich für unser Kollektiv eine Infektionsquote von etwa 1% ergibt (Tabelle 3).

Der Erfolg unserer antibiotischen Frühtherapie wird aus dieser Gegenüberstellung ersichtlich. Setzt man die 320 kontaminierten Patienten mit 100% an, so kam es – abzüglich der nicht verwertbaren Fälle mit falsch negativen Befunden, bei denen Antibiotica nicht eingesetzt worden waren – bei 59 Patienten, das sind 18%, zu klinisch manifesten Infektionen (Tabelle 4).

Es ist hervorzuheben, daß alle Eingriffe in einer konventionellen Operationsabteilung ohne ultrasterile Operationsbox vorgenommen worden waren.

Den Wert unseres Verfahrens einer antibiotischen Frühtherapie von bakteriologisch intraoperativ nachgewiesener Keimbesiedelung sehen wir in 3 wesentlichen Vorteilen:

1. Die von vielen Autoren abgelehnte, zumindest aber unterschiedlich in ihrem Wert beurteilte allgemeine bzw. systemische Antibioticaprophylaxe, aber auch die in letzter Zeit häufiger propagierte antibiotische sog. Kurzzeitprophylaxe erfordern die Anwendung von Breitspektrum-Antibiotica *ohne* Kenntnis von Erreger und Erregerresistenz. Demgegenüber ermöglicht die intraoperative Identifizierung einer Keimabsiedelung mit sofort möglichem Antibiogramm eine gezielt bactericide Soforttherapie.
2. Durch den sehr kurzfristigen Nachweis kontaminierter Keime bei berechtigtem Verzicht auf generelle Antibioticaprophylaxe wird die notwendige Therapie bereits möglich *bevor* eine Infektion klinisch manifest wird, damit schwerer therapeutisch anzugehen ist und erheblich größere Komplikationsgefahrt beinhaltet.
3. Die Möglichkeit des gezielten Einsatzes bactericid wirksamer Antibiotica vermindert die Gefahr einer Züchtung von Resistenzen und Begünstigung des Hospitalismus.

Unbedingte Voraussetzung zum Erfolg unseres Verfahrens sind der möglichst kurzfristige Bakteriennachweis und damit der frühestmögliche Beginn der Therapie.

Gewebespiegel parenteral applizierter Antibiotica in den Fragmentenden der frühinfizierten Fraktur

K.M. Stürmer und K.P. Schmit-Neuerburg

Universitätsklinikum der Gesamthochschule Essen, Abteilung für Unfallchirurgie, D-4300 Essen

Die Indikation zur Anwendung von Antibiotica bei der Knocheninfektion ist entscheidend von der Frage abhängig, ob das gewählte Antibioticum auch in den infizierten Knochen eindringen kann. Nach der Literaturübersicht werden die höchsten Knochenspiegel für Cephazolin, Cephradin, Clindamycin, Lincomycin und Tetracyclin angegeben. Als schlecht knochengängig erwiesen sich Cefaclor und Gentamycin. Hier wird schon die Problematik solcher Untersuchungen sichtbar: Gentamycin und Cefaclor ergaben zunächst *auch* durchaus wirksame Knochenspiegel, doch haben die beiden Arbeitsgruppen Rosin und Plaue als einzige von diesen Werten *den* Antibioticaanteil abgezogen, der sich innerhalb des Knochens in der Blutbahn befindet.

Ein weiteres Problem erwächst aus der Auswahl des Knochenmaterials. Präparate, die bei Prothesenimplantationen anfallen, sind u.E. nicht repräsentativ, da es sich hier weder um gesundes noch um infiziertes Knochengewebe handelt. Ausgehend von einem morphologischen Ansatz ist die Knochennekrose *das* Phänomen des Knocheninfektes, welches das Krankheitsbild entscheidend beeinflußt. Dort darf man auch den vorwiegenden Sitz der Erreger vermuten. Die Nekrosezonen haben vielfach nur mikroskopische Ausmaße, wie diese Querschnitte eines menschlichen Radiusinfektes zeigen. Sowohl in der Übersichts-

Hefte zur Unfallheilkunde, Heft 157
Zusammengestellt von J. Poigenfürst

radiographie, wie auch dem Ausschnitt desselben Präparates in der Fuchsinfärbung sieht man das Charakteristische der posttraumatischen Knocheninfektion, nämlich das Nebeneinander und Ineinander von Nekrose, Osteolyse und Knochenneubildung. Mißt man nun in einer solchen Knochenprobe eine Antibioticakonzentration, so bezieht sich das Ergebnis auf ein Gemisch aus verschiedenen Knochenstrukturen, einen im Knochen befindlichen Weichteil- und einen Blutanteil.

Aufgrund dieser Überlegungen führten wir folgende Untersuchungen durch: Bei 41 Patienten mit posttraumatischer Osteomyelitis wurden präoperativ 1200 mg Clindamycin als Kurzinfusion über 45 min gegeben. Durch regelmäßige Blutentnahmen wurde die Serumkonzentration über 6 Std verfolgt. Es wurde gesunder Knochen, meist anläßlich einer Spongiosaplastik, und infizierter Knochen aus dem Herd- ohne Blutsperre – entnommen. Je die Hälfte der Knochenproben wurde nach Fuchsinfärbung unentkalkt in Methacrylat eingebettet, geschnitten, geschliffen, mikroradiographiert und histologisch ausgewertet. Die andere Hälfte wurde nach Tiefkühlung in flüssigem Stickstoff zerkleinert, extrahiert und mikrobiologisch im Agar-Diffusionstest auf den Clindamycingehalt sowie photometrisch auf seinen Hämoglobingehalt untersucht.

Zunächst muß man fragen, ob vielleicht die Operation und Narkose die Antibioticakonzentration verfälschen. Wir konnten dies ausschließen, indem bei 24 der Patienten auch an einem Normaltag auf Station die Serumkonzentration von Clindamycin in gleicher Dosierung untersucht wurde.

Nun zu den Konzentrationen im Knochen. Hier zunächst die Darstellung aller gemessenen Einzelwerte und auf dem anderen Bild die statistisch ermittelten Abklingquoten für gesunden und infizierten Knochen. Diese Kurven unterschieden sich im 95%igen Vertrauensbereich statistisch signifikant, sowohl im Niveau wie im zeitlichen Verlauf. Der Mittelwert für den gesunden Knochen beträgt 14,9 gegenüber 6,9 μg/ml Clindamycin im infizierten Knochen. Hier wird die Fragwürdigkeit von Untersuchungen deutlich, die sich nur auf gesunden Knochen beziehen.

Corticaler Knochen ist sehr dicht und hat damit nur einen geringen Weichteil- und Blutanteil im Vergleich zum spongiösen Knochen. Die mikroskopische, qualitative Unterteilung unserer gesunden Knochenproben in cortical und spongiös ergab statistisch signifikante Unterschiede im Clindamycingehalt und im Kurvenverlauf – also im Verhältnis von Invasion und Elimination des Antibioticums: rasche Aufnahme, aber auch raschere Abgabe von Clindamycin in der Spongiosa (links), langsame Aufnahme und langsamere Abgabe in der Corticalis (rechts). Die Knochenkonzentration übersteigt in beiden Fällen bald die Serumkonzentration, was auf eine echte Anreicherung des Antibioticums im Knochen hindeutet.

Die *infizierten* Knochen wurde ja nach dem histologischen Ausmaß der Nekrosebezirke in 3 Gruppen unterteilt:

Hier im Bild der Kurvenverlauf der ersten Gruppe mit vorwiegend vitalem Knochen. Auch dort übersteigt die Knochenkonzentration die jeweilige Serumkonzentration. Anders bei der zweiten Gruppe, dem teilnekrotischen Infektknochen. Erst nach 3 1/2 Std wird hier der Serumspiegel überschritten. Auffällig ist der extrem flache Kurvenverlauf, der auf einen sehr langsamen Austausch zwischen Knochen und Blut hinweist. In der 3. Gruppe, dem vorwiegend nekrotischen Infektknochen, zeigt sich dann sogar ein leichter Kurvenanstieg. Es findet sich auch hier noch eine effektive Wirkkonzentration, wenn man von einer minimalen Hemmkonzentration für 95% der Staphylococcus aureus Stämme von 0,3 μg/ml ausgeht. In drei echten, freien Sequestern fanden wir allerdings keine meßbaren Clindamycinspiegel mehr.

Im statistischen Vergleich dieser histologisch eingeteilten Gruppen ergeben sich signifikante Unterschiede in der Clindamycinkonzentration einer jeden Gruppe gegenüber jeder anderen, bis auf den gesunden corticalen und den infizierten vitalen Knochen, die hier im Duncan-Test mit demselben Buchstaben „B" gekennzeichnet sind. Dies bestätigt eindrucksvoll die Treffsicherheit und Bedeutung der mikroskopischen Gruppeneinteilung.

Bei allen Knochengruppen übersteigt nach einiger Zeit die Clindamycinkonzentration im Knochen diejenige im Serum. Es kommt also zu einer echten Knochenanreicherung von Clindamycin. Nach Abzug des intraossären Blutanteils von Clindamycin über eine HB-Bestimmung im Knocheneluat ergaben sich denn auch keine Änderungen der Untersuchungsergebnisse.

Ich fasse zusammen:

1. Antibioticagaben beim Frühinfekt sind nur gerechtfertigt, wenn man die Knochengängigkeit des auf Grund der Resistenzbestimmung gewählten Antibioticums genau kennt.
2. Diese Knochengängigkeit muß insbesondere auch im nekrotischen und infizierten Knochen gemessen worden sein.
3. Hierzu ist die parallele bakteriologische und histologische Untersuchung notwendig.
4. Clindamycin erfüllt die o.g. Voraussetzungen und reichert sich auch im infizierten Knochen an.
5. Bei allen Antibioticabestimmungen im Knochen darf eines aber nicht vergessen werden: die chirurgische Sanierung des Infektionsherdes stellt nach wie vor das erste und wichtigste Behandlungsprinzip dar.

Erste klinische Erfahrungen mit dem Fibrin-Tobramycin-Verbund bei Knocheninfektionen

A. Braun[1], R. Kratzat[1], G. Schumacher[1] und W.D. Heine[2]

[1] Orthopädische Klinik und Poliklinik der Universität Heidelberg, Schlierbacher Landstraße 200, D-6900 Heidelberg
[2] Pathologisches Institut des Städtischen Krankenhauses Schweinfurt, D-8720 Schweinfurt

Im Tierversuch wurde am staphylokokkenkontaminierten Knochen die lokale Wirkstofffreisetzung von Aminoglykosiden aus dem Fibrin-Antibioticum-Verbund nachgewiesen (Braun et al. 1979, 1981). Wesentlicher Vorteil gegenüber den PMMA-Kugelketten ist das biologische Polymerisat „Fibrin" als Trägersubstanz des Antibioticums mit dem Vorzug einer aktivierten Fibroblastenproliferation mit Bildung von Granulations- und Knochengewebe.

Hefte zur Unfallheilkunde, Heft 157
Zusammengestellt von J. Poigenfürst

Voraussetzung zur klinischen Anwendung des Fibrin-Tobramycin-Verbundes ist eine intakte Nierenfunktion. Aus forensischen Gründen bestimmen wir die leberspezifischen Transaminasen und das HB_S-Antigen, obwohl ein signifikant erhöhtes Hepatitisrisiko durch den aus humanem Spenderplasma gewonnenen Fibrinkleber nicht nachgewiesen werden konnte (Panis et al. 1980). Im speziellen fordern wir ein positives Antibiogramm und bevorzugen einen kleinen osteomyelitischen Herd.

Das chirurgische Debridement hat bei der Anwendung des Fibrin-Antibioticum-Verbundes absolute Priorität, zumal nur über 24 bis 48 Std ein hoher lokaler antibakterieller Wirkstoffspiegel erreicht wird. Sklerosierter und eburnisierter Knochen wird angebohrt oder entfernt, um dem Fibrin – begünstigt durch die initiale Fließeigenschaft (Abb. 1) – Kontakt zu gut vascularisiertem Knochengewebe zu geben.

Zur Herstellung von beispielsweise 4 ml Fibrin-Antibioticum-Verbund mischen wir:

2 ml handelsüblichen Fibrinkleber mit

1 ml wässriger Lösung bei einem Gehalt von 5 mg Tobramycin- oder Gentamycinsulfat pro kg Körpergewicht.

Der Gerinnungsvorgang wird eingeleitet mit

1 ml thrombinhaltiger Lösung bei 250 NIH Thrombin und 40 m Mol/l $CaCl_2$ (Abb. 2).

Gestatten Sie mir einige Beispiele der klinischen Anwendung:

1. 13jähriges Mädchen, Biopsie aus der medialen Clavicula wegen Tumorverdacht ergab Osteomyelitis – der intraoperative Abstrich Staphylococcus aureus. Debridement und auffüllen des Defektes mit Fibrin-Tombramycin-Verbund. Primäre Wund- und Knochenheilung (Abb. 3).

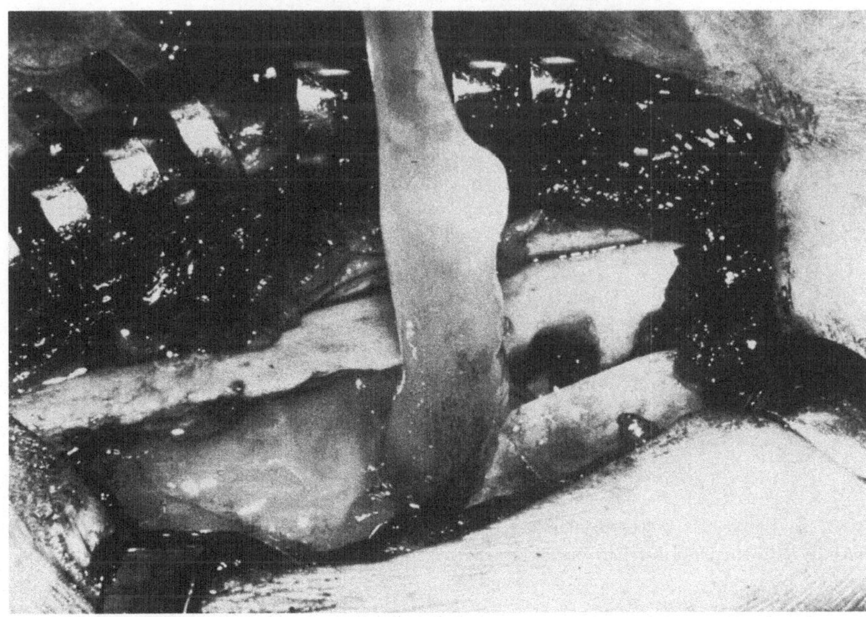

Abb. 1. Fibrin-Antibioticum-Verbund, Applikation bei einer chronisch rezidivierenden Osteomyelitis der Elle

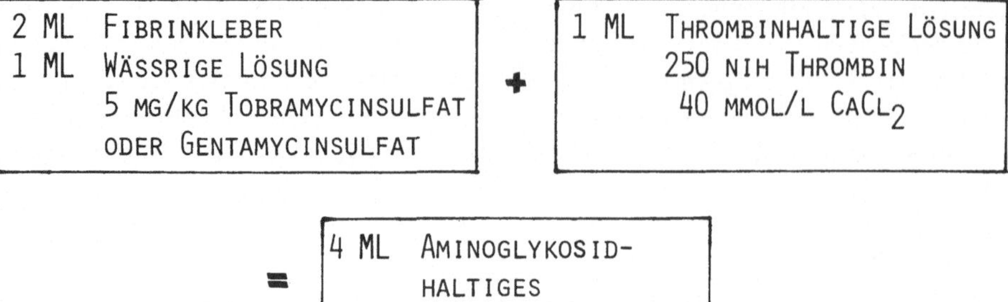

Abb. 2. Schema zur Herstellung des Fibrin-Antibioticum-Verbundes

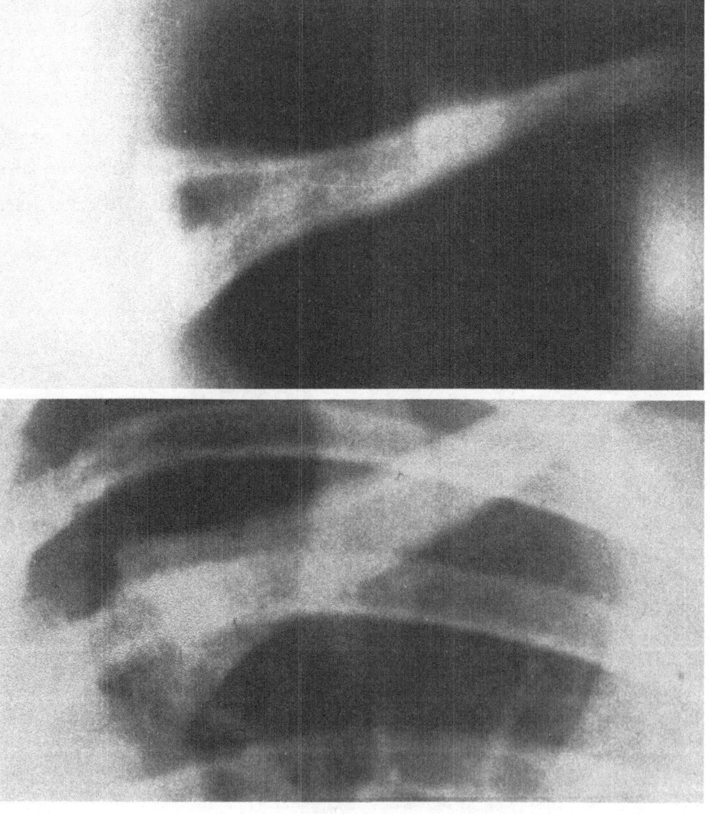

Abb. 3. Clavicula-Osteomyelitis präoperativ (oben), 10 Monate postoperativ nach Fibrin-Antibioticum Applikation (unten)

2. 20jähriger Patient, offene Unterschenkelfraktur – Osteosynthese alio loco. Tiefe Infektion mit Hautdefekt. Nach Sequestrektomie Fistel. Curettage und auffüllen des Fistelganges mit ca. 6 ml Fibrin-Tombramycin-Verbund. Nach 6 Monaten reizlose Hautverhältnisse (Abb. 4a) – Knochen noch nicht vollständig konsolidiert (Abb. 4b).

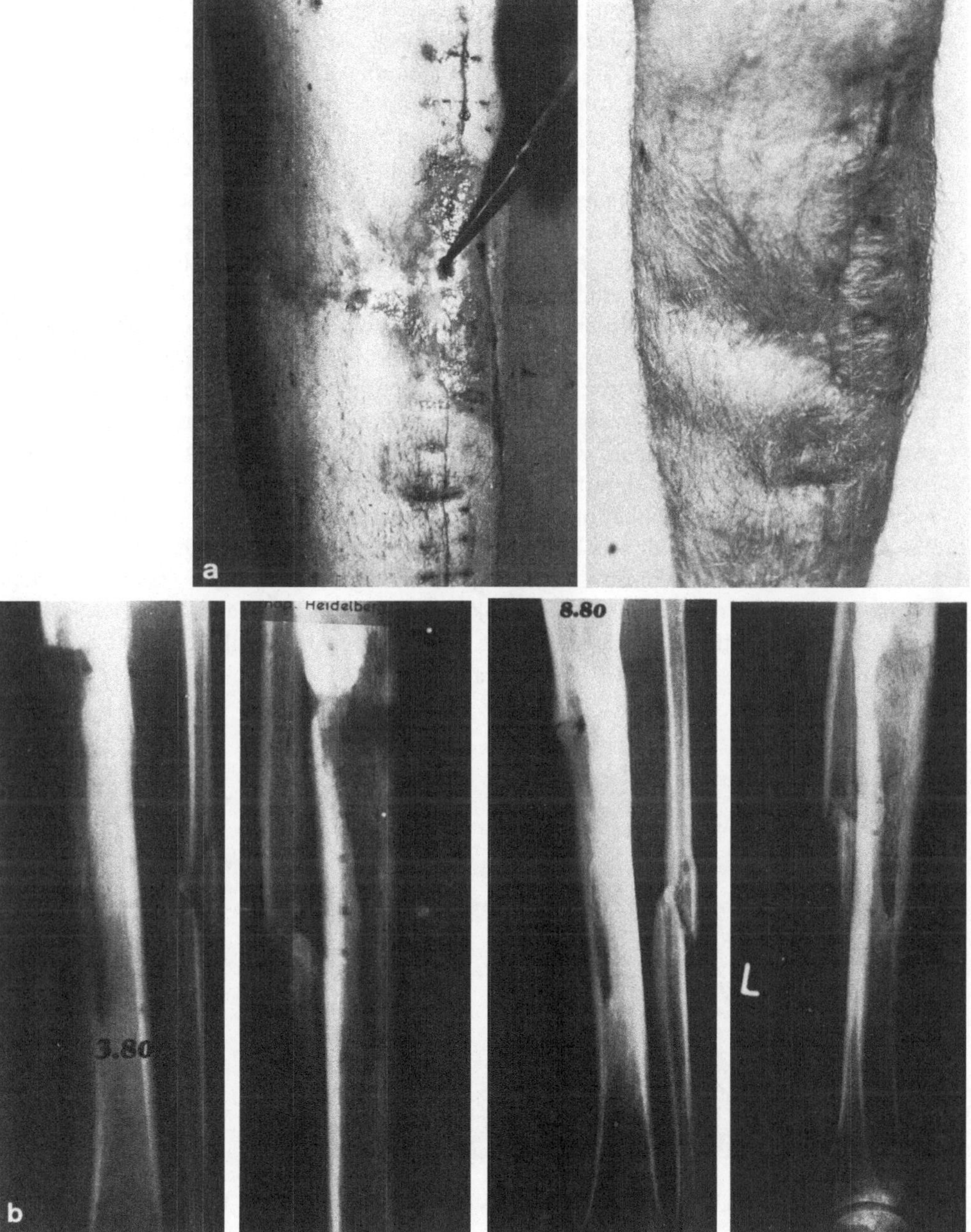

Abb. 4a, b. Offene, infizierte Unterschenkelfraktur, Sequestrektomie mit anschließender Fistel. Kürettage (*links oben*) und Auffüllen des Defektes mit 6 ml Fibrin-Antibioticum-Verbund

3. 11jähriges Mädchen, Myelomeningocele mit Lähmung unterhalb L3/L4. Seit 4 Jahren „Mal perforant" mit tiefer Ulceration an der Ferse. Auffüllen der Knochenhöhle mit antibioticum-haltigem Fibrin – daraufhin knöcherne Konsolidierung (Abb. 5). Nach 2 Monaten plastische Hautdeckung – seither reizlose Narbe.
4. 34jähriger Patient, chronisch rezidivierende, mehrfach voroperierte, fistelnde Osteomyelitis der proximalen Ulna. Nach Aufbohren der Sklerose testgerechte Anwendung des Fibrin-Tobramycin-Verbundes (Abb. 1). Zehn Monate postoperativ ist der Patient beschwerdefrei, die Ulna knöchern durchbaut (Abb. 6). Normalisierung der BKS.
5. 77jährige Patientin, Knieendoprothese 1976. Nach Patellektomie alio loco 1978 Infektion mit Fistel. Nach Fistelfüllung operative Revision. Die Prothese war fest. Intraoperativ hatte man den Eindruck, daß sich der Infekt nur auf das ehemalige Patella-Lager beschränkt. Umgießen der Prothese mit Fibrin-Antibioticum-Verbund. Nach 14 tägiger Infektberuhigung erneut Entzündungszeichen mit anschließender Fistel. In diesem Fall muß eine tiefe Infektion angenommen werden, die z.B. am Prothesenschaft chirurgisch nicht ausreichend saniert werden konnte. Bei der bekannt kurzen Antibioticumfreisetzung sehen wir für derartige Fälle eines unzureichenden Debridements keine Indikation zur lokalen Applikation des antibioticumangereicherten Fibrins.

Wir befinden uns noch in der Entwicklung eines neuartigen Verfahrens der lokalen Antibioticumtherapie mit „Fibrin" als biologischer Trägersubstanz. Die ersten klinischen Erfahrungen geben uns die Grenzen des Indikationsbereiches an. Weitere Perspektiven eröffnen sich für die antibioticumangereicherte Fibrin-Spongiosaplastik (Bösch et al. 1977) sowie für die Infektionsprophylaxe offener Frakturen.

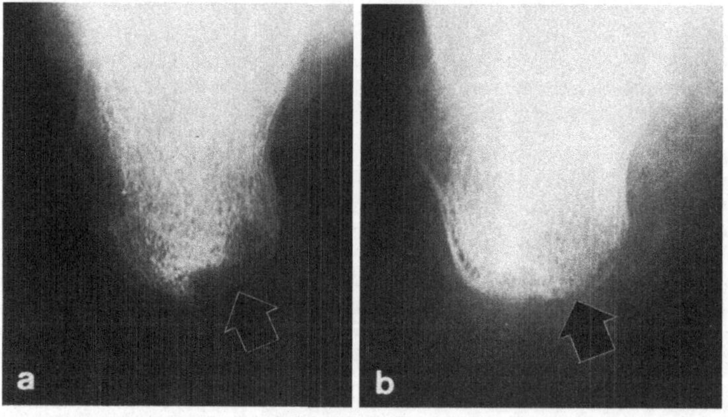

Abb. 5. a Tiefe Ulceration der Ferse bei Myelomeningocele. Nach Lokalbehandlung mit Fibrin-Antibioticum-Verbund (**b**)

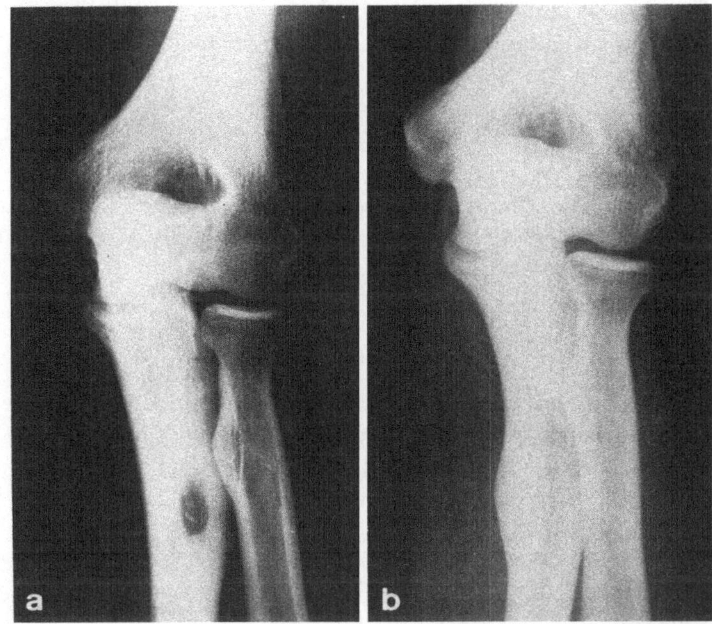

Abb. 6. a Chronisch rezidivierende Osteomyelitis der Elle (vgl. Abb. 1) 10 Monate nach Fibrin-Antibioticum Behandlung (**b**)

Literatur

Bösch P, Braun F, Spängler HP (1977) Die Technik der Fibrinspongiosaplastik. Arch Orthop Unfall-Chir 90:63–75

Braun A, Schumacher G, Kratzat R, Heine WD, Pasch B (1979) Der Fibrin-Antibioticum-Verbund im Tierexperiment zur lokalen Therapie der staphylokokkeninfizierten Knochens. Vortrag: 3. Deutsch-Österreichisch-Schweizerische Unfalltagung, Wien. Springer, Berlin Heidelberg New York

Braun A, Schumacher G, Kratzat R, Heine WD, Pasch B, Roesler H (im Druck) Der Fibrin-Antibiotikum-Verbund im Tierexperiment zur lokalen Therapie des staphylokokken-infizierten Knochens. In: Hierholzer G, Lob G, Hörster G (Hrsg) Die posttraumatische Knocheninfektion. Springer, Berlin Heidelberg New York

Panis R, Scheele J (1980) Risk of Hepatitis in Fibrin Adhesion. Vortrag: The Joseph Society – International Meeting, Salzburg

Ergebnisse langjähriger Beobachtungen über celluläre und humorale Abwehrvorgänge bei posttraumatischer Osteomyelitis

J. Andrasina, J. Bauer und A. Stachy

Lehrkanzel für Chirurgie der Medizinischen Fakultät, Abteilung für Unfallchirurgie des Fakultätskrankenhauses Kosice und IMUNA – Institut für Seren und Impfstoffe Sarisské Michalany (CSSR)

Abwehrvorgänge wickeln sich allgemein auf humoraler und cellulärer Ebene ab. Nicht anders gestalten sich diese Vorgänge auch beim Knocheninfekt. Zwar gestalten sich die Verhältnisse bei hämatogener Osteomyelitis gewissermaßen anders als bei der posttraumatischen [6], doch werden beide der genannten Prozesse in dieses Geschehen miteinbezogen.

Wir verfolgten in den letzten fünf Jahren 32 Fälle mit posttraumatischer Osteomyelitis mit Hinsicht auf celluläre (Lymphocyten) und humorale Abwehrvorgänge (Immunoglobuline).

Bei Gesunden fanden wir einen Anteil von T, B Lymphocyten und Immunoglobulinen IgG, A, M gemäß Abb. 1.

Bei der posttraumatischen Osteomyelitis gestalten sich diese Verhältnisse unterschiedlich und zwar im Bezug zur Aktivität des Prozesses. In der Phase der Entwicklung, also in der „akuten" Phase fanden wir meistens alle drei Immunoglobulinklassen erhöht, wobei hauptsächlich das IgG hoch über die Norm ansteigt. In der „chronischen" Phase – über die hier berichtet wird – kann man entweder in der Klasse der G oder M Immunoglobuline Abweichungen von der Norm verzeichnen. Die Verhältnisse der einzelnen Lymphocytentypen und der Immunoglobuline am nullten Tag, vor der Behandlung, sind in Abb. 2 zusammengefaßt.

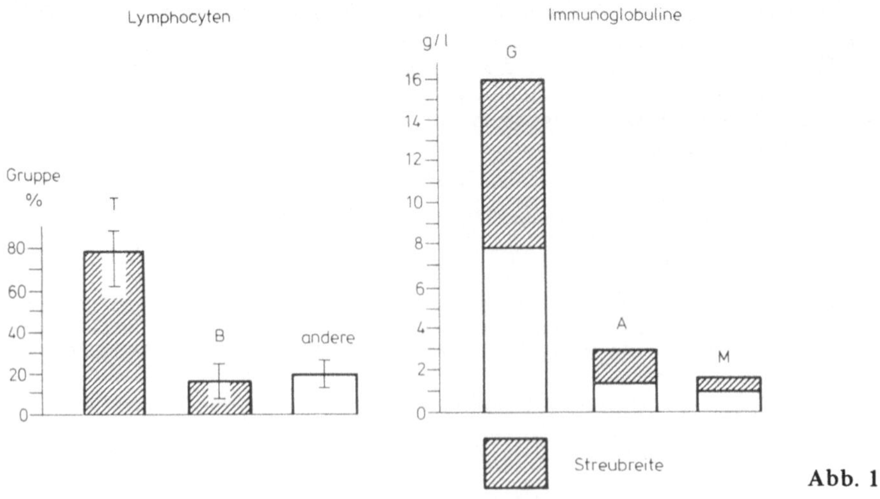

Abb. 1

Hefte zur Unfallheilkunde, Heft 157
Zusammengestellt von J. Poigenfürst

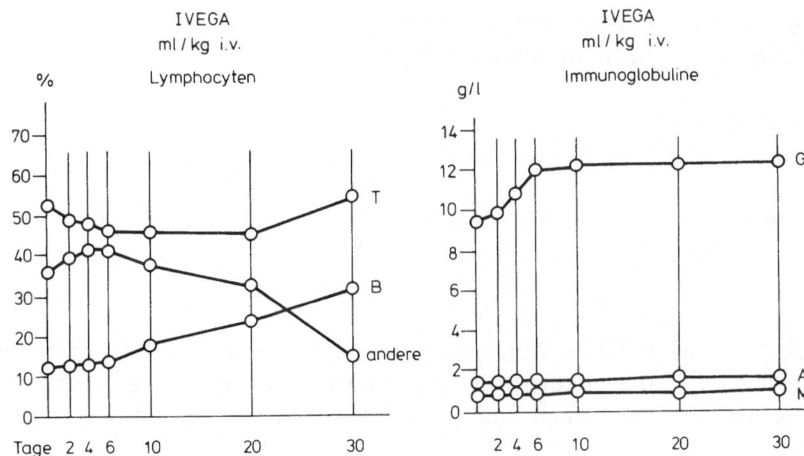

Abb. 2

Die Behandlung erfolgte bei 22 Probanden durch Ivega, intravenöses Immunoglobulin der Klasse G. Wir verabreichten 1 ml auf 1 kg Körpergewicht. Es wurden Lymphocyten und Immunoglobuline G, A, M am 2., 4., 6., 20. und 30. Tag untersucht.

Bei 10 Probanden mit niedrigem IgM wurde Igam, intramusculäres Immunoglobulin der Gruppe M, 1 ml/kg Körpergewicht, appliziert.

In beiden Gruppen kam es – bei intramusculärer Applikation nach 24 Std, bei intravenöser Gabe sofort – zum Anstieg des IgG, resp. des IgM. Ihr Spiegel zeigte sich nach 30 Tagen noch deutlich höher als der Ausgangswert. Klinisch schwanden die subjektiven Beschwerden, die erhöhte Temperatur normalisierte sich, Entzündungsphänomene zeigten deutliche Regression.

Es ist selbstverständlich, daß zugleich ein geeignetes Antibioticum je nach Empfindlichkeit verabreicht wurde.

Unser ältester Patient wurde vor 39, der jüngste vor 6 Monaten auf diese Weise behandelt. Zweimal verzeichneten wir Mißerfolge.

Die Therapie mit Immunoglobulinen kann die humorale Abwehrkraft bei Knochenentzündungen deutlich und positiv beeinflussen [1, 2, 3, 4], sei es durch Opsonifikation der schädlichen Keime oder durch antitoxische Wirkung. Es ist wahrscheinlich, daß beide Prozesse diese Abwehrvorgänge günstig beeinflussen.

Literatur

1. Barandun S, Kipfer R, Riva C, Nicolet A (1957) Über die therapeutische Verwendung von Gammaglobulinen bei bakteriellen Infektionen. Schweiz Med Wschr 87:155
2. Barandun S, Skvaril F, Morell A (1976) Prophylaxe und Therapie mit Gammaglobulin. I. Schweiz Med Wschr 106:533
3. Barandun S, Skvaril F, Morell A (1976) Prophylaxe und Therapie mit Gammaglobulin. II. Schweiz Med Wschr 106:580
4. Hitzig WH (1967) Therapie mit Immunoglobulinen. Wschr Kinderheilkd 115:536
5. Steffen C (1968) Allgemeine und experimentelle Immunologie und Immunopathologie. Thieme, Stuttgart

Die geänderte Abwehrlage des Körpers als Ursache von Wundheilungsstörung und Infektion

G. Bogner

Orthopädisches Spital Speising, Speisingerstraße 109, A-1130 Wien

Als Folge der gestörten Wundstörung kann es zu einer dystrophischen Störung oder chronischen Entzündung kommen, welche manchmal zur Entfernung des Osteosynthesematerials bzw. der Prothese zwingt und für den Patienten eine längerdauernde Rekonvalescenz bedeutet.

Neben der geänderten Reaktionslage des Allgemeinorganismus gibt es auch eine lokale Abwehrschwäche. Es sind uns zum Beispiel 4 Patienten mit chronischem Harnwegsinfekt bekannt, bei denen es zu einer Spondylodiscitis in einem prädisponierten Segment kam. Eine tuberculöse Erkrankung tritt nur bei Abwehrschwäche aktiv auf und verläuft bei ausreichender Abwehrkraft als Primärkomplex der Lunge. Von diesem kann es durch eine lokale Reaktionsänderung zu einer Organerkrankung z.B. der Niere kommen.

Für eine ungestörte Wundheilung sind folgende Faktoren Voraussetzung:

1. Die Art der Operation mit idealem Synthesematerial,
2. die Fähigkeit des Operateurs sowie schonendes Operieren,
3. Begleitumstände, wie Operationssaal, Operationspersonal und prä- und postoperative Versorgung auf der Station.
   Bereits ein kleiner Fehler in dieser Behandlungskette kann zur Infektion führen,
4. den persönlichen Eigenheiten des Patienten wird in den meisten Fällen nicht genügend Rechnung getragen.

Der verletzte Patient stellt eine Notsituation dar und muß rasch versorgt werden. Dem gegenüber ist jede orthopädische Operation eine Planoperation und sollte nur bei idealen Voraussetzungen durchgeführt werden. Es müssen also auch Faktoren seitens des Patienten berücksichtigt werden, welche ein Risiko für eine komplikationsfreie Wundheilung darstellen.

Anhand von 334 Krankengeschichten des Orthopädischen Spitales Wien, Speising, wurde bei Patienten, bei denen postoperativ in den letzten 10 Jahren eine Wundheilungsstörung auftrat, nach potentiellen Ursachen der PS-Heilung gesucht.

Folgende Punkte wurden beachtet:

1. Es wurde eine willkürliche Einteilung häufiger orthopädischer Operationen nach der Lokalisation durchgeführt (Tabelle 1).
   a) An Hüftoperationen wurden Totalendoprothesen, Osteotomien, Operation nach Voss sowie pfannenbildende Eingriffe durchgeführt. In 68 Fällen war ein Hämatom die Ursache der Wundheilungsstörung. 18mal wurde eine operative Ausräumung durchgeführt, der Rest heilte konservativ ab. 6mal kam es zu einer fortschreitenden Eiterung, welche zur Entfernung der Prothese führte.
   b) Bei 39 Knieoperationen wurden Weichteiloperationen und Osteotomien durchgeführt.

Hefte zur Unfallheilkunde, Heft 157
Zusammengestellt von J. Poigenfürst

Tabelle 1. Lokalisation der Operation

	Gesamt	Wundheilungsstörung Tiefe (Inf. Hämatome)	Oberfläche
Hüfte	82	68	14
Knie	39	13	26
Fuß	157	5	152
Rest	56	21	35
	334	107	227

c) Die Fußoperationen stellen den zahlenmäßig größten Anteil der orthopädischen Operationen dar. In den meisten Fällen bestand nur eine oberflächliche Infektion mit Hautnekrose.

d) Bei Operationen in anderen Regionen erscheinen vor allem Achillessehnenrisse mit Defekten (11), Operationen einer Dupuytrenschen Kontraktur bei über 60-jährigen (9) sowie Amputationen bei arteriellen Durchblutungesstörungen (12) gefährdet.

2. Bei einem Drittel unserer Patienten bestand ein tiefer Infekt, meist infizierte Hämatome, bei zwei Drittel fanden sich Wunddehiscenzen und Wundrandnekrosen (Tabelle 2).
3. Aus dem Operationsbericht konnten in 11 Fällen Komplikationen während der Operation erhoben werden, wie verstärkte Blutung und operationstechnische Probleme. Die Operationszeiten wichen nicht wesentlich vom Durchschnitt ab.
4. Die Hälfte aller Patienten waren über 60 Jahre, 10% unter 20 Jahre und 2% unter 10 Jahren. In diesen Fällen handelt es sich um vielfach Voroperierte mit Mißbildungen.
5. Die Geschlechtsverteilung war 198 Frauen und 136 Männer.
6. 88% aller Patienten, welche einer Hüftoperation unterzogen wurden, waren übergewichtig, 50% hatten mehr als 10 kg Übergewicht.
7. 7% aller Patienten hatten einen Diabetes mellitus und 20% eine Hyperurikämie.
8. Die Serumfettwerte wurden meist nicht untersucht. Eine präoperative Blutsenkung als Ausdruck einer lokalen oder allgemeinen Entzündung wurde in 15% festgestellt. 18% aller Hüftoperierten hatten präoperativ einen Harnwegsinfekt.
9. In 10% aller Hüftoperationen wurden Voroperationen durchgeführt.

Diskussion

Es ist fast nie *ein* Risikofaktor allein an der Wundheilungsstörung schuld. Erst durch das Zusammentreffen mehrerer Komponenten kommt es zur Infektion einer primär gut gelungenen Operation, wie wir anhand eines Beispieles zeigen wollen:

Einer 64jährigen Patientin mit z.n. Ablatio mammae, Hypertonie, präoperativ erhöhter Senkung und floridem Harnwegsinfekt wird eine Totalendoprothese implantiert. In der Anamnese ist 24mal ein Erysipel erfaßbar. Nach komplikationslosem postoperativem Ver-

Tabelle 2. Risikofaktoren

1. Alter	46% über 60 Jahre
	Hautnekrosen und Pseudarthrose
2. Übergewicht	88%
	Hämatom, interne Komplikationen
3. Voroperationen	10%
4. Stoffwechselstörungen	7% Diabetes mellitus
	20% Hyperurikämie
	? Fettstoffwechsel
5. Entzündung	Lokal Ödem
	Allgemein – Abwehrschwäche
	Skg erhöht 15%
	Harnwegsinfekt 18%
6. Verminderte lokale Durchblutung	Achillessehnenriß 11
	Dupuytren über 60 a 9
	Amputation b. ASKL 12
	Fußoperation mit Stellungskorrektur

lauf kommt es zu einem mit Staphylococcus aureus infizierten Infiltrat welches zur Entfernung der Prothese zwingt.

Einen wesentlichen Risikofaktor stellt das höhere Alter dar. Es kommt dabei sowohl zu einer verschlechterten Blutversorgung als auch zu einer verminderten Reaktionsfähigkeit und Heilungspotenz. In der Folge entstehen häufig Hautnekrosen und Pseudarthrosen.

Das Übergewicht stellt nicht nur einen Risikofaktor für die Operation und das Überleben, sondern auch einen lokalen Risikofaktor dar.

Risikofaktoren stellen Hautwunden und Entzündungen des Operationsgebietes dar. Starke Varicen sowie postthrombotische Syndrome können durch venöse Stauung zu Wundheilungsstörungen und dystrophischen Veränderungen führen.

So fanden sich in allen 6 Fällen, in denen eine TE entfernt werden mußte präop. Harnwegsinfekte und 4mal erhöhte Harnsäurewerte.

Bei der Durchführung einer Planoperation sollte man neben der Art der Operation auch die Risikofaktoren seitens des Patienten berücksichtigen und vor der Operation beseitigen. In diesen Fällen sollten die Operationen nicht von Anfängern durchgeführt werden und eine besonders sorgfältige Operationstechnik mit Minimalosteosynthese angewendet werden. Exakte postoperative Überwachung erscheint notwendig. Je nach dem Einzelfall sollte bereits primär eine Antibioticaprophylaxe durchgeführt werden oder spätestens beim Auftreten von Hinweisen auf eine Wundheilungsstörung Antibiotica verabreicht werden. Als Beurteilungszeitpunkt hat sich der 5. postoperative Tag bewährt.

Diskussion der Vorträge von M. Eibl bis G. Bogner, S. 48–76

Rotter, Wien: Meine Damen und Herren, ich habe mir gedacht, man könnte das Thema in drei Gruppen einteilen, die man diskutieren könnte. Zunächst einmal vielleicht das Thema über die Abwehrlage des Organismus. Hier wären also die Vorträge von Frau Eibl, Herrn Andrasina und vielleicht auch noch des Herrn Bogner zu diskutieren. Möchte jemand dazu etwas sagen?

Strmiska, Brünn: Wir haben in Brünn bei mehr als 200 Kranken die Werte der Immunglobuline untersucht bei Osteomyelitiden und man kann sagen, daß sich in jeder Weise eine veränderte Aktivität des Organismus zeigt, aber die Werte sind leider nicht so eindeutig, wie wir hier gehört haben. Es ist wichtiger, die Veränderungen im Laufe der Behandlung als die absoluten Werte zu beurteilen. Ich möchte noch sagen, daß wir in einem Drittel der Patienten noch pathologische Immunglobuline nachgewiesen haben, und zwar Paraglobuline und Kryoglobuline, und wichtig ist auch, daß erst im Laufe der Behandlung die spezifischen Antitoxine erscheinen, die vorher nicht zu sehen waren.

Rotter, Wien: Noch jemand bitte? Sie haben uns erzählt über Auswirkungen immunologischer Parameter auf Wundheilungs- oder Infektionsrisiko. Wie sehen Sie die Möglichkeit der Unterscheidung einer Infectio von einer Kontamination, unser übliches diagnostisches Problem, durch immunologische Reaktionen?

Eibl, Wien: Wenn ich zuerst zur ersten Bemerkung Stellung nehmen darf, möchte ich darauf hinweisen, daß unsere Patienten eine besonders chronische Patientengruppe darstellten. Im Mittelwert war die Nachuntersuchung 6 Jahre nach dem Trauma und das könnte den Unterschied der Werte ausmachen.

Die Frage, Unterscheidung der Kontamination von der Infektion, aus immunologischer Sicht, ist sicher extrem schwierig. Es ist auch nicht leicht, zum Beispiel, die Unterscheidung wenn ausgedehnte Nekrosen da sind, also da kommen noch andere Störfaktoren. Ich setze ganz große Hoffnung in die Akutphasenproteine, daß wir durch ein Muster vielleicht entsprechende Hinweise erhalten werden. Ich glaube, im Moment haben wir noch keine.

Rotter, Wien: Danke vielmals. Hat noch jemand zu diesem Teil der Vorträge Anfragen? Dann bitte zum nächsten, eine Gruppe von Vorträgen, die sich mit den Erregern beschäftigt hat. Wir haben hier die Vorträge von Herrn Schedl und von Herrn Stankovic. Hat jemand Anfragen oder Bemerkungen? Ja, bitte Frau Eibl.

Eibl, Wien: Herrn Schedl möchte ich fragen, zu welchem Zeitpunkt er den Keimwechsel beobachtet.

Schedl, Wien: Der Keimwechsel fand etwa beim vierten Abstrich statt, das wäre etwa 2 Wochen nach Beginn der Knocheninfektion. Also es war bis zu diesem Zeitraum bereits zumindest 2 Wochen Spüldrainage.

Andrasina, Kosice: Ich möchte zur Frage von Herrn Strmiska Stellung nehmen. Nämlich, es ist selbstverständlich, daß man bei der Osteomyelitis ganz streng unterscheiden muß, ob es eine hämatogene oder eine posttraumatische Osteomyelitis ist. Zum anderen, ob es eine akute oder chronische Osteomyelitis ist. So können wir in der chronischen Osteomyelitis als gewisse Folgerung des Prozesses eine Reaktion der Bluteiweiße, der Proteine der akuten Phase sehen, und in dieser Hinsicht können wir ein Vorhandensein pathologischer Globuline nicht bestätigen. Es ist nämlich in der chronischen Osteomyelitis selbstverständlich, daß man gewisse Eiweißbestandteile der Gammaglobuline als pathologische Globuline bezeichnet , aber sie sind im Grunde genommen keine pathologischen Globuline. Es sind nämlich Eiweiße, es sind Proteine, die gewissermaßen vielleicht fehlerhaft produziert wurden. Sie haben einen gewissen „Fehler" gegenüber den anderen Immunglobulinen. Und dann ist vielleicht mehr ein Phänomen einer Ganzkörperbeschädigung, hauptsächlich des Immunsystems, der Lymphocyten oder vielleicht der Leber usw. Also da kann man das Problem nicht ganz einfach einordnen, daß es vielleicht ein stationärer oder vielleicht ein rhythmischer Vorgang wäre.

Rotter, Wien: Danke vielmals. Wir sollten aber jetzt über die Vorträge mit den Erregern diskutieren. Haben Sie dazu noch Anfragen oder Bemerkungen? Das scheint nicht der Fall zu sein. Noch eine dritte Gruppe von Vorträgen hat sich zumindest andeutungsweise oder sehr spezielle mit einigen Anwendungen von Antibiotica beschäftigt. Möchte hier jemand zu den Vorträgen Baumann, Stürmer oder Braun etwas sagen?

Strmiska, Brünn: Ich möchte nur eine alte Methode erwähnen, und zwar im Zusammenhang mit Fibrin. Es wurde in der Ära von Penicillin eine Penicillinplombe erwähnt, das heißt eigenes Blut des Verletzten vermischt mit Substanz von Penicillin, und das ist ähnlich dem, was wir gehört haben, das ist nur Fibrin und Antibioticum, damals war es eigenes Blut und Penicillin.

Rotter, Wien: Danke vielmals. Sind noch weitere Anfragen?

Pühringer, Mödling: Ich möchte auf einen Umstand hinweisen. Wir haben in der letzten Zeit bei allen Abstrichen prinzipiell versucht auch die anaeroben Abstriche so exakt als möglich abzunehmen, und wir haben bemerkt, daß es auch Staphylococcus aureus gibt, der anaerob wächst und nicht aerob. Ich glaube, auf diesen Umstand hinweisen zu müssen, weil wir deswegen alle Infizierten jetzt auch in die Überdruckkammer geben, mit dem Gedanken, daß vielleicht doch Anaerobier dabei sind, die wir nicht erfassen können.

Rotter, Wien: Darf ich nur darauf hinweisen, daß es selbstverständlich anaerobe Kokken gibt – wir müssen sie nicht als Staphylococcus aureus, sondern als Peptokokken bezeichnen – aber die sind natürlich auch als Erreger anzusehen.

Vecsei, Wien: Herr Braun, glauben Sie wirklich, daß Sie aus dieser Plombe hinreichende Konzentrationen herausbekommen? Ich erinnere Sie an die Diskussion vor einem Jahr, auf den Tag, wo Riedl Ihnen gesagt hat, daß er unter der gleichen Versuchsanordnung kein Tobramycin und kein Gentamycin aus dem Fibrinkomplex herausbekam. Und zweitens, glauben Sie, daß Sie dann eine Osteomyelitis wirklich behandeln können?

Braun, Heidelberg: Daß Antibioticum aus dem Fibrinverbund herauseluiert wird ist nachgewiesen. Wir haben wohl Serumspiegelbestimmungen gemacht, wie haben auch Knochenspiegelbestimmungen gemacht und zu ähnlichen Ergebnissen kam auch Herr Bösch aus Wien. Ob die kurze Elutionszeit von etwa 2 Tagen ein Vor- oder ein Nachteil ist, kann ich hiermit nicht beantworten. Voraussetzung ist für diese Technik eine wirklich exakte chirurgische Sanierung. Unter diesem Aspekt glaube ich, daß die Elutionszeit von 48 Std gerechtfertigt ist, um dieses Verfahren anzuwenden.

Rotter, Wien: Danke. Meine Damen und Herren, die Zeit ist so weit fortgeschritten, daß wir diese Diskussion abbrechen müssen.

C. Häufigkeit des Knocheninfektes in Abhängigkeit von Verletzungsgrad und Therapie bei Schaftbrüchen

Einfluß der Primärbehandlung auf die Infektionshäufigkeit des geschlossenen und offenen Unterschenkelbruches nach Adaptationsosteosynthese

H. Jahna

Unfallkrankenhaus Meidling der Allgemeinen Unfallversicherungsanstalt, Kundratstraße 37, A-1120 Wien

1. Einleitung

Von vielen Unfallchirurgen wird heute die konservative Behandlung und die der Adaptationsosteosynthese des geschlossenen, vor allem aber des offenen Unterschenkelschaftbruches abgelehnt. Auch wird bei verzögerter Heilung dieser Fraktur, die einfache Spananlagerung nach Phemister kaum mehr gemacht, da sie eine mehrmonatige Gipsfixation erfordert. Uns haben sich aber diese Methoden im klinischen Alltag sehr gut bewährt.

Beispiel für Behandlung eines offenen Unterschenkelbruches mit Markdrähten (Foto Nr. 4517): 63jähriger Pensionist, Fußgänger von Pkw niedergestoßen. Schwer offener Unterschenkelbruch links (Grad III), geschlossener OS-Bruch rechts. Primär Wundausschneidung, Naht, Markdrahtung (4 Markdrähte), OS-Gips (Abb. 1a).

RöKo im Gips zeigt Seitenverschiebung 1/3 breite nach außen, Verkürzung von ungefähr 1 cm, sekundäre OS-Marknagelung rechts. Wundheilung pp. OS-Gipsverband für 4 Monate (Abb. 1b). Nach MD-Entfernung nach 10 Monaten: Heilung in achsengerechter Stellung (Abb. 1c).

Beispiel für Behandlung eines offenen Unterschenkelbruches mit lockeren Drahtschlingen (Foto Nr. 4538): 46jähriger Lehrer, Motorradlenker gegen Lkw. Schwerst offener Unterschenkelbruch links (Grad III) und Hautdefekt. Behandlung, Wundausschneidung, Naht, Reposition, 3 lockere Drahtschlingen. Man sieht, daß eine Verkürzung von 5 mmm besteht (abmeßbar am Wadenbein), Bruch steht achsengerecht. Gipsverband für insgesamt 4 Monate. Wundheilung pp (Abb. 2a, b).

Röko nach 1 Jahr: Bruch achsengerecht geheilt, keine Seitenverschiebung (Abb. 2c).

Beispiel für verzögerte Heilung nach Markdrahtung (Behandlungsfehler) und Ausheilung nach Phemisterspananlagerung (Foto Nr. 4457): 21jähriger Mechaniker als Mopedfahrer mit Pkw zusammengestoßen, offener Unterschenkelbruch links (Grad I), querer Biegungsbruch Grenze mittleres peripheres Drittel mit relativer Diastase am Schienbein. Wundausschneidung, Naht, Markdrahtung (4 Markdrähte), Oberschenkelgipsverband. Es besteht fast keine Seitenverschiebung, auch ist noch eine deutliche Diastase im Bereiche des Bruches zu erkennen (Abb. 3c). Bei Gipsabnahme nach 3 Monaten sieht man kaum Callusbildung, der Bruchspalt noch deutlich erkennbar. Unter Belassung der Markdrähte Pehmisterspananlagerung vom selben Unterschenkel, Gipsfixation für weitere 3 Monate (Abb. 3d). Bei

Hefte zur Unfallheilkunde, Heft 157
Zusammengestellt von J. Poigenfürst

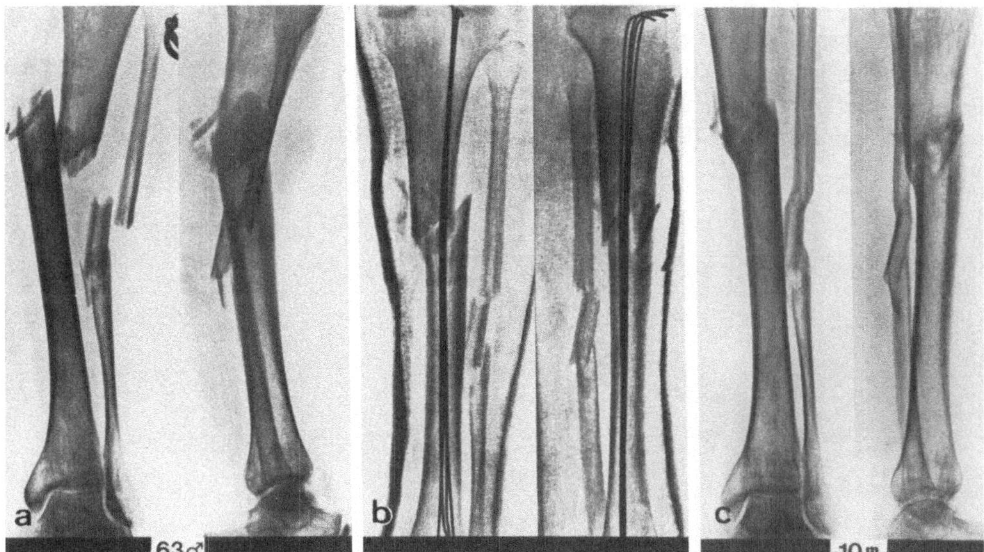

Abb. 1a–c

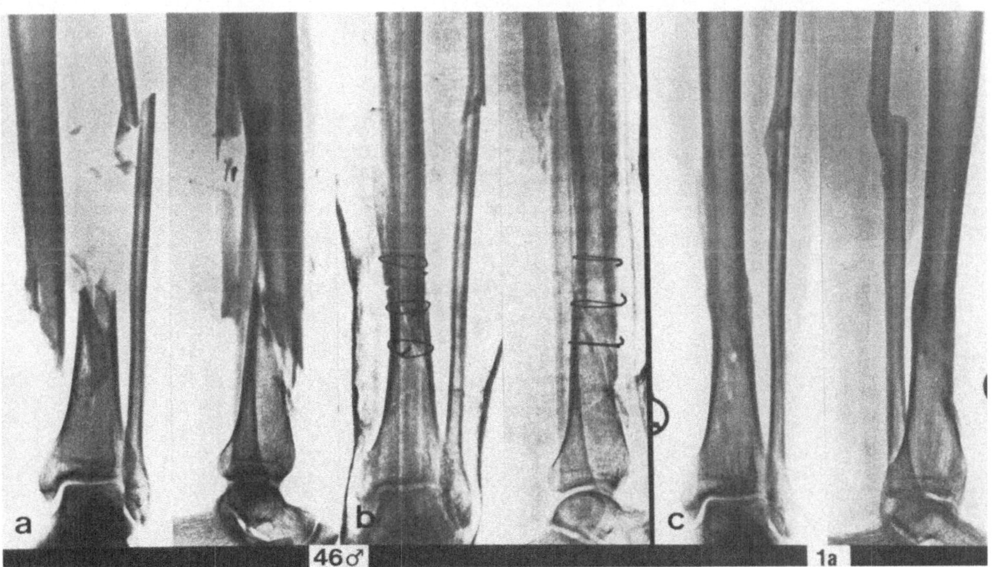

Abb. 2a–c

Abschluß der Behandlung der Bruch mit Rekurvation von 3 bis 5 Grad knöchern geheilt, der Phemisterspan sehr gut eingebaut (Abb. 3c).

Wir wollen jetzt die Häufigkeit von Knocheninfektionen und die Abhängigkeit von der Primärbehandlung bei allen geschlossenen und offenen Schienbein- und Unterschenkelschaftbrüchen aufzeigen die von 1971–1978 im Unfallkrankenhaus Meidling behandelt wurden.

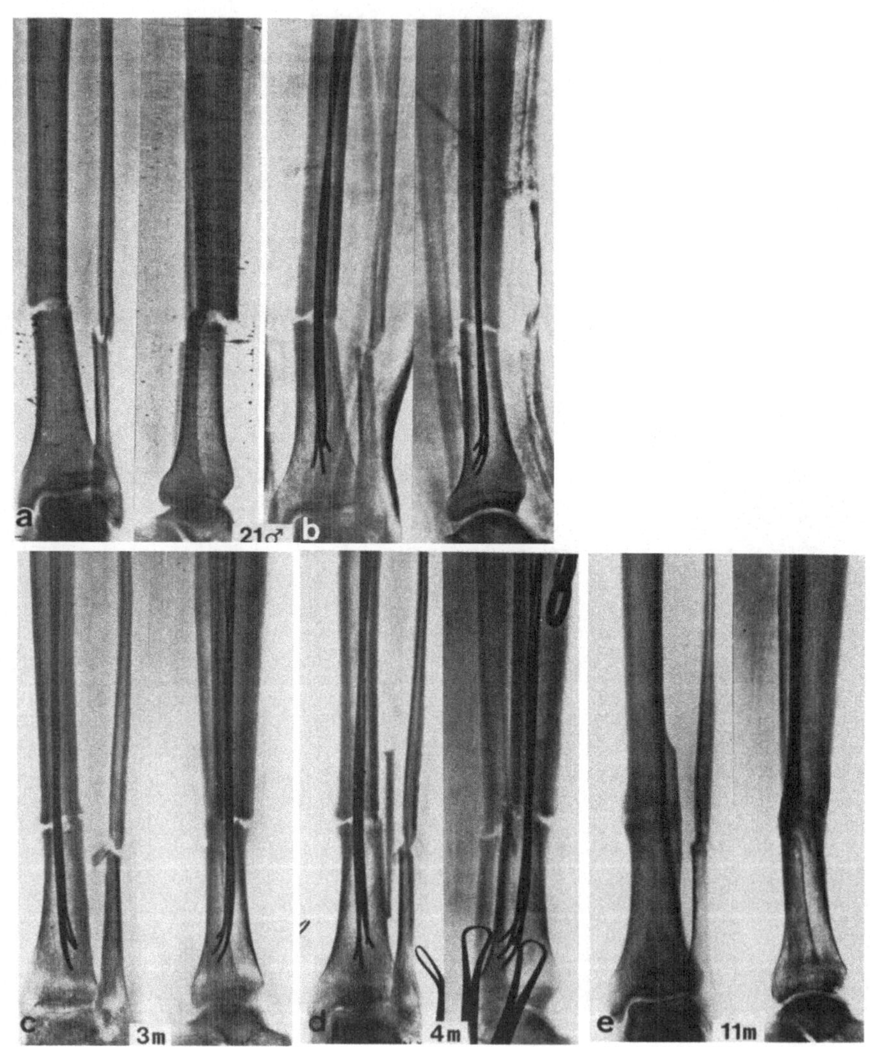

Abb. 3a–e

2. Primärbehandlung (Tabelle 1)

Man kann aus der Tabelle 1 ersehen, daß wir 83% der geschlossenen und 28% der offenen Brüche konservativ behandelt haben. Von den Adaptationsosteosynthesen wurden Markdrähte am häufigsten, vor allem bei offenen Brüchen angewendet.

Beispiel für die Verwendung von Markdrähten bei schwerst offenem Unterschenkelbruch (Foto Nr. 4504): 51jährige Hausfrau, als Beifahrerin auf Moped mit Pkw zusammengestoßen. Schwerst offener Stückbruch des rechten Unterschenkels (Grad III) mit Decollement fast der gesamten Unterschenkelhaut. Primär in Narkose, Verkürzung im Bereiche des interfragm. Fragmentes von 2 cm, Fibularesektion, 3 Markdrähte, Spalthautplastik Oberschenkelgipsverband (Abb. 4a).

Abb. 4b zeigt die Fraktur nach 13 Tagen im gefensterten Gipsverband. Große sekundäre Hautnekrosen machen Spalthautplastiken erforderlich. Keine Knocheninfektion.

Nach 1 Monat im Gipsverband kann man im Bereich des proximalen interfragm. Fragment schon etwas Callus sehen (Abb. 4c).

Nach 2 Monaten Callus zugenommen, Bruchspalt noch deutlich, achsengerechte Stellung (Abb. 4d).

Nach 5 Monaten ist der Bruch callös geheilt, es ist zu keiner Knocheninfektion gekommen. Die Marknähte noch belassen.

Nach 8 Monaten hat sich der Bruch weiter duchgebaut (Abb. 4e).

Man kann unter anderem folgende Tatsachen aus diesen Zahlen ableiten:

1. Die primäre Marknagelung ist bei offenem Unterschenkelbruch gefährlich (3 Knocheninfektionen bei 10 Fällen). Sie hat unsere Gesamtergebnisse verschlechtert. Wir werden sie nicht mehr machen.
2. Nach Adaptationsosteosynthesen kam es bei 232 geschlossenen Frakturen zu einer Infektion (0,4%). Bei den offenen Unterschenkelfrakturen ist die Infektionsrate nach dieser Methode mit 3% (6 Infektionen bei 202 Fällen) tragbar, vor allem wenn man

Tabelle 1. 1 784 frische Schienbein- und Unterschenkelschaftbrüche (1971–78 UKM) Primärbehandlung – geschlossene und offene Brüche

	1 474 frische geschlossene Brüche	310 frische offene Brüche[a]	1 784 Brüche insgesamt
Konservativ	1 224 = 83%	86 = 28%	1 310 = 73%
Markdrähte	150 = 10%	171 = 56%	321 = 18%
Goetzedrahtschlingen – lockere Drahtschlingen	82 = 6%	31 = 10%	113 = 6%
Marknagel	18 = 1%	10 = 3%	28 = 2%
Rushpin	–	9 = 3%	9 = 0,2%
Andere (Schrauben, Fixateur externe)	–	3 = 1%	3 = 0,2%
	1 474 = 100%	310 = 100%	1 784 = 100%

[a] Von den 310 offenen Frakturen gehörten 162 zum Schweregrad I, 96 zum Schweregrad II und 62 zum Schweregrad III

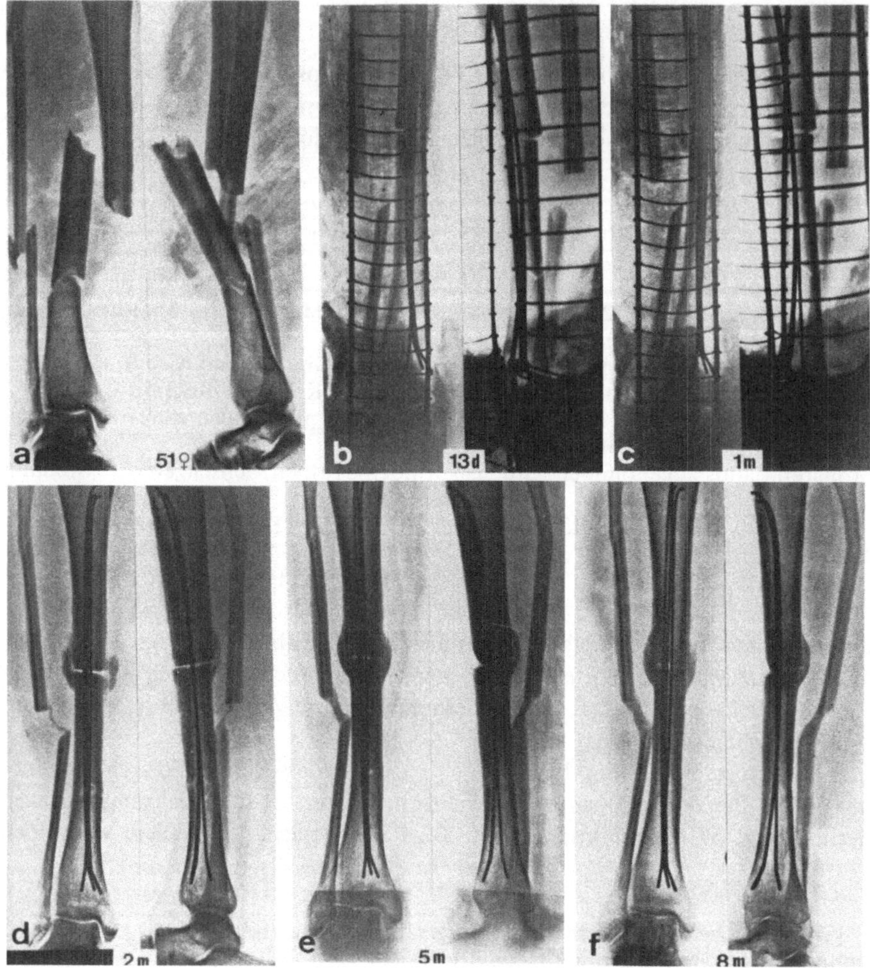

Abb. 4a–f

berücksichtigt, daß es sich überwiegend um zweit- und drittgradig offene Frakturen handelte.

3. Durch eine strenge Operationsindikation und eine richtig durchgeführte konservative Behandlung bei geeigneten Fällen, wurde die Knocheninfektionsrate entscheidend gesenkt und betrug 0,7% (13 Infektionen bei 1 784 Brüchen).

3. Knocheninfektionen und Sekundäreingriffe

Wegen verzögerter Knochenheilung mußten bei 13 geschlossenen und bei 28 offenen Unterschenkelbrüchen Sekundäreingriffe gemacht werden. Hauptsächlich wurden Spananlagerungen nach Phemister durchgeführt. Es kam zu keiner Knocheninfektion.

Tabelle 2. 1 784 frische Schienbein- und Unterschenkelschaftbrüche. Primärbehandlung – Knocheninfektion (Zahlen in Klammer = Knocheninfektion)

	1 474 frische geschlossene Brüche	310 frische offene Brüche	1 784 Brüche insgesamt
Konservativ	1 224 (0 = 0%)	86 (2 = 2,3%)	1 310 (2= 0,2%)
Markdrähte	150 (0 = 0%)	171 (6 = 2,5%)	321 (6 = 1,9%)
Drahtschlingen (Goetze, lockere Drähte)	82 (1 = 1,2%)	31 (0 = 0%)	113 (1 = 0,9%)
Marknagel	18 (0 = 0%)	10 (3 = 30%)	28 (3 = 10,7%)
Rushpin	–	9 (1 = 11%)	9 (1 = 11%)
Andere (Schrauben, Fixateur externe)	–	3 (0 = 0%)	3 (0 = 0%)
	1 474 (1 = 0,07%)	310 (12 = 3,9%)	1 784 (13 = 0,7%)

4. Verlauf der Knocheninfektionen

Von den 13 Patienten mit einer Knocheninfektion mußte ein Fall amputiert werden (drittgradig offener Unterschenkeltrümmerbruch). Alle anderen Fälle heilten knöchern ohne Restsequester und ohne Fistel.

(Foto Nr. 4442): 37jähriger Baggerfahrer vom Bagger überfahren worden. Schwerst offener Unterschenkelbruch rechts mit Hautdefekt und ausgedehnter Muskelzerquetschung, Querbruch im mittleren Drittel mit mehreren Keilen und Seitenverschiebung um dreifache Schaftbreite. Primäre Wundausschneidung, Verkürzung des Schienbeinknochens um 4 cm, offene Marknagelung und Spalthautplastik, Oberschenkelgipsverband. Nach 3 Monaten

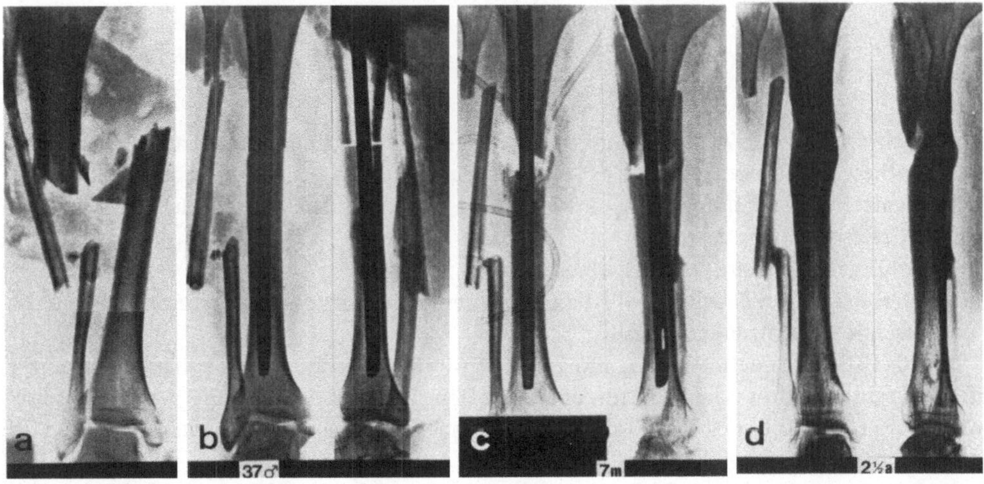

Abb. 5a–d

kommt es zu einer Knocheneiterung über eine Hautnekrose, zweimalige Sequestrotomie (Abb. 5a, b).

(Bei der zweiten Sequestrotomie nach 7 Monaten), Oberschenkelgipsverband für insgesamt 8 Monate (Abb. 5c).

Röntgenkontrolle nach 2 1/2 Jahren: Bruch knöchern geheilt, kein Sequester, klinisch keine Fistel (Abb. 5d).

5. Zusammenfassung

Zur Verminderung von Knocheninfektionen nach Unterschenkelschaftbrüchen, die Patient, Chirurg und die Allgemeinheit schwer belasten, machen wir folgende Vorschläge:

1. Primäre Marknagelung bei den offenen Frakturen nicht machen (3 Knocheninfektionen bei 10 Fällen sind zuviel).
2. Bei indizierter Operationsindikation Adaptationsosteosynthesen den Vorzug geben (Infektionsrate von 1,6% tragbar).
3. Mit richtiger Indikation auch richtig konservativ behandeln und so dem alten Chirurgengrundsatz gerecht zu werden: „So konservativ wie möglich, so operativ wie notwendig"! (Gesamtinfektionsrate bei 1 784 Brüchen 0,7%).

Infekthäufigkeit nach Plattenosteosynthesen offener Unterschenkelfrakturen

P. Schreinlechner

Unfallkrankenhaus Lorenz Böhler, Donaueschingenstraße 13, A-1200 Wien

In den Jahren 1971–1978 wurden im LBK 93 offene Unterschenkelfrakturen einer Plattenosteosynthese unterzogen. 84 Osteosynthesen wurden primär, 9 sekundär durchgeführt. In nicht weniger als 23 Fällen, das sind 24,7% aller Fälle, wurden wir mit einer posttraumatischen Osteitis konfrontiert.

Dieses Ergebnis bedarf natürlich einer genauen Analyse:

Verletzungsgrad: (Tabelle 1) 49 der 93 Patienten waren polytraumatisiert, davon 14 Patienten mit nachfolgender Osteitis.

In 10 Fällen handelte es sich um eine 1° offene Fraktur, in 49 Fällen um eine 2° offene Fraktur und in 34 Fällen um eine 3° offene Fraktur. Unter den 1° offenen Frakturen waren 2 Infekte (20%), unter den 2° offenen Frakturen 4 (8,1%) und unter den 3° offenen Frakturen 17 Infekte (50%).

Unfallursache: Bei 18 der 23 Patienten mit nachfolgendem Infekt war ein Verkehrsunfall die Ursache, wobei es sich in der Mehrzahl um von einem Kraftfahrzeug niedergestoßene

Hefte zur Unfallheilkunde, Heft 157
Zusammengestellt von J. Poigenfürst

Tabelle 1. Plattenosteosynthesen bei offenen Unterschenkelfrakturen (1971–1978)

n		Infekt n	%
1°	10	2	20
2°	49	4	8,1
3°	34	17	50
S	93	23	24,7

Personen handelte. Dreimal wurde als Unfallursache Sturz und zweimal ein Arbeitsunfall angegeben.

Lokalisation der Fraktur: (Tabelle 2) In 7 Fällen lag der Frakturbereich im proximalen Drittel, bei 64 Patienten im mittleren Drittel und bei 22 Patienten im distalen Drittel. Im proximalen Drittel fanden sich 2 Infekte (28,5%), im mittleren Drittel 17 (26,1%), und im distalen Drittel 4 (18,1%).

Frakturtyp: Unter den Infekten waren 7 Biegungsbrüche, 6 Trümmerbrüche, 5 Querbrüche, 3 Stückbrüche und 2 Schrägbrüche.

Alter und Geschlecht: Der jüngste Patient war 17 Jahre alt, die älteste Patientin 82 Jahre alt, das Durchschnittsalter betrug 48 Jahre. 14 männliche Patienten standen 9 weiblichen Patienten mit nachfolgendem Infekt gegenüber.

Osteosynthese: (Tabellen 3, 4) Sieben der 23 Osteosynthesen mit nachfolgender Infektion müssen als fehlerhaft bezeichnet werden. Diese Fehler sind: unzureichende Stabilität, Belassen avasculärer Fragmente, erzwungene Wiederherstellung der ursprünglichen Länge und der erzwungene primäre Wundverschluß. Der primäre Wundverschluß wurde in 18 von den 23 Infektfällen angestrebt, wobei neben der beugeseitigen Haut und Fascienspaltung Schwenklappen und Spalthaut zur Anwendung kamen. Nur in 5 der 23 Infektionsfälle wurde auf den primären Wundverschluß verzichtet und nur in 2 Fällen wurde eine primäre Spongiosaplastik durchgeführt. In 18 Fällen muß von einem Frühinfekt, in 5 Fällen von einem chronischen Infekt gesprochen werden.

Keimspektrum: (Tabelle 5).

Amputationen: Bei insgesamt 4 Patienten mußte amputiert werden. Zweimal bei einem primären Erhaltungsversuch, einmal bei schon vor der Osteosynthese bestehender chronischer Osteomyelitis nach Kniegelenksarthrodese infolge Tbc und einmal wegen fortschreitender Weichteilnekrosen und Infektion.

Tabelle 2. Infekthäufigkeit und Bruchlokalisation bei verplatteten offenen US-Frakturen

	Proximales Drittel			Mittleres Drittel			Distales Drittel		
1°	1			8	2		1		
2°	3			35	4		11		
3°	3	2		21	11		10	4	
S	7	2	(28,5%)	64	17	(26,1%)	22	4	(18,1%)

Tabelle 3. Infekte nach Plattenosteosynthesen offener Unterschenkelfrakturen

Gesamt	23
Fehlerhaft	2

Tabelle 4. Fehler bei der Plattenosteosynthese offener US-Frakturen

- Unzureichende Stabilität
- Belassen von avitalen Fragmenten
- Erzwungener primärer Wundverschluß
- Erzwungene Wiederherstellung der ursprünglichen Länge

Tabelle 5. Keimspektrum

15 x	Staphylococcus aureus
9 x	Pseudomonas aeruginosa
4 x	Aerobe Sporenbildner
3 x	Staphylococcus epidermidis
3 x	Proteus
3 x	Enterokokken
3 x	Streptokokken
2 x	Coli
2 x	Acinobacter anitratus
2 x	Serratia marcescens
2 x	Streptococcus faecalis

nischer Osteomyelitis nach Kniegelenksarthrodese infolge Tbc und einmal wegen fortschreitender Weichteilnekrosen und Infektion.

Behandlungsdauer: Zwischen 144 und 936 Tagen.

Nachuntersuchung: Zur Nachuntersuchung kamen 12 der 23 Patienten. Zwei Patienten waren in der Zwischenzeit verstorben, 1 Gastarbeiter war in seine Heimat zurückgekehrt, 1 Patient konnte wegen eines apoplektischen Insultes nicht erscheinen und 7 Patienten blieben unentschuldigt fern.

Bei keinem Patienten bestand zum Zeitpunkt der Nachuntersuchung eine Fistel. Bei 1 Patient lag eine Pseudarthrose vor, er war mit einem Stützapparat gut gehfähig versorgt. Die Frakturen waren in allen anderen Fällen einwandfrei knöchern geheilt.

Zusammenfassung

Eine Infektionsrate von 24,7% nach Plattenosteosynthesen offener Unterschenkelfrakturen ist bestürzend. Vor allem die 3° offene Unterschenkelfraktur erscheint uns für die Plattenosteosynthese ungeeignet und mit dem Fixateur externe risiko- und komplikationsloser behandelt. Unser schlechtes Ergebnis kann sicherlich nicht nur auf Fehler in der Handhabung der Plattenosteosynthese oder der Krankenhaushygiene zurückgeführt werden. Zum

Beweis dafür legen wir die Ergebnisse aller Osteosynthesen nach geschlossenen und offenen Frakturen aus den Jahren 1973–1979 des LBK vor (Tabellen 6 und 7).

Tabelle 6. Infektionen nach Osteosynthesen geschlossener Frakturen – LBK (1973–1979)

	n	Infektion	%
1973	788	22	2,8
1974	882	19	2,2
1975	931	22	2,4
1976	1 156	34	2,9
1977	1 192	32	2,7
1978	1 259	40	3,2
1979	1 263	22	1,7
Gesamt	7 471	191	2,5

Tabelle 7. Infektionen nach Osteosynthesen offener Frakturen – LBK (1973–1979)

	n	Infektion	%
1973	120	12	10
1974	173	15	8,7
1975	180	9	5
1976	193	14	7,3
1977	185	13	7
1978	205	12	5,9
1979	200	8	4
Gesamt	1 256	83	6,6

Infekthäufigkeit nach Oberschenkelmarknagelung bei strenger Indikationsstellung

J.A. Dremsek und B. Zifko

Unfallkrankenhaus Meidling der Allgemeinen Unfallversicherungsanstalt, Kundratstraße 37, A-1120 Wien

Wir haben bei der Behandlung der Oberschenkelschaftbrüche für das operative Behandlungsverfahren eine strenge Operationsindikation zu Grunde gelegt.

Operativ behandelt wurden alle jene Fälle, welche für die konservative Behandlung nicht geeignet waren, wie die ersten zwei Dias zeigen. Es handelt sich dabei um jene Bruchformen mit starker Seitenverschiebung, mit wenigen Bruchkeilen, Brüche mit Keilverlagerung, Brüche mit Interposition, sowie den typischen halben Drehbruch mit fehlender Bruchflächenberührung.

Der Zeitpunkt der operativen Behandlung bei den geschlossenen Oberschenkelschaftbrüchen war vom Allgemeinzustand des Patienten sowie der Art der Nebenverletzung abhängig und lag meist innerhalb der ersten 7 Tage.

Bei den offenen Oberschenkelschaftbrüchen der verschiedenen Schweregrade wurden zunächst die Weichteilverletzungen versorgt und eine Tibianagelextension angelegt. Bei gegebener Indikation zur operativen Behandlung wurde diese erst nach völliger Wundheilung durchgeführt, zumeist 2 bis 3 Wochen nach dem Unfallzeitpunkt.

So haben wir bei einem Verletztengut von 415 frischen, geschlossenen Oberschenkelschaftbrüchen 179mal die Indikation zur operativen Behandlung gegeben gefunden. 101mal wurde die gedeckte Marknagelung, 78mal die offene Marknagelung durchgeführt. Von 140 frischen, offenen Oberschenkelschaftbrüchen wurden nach entsprechender Erstversorgung 53 Brüche offen und 14 gedeckt markgenagelt.

Die Auswertung und Nachuntersuchung hinsichtlich der Infektionshäufigkeit bei den markgenagelten Oberschenkelschaftbrüchen ergab bei den frischen, geschlossenen Schaftbrüchen folgende Zahlen: Bei der gedeckten Marknagelung 2 Infektionen, das entspricht 1,9%. Bei der offenen Marknagelung 1 Infektion, das entspricht 1,3%. Andererseits ergibt das auf die Gesamtzahl von 415 frischen, geschlossenen Oberschenkelschaftbrüchen umgerechnet eine Infektionsrate von 0,7%.

Bei den frischen, offenen Oberschenkelschaftbrüchen sahen wir bei der gedeckten Form der Marknagelung keine Infektion, bei den offenen Marknagelungen 2 Infektionen, das entspricht einer Infektionsrate von 3,8%. Bezüglich der Gesamtzahl von 140 frischen, offenen Oberschenkelschaftbrüchen ergab das eine Infektionsrate von 1,4%.

Zusammenfassend glauben wir sagen zu können, daß die strenge Indikationsstellung zur Marknagelung der einzelnen Bruchtypen des Oberschenkelschaftbruches ein wesentlicher Faktor war, um eine doch relativ niedrige Infektionsrate von 1% bei 555 ausgewerteten Oberschenkelschaftbrüchen zu erreichen.

Hefte zur Unfallheilkunde, Heft 157
Zusammengestellt von J. Poigenfürst

Infektraten nach primärer und sekundärer Osteosynthese geschlossener Frakturen bei Polytraumatisierten

R. Wallraf und H. Wissing

Universitätsklinikum der Gesamthochschule Essen, Abteilung für Unfallchirurgie, Hufelandstraße 55, D-4300 Essen 1

Nach der Reanimationsphase und der ersten Operationsphase mit lebensrettenden Eingriffen zur Blutstillung und Hirndruckentlastung darf die chirurgische Versorgung Polytraumatisierter erst durchgeführt werden, wenn die Stabilisierung von Kreislauf, Respiration, Gerinnung, Ausscheidung und Stoffwechsel gelungen ist. Im Rahmen der chirurgischen Primärversorgung hat nach Gefäßverletzung, offener Fraktur, offener Gelenkverletzung und irreponibler Luxation die Femurfraktur Vorrang.

Den Risiken einer zu radikalen Primärversorgung – Schockvertiefung, Gerinnungsstörung, metabolische Entgleisung und Verschlechterung der Lungenfunktion – stehen die Nachteile einer sekundären Osteosynthese gegenüber: Immobilisation, Schmerzauslösung, Infektgefährdung und unter Umständen schlechtere lokale Rekonstruktion.

Von 239 Polytraumatisierten, die im Universitätsklinikum Essen in den Jahren 1975 bis Mitte 1980 behandelt wurden, war bei 60 Patienten keine operative Frakturversorgung erforderlich. 56 Patienten verstarben bis 14 Tage nach Unfall. Für diese Untersuchung waren 102 Patienten auswertbar, 82 männliche, 20 weibliche. Insgesamt wurden bei diesen Verletzten 153 geschlossene und 33 zweit- und drittgradig offene Frakturen stabilisiert. Während die 33 offenen Frakturen alle primär versorgt werden konnten, wurden von den 153 geschlossenen Frakturen 83 primär und 70 sekundär versorgt. Bei 16 Patienten wurden sowohl primäre wie sekundäre Osteosynthesen durchgeführt. Nach primärer Versorgung geschlossener Frakturen kam es in 18% zu Komplikationen. Nach sekundärer Versorgung geschlossener Frakturen lag die Komplikationsrate mit 30% erheblich höher.

Die Komplikationen waren einerseits operationstechnisch bedingt – primäre Fehlstellung, Redislokation, Implantatlockerung – und bestanden zum anderen in Weichteil- und Knocheninfektion.

Wie zu erwarten, lag die Rate der technisch bedingten Komplikationen nach Primärversorgung mit 8,5% geringgradig höher als nach Sekundärversorgung mit 7,1%. Die Infektionsrate nach Sekundärversorgung von 21,4% ist jedoch mehr als doppelt so groß wie nach Primärversorgung mit 9,6%. Der auffälligste Unterschied zeigt sich nun bei der manifesten Osteomyelitis, die nach Sekundärversorgung mit 10% viermal so häufig vorkam wie nach Primärversorgung mit 2,4% (Tabelle 1, 2).

Ursachen dafür sind wohl neben einer Verschlechterung der Resistenzlage des Polytraumatisierten während einer längeren posttraumatischen Phase vor allem der enge Kontakt mit Hospitalkeimen auf der Intensivstation. So war neben Klebsiella und Proteus in mehr als 2/3 der Fälle Staphylococcus aureus aus dem Wundsekret züchtbar.

Hefte zur Unfallheilkunde, Heft 157
Zusammengestellt von J. Poigenfürst

Tabelle 1. Komplikationen nach Primärversorgung geschlossener Frakturen

Zahl			83	100%
Primäre Fehlstellung Redislokation, Implantatlockerung	2 5	>	7	8,5%
Wundheilungsstörung, Weichteilinfektion Osteomyelitis	6 2	>	8	9,6%
Komplikationsrate	18%			
Osteomyelitis	2,4%			

Tabelle 2. Komplikationen nach Sekundärversorgung geschlossener Frakturen

Zahl			70	100%
Primäre Fehlstellung Redislikation, Implantatlockerung	1 4	>	5	7,1%
Wundheilungsstörung, Weichteilinfekt Osteomyelitis	8 7	>	15	21,4%
Komplikationsrate	30%			
Osteomyelitis	10%			

Technische und indikatorische Fehler als Ursache posttraumatischer Osteitiden

M. Faensen, F. Hahn und H.G. Breyer

Abteilung für Unfall- und Wiederherstellungschirurgie im Klinikum Steglitz der Freien Universität Berlin, Hindenburgdamm 30, D-1000 Berlin 45

Die Infektionsrate nach Osteosynthesen geschlossener Frakturen hängt nicht nur von den erkennbaren und nicht erkennbaren Weichteilschädigungen ab, sondern wird durch die in Tabelle 1 aufgeführten Faktoren weitgehend beeinflußt. Es ist anzunehmen, daß diese Umstände nicht isoliert auftreten, sondern immer kombiniert und daß sie sich in ihrer Wirkung potenzieren.

Die besondere Anfälligkeit des Unterschenkels mit dem spärlichen Weichteilmantel, der zusätzlich häufig durch direkte Traumen geschädigt wird, ist bekannt. Die Tabelle 2 stellt die technischen und indikatorischen Fehler dar, die mit dem aufgetretenen Infekt in Zusammenhang gebracht werden.

Für den Oberarm und den Oberschenkel gelten natürlich die gleichen biologischen Prinzipien, doch ist der Weichteilmantel an diesen Extremitätenabschnitten häufiger dazu in

Hefte zur Unfallheilkunde, Heft 157
Zusammengestellt von J. Poigenfürst

Tabelle 1. Erhöhung des Infektionsrisikos bei Osteosynthesen

1. Falscher Operationszeitpunkt
2. Traumatisierende OP-Technik
3. Lange OP-Dauer
4. Intraop. Komplikationen mit Gefährdung der Asepsis
5. Instabilität durch technische Fehler

Tabelle 2. Technische Fehler bei Osteosynthesen am Unterschenkel mit Infekt (n = 7)

Instabilität: (Cerclagen, zu kurze Platten)	3
Breite Platten, medial	4
Falscher OP-Zeitpunkt	1

der Lage, Fehler „zuzudecken". Das dem jedoch deutlich Grenzen gesetzt sind, sahen wir in 8 Fällen, die die Tabelle 3 aufzeigt.

Die Röntgenbilder zeigen zum Teil gravierende technische und indikatorische Fehler, die es wahrscheilich erscheinen lassen, daß auch die anderen Belange wie Gewebeschonung, Asepsis und Operationsdauer nicht genügend Beachtung fanden. Bei 4 der 8 Patienten waren schon Zweit- und Dritteingriffe vorgenommen worden, bevor sie in unsere Behandlung kamen. Diese erforderlichen Reoperationen allein sind schon mit einem erhöhten Infektionsrisiko behaftet, wobei es sich meistens um die Exazerbation ruhender oder schleichender Infektionen handelt.

Fallbeschreibungen:

Humerusschaftfraktur bei einer 40jährigen Patientin. Die Nagelung, die 2 Wochen nach dem Unfall durchgeführt wurde, ist nicht nur technisch mißlungen, worauf die Radialisdurchtrennung hinweist, sondern auch die Indikation ist falsch, da am Humerus eine stabile Osteosynthese mit dem Marknagel nicht zu erreichen ist. Nach 4 Monaten knöcherner Durchbau und keine Fistel (Abb. 1).

Zwei Monate nach einer Marknagelung mit Verkürzung, Rotationsinstabilität und Infektion kam die 21jährige Patientin zu uns in Behandlung. Die erweiterte Indikation für Marknagelung ist durchaus gerechtfertigt, doch hätten hier zur Stabilisierung zusätzlich Cerclagen Anwendung finden sollen. Der Nagel erscheint zu dünn, da er der Corticalis nirgends schlüssig anliegt. Nach 1 1/2 Jahren ist die Fraktur knöchern durchgebaut und das Bein belastbar (Abb. 2).

Zwei Wochen nach Femurmarknagelung mit Verkürzung und Außenrotationsfehlstellung von 30° wurde der Pat. zur Weiterbehandlung zu uns verlegt. Der Oberschenkel war stark

Tabelle 3. Technische Fehler bei Osteosynthesen an Humerus und Femur mit Infekt (n = 8)

Instabilität durch falsche Plattenlage	4
Instabile Nagelungen	3
Zu kurze Platte	1

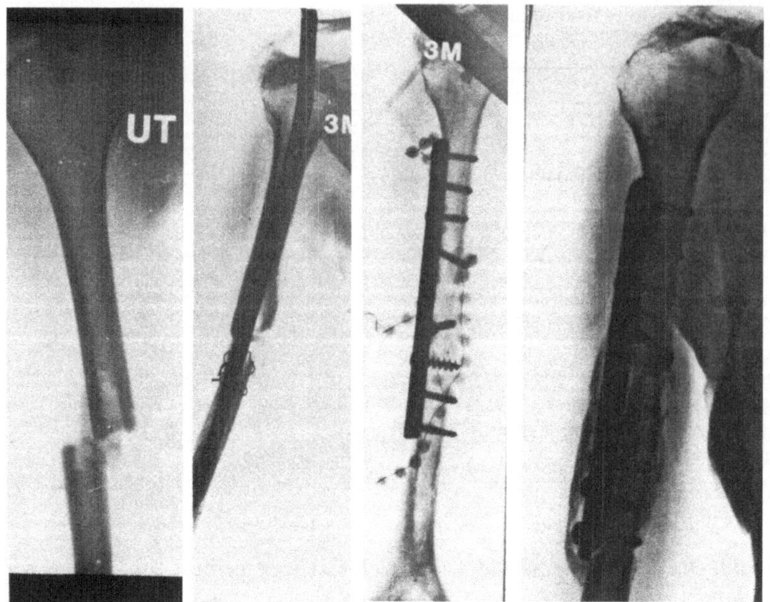

Abb. 1

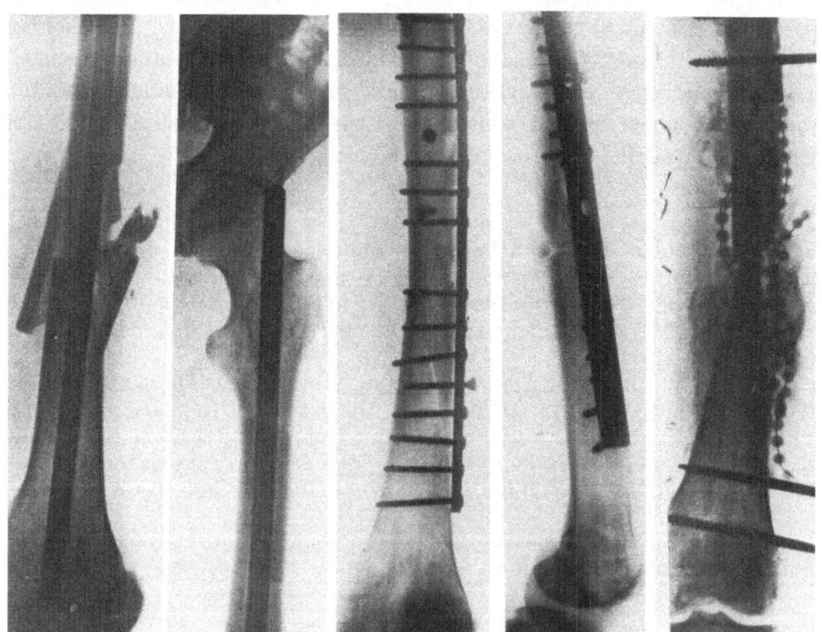

Abb. 2

geschwollen, dennoch wurde der Entschluß zu einer Reoperation gefaßt, da eine Ausheilung in Fehlstellung einen späteren Korrektureingriff nötig gemacht hätte. Nach Plattenosteosynthese in der Laminar-Flow-Kammer kam es zu einem Infekt, der 2 Reoperationen notwendig machte. 14 Monate nach Therapiebeginn ist das Bein belastbar bei rezidivierenden Fisteln (Abb. 3).

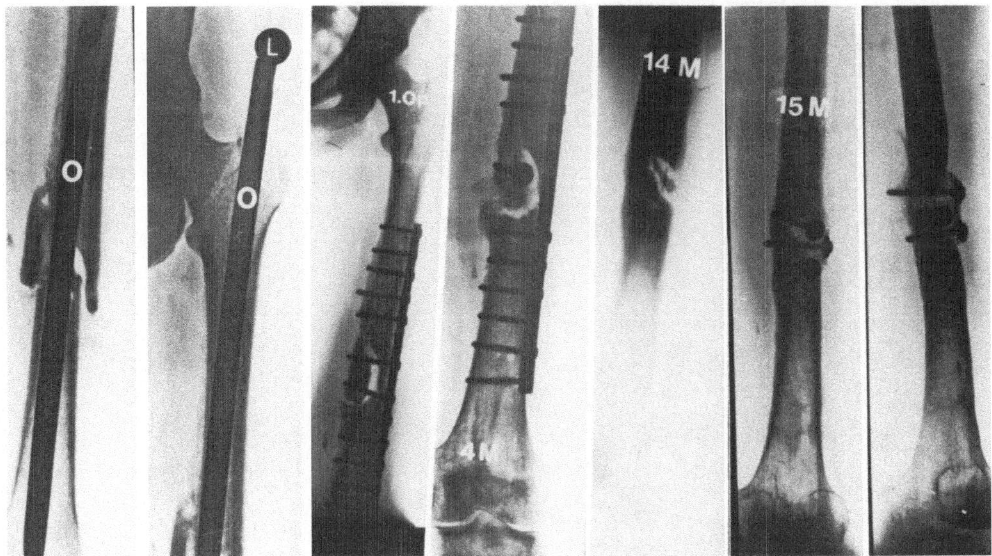

Abb. 3

Ein 40jähriger Patient mit Schenkelhalsfraktur, Femurschaftfraktur und Patellafraktur rechts wurde durch eine fehlerhafte Osteosynthese so lange immobilisiert, bis er ein großflächiges Decubitalulcus entwickelt hatte. 3 Monate nach Unfall erfolgte die Verlegung in unsere Abteilung, wo die Entfernung des Osteosynthesematerials aus der rechten Hüfte und die Versorgung des Decubitalulcus mit Insellappenplastiken vorgenommen wurde. Unter der bestehenden Infektion kam es zu einer weitgehenden Resorption des Oberschenkelkopfes (Abb. 4).

Ein 39jähriger Kollege mit medialer Schenkelhalsfraktur rechts wurde mit einer Winkelplatten-Osteosynthese versorgt. Die Platte ist zu lang und schneidet in das Gelenk vor, da sie offenbar hinter dem Schenkelhals verläuft. Es erfolgte dann das nachträgliche Einbringen einer Zugschraube, die die Situation nicht verbessern konnte. Nach 2 Monaten erfolgte die Umlagerungsosteotomie mit einer Umstellungsplatte, die jedoch auch die Fraktur nicht zum knöchernen Durchbau brachte. In diesem Zustand kam der Pat. in unsere Behandlung. Der intraoperative Situs zeigte, daß die Umstellungsplatte dorsal am Schenkelhals entlang läuft und den Kopf nicht erfaßt. Der Kopf liegt ventral vor dem Gelenk. Klinisch bestand bei starker Schmerzhaftigkeit und Rötung eine Ostitis, die durch Abstriche bestätigt wurde. Bei uns erfolgte Reosteosynthese mit Umstellungsplatte und interfragmentärer Kompression. Der Pat. ist mit Stützen gehfähig, langfristig ist die Prognose jedoch schlecht, da der Kopf in Subluxationsstellung verbleibt (Abb. 5).

Eine 75jährige Pat. wurde nach pertrochantärer Femurfraktur mit einer 130°-Winkelplatte versorgt, die cranial am Schenkelhals perforiert, da gleichzeitig offenbar eine laterale Schenkelhalsfraktur vorliegt und der Kopf in Varusstellung absinkt. Nach 7 Wochen erfolgte eine Reosteosynthese mit einer Pohlschen Laschenschraube. Hier treten röntgenologisch die ersten Zeichen für eine Infektion auf. Nach 8 Monaten steht der Femurkopf in 90°-Varusstellung, die Laschenschraube ist aus dem Kopffragment herausgerutscht, im Bereich des Hüftgelenks bestehen deutliche Osteolysen als Folge der Infektion. Acht Monate nach dem Unfall, die für die Pat. 8 Monate Bettruhe bedeuteten, erfolgte die Verlegung zu uns, wo der totale endoprothetische Hüftgelenksersatz vorgenommen wurde (Abb. 6).

Subtrochantäre Femurfraktur bei einer 38jährigen Patientin. Die 95°-Condylenplatte liegt cranial des Schenkelhalses, die Schrauben erscheinen zu schwach dimensioniert, Zug-

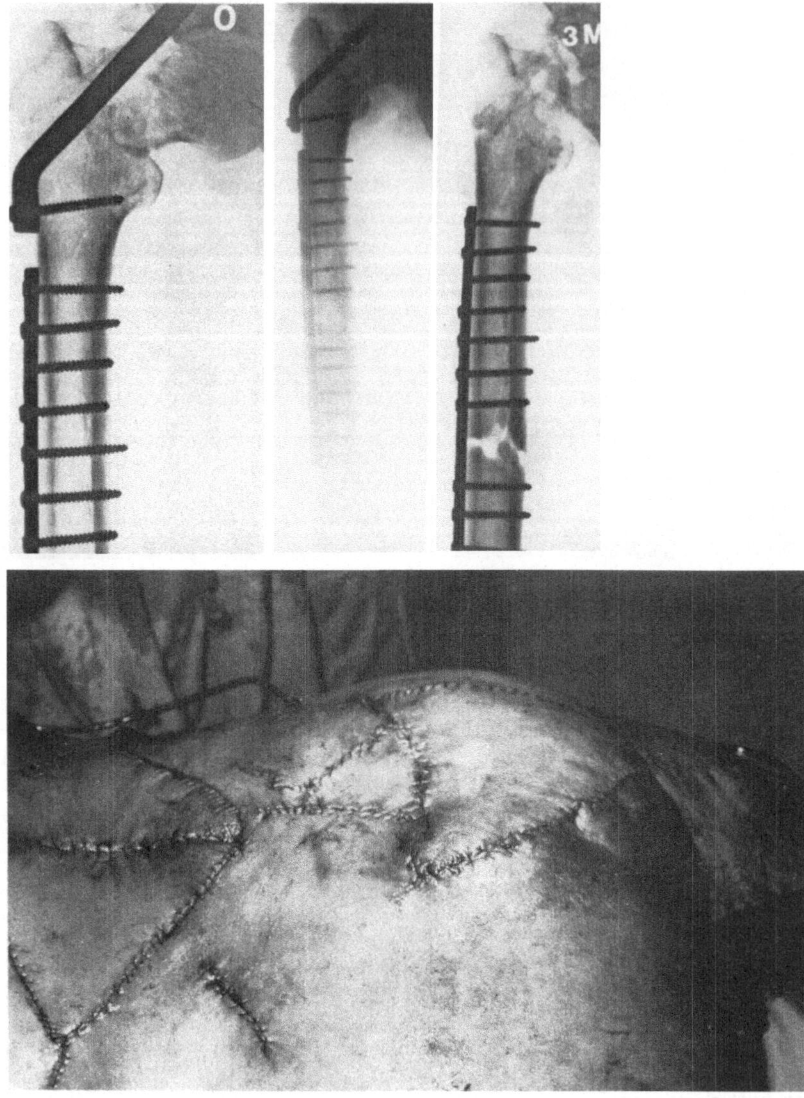

Abb. 4

schrauben sind bei dem Schrägbruch zur Erhöhung der interfragmentären Kompression nicht eingebracht worden. Die Pat. bleibt bettlägerig, es kommt zu einer Infektion, die zur Folge hat, daß das Osteosynthesematerial entfernt wird und eine Extension angelegt wird. Sieben Monate nach dem Unfall erfolgt die Verlegung in unsere Abteilung mit ausgeprägter Inaktivitätsatrophie und Infektionszeichen des proximalen Femur. Um die 83jährige möglichst umgehend zu mobilisieren, wurde als Ausnahmeindikation der totale endoprothetische Hüftgelenksersatz vorgenommen. Trotz des Alters besserte sich der Allgemeinzustand der Pat. unter der Mobilisation (Abb. 7).

Diese Kasuistik verdeutlicht, daß die fast regelmäßige Besiedlung der Operationswunde durch Keime dann gehäuft zu klinisch manifesten Infektionen führt, wenn Gewebeschwellung, Mangeldurchblutung und Atrophie durch Instabilität der Osteosynthese herbeige-

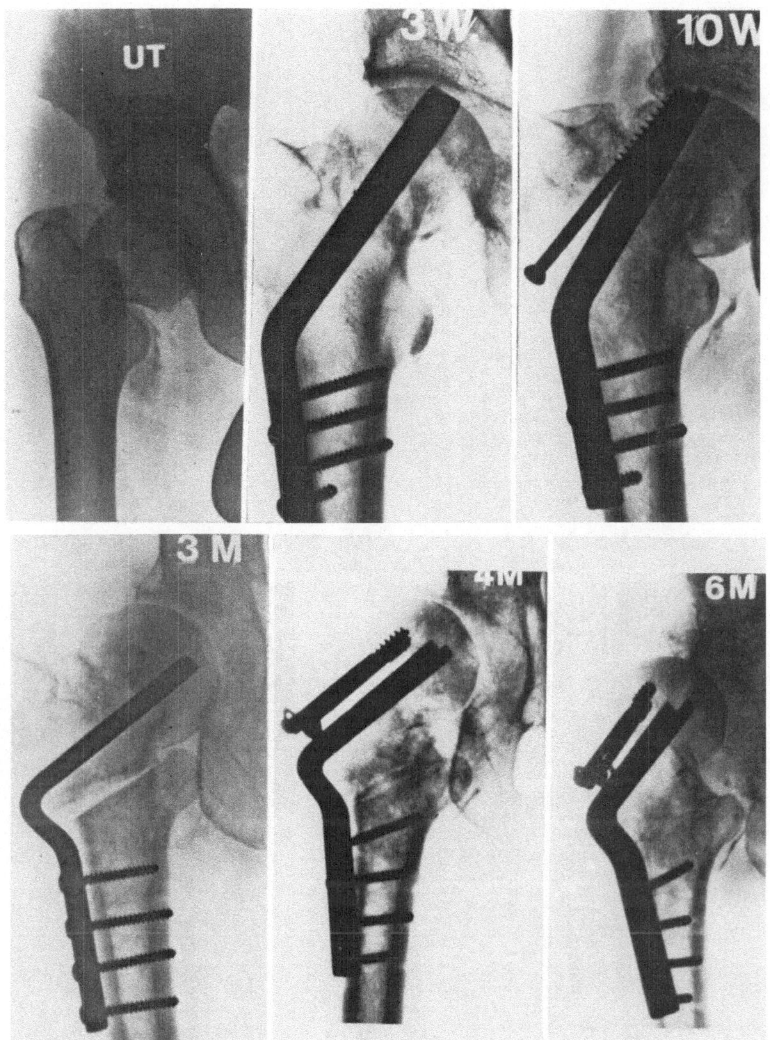

Abb. 5

führt werden und die Lebensbedingungen für die Keime verbessert und die körpereigene Infektabwehr außer Kraft gesetzt werden (Abb. 8).

Besonders für das Femur und den Humerus gilt die Beobachtung, daß nicht jeder operationstechnische Fehler zur Infektion führt aber jeder Infekt, der bei uns zur Beobachtung kam, zeigte schon röntgenologisch nachweisbare fehlerhafte Osteosynthesen, ohne daß die anderen operationstechnischen Details wie Asepsis, Drainagen und Schonung der Weichteile beurteilt werden können.

Die Behandlung von Frakturen sollte deshalb in Zentren durchgeführt werden, die über entsprechende Erfahrung verfügen. Eine sachgerechte sekundäre Versorgung ist besser, als eine primäre, die mit erhöhtem Infektionsrisiko einhergeht.

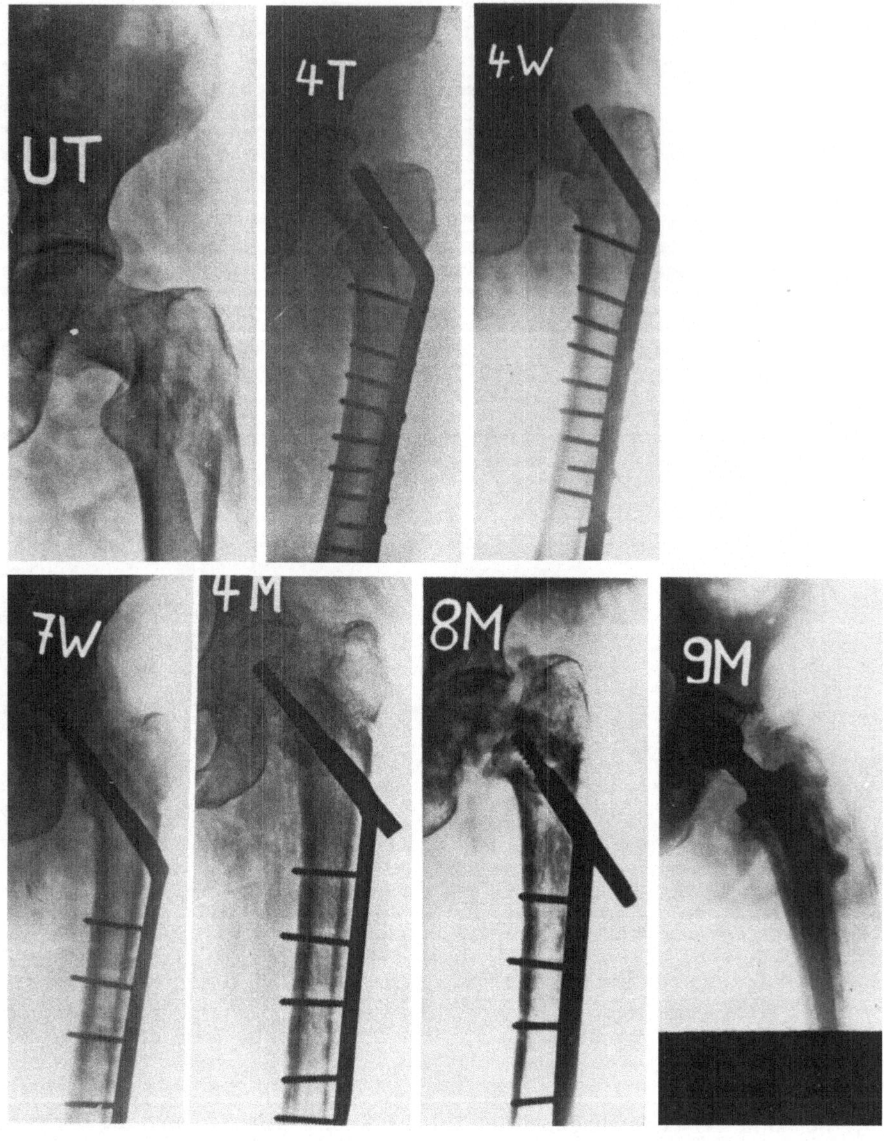

Abb. 6

O
8M

Abb. 7

Instabilität
Schwellung
Mangeldurchblutung
Infekt
Weichteilschaden
Infekt
verzögerte Knochenheilung
Inaktivitätsatrophie

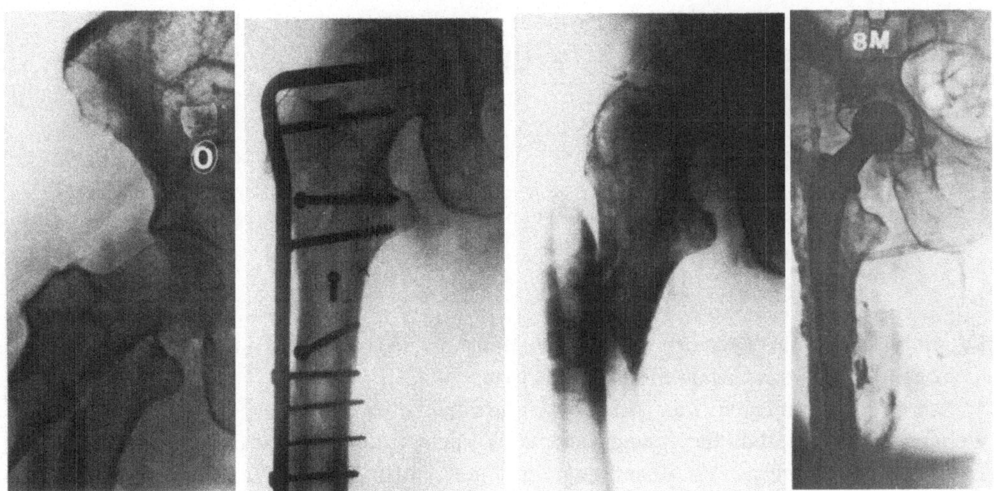

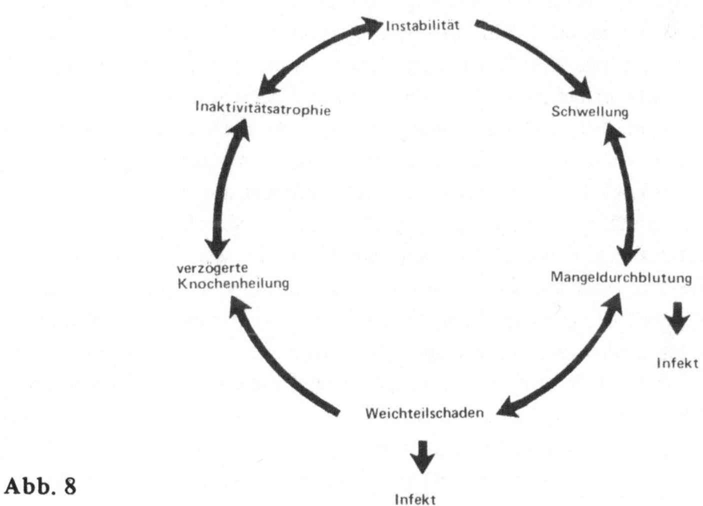

Abb. 8

Ist es zu vertreten, bei offener Fraktur und Plattenosteosynthese, die Platte ohne volle Weichteildeckung liegen zu lassen?

H. Krotscheck

Unfallkrankenhaus Kalwang, A-8775 Kalwang

Für mich lautet die Antwort „nein". Ich hätte die Frage jedoch nicht gestellt, wenn ich nicht gelegentlich das Gegenteil vertreten hörte.

Schon die Durchsicht der offenen Unterschenkelfrakturen des Unfallkrankenhauses Webergasse ergab, daß der spannungslose Wundverschluß nach exakter Reinigung und Excision die günstigste Voraussetzung für einen störungsfreien Verlauf von Wund- und Knochenbruchheilung ist.

Dreißig Jahre später würde ich die damals aus Nachuntersuchung gewonnene Erkenntnis, obwohl sie das gleiche besagt, etwa so formulieren: Bei schwer offener Fraktur muß nach der primären Versorgung der Knochen unbedingt mit ausreichend durchblutetem Gewebe gedeckt sein. Entlastungsschnitte, Verschiebelappen, Scherengitterplastik, Muskelverlagerung, die Dermatomplastik oder temporärer Hautersatz zur Deckung der Hautdefekte erleichtern uns heute diese Forderung wesentlich. Da bei einer schwer offenen Fraktur der Knochen zwangsläufig vom Periost entblößt sein muß, ist eine Plattenosteosynthese an sich gefährlich, erst recht, wenn keine optimale Weichteildeckung möglich ist. Es gelingt nur ausnahmsweise bei freiliegender Platte und Fraktur, ohne Infektion, in auch nur annähernd angemessener Zeit, ganz abgesehen vom Aufwand, eine Konsolidierung zu erreichen. Je weiter der Knochen aus der Wunde ragt und je länger, umso größer ist die Gefahr, daß das Frakturende nicht mehr, oder nur mangelhaft ernährt ist. Zwangsläufig kommt es dann leicht über den Nährboden des nekrotischen Gewebes zum Infekt. Platte oder schlüssiger Marknagel werden die Revascularisierung sicher stören, daher bevorzugen wir bei zweit- und drittgradig offener Fraktur am Unterschenkel die Minimalosteosynthese, also in der Regel den Markdraht.

Eine anatomische und funktionelle Wiederherstellung der verletzten Extremität läßt sich auch auf weniger gefährlichem Wege, eben mit einer Minimalosteosynthese und ruhigstellendem Verband erzielen. Die heute gehörten Zahlen, sowie die Zahlen Korisek bestätigen dies.

Hefte zur Unfallheilkunde, Heft 157
Zusammengestellt von J. Poigenfürst

Infektausbreitung nach Federnagelung

H. Hertz und A. Opitz

I. Universitätsklinik für Unfallchirurgie, Alser Straße 4, A-1090 Wien

Die Federnagelung nach Simon-Weidner und Ender [1, 2, 3] hat sich bei der Versorgung pertrochantärer Oberschenkelbrüche bei älteren Patienten gut bewährt. Die Vorteile dieser Methode sind bekannt:

1. Einfache Operationstechnik,
2. kurze Operationszeit,
3. kleine Operationswunde, die fernab der Fraktur liegt,
4. keine operative Deperiostierung der Bruchzone notwendig,
5. geringe Gefahr für die Bruchzone bei Vorliegen eines sacralen Decubitus.

Für die infektfreie Bruchheilung sind die letzten beiden Punkte von Bedeutung; insbesondere da die Fraktur nicht freigelegt und anatomisch reponiert werden muß. Es kommt dadurch auch nicht durch zusätzliche Deperiostierung zur Bildung von avitalen Keilen. Diese können bei direkter Freilegung der Fraktur durch Nekrose Anlaß zur Knochen- oder Wundheilungsstörung geben.

Anhand unseres Krankengutes von 350 pertrochantären Oberschenkelbrüchen aus 4 Jahren wurde untersucht, wie häufig es nach Infektionen im Bereich der Einschlagstelle der Federnägel zu einer septischen Komplikation im Bereich der Fraktur kam.

Bei diesen 350 pertrochantären Frakturen, die mit Federnägeln stabilisiert wurden, traten 5 oberflächliche Infekte an der Einschlagstelle auf. Bei einem sechsten Patienten kam es zu einem tiefen Infekt, der Patient starb 12 Tage nach der Operation unter den klinischen Zeichen eines septischen Zustandsbildes und einer beidseitigen Pneumonie. Bei diesem Patienten waren die Federnägel wegen einer Parkinsonschen Erkrankung mit Knochenzement im Knochenfenster fixiert worden.

Ein weiterer, auswärts operierter Patient wurde wegen einer tomographisch nachgewiesenen Pseudarthrose behandelt. Bei von Anfang an blanden Verhältnissen an der Einschlagstelle hatte sich, wahrscheinlich auf hämatogenem Wege ein subfascialer Absceß in der Bruchzone entwickelt. Dieser heilte nach Entfernung der Federnägel und Einlegen von Gentamycin-PMMA-Kugelketten in der Extension aus.

Die Infektrate bei unseren 350 Patienten beträgt also 1,7%. Wir können hier zwar nur über Frühinfekte sprechen, die Zahl der Infekte ist aber in Anbetracht des häufig schlechten Allgemeinzustandes dieser Patienten relativ gering. Dies muß aber unter folgenden Gesichtspunkten betrachtet werden:

Einerseits herrschen an der Einschlagstelle der Federnägel für die Infektabwehr günstige Verhältnisse:

Relativ gut durchbluteter spongiöser Knochen, bei sparsamer Deperiostierung gibt es auch an der Einschlagstelle der Federnägel keine infektbegünstigenden avitalen Knochenkeile.

Andererseits kommen möglicherweise schleichende Infekte nicht zum Tragen, da es sich meist um Patienten einer Altersgruppe zwischen 70 und 100 Jahren handelt, die die Komplikationen, die von einem schleichenden Knocheninfekt ausgehen, nicht mehr erleben.

Hefte zur Unfallheilkunde, Heft 157
Zusammengestellt von J. Poigenfürst

Auch kann der oft anerge Zustand der Patienten eine Infektion verschleiern. Von den 5 Patienten, bei denen nach Federnagelung eine oberflächliche Infektion an der Einschlagstelle auftrat, verstarb eine Patientin im Alter von 90 Jahren an cardialen Komplikationen. Bei den anderen Patienten kam die Infektion klinisch zum Stillstand.

Zusammenfassend kann gesagt werden:
Die Methode nach Ender zur Versorgung pertrochantärer Frakturen mit elastischen Rundnägeln ist ein Operationsverfahren, welches eine rasche und schonende Versorgung von älteren Patienten mit pertrochantären Frakturen ermöglicht [4].

Gelingt es, die Spitzen der Federnägel im Femurkopf gut verteilt zu verankern, so können die Patienten schon nach wenigen Tagen mobilisiert werden und zumindest teilbelasten.

Auch die geringe Infektrate spricht für diese Methode, wir beobachteten nur einmal eine Osteitis im Frakturbereich bei blander Einschlagstelle und einen tiefen Infekt.

Literatur

1. Ender HG (1973) Fixation trochanterer Brüche mit Federnägeln nach Ender und Simon-Weidner. Langenbecks Arch Chir 334:935
2. Ender J (1969) Probleme beim frischen per- und subtrochanteren Oberschenkelbruch. Hefte Unfallheilkd 106:2
3. Ender J, Simon-Weidner R (1974) Die Fixierung der Brüche des Trochantermassivs mit elastischen Rundnägeln. Akt Chir 9:71
4. Poigenfürst J, Schnabl P (1977) Multiple intramedullary nailing of pertrochanteric fractures with elastic nails: operative procedure and results, Vol 9. Injury 2:102–113

Verlauf eines Infektes am Unterschenkel bei Markdraht, Marknagel, Platte und Goetze-Cerclage

G. Korisek

Unfallkrankenhaus Kalwang, A-8775 Kalwang

Wir haben über 63 infizierte Frakturen am Unterschenkel (davon 41 offen) aus den letzten 19 Jahren zu berichten. 24 entstammen der eigenen Behandlung (davon 11 offene). 39 Osteosynthesen (18 offene Frakturen) stehen 24 konservativ Behandelten (davon 23 offen) gegenüber. Das Durchschnittsalter betrug 34 Jahre, sowohl bei den Operierten, als auch den nicht Operierten. Wir haben versucht, die Fälle nach der Behandlungsart in 5 Gruppen aufzuschlüsseln.

1. *Minimalosteosynthesen mit Bohrdrähten, AO-Schrauben, Schürch-Ackermannschrauben und Allariaschrauben:* 12 Fälle (4 offen), 11 eigene.

Hefte zur Unfallheilkunde, Heft 157
Zusammengestellt von J. Poigenfürst

Durchschnittlicher stationärer Aufenthalt	44 Tage
Durchschnittliche Dauer der Arbeitsunfähigkeit	144 Tage
Längster stationärer Aufenthalt	116 Tage
Längste Arbeitsunfähigkeit	185 Tage
Durchschnittliche Zahl der Operationen	2,3

2. *Markdrahtungen:* 10 Fälle (9 offen, 5 mit schwersten Weichteilschäden), 9 eigene.

Durchschnittlicher stationärer Aufenthalt	87 Tage
Durchschnittliche Dauer der Arbeitsunfähigkeit	199 Tage
Längster stationärer Aufenthalt	237 Tage
Längste Arbeitsunfähigkeit	349 Tage
Durchschnittliche Zahl der Operationen	2,6

Zur Illustration der ungünstigste Fall: 20jähriger Sägearbeiter, Motorradunfall, drittgradig offene Unterschenkelfraktur mit Weichteilquetschung, zusätzlich schweres Decollement am Oberschenkel, nach Excision primär Markdrahtung, wegen Hautnekrose und Osteitis am Biegungskeil Ausmuldung und Hautplastik, Krankenstand 349 Tage.

3. *Konservative Behandlung:* 24 Fälle (23 offene), 10 eigene.

Durchschnittlicher stationärer Aufenthalt	129 Tage
Durchschnittliche Arbeitsunfähigkeit	312 Tage
Längster stationärer Aufenthalt	282 Tage
Durchschnittliche Zahl operativer Eingriffe	3,1

Längste Dauer der Arbeitsunfähigkeit nicht eruierbar. Verletzter war Schüler, stand aber in jahrelanger Behandlung. Es handelt sich um einen Unterschenkelschaftbruch, primär auswärts mit nicht gespaltenem Oberschenkelgips behandelt. 10 Wochen nach Unfall kam er mit einem von eitrigem Sekret durchweichten Gipsverband zu uns. Die resultierende massive Weichteil- und Knocheneiterung dürfte aber nicht Folge des primär nicht gespaltenen Gipsverbandes gewesen sein. Es dürfte ein begleitender Schienbeinkopfbruch mit Verletzung der Arteria poplitea Ursache der folgenden Komplikationen gewesen sein.

4. *Marknägel:* 7 Fälle (3 offene), 1 eigener.

Durchschnittlicher stationärer Aufenthalt	170 Tage
Durchschnittliche Arbeitsunfähigkeit	391 Tage
Längster stationärer Aufenthalt	246 Tage
Längste Dauer der Arbeitsunfähigkeit	742 Tage
Durchschnittliche Zahl operativer Eingriffe	3,7

5. *Plattenosteosynthesen:* 10 Fälle (2 offene), kein eigener.

Durchschnittlicher stationärer Aufenthalt	316 Tage
Durchschnittliche Dauer der Arbeitsunfähigkeit	684 Tage
Längster stationärer Aufenthalt	399 Tage
Längste Dauer der Arbeitsunfähigkeit	895 Tage
Durchschnittliche Zahl operativer Eingriffe	5,1

Zwei Fälle zur Demonstration: 21jähriger Mechaniker, Schisturz. Geschlossene Unterschenkelfraktur, primäre Plattenosteosynthese auswärts. Wegen Infektes nach 8 Wochen Plattenentfernung, 2mal Spongiosaplastik. Kommt 5 Monate nach Unfall und iatrogener Fraktureröffnung zu uns. Eitert aus mehreren Fisteln. Nach Infektsanierung durch mehrfache Sequestrotomie und Spülsaugdrainage Sanierung der Infektpseudarthrose mit Spongiosaplombe und Phemisterspan. Arbeitsfähigkeit nach 576 Tagen.

34jähriger Forstarbeiter, geschlossener Unterschenkelbruch bei Autounfall, auswärts Plattenosteosynthese am 11. Tag. Kommt 3 Monate nach Unfall, aus 6 Fisteln massiv secernierend, insgesamt 5 Eingriffe. Insgesamt 7mal stationär (240 Tage), Arbeitsunfähigkeit 843 Tage. Dieses Ergebnis ist hinsichtlich der menschlichen und wirtschaftlichen Aspekte katastrophal.

Tabelle 1. Behandlungsdauer und Verlauf infizierter Frakturen am Unterschenkel (1961–1980)

Behandlung	Bohrdraht Schraube	Markdraht	Konservativ	Marknagel	Platte
Gesamtzahl	12	10	24	7	10
(offen)	(4)	(9)	(23)	(3)	(2)
Krankenhaus Tage	44	87	129	170	316
Arbeitsunfähigkeit in Tagen	134	199	312	391	684
Operative Eingriffe	2,3	2,6	3,1	3,7	5,1

Bei 343 in den letzten 12 Jahren mit Goetze-Cerclage Behandelten (davon 2 offene), hatten wir keinen einzigen Knocheninfekt.

Um eine Aussage über die Infekthäufigkeit bei den einzelnen Behandlungsarten machen zu können, ist unser Kollektiv zu klein und enthält zu viele auswärts Vorbehandelte.

Zusammenfassend können wir sagen, daß die Infektionen bei Minimalosteosynthesen mit Bohrdrähten oder Schrauben, sowie die Markdrahtung des Unterschenkels am günstigsten verlaufen, was sich in der stationären Verweildauer, in der Zahl der nötigen chirurgischen Eingriffe und in der Dauer der Arbeitsunfähigkeit eindeutig dokumentiert. Die konservativ behandelten Frakturen mit Knocheninfekt liegen noch deutlich besser als die infizierten Marknagel- und Plattenosteosynthesen. Dazu muß vermerkt werden, daß sich in der Gruppe der Markdrähte und der konservativ Behandelten 98% offene, davon viele mit schwersten Weichteilschäden finden. Wir glauben daher, daß die Markdrahtung in Verbindung mit Ruhigstellung im Oberschenkelgips gerade auch beim offenen Unterschenkelbruch eine gute Indikation hat. Ein Infekt, der auch unter optimalen Voraussetzungen nie sicher vermieden werden kann, verläuft bei den Marknagel- und Plattenosteosynthesen viel dramatischer, wie auch der letzte Fall beweist:

16jähriger Mopedfahrer, geschlossener Unterschenkelbiegungsbruch, nach 12 Tagen auswärts Plattenosteosynthese, kommt nach 8 Wochen mit 2 Stützkrücken voll entlastend, aus 2 Fisteln rinnend. Entfernung zweier Sequester und der Schraube aus dem Bruchspalt und Spülsaugdrainage. Infektsanierung erst nach Plattenentfernung möglich. Behandlungsabschluß nach 12 Monaten. Mittlerweile ist der Patient wieder mit einem Sequester in unserer Behandlung.

Wir wollen unsere Verletzten ohne zwingende Indikation nicht der Gefahr aussetzen, durch unser Tun zu Leidenden zu werden, denn auch in der Traumatologie gilt noch immer als oberste ärztliche Maxime „nihil nocere“.

Diskussion der Vorträge von H. Jahna bis G. Korisek, S. 80–104

Kutscha-Lissberg, Neunkirchen: Ich danke den Rednern und eröffne die Diskussion. Ich glaube, wir sollten zuerst den Vortrag von Herrn Jahna diskutieren.

Korisek, Kalwang: Ich habe eine Frage. Ich nehme an, ich habe die Diapositive richtig gedeutet, daß bei den offenen Frakturen, die markgedrahtet wurden und auch bei dem einen Marknagelfall, eine operative Verkürzung der Fragmente vorgenommen wurde. Ich möchte darauf hinweisen, daß das eben bei der offenen Fraktur wohl oft sehr wichtig ist.

Jahna, Wien: Ich glaube, das ist überhaupt der wesentlichste Punkt dabei. Der Markdraht – die Minimalosteosynthese – hat drei Vorteile: Man verkürzt in der Bruchstelle, dadurch heilt der Knochen schneller und vor allem glauben wir auch, daß die Weichteilschädigung dann geringer ist, denn wenn ich einen stark gequetschten, offenen Unterschenkel mit stark gequetschter Muskulatur ideal aufeinanderstelle, dann muß es, zumindest meiner Meinung nach, zwangsläufig mehr zu Knochennekrosen kommen, als wenn ich das nicht mache. Also die Verkürzung ist das wirklich Wichtige. Das zweite ist, wir haben jetzt in der Osteologiesitzung und auch heute wieder gehört, daß zum Beispiel unter der Platte das Periost doch Schaden nimmt und das Periost ist eben wichtig für die Heilung, und daß der Marknagel auch wieder das Endost schädigt. Wenn ich also keine Schädigung des Periostes und keine Schädigung des Endostes habe, und wenn ich eine kurze Operationsdauer habe und noch durch einen richtig angelegten Gipsverband eine entsprechend gute und ausreichende Ruhigstellung, dann glaube ich, müssen zwangsläufig die Infektionsraten geringer sein. Bitte, das ist zumindest meine Meinung und da wir es an unserem Material bestätigt gefunden haben, sehen wir keinen Grund davon abzugehen.

Ich habe, um die Markdrahtung und auch die Ausheilungsergebnisse ein bißchen plastischer zu machen, für Leute, die sich interessieren, eine lückenlose Serie der ersten hundert offenen Unterschenkelbrüche aus diesem Material zusammengestellt. Man kann diese Mappe durchblättern und wird sehen, daß wunderschöne, achsengerechte, glatte Heilungen mit diesen einfachen Methoden entstehen können und einer relativ geringen Infektionsrate.

Martinek, Wien: Wir haben doch durch lange Jahre immer wieder gehört, daß zur Verhinderung einer Infektion die absolute Ruhigstellung einer der wesentlichsten Faktoren ist. Und nun sehen wir laufend Bilder von Markdrahtungen – ist die Markdrahtung stabil geworden oder brauchen wir die Stabilität nicht mehr? Wir nehmen den Spanner dazu. Wir schädigen dadurch auch nicht Endost oder Periost. Die Operation dauert 20 min und wir können dadurch doch, glaube ich, besser die meist schwer traumatisierten Weichteile pflegen und können auf die zusätzliche Ruhigstellung im Gipsverband verzichten.

Jahna, Wien: Ich glaube, es wäre sehr interessant, wenn jemand zur Infektionsrate nach dem Spanner Stellung nehmen könnte. Wir haben keine eigene Erfahrung. Der Spanner ist meiner Meinung nach absolut diskutabel, nur möchte ich eben sagen, die Markdrahtung gibt selbstverständlich ohne entsprechenden Gips keine Ruhigstellung, aber mit dem Gips zusammen gibt sie eine, wie die Praxis zeigt, ausreichende Ruhigstellung. Trotzdem gebe ich Ihnen gerne recht, daß zum Beispiel für die drittgradige Fraktur der äußere Spanner absolut diskutabel ist. Nur haben wir keine eigene Erfahrung – folgedessen kann ich nichts sagen.

Krotscheck, Kalwang: Sicherlich ist der Fixateur externe eine optimale Methode zur Versorgung schwerst offener Unterschenkelfrakturen. Nur, wenn jemand den äußeren Spanner bei einem schwer offenen Unterschenkelbruch, bei dem er Hautplastiken machen muß, Verschiebelappen oder Muskeltranspositionen, in 20 min anlegt, da will ich gern dabei sein. Ich kann es nicht. Außerdem muß man doch dazu sagen, es ist ja die Markdrahtung, wenn sie möglich ist, ein unerhört einfaches, rasch durchführbares Verfahren, gibt ausreichende Stabilität um dann einen entsprechenden Wundschluß zu erzielen, und die Tatsache, daß eine absolute Stabilisierung des Knochens vorhanden sein muß, um eine Infektion zu vermeiden, ist doch eine reine Theorie, das beweisen ja schließlich die Zahlen, die wir heute gehört haben. Denn die äußere Fixation in einem gut sitzenden Gipsverband genügt dazu sicher, wobei es sicherlich sogar oft so ist, daß eine rechtzeitige Kompression manchmal erstrebenswert wäre, aber da bewegen wir uns eben zwischen den Problemen ausreichender Durchblutung, Ödem, Kompression.

Martinek, Wien: Nur zur Richtigstellung. Die 20 min bezogen sich auf das Anlegen des Spanners, nicht auf die Hautplastik und den Spanner kann man in 20 min, glaube ich, also schon montieren.

Vecsei, Wien: Herr Jahna, sind diese Fälle, die Sie da vorgestellt haben, alle in Ihrer Hand geblieben, bis zum Schluß der Behandlung?

Jahna, Wien: Wie es in Unfallkrankenhäusern üblich ist, sind die alle in unserer Hand geblieben – bis zum Ende der Behandlung. Wir glauben es zumindest. Von denen, wo ich es gezeigt habe, und von den hundert, die ich da habe, sind sie alle geblieben. Daß der eine oder andere trotzdem hinausgeschlüpft ist, das kann ich bei den geschlossenen nicht sagen, bei den 310 offenen kann ich es sagen.

Vecsei, Wien: Des weiteren hätte ich an und für sich Bedenken. Ich glaube, in irgend einer Art und Weise müssen wir eine verschiedene Sprache reden. Wenn ich mir eine drittgradige Fraktur vorstelle, die Sie markdrahten und anschließend gipsen können – bei größten Hautdefekten – und ich widerspreche da vielleicht etwas sinngemäß Herrn Krotscheck, daß da primäre Verschiebelappenplastiken und dergleichen mit angeschlossen werden müssen – dann verstehe ich nicht, wie Sie das schaffen.

Jahna, Wien: Sie sind gerne eingeladen, nachher die Mappe anzuschauen. Sie werden aus den Röntgenbildern sehen, daß da drittgradige offene Frakturen waren und Sie werden sehen, es sind zum Beispiel bei dieser Serie 7 Stückbrüche dabei, wo schon aus dem Röntgenbild zu sehen ist, daß sie eindeutig drittgradig offen waren.

Vecsei, Wien: Aber das Problem sind ja nicht die Knochen, nicht die Röntgenbilder. Die Probleme sind ja die Weichteile. Sie zeigen ja ununterbrochen Röntgenbilder.

Jahna, Wien: Richtig. Es ist ja nur hier von den Knocheninfektionen die Rede und die Knocheninfektion, Herr Vecsei, kann man am Röntgenbild sehr wohl erkennen. Daß man trotz der Markdrahtung selbstverständlich Hautnekrosen bekommt – sekundäre – und dann sekundäre Hautplastiken machen muß, das ist völlig unbestritten, das steht nicht zur Debatte, sondern es geht lediglich um das Problem der Knocheninfektion und um das handelt es sich. Und die Knocheninfektionen können Sie sich gerne anschauen, ob Sie einen hier dabei finden.

Schedl, Wien: Ich möchte Herrn Primarius Jahna fragen, wie lange er im Durchschnitt im Gipsverband ruhigstellt und ob nach abgeschlossener Infektion, nach Infektionsheilung, er die funktionellen Ergebnisse im Sprunggelenk und im Kniegelenk geprüft hat und wie diese aussehen.

Jahna, Wien: Wir haben 13 Infektionen gehabt. Das Kniegelenk ist praktisch bei allen, mit Ausnahme von geringen Beugebehinderungen frei geworden. Das Sprunggelenk hat selbstverständlich bei den 13 infizierten Fällen entsprechende Bewegungseinschränkungen gehabt. Die Nachuntersuchung, die klinische Nachuntersuchung, dieser 310 schwer offenen Frakturen ist ausständig. Wir werden die jetzt machen und werden dann ebenso genaue Nachuntersuchungsergebnisse liefern, wie wir es zum Beispiel bei den distalen Unterschenkelbrüchen gemacht haben. Das ist ohne Zweifel noch ausständig. Darüber kann ich beim offenen Bruch noch nichts sagen. Aber wir wissen aus der klinischen Erfahrung, daß zum Beispiel ein Kniegelenk auch nach einer mehrmonatigen Gipsruhigstellung, und es sind Ruhigstellungen zwischen 3 bis 5 Monaten notwendig, nicht versteift. Beim Sprunggelenk sind natürlich gewisse Bewegungseinschränkungen da.

Rudolph, Rotenburg: Herr Jahna, eine Frage zu den drittgradig offenen Frakturen. Wie hoch ist Ihre primäre Amputationsrate und welche Indikationstellung für die Amputation?

Jahna, Wien: Die primäre Amputationsrate – ich kann sie Ihnen jetzt beim besten Willen nicht auswendig sagen. Ich werde Ihnen schriftlich auf diese Frage Antwort geben. Entschuldigen Sie, das kann ich jetzt nicht sagen.

Möseneder, Salzburg: Ich glaube, eine kleines Geheimnis bei den phantastischen Erfolgen von Primarius Jahna liegt vielleicht darin, daß er zusätzlich einen Gipsverband und damit ja auch die Weichteile ruhigstellt. Denn beim Fixateur externe wird der Fuß, das Knie bewegt. Bei der Platte wird sehr häufig auch zunächst am Anfang kein Gips angelegt, und die Infektion geht ja nicht immer primär vom Knochen aus, sondern sie beginnt ja sehr häufig in den Weichteilen, in irgendeiner Nische, und wenn nun auch die Weichteile durch einen Gipsverband ruhiggestellt sind, ist vielleicht auch hier ein kleines Geheimnis der minimalen Infektionsrate.

Jahna, Wien: Ich darf vielleicht von den offenen Frakturen – ich habe hier noch eine Zahl gefunden, die zumindest einen Teil beantwortet über den Schweregrad. Von den 310 offenen Frakturen gehörten 162 Schweregrad I, 96 Schweregrad II und 62 dem Schweregrad III an. Also ich glaube, daß da hier nur leichte Frakturen mit der Markdrahtung behandelt worden sind, kann man sicher nicht sagen.

Krotscheck, Kalwang, Ich muß Herrn Vecsei da antworten. Die Markdrahtung gibt ausreichende Stabilität um einen Verbandwechsel durchführen zu können, das heißt, ich kann eine schwere offene Fraktur, bei der ich also Hautplastiken, Verschiebelappen, etc., durchgeführt habe, ohne weiteres aus dem Gipsverband herausheben und inspizieren. Und das ist ja auch dann die Möglichkeit, daß man frühzeitig Kompressionsverbände anlegt, eventuell oberflächliche Hautnekrosen excidiert, also das geht ohne weiteres, zumindest nach meiner Erfahrung und die schwer offene Fraktur, die drittgradig offene Fraktur, läßt sich sicherlich unter Umständen mit dem Fixateur externe, aber einfacher mit dem Markdraht behandeln.

Kutscha-Lissberg, Neunkirchen: Ich möchte hiermit die Diskussion über den Vortrag von Herrn Jahna abschließen und den zweiten Vortrag von Herrn Schreinlechner diskutieren. Gibt es hier Wortmeldungen?

Jahna, Wien: Ich glaube, wir müssen für diese Aufdeckung sehr dankbar sein, es bedarf nämlich einer großen Überwindung, das ist ohne Zweifel richtig, und ich möchte jetzt nur etwas fragen. Ich wäre sehr glücklich gewesen, wenn sehr viele AO-Leute zur Infektionsrate nach verplatteten offenen Unterschenkelfrakturen Stellung nehmen würden. Wie hoch liegt die Infektionsrate beim offenen Unterschenkel nach der Platte und was wird als tragbare Infektionsrate noch angenommen? Beim letzten AO-Kurs, der jetzt in Österreich war, ist gesagt worden, daß nach offener Unterschenkelfraktur eine Infektionsrate von 8% tragbar sei. Mir erscheint das schon sehr hoch. Kann da vielleicht noch jemand aus dem Publikum zu der offenen Fraktur Stellung nehmen? Wie hoch ist die Infektionsrate bei der offenen Fraktur?

Tscherne, Hannover: Ich glaube, man muß da bei der offenen Unterschenkelfraktur mehrere Probleme sehen. Zunächst einmal sollte man sich nicht immer als erstes Prinzip fragen, wie operiere ich oder wie osteosynthetisiere ich eine offene Fraktur. Man sollte zunächst einmal fragen, wie behandle ich sie. Es gibt sicher eine ganze Reihe von Fällen von offenen Tibiafrakturen, die man sehr gut auch konservativ behandeln kann, und ich glaube auch nicht, daß Herr Jahna alle Frakturformen am Schaft mit einer Markdrahtung versorgen kann. Ich habe keinen Anlaß an den Ergebnissen von Herrn Jahna zu zweifeln, man kann ihm zu diesen guten Ergebnissen sicherlich gratulieren. Wir überblicken eine Serie von über 500 offenen Frakturen bei einer Gesamtinfektrate von 5% und wir liegen an der Tibia – fast die Hälfte dieser Fälle sind offene Tibiaschaftbrüche – bei etwa 8% Infekten. Aber man muß jetzt dazu vielleicht eines sagen: die Infektion ist ja nicht die einzige Komplikation bei einer offenen Fraktur. Es gibt eine ganze Reihe anderer Komplikationen. Entscheidend für mich ist die Frage, wie ist das Endresultat und in welcher Zeit kann ich dieses Endresultat erreichen? Das müssen wir einmal sehen. Es gibt also durchaus auch Möglichkeiten mit anderen Methoden gute Ergebnisse zu erzielen. Ich fühle mich jetzt nicht als AO-Mann, das möchte ich jetzt gleich dazu sagen, ich möchte also hier nicht als reiner AO-Mann abgestempelt werden und wir sind sicherlich eine der Kliniken, die sehr viel auch konservativ behandelt. Aber entscheidend, wie gesagt, ist das Endergebnis. Das kann man eben mit verschiedenen Methoden, zum Beispiel auch mit dem Fixateur externe, aber auch mit einer Plattenosteosynthse erreichen.

Jungbluth, Hamburg: Auch ich möchte zunächst Herrn Jahna gratulieren für die hervorragenden Ergebnisse. Auch wir konnten nicht solche Ergebnisse vorweisen, das muß ich dazu sagen. Allerdings ist in unserem Krankengut ein großer Prozentsatz wirklich schwerst offener Frakturen vorhanden, für die wir keine Möglichkeit sehen, sie praktisch in einem Gipsverband ausreichend zu stabilisieren, einschließlich der Weichteile. Nun, wir haben eine Infektionsquote für erstgradig und zweitgradig offene Frakturen von 6% am Unterschenkel und von 18%–20% bei drittgradig offenen Frakturen, allerdings muß man dabei auch ein bißchen auf die Definition achtgeben, denn drittgradig offene Frakturen infizieren sich mehr oder weniger eigentlich fast alle, zumindest zeigt sich eine Keimbesiedelung und man kann später schlecht feststellen, auch im Röntgenbild schlecht feststellen, ob es sich bei größeren Defekten die ausheilen, nun primär um eine Infektion handelte, oder ob es aufgrund von Reparationsvorgängen dann eine Sklerosierung im Rahmen der Reparationsvorgänge ist. Darauf möchte ich vielleicht noch hinweisen.

Hierholzer, Duisburg: Ich glaube, wir hätten uns viel eher zu der Frage geäußert, Herr Jahna, wenn es darum gegangen wäre, die Pathophysiologie der Frakturheilung und die Komplikationen an sich zu diskutieren. Keiner von uns hat so niedrige Infektionsraten wie Sie sie vorweisen, aber ich möchte noch einen anderen Gesichtspunkt mit in die Diskussion bringen. Wir haben mehrere hundert Pseudarthrosen nachuntersucht und uns bemüht, die Ursachenfaktoren zu ergründen und da zeigt sich, daß ganz überwiegend die instabile Fraktur als Ursache für eine solche verzögerte Bruchheilung anzusehen ist. Und wenn wir die Komplikationen dahingehend besprechen, müssen wir natürlich auch die Pseudarthroserate und damit die Ursache, nämlich die instabile Frakturbehandlung, mit einbeziehen. Die Frage, wie man eine Osteosynthese vornehmen soll, finde ich, stellt sich anders dar, wenn man die Pathophysiologie der Wundheilung und die Realität der Wundheilung diskutiert. Es ist für mich ganz zweifelsfrei, daß man unter einem Gips eine Wunde, die infiziert ist, einhergehend mit einer Quetschung, wesentlich schlechter klinisch behandeln kann, als eine Wunde die offen liegt, zum Beispiel mit dem Fixateur externe. Aber mit Sicherheit haben wir in unseren Kliniken nicht so niedrige Infektionsraten wie Sie sie angeben.

Kutscha-Lissberg, Neunkirchen: Danke. Nun zum nächsten Vortrag von Herrn Dremsek und Herrn Zifko. Gibt es hier Wortmeldungen? Wenn dies nicht der Fall ist, zum Referat von Herrn Wallraf und Herrn Weiss über die Infektionsrate nach primärer und sekundärer Osteosynthese geschlossener Frakturen bei Polytraumatisierten.

Jahna, Wien: Ich hätte hier nur eine Frage. Es ist nur global hier von primärem und sekundärem Eingriff gesprochen worden. Ich glaube aber, daß da ein wesentlicher Unterschied ist. Wenn ein Polytraumatisierter zum Beispiel mit einem offenen Unterschenkelbruch und offenen Oberschenkelbruch kommt, dann versorgen wir immer primär, auch mit einer Minimalosteosynthese – wie gezeigt – den Unterschenkel. Denn wenn wir da warten, dann bekommen wir Hautnekrosen. Dann bekommen wir Hautnekrosen durch Druck der Fragmente von innen. Am Oberschenkel hingegen sehen wir keine Indikation, daß man den primär versorgen soll, sondern da wird wundausgeschnitten und sekundär, erst nach Abklingen des Schocks, wird genagelt. Also ich glaube, man müßte hier doch wissen, wo war primär – sekundär – worum handelt es sich da – bei diesen Polytraumatisierten.

Wallraf, Essen: Also zunächst mal der Zeitraum. Unter Primärversorgung haben wir verstanden die Versorgung innerhalb der ersten 24 Std. Die Sekundärversorgung hing natürlich vom Zustand des Patienten ab, wobei wir im Schnitt etwa zwischen dem 4. und 7. Tag chirurgisch weiterversorgen konnten, aber auch noch wesentlich später – vor allem die komplizierten Frakturen am Hüftgelenk, die meist erst wesentlich später, also nach 2 oder 4 Wochen durchgeführt werden konnten. Bei der osteosynthetischen Versorgung haben wir grundsätzlich die stammnahen Frakturen bevorzugt, und zwar auch aus pflegerischen Gründen, weil natürlich ein nicht versorgter Oberschenkel in der Extension liegen muß und daß das, wenn es sich über mehrere Tage erstreckt, doch unter Umständen schwere pflegerische Probleme aufwerfen kann. Die offenen Frakturen haben wir, wie eben gesagt, alle primär versorgen können. Darüber waren wir natürlich froh. Das hängt natürlich immer von der Verletzungsschwere und auch von der Qualität der Schockbehandlung, also auch der Anasesthesisten ab.

Korisek, Kalwang: Ich möchte nur anmerken, daß die Behandlung eines Oberschenkelbruches in Extension, wenn man darin einigermaßen geübt ist, auch für das Pflegepersonal keine unüberwindlichen Hindernisse darstellt.

Krotscheck, Kalwang: Das gilt auch für die absolute Stabilität. Es hätte eigentlich ein Oberschenkelbruch in Extension nie fest werden dürfen, wenn das zuträfe, was wir vorhin gehört haben, daß nämlich die Pseudarthrose eine reine Folge der Instabilität ist.

Schmit-Neuerburg, Essen: Ich möchte erläuternd etwas zu dem Bericht von Herrn Wallraf sagen. Es ist natürlich so, daß wir bei einer zweitgradig offenen Unterschenkelfraktur oder erstgradig offenen Oberschenkelfraktur genauso verfahren, wie Sie es gesagt haben, Unterschenkel hat Vorrang. Wenn beide erstgradig offen sind durch Spießungswunden, dann würden wir im Interesse der sofortigen Stabilität beide Frakturen sogar verplatten, damit wir den Patienten praktisch stabil haben, das ist ein ganz entscheidender Vorteil. Die Sekundärversorgung, ganz gleich, ob die Frakturen erstgradig offen, zugenäht, oder geschlossen waren, hat den großen Nachteil, daß sie praktisch erst frühestens um den 11. Tag erfolgt, und das ist der Zeitpunkt des immunologischen Tiefs, wo gar keine Abwehrkräfte vorhanden sind und dort geht es dann eben sehr schnell schief. Aber an sich ist es so, daß wir die offenen Frakturen alle primär stabilisieren und da ganz eindeutig den Fixateur externe bevorzugen und ich stimme Ihnen zu, entscheidend ist, es muß stabil sein – Knochen und Weichteile. Wie man es macht? - so wie es jeder am besten kann.

Kutscha-Lissberg, Neunkirchen: Ich möchte nun aufgrund der fortgeschrittenen Zeit die Diskussion beenden und erlaube mir noch eine Schlußbemerkung.

Meine Damen und Herren, diese Diskussionsrunde wurde vorwiegend geprägt von den Ergebnissen von Herrn Jahna, beziehungsweise von den Ergebnissen von Herrn Schreinlechner. Ich halte das Krankengut aus dem Unfallkrankenhaus Lorenz Böhler durchaus insoferne für repräsentativ, weil wir alle wissen, daß hier erstens eine ausgezeichnete Operationstechnik und zweitens eine ausgezeichnete Asepsis vorhanden ist. Nicht umsonst hält Professor Böhler immer wieder sein Referat am AO-Kurs über Asepsis und man sieht, daß er auch eine dauernde Überwachung in seinen Operationsräumen durchführt. Mit anderen Worten, man muß diese hohe Infektionsrate doch der Methode auflasten und ich halte, je länger ich bei der Unfallchirurgie bin, die Platte am Unterschenkel für einen ausgesprochen technisch schwierigen Eingriff – sie ist nichts für Anfänger – ist auch biomechanisch oft recht schwer zu verstehen und wenn jetzt noch dazu von der Fraktur her, beziehungsweise von den Weichteilen, Schwierigkeiten dazu kommen, kann es sehr leicht zu solchen

Ergebnissen kommen, wie sie Herr Schreinlechner aufgezeichnet hat. Ich glaube, man sollte so vorgehen, und das habe ich in meinem Krankenhaus bisher gemacht, daß der Platte am Unterschenkelschaft nur eine ganz geringe Bedeutung zukommen sollte und sie nur in Ausnahmefällen zu verwenden ist. Ich darf die Diskussionsrunde beenden und wir treten in die Pause ein. Danke!

D. Die frühinfizierte Fraktur und ihre Therapie

Die Früherfassung infizierter Osteosynthesen. Langzeitkontrollen eines geschlossenen Kollektivs

B. Roth[1], H. Willenegger[2] und J. Müller[1]

[1] Chirurgische Klinik des Kantonsspitals Liestal, CH-4410 Liestal
[2] AO-International, Murtenstraße 35, CH-3008 Bern

Auch unter besten Bedingungen lassen sich gelegentliche postoperative Wundinfektionen nach Osteosynthese nicht vermeiden. Was sich aber in vielen Fällen vermeiden läßt, ist der Ausgang in verschleppte und chronische Stadien, die zeitlich und chirurgisch mit aufwendigen Sanierungsmaßnahmen und zudem mit einem beträchtlichen Ansteigen der Invaliditätsrate verbunden sind. Dazu braucht es jedoch frühzeitige Erfassung und sofortige chirurgische Behandlung – sehr wichtige taktische Gesichtspunkte, die leider noch viel zu wenig beachtet werden.

Aus diesem Grunde haben wir sämtliche postoperativen Infektionsfälle nach Osteosynthese zusammengestellt, die während der Amtszeit von *Willenegger* an der Liestaler Klinik auftraten und die alle nach diesen Grundsätzen behandelt wurden. Es ist ein Kollektiv von 63 Infektionsfällen, die innerhalb von 20 Jahren auftraten. Alle Fälle konnten bis zum Abschluß der Behandlung verfolgt werden. Bei 47 Patienten, zum Teil weit hergereist, war es außerdem möglich, eine Spätkontrolle durchzuführen; bei 7 nicht erreichbaren Ausländern standen die abgeschlossenen Suva-Akten zur Verfügung; bei 9 Verstorbenen konnte man sich auf folgende Angaben stützen: Ambulatoriumsakten, Hausärzte, Angehörige, Autopsien.

Tabelle 1 vermittelt die Kasuistik: Tibia und Femur machen rund 2/3 der Fälle aus. Rund die Hälfte betreffen Plattenosteosynthesen. Dann folgen die Marknagelung und andere Osteosynthesen.

Tabelle 2 zeigt das taktische Vorgehen: frühzeitige Diagnose und sofortige chirurgische Behandlung!

Die diagnostischen Kriterien waren immer *klinischer* Art. Es hat sich gezeigt, daß das häufige und regelmäßige Zählen der Leukocyten oft aussagekräftiger war als der Temperaturverlauf. Die Früherfassung bezog sich nicht nur auf den Zeitraum bis zur Wundheilung. Gerade nach Marknagelung und anderen, primär tiefen Infekten traten die klinischen Infektionszeichen meistens verzögert in Erscheinung: 2, 3, 4 Wochen nach Osteosynthese. Darum verstanden wir unter dem Begriff „Früherfassung" nicht das zeitliche Manifestwerden der Infektion der Osteosynthese, sondern das sofortige chirurgische Eingreifen,

Hefte zur Unfallheilkunde, Heft 157
Zusammengestellt von J. Poigenfürst

Tabelle 1. Postoperative Wundinfektion nach Osteosynthese. Kasuistik (63 Fälle 1955–1974)

	Geschlossene Fraktur	Offene Fraktur	Platten	Marknägel	Anderes
32 Tibia			18	13	1 Bündel-Nagelung
Schaftmitte	10	14			
proximal	3 (2 Osteotomien)				
distal	5	–			
14 Femur			9	5	
Schaft	10	–			
pertroch.	4	–			
1 Humerusschaft	1	–	1		
3 Ulnaschaft	3	–	3		
5 Malleolen	4	1			5 komb. Osteosynthesen
2 Radius loco classico	2	–			2 Spickdrähte
1 Calcaneus	–	1			1 Schraube
1 Unterkiefer	1	–			1 Spickdraht
1 Habit. Schulterluxation	1	–			1 Schraube
3 Infekte an Extensionen	3				3 (2 Schrauben, 1 Steinmann-Nagel)
			31	18	14

Tabelle 2. Postoperative Wundinfektion nach Osteosynthese

Taktik
Frühzeitige Diagnose Sofortige chirurgische Behandlung
Diagnostische Kriterien: 1. Klinische Manifestation: – örtliche Symptome – Fieberkurve – Leukocyten 2. Zeitliches Auftreten der Infektion: a) Vor Abschluß der Wundheilung b) Verzögert
Procedere: immer chirurgisch! Wunderöffnung Belassen stabiler Implantate Spül-Saugdrainage Offene Wundbehandlung

sobald die ersten klinischen Infektionszeichen auftraten, gleichgültig ob sich die Wundinfektion noch *vor* Abschluß der Wundheilung oder erst später manifestierte.

Das therapeutische Vorgehen muß *immer chirurgisch* sein: Wunderöffnung, Belassen stabiler Implantate, Spül-Saugdrainage, offene Wundbehandlung. Gegenüber der geschlossenen Spüldrainage sind wir nach wie vor sehr skeptisch geblieben. Es mag Ausnahmeindikationen geben, etwa bei der äußerst frühzeitigen Erfassung und Ausräumung ganz frisch infizierter Hämatome.

Mit systemischen Antibiotica waren wir zurückhaltend und haben sie nur kurzfristig, gleichzeitig mit der Wunderöffnung eingesetzt. Niemals dienten Antibiotica zur Befolgung einer abwartenden Behandlungstaktik! Im Vordergrund stand die chirurgische Früherfassung. Zur Spülung diente Ringer-Lösung, in den ersten 5–6 Jahren mit Chloromycetin-Zusatz. Später wurde Polybactrin verwendet (Neomycin, Bacitracin, Polymycin), 1 g Trockensubstanz auf 1 l Ringer-Lösung. Der antibiotische Zusatz wurde in der Regel auf 1 Woche beschränkt. Weitere Spülungen erfolgten mit Ringer-Lösung allein.

Warum sind frühzeitiges Erfassen und sofortiges chirurgisches Vorgehen so wichtig? Weil der Knochen im infizierten Gebiet ein beträchtliches spontanes Reossifikationsvermögen aufweist! Dies vereinfacht das zusätzliche chirurgische Vorgehen und begünstigt die Wiederherstellung der vollen Funktion. In rund 2/3 der Fälle war es möglich, das zusätzliche chirurgische Vorgehen auf die Wunderöffnung mit Fortsetzung der offenen Wundbehandlung zu beschränken. Diese 2/3 bzw. 43 Fälle haben *nie* einen knochenplastischen Eingriff benötigt. Allerdings waren im Rahmen der „einmaligen Wunderöffnung" kleine Zusatzeingriffe wie Gegenincisionen und das Auswechseln von Spül- und Saugdrains mit eingeschlossen. Knochenplastische Eingriffe waren nur bei 20 Patienten notwendig, bei 16 Patienten nur 1, bei 3 Patienten 2 und bei 1 Patient 3 solcher Eingriffe.

Tabelle 3 vermittelt die Funktionsergebnisse. Bei den Spätkontrollen haben uns die hohen Zahlen seitengleicher Wiederherstellung der Funktion und der vollen Gebrauchstüchtigkeit eher überrascht.

Tabelle 3. Funktionsergebnisse. Spätkontrollen: 5–25 Jahre

		Seitengleich	Einschränkung
32	Tibia	29	3 im OSG
14	Femur	12	2 im Hüftgelenk
1	Humerus	1	–
3	Ulna	2	1 Supination -10°
5	Malleolen	1	4 3 Arthrodesen, 1 Arthrose
2	Radius loco classico	2	–
1	Calcaneus	1	–
1	Unterkiefer	1	–
3	Infekt an Ext. material	3	–
1	Habit. Schulterluxation	–	–

Drei Infektionsfälle mit beträchtlicher Knochenbeteiligung illustrieren das dargelegte Konzept:

Fall 1 (Pf. W.) betrifft eine Frühmanifestation nach Marknagelung bei geschlossenem Oberschenkelbruch (Abb. 1a). Vier Tage nach der Operation wenig ausgeprägte Entzündungserscheinungen an der Nageleinschlagstelle. Sofortige Incision und geschlossene Spül-Saugdrainage. Wegen teilweiser Retention wurde die geschlossene in die offene Spül-Saugdrainage umgewandelt (Abb. 1b).

Sechs Wochen nach Marknagelung (Abb. 1c) zeigt das Röntgenbild erfolgversprechend Knochenneubildung. Nagel stabil. Klinisch keinerlei Infektionszeichen.

Acht Wochen nach Marknagelung Spitalaustritt. Inzwischen war die Incisionswunde zugranuliert (Abb. 1d). Die anfänglich offene Spül-Saugdrainage konnte im geschlossenen System fortgesetzt werden. Nagelung weiterhin stabil. Damit waren die Voraussetzungen zur Spitalentlassung und zur ambulanten Fortsetzung der Spül-Saugdrainage gegeben.

Die ambulante Spül-Saugdrainage wurde 2mal wöchentlich mit 1–2 l Ringer-Lösung durchgeführt bis zum Abschluß der 2-. Woche nach Marknagelung. Bei der kontinuierlich zunehmenden Reossifikation war der Patient ohne Stockhilfe gehfähig (Abb. 1e, f).

Um Retentionen zu vermeiden, muß am distalen Ende der Markhöhle ein transossäres Drain eingesetzt werden. Hier bestand lange Zeit Sekretion. Darum mußte die Spül-Saugdrainage nach der Marknagelentfernung für weitere 3 Monate ambulant (Abb. 2a) fortgesetzt werden. Zum Abschluß nur mehr Saugdrainage am distalen Femurende für 2–3 Wochen. Der kleine zentrale Sequester (Abb. 2c) war stumm und wurde belassen.

Sechs-Jahres-Kontrolle: volle Funktion. Anatomische Wiederherstellung des Knochens; Rückgang des kleinen zentralen Sequesters, der immer noch stumm ist (Abb. 2d, e).

Spitalbehandlung insgesamt 10 Wochen,
Spül-Saugdrainage insgesamt 24 Wochen, davon 10 Wochen stationär, 14 ambulant.
Infektbedingte Zusatzeingriffe: 1 (Wunderöffnung und Einsetzen der Spül-Saugdrainage).

Fall 2: (Sch. P.) betrifft eine *verzögerte* Infektmanifestation nach sekundär durchgeführter Osteosynthese bei Trümmerbruch des Femur (Abb. 3a). Gewisse Mängel der Osteosynthese haben den Infektionsverlauf kaum beeinflußt.

Erst 7 Wochen nach der Osteosynthese traten akute Infektionszeichen im Operationsgebiet auf, durch Punktion verifiziert. Sofortige Incision und Eröffnung des gesamten

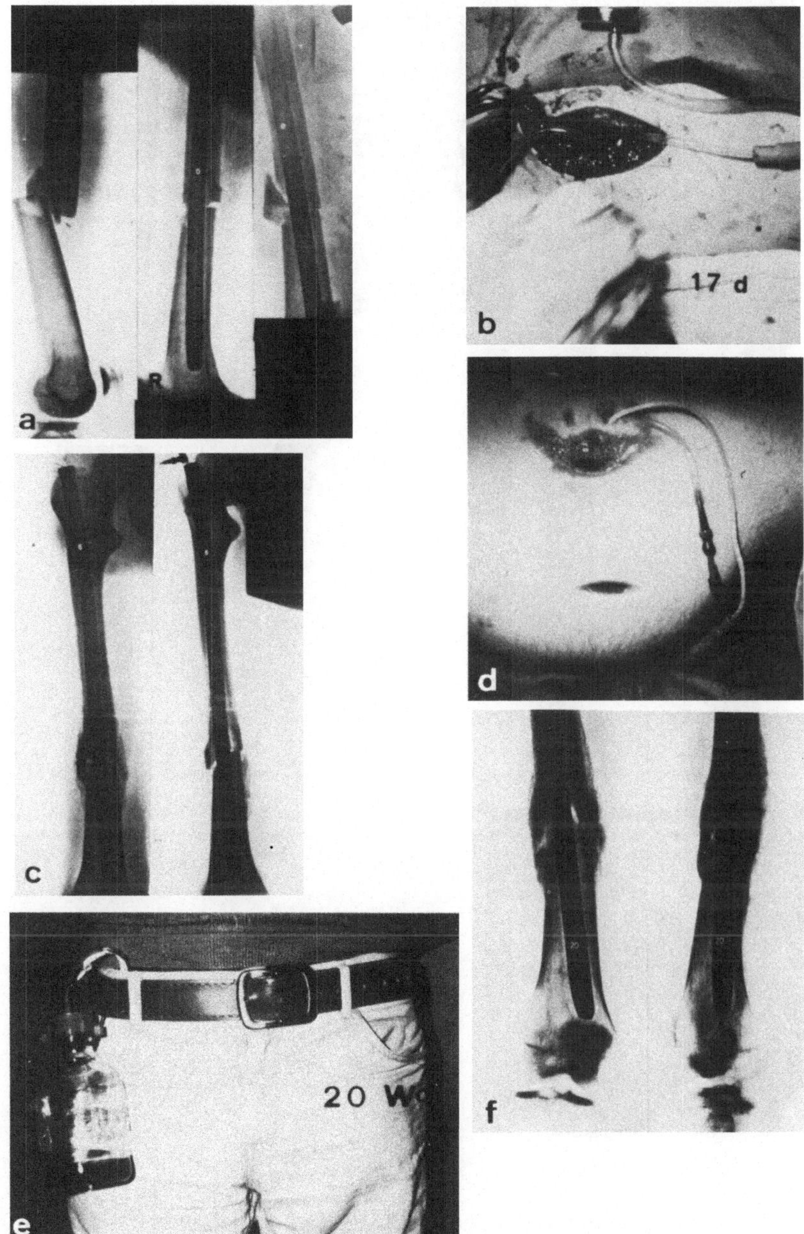

Abb. 1a–f

Infektionsbezirks, der über die Vorderseite des Femur nach medial reichte und dort eine nicht überall begrenzte Tasche von etwa 15 cm Länge gebildet hatte. Offene Spül-Saugdrainage (Abb. 3b, c).

Rasche Inaktivierung der Infektion. Klinisch einwandfreie Stabilität. Die Spül-Saugdrainage machte keine Schwierigkeiten und konnte in Erwartung zunehmender Reossifikation (Abb. 3e) ambulant fortgesetzt werden (Abb. 3d, f).

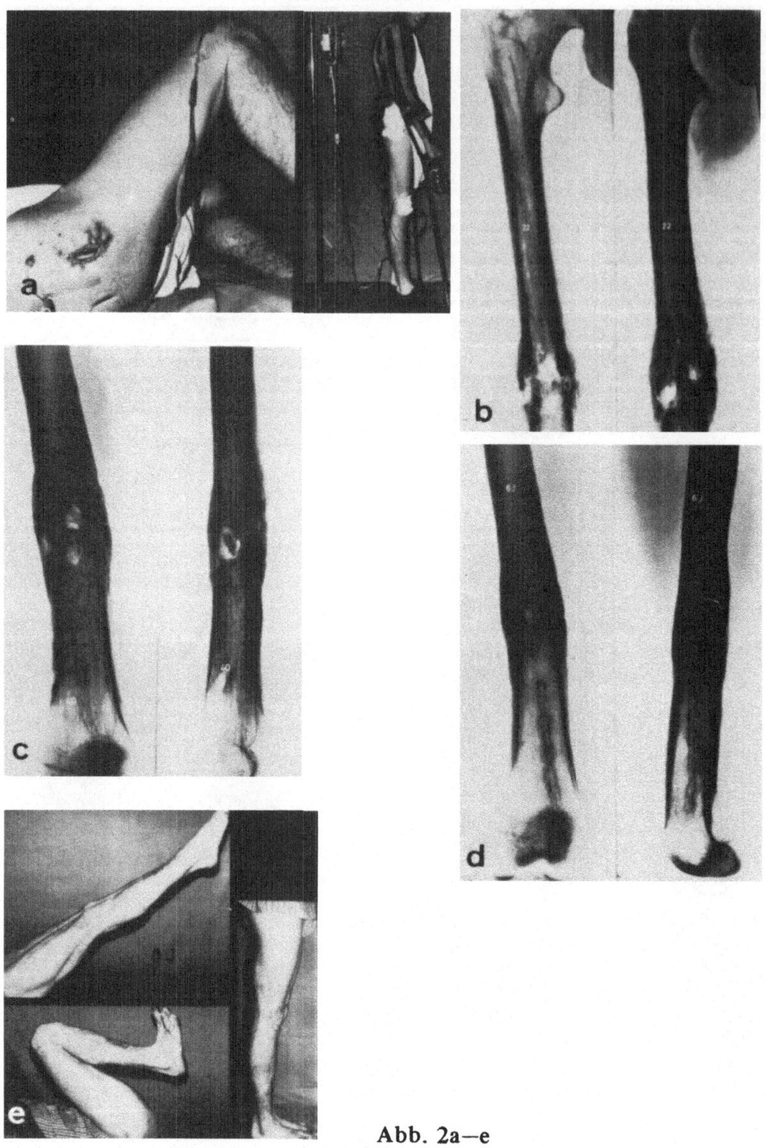

Abb. 2a–e

Da die ambulante Behandlung störungsfrei verlief, bestand kein Grund, den sich abzeichnenden Sequester zu entfernen. Es war ohne weiteres möglich, im Interesse der fortschreitenden Knochenneubildung zuzuwarten (Abb. 3g, h).

32 Wochen nach Verplattung bzw. 25 Wochen nach klinischem Auftreten der Infektion bzw. Einsetzen der Spül-Saugdrainage hielten wir die Knochenfestigkeit für ausreichend (Abb. 3h) und haben 2 Wochen später die Platte und den Sequester entfernt. Dabei erschien es notwendig, die Stabilität im proximalen Abschnitt durch eine neue, kürzere Platte zu sichern (Abb. 3i). Überall gute Vascularität. Kein Spongiosaeinlage. Keine weitere Spül-Saugdrainage. Wunde partiell offen gelassen.

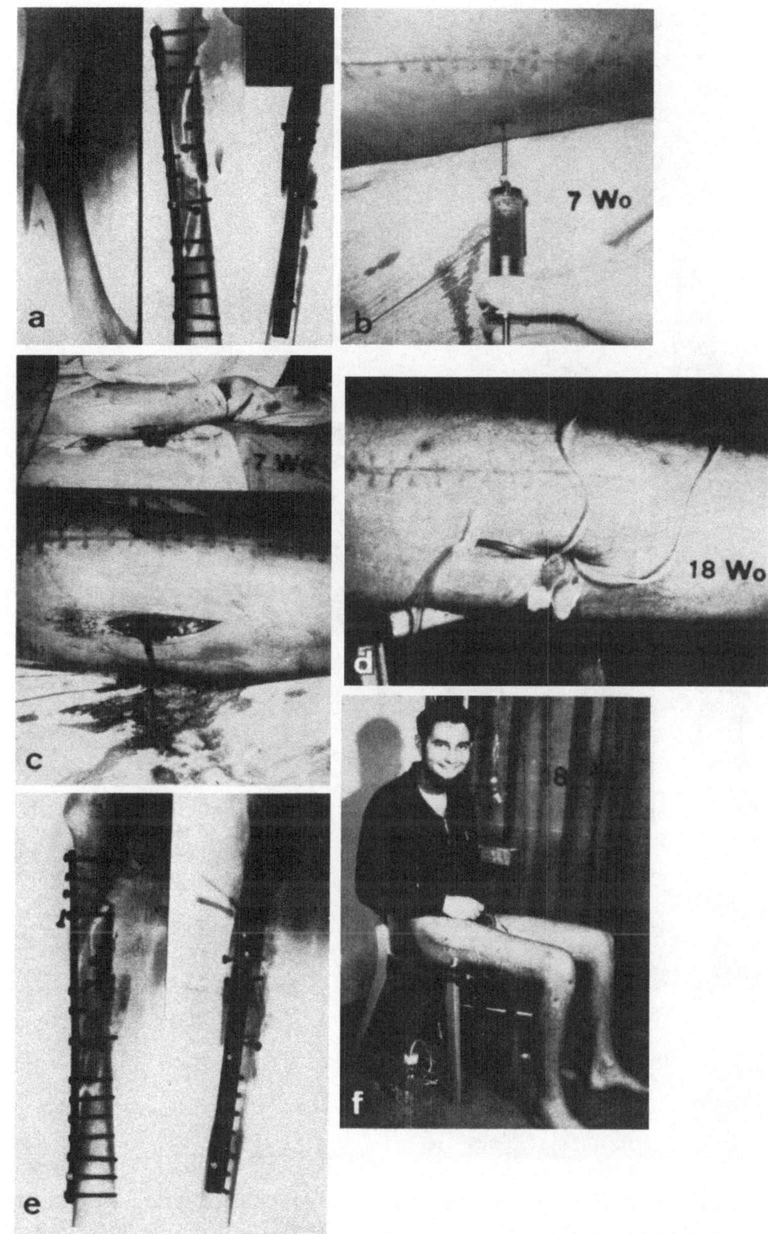

Abb. 3a–f

Perfekte röntgenologische und funktionelle Heilung anläßlich der 10-Jahres-Kontrolle (Abb. 3j, k).

Spitalbehandlung insgesamt 4 1/2 Monate.
Spül-Saugdrainage insgesamt 27 Wochen, davon 5 Wochen stationär, 22 ambulant.
Infektbedingte Zusatzeingriffe: 2 (Wunderöffnung und Einsetzen der Spül-Saugdrainage; Sequesterentfernung und Auswechseln der Platte).

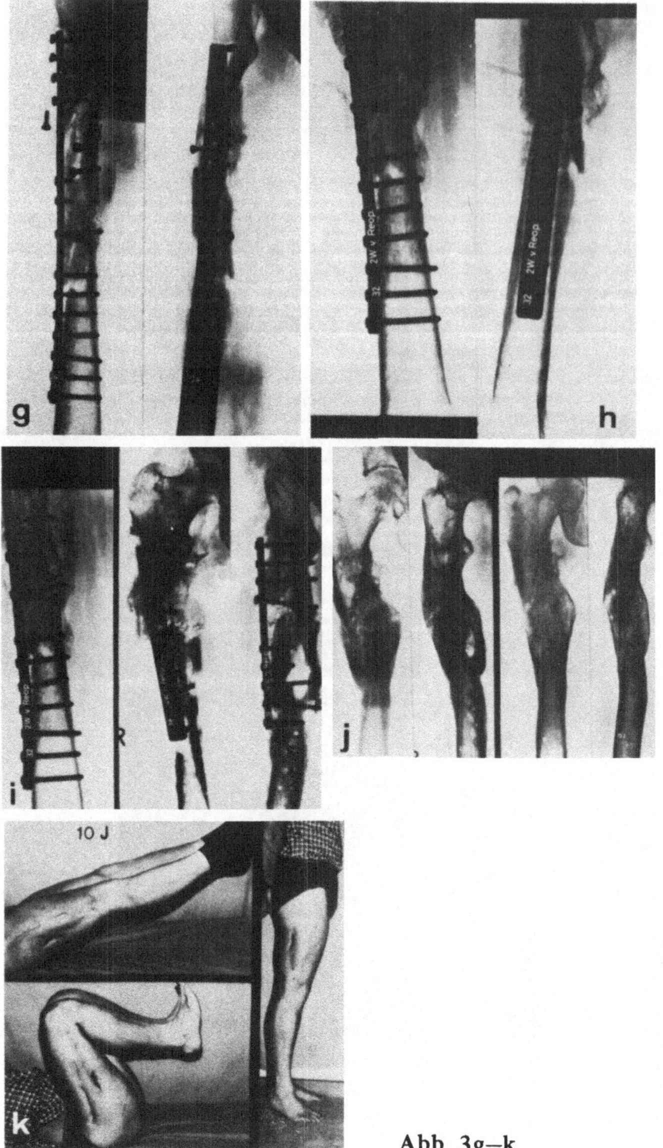

Abb. 3g–k

Fall 3 (Eh. Spr.) zeigt eine verzögerte Manifestation 6 Wochen nach Osteosynthese, als die Patientin bereits zu Hause war, wo akute Symptome auftraten. Allem Anschein nach bestand von Anfang an ein tiefer Infekt (Abb. 4a).

Erneute Hospitalisation, Herderöffnung, Spül-Saugdrainage für 2 Wochen. Dann nur mehr offene Wundbehandlung.

Bei ständig zunehmender Reossifikation konnte die stabil gebliebene Platte 14 Wochen nach Osteosynthese entfernt werden (Abb. 4b). Anschließend wurde wiederum eine Spül-Saugdrainage, diesmal für 3 Wochen eingesetzt (Abb. 4c oben).

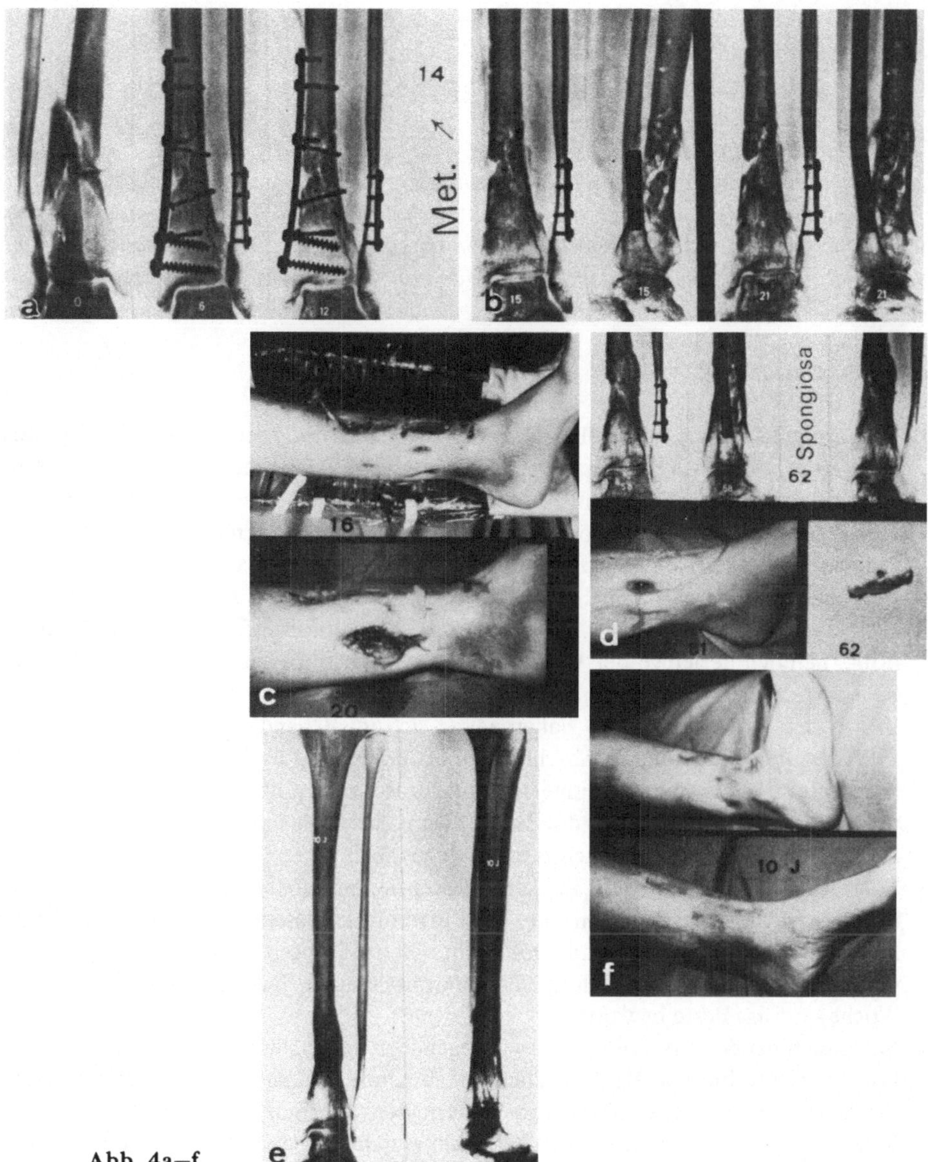

Abb. 4a–f

Daraufhin Spitalentlassung und offene Wundbehandlung. Drei Wochen später ambulant durchgeführte Gegenincision medial (Abb. 4c unten).

Dann traten keine Störungen mehr auf. Es ging lediglich darum, die Incisionswunde medial offen zu halten, damit keine Retentionen entstehen. Bei der zunehmenden Reossifikation war die Patientin imstande, ihre Ausbildung im Lehrerseminar unbehindert fortzusetzen, abgesehen vom Turnen. Die Sequesterbildung blieb stumm.

Nach Abschluß der Seminarausbildung (62 Wochen nach Osteosynthese), erfolgte die endgültige Sanierung mit Sequesterentfernung und Spongiosaplastik (Abb. 4d).

Die 10-Jahres-Kontrolle ergab vollwertige anatomische Wiederherstellung des Knochens, volle Funktion und Gebrauchstüchtigkeit, selbst für Sport. Auf eine kosmetische Narbenkorrektur hat die Patientin verzichtet (Abb. 4e, f).

Spitalbehandlung insgesamt 16 Wochen.
Spül-Saugdrainage insgesamt 5 Wochen stationär.
Infektbedingte Zusatzeingriffe: 2 (Infekteröffnung und Spül-Saugdrainage; endgültige Sanierung mit Sequesterentfernung und Spongiosaplastik). Eine ambulant durchgeführte Gegenincision medial (Abb. 4c unten) ist hier nicht mitgezählt.

Zusammenfassung

1. Es besteht kein Zweifel darüber, daß Früherfassung und sofortige chirurgische Behandlung einer Wundinfektion nach Osteosynthese hervorragende Aussichten bieten, eine Katastrophe zu vermeiden, nicht nur dies, sondern in einem ganz hohen Prozentsatz völlige funktionelle und anatomische Wiederherstellung zu erreichen.
   Bei den Spätkontrollen haben wir bis jetzt nur eine einzige Exacerbation beobachtet.
   In allen Fällen war es möglich, die Zahl von infektbedingten Zusatzeingriffen wesentlich zu reduzieren. In 2/3 aller Fälle war nur ein einziger infektbedingter Zusatzeingriff nötig, nämlich derjenige der Wunderöffnung, meist mit gleichzeitiger Einrichtung einer Spül-Saugdrainage. Knochenplastische Eingriffe waren nur in 1/3 der Fälle notwendig.
2. In unserem Kollektiv von 63 Fällen zeigte sich im Behandlungserfolg kein Unterschied zwischen frühzeitigem (*vor* Abschluß der Wundheilung) und verzögertem Auftreten der Wundinfektion. In diesem Sinne hatte für uns der Begriff „Früherfassung" die Bedeutung, eine postoperative Wundinfektion, wann sie auch immer auftritt, möglichst rasch zu erfassen und ohne Verzug chirurgisch anzugehen.
3. Solange das Implantat stabil ist, keine Retentionen entstehen und die Knochenheilung kontinuierliche Fortschritte macht, kann man mit knochenplastischen Eingriffen zurückhalten und selbst langdauernde *ambulante* Behandlungen durchführen. Dabei hat sich neben offener Wundbehandlung die intermittierende Spül-Saugdrainage (1–2mal pro Woche) auf das Beste bewährt.
4. Mit zunehmender Erfahrung sind wir gegenüber der systemischen und lokalen Behandlung mit Antibiotica als zusätzliche Maßnahme immer zurückhaltender geworden. Studien über die Verwendung von bactericiden Substanzen chemischer Natur für die lokale Appplikation befinden sich bereits in einem fortgeschrittenen Stadium (s. Reisensburger Symposion „Lokalbehandlung chirurgischer Infektionen". Hans Huber Verlag, Bern Stuttgart Wien 1979).

Die Frühinfektion bei instabil versorgten Frakturen

L. Gotzen und A.S. Befahr

Unfallchirurgische Klinik der Medizinischen Hochschule Hannover, Karl-Wiechert-Allee 9, D-3000 Hannover 61

Die Kombination von Infekt und Instabilität in der frühen postoperativen Phase stellt immer eine schwierige, häufig katastrophale Situation dar. Hierfür sind biologische und mechanische Faktoren, die sich in ihren negativen Auswirkungen ergänzen, gleichermaßen verantwortlich.

Die biologische Situation in den ersten Wochen nach einer Osteosynthese ist dadurch gekennzeichnet, daß Weichteil- und Knochengewebe durch Unfall und Operationstrauma in ihrer Vitalität erheblich geschädigt sind. Im Frakturgebiet herrscht zunächst eine anaerob-katabole Stoffwechsellage vor. Der Übergang in die anabol-reparative Heilungsphase erfolgt wegen der durch die Instabilität kompromittierten Gewebsrevascularisierung stark verzögert. Es bestehen somit günstige Infektionsbedingungen bei kaum vorhandener lokaler Infektabwehr und fehlenden reparativen Infektionsbarrieren.

Instabilität ist gekennzeichnet durch klaffende Frakturspalten, Defekte, insuffizient fixierte Fragmente, lockeres Osteosynthesematerial und mechanische Unruhe im Frakturgebiet. Eine wirksame knöcherne Infektionsbarriere ist nicht vorhanden. Die Infektion kann sich entlang vorgegebener Wege, durch interfragmentäre Bewegungen gefördert, rasch ausbreiten.

Bei dieser ungünstigen biologisch-mechanischen Konstellation ergibt sich zwangsläufig eine weite Infektionsausdehung mit erheblicher Knochensequestrierung und entzündlicher Weichteilnekrotisierung.

Im Zeitraum von 1973 bis 1979 wurden insgesamt 43 frühinfizierte instabile Osteosynthesen von Schaftfrakturen an der Unfallchirurgischen Klinik der Medizinischen Hochschule Hannover behandelt. Aus Tabelle 1 ist ersichtlich, daß der Unterschenkelbruch, meist nach Plattenosteosynthese, bei weitem überwiegt.

Überlegtes und konsequentes, an bewährten Prinzipien und neuen Erkenntnissen orientiertes Handeln ist erforderlich, um Funktionstüchtigkeit und Belastungsfähigkeit der schwergeschädigten Extremitäten wiederherzustellen.

Unser therapeutisches Konzept umfaßt 4 Kardinalmaßnahmen:

1. Systemische Antibioticagabe,
2. Infektausräumung,
3. Restabilisierung,
4. Defektauffüllung < primär autogene Spongiosa / primär Gentamycin-PMMA-Ketteneinlage / sekundär autogene Spongiosa.

Dieses Behandlungsschema ist immer in seiner Gesamtheit und in der genannten Reihenfolge durchzuführen. Es kann in Abhängigkeit von der speziellen Einzelfallsituation Ergänzungen erfahren.

Hefte zur Unfallheilkunde, Heft 157
Zusammengestellt von J. Poigenfürst

Tabelle 1. Frühinfektionen bei instabilen Osteosynthesen von Schaftfrakturen. Infektmanifestation = innerhalb von 4 Wochen nach Osteosynthese; Reintervention = innerhalb von 3 Monaten nach Osteosynthese

Lokalisation	Geschlossene/offene Frakturen		Art der Primärversorgung	
	Geschlossen	7	Platte	18
			Platte + Cerclage	2
Unterschenkel	1°-offen	4	Marknagel	5
n = 30	2°-offen	13	Marknagel + Cerclage	1
			Fixateur externe	3
	3°-offen	6	Schraube	1
Oberschenkel	Geschlossen	6	Platte	2
n = 7			Marknagel	2
	2°-offen	1	Marknagel + Cerclage	3
	Geschlossen	1		
Vorderarm	1°-offen	1	Platte	5
n = 5	2°-offen	2		
	3°-offen	1		
Oberarm	3°-offen	1	Platte	1

Bei abscedierenden Infektionen mit reichlicher Eiteransammlung und ausgedehnter phlegmonöser Entzündung der angrenzenden Weichteile empfiehlt es sich, zunächst den Infektherd zu eröffnen, zu kürettieren und drainieren, um ein Abklingen floriden Phase vor allem an den Weichteilen herbeizuführen. Bei infizierten, instabilen Marknagelosteosynthesen ist es vorteilhaft zusätzlich für einige Tage eine Spül-Saug-Drainage zu installieren, damit eine Infektberuhigung im Knochenrohr eintritt.

Die Infektausräumung als zweite Kardinalmaßnahme umfaßt ein sorgfältiges Weichteil- und Knochendebridement. Plattenlager und Schraubenkanäle müssen ausgiebig kürettiert werden. Das Debridement der Markhöhle nach Nagelentfernung erfolgt am zweckmäßigsten durch weiteres aufbohren.

Die erforderliche Radikalität bringt es mit sich, daß häufig langstreckige Knochendefekte entstehen und vor allem an der Tibia große Weichteildefekte zurückbleiben.

Die Restabilisierung ist die Basisvoraussetzung, daß bei mechanischer Ruhe im Wundgebiet rasch reparative Heilungszugänge an Knochen und Weichteilen in Gang kommen, korrekt Achsen- und Rotationsvorhältnisse gewahrt bleiben, knöcherne Defektüberbrükkung nach erfolgter Spongiosatransplantation eintreten kann und bei gipsfreier Nachbehandlung funktionelle Einbußen in Grenzen bleiben.

Da auch das radikalste Debridement nicht zu völliger Keimfreiheit das Infektionsgebiet und zur Wiederherstellung normaler Gewebsvitalität führt, ist das Einbringen des metallischen Fremdkörpers Platte zur internen Stabilisierung mit einem gewissen Risiko der Infektpersistenz verbunden. Dieses Risiko ist aber dort gering, wo die Platte mit gut durchbluteter Muskulatur bedeckt werden kann. So führen wir die Stabilisierung an Femur, Humerus, Radius und Ulna in der Regel mit der Platte durch. Das Risiko ist auch deswegen vertretbar, weil nach unserer Ansicht die Montage einer Platte an den genannten Röhrenknochen mit weniger Weichteiltraumatisierung, zuverlässigerer Stabilität und geringerer funktionellen Beeinträchtigung einhergeht als das Anbringen eines Fixateur externe.

An der weichteil- und durchblutungsprekären Tibia kommt hingegen die Platte nur dann zur Anwendung, wenn eine blande Infektsituation vorlag und bei guter Gewebsvitalität die Haut zumindest weitgehend geschlossen werden kann. Bei aggressiven Infektionsverhältnissen, ausgedehnter Weichteilschädigung und langstreckigen Knochendefekten wird dem Fixateur externe der Vorzug gegeben.

Wie die 4. Kardinalmaßnahme, die Defektauffüllung, vorgenommen wird, hängt von einer kritischen klinischen Beurteilung der Wundhöhle ab. Bei relativ blander Infektionsausgangssituation, und wenn das Debridement ein allseitig sauberes vitales Transplantatlager erbracht hat, erfolgt die primäre Spongiosatransplantation. Sind diese Voraussetzungen nicht gegeben, werden zunächst Gentamyxin-PMMA-Ketten eingelegt, die neben ihrer lokalen chemotherapeutischen Wirkung als Platzhalter für die meist nach 14 Tagen mögliche Spongiosatransplantation fungieren.

Aus Tabelle 2, die das Vorgehen bei der Reintervention wiedergibt, läßt sich entnehmen, daß an Unter- und Oberschenkel nach der Stabilisierung Spül-Saug-Drainagen installiert wurden. In den letzten beiden Jahren haben wir die Spül-Saug-Drainage wegen ihrer Komplikationsanfälligkeit, pflegerischen Aufwandes und Belastung für den Patienten, verlassen.

Spezielle Maßnahmen kann der Problemknochen Tibia erfordern. Oft sind die Weichteildefekte so groß, daß wegen Nekrose und Infizierung keine Aussicht auf eine osteoinduktive Wirkung der offen angelagerten Spongiosa besteht. Hierbei führen wir zunächst bei liegenden PMMA-Ketten eine Cross-leg-Plastik durch, um durch das Überpflanzen eines dicken Haut-Cutis-Lappen ein geschlossenes vitales Transplantatlager zu schaffen. Bei der Durch-

Tabelle 2. Vorgehen bei der Reintervention nach Frühinfektion instabiler Osteosynthesen von Schaftfrakturen (n = 42)

Stabilisierung		Spül-Saug-Drainage	Primäre Spongiosaplastik	Primäre Gentamycin-PMMA-Ketten-Einlage
Unterschenkel:				
Fixateur	19	4	10	5
Platte	10	2	6	2
Oberschenkel:				
Platte	7	4	1	2
Vorderarm:				
Platte	5		5	
Oberarm:				
Platte	1			1

Tabelle 3. Ergebnisübersicht bei 43 frühinfizierten instabilen Schaftosteosynthesen

Durchschnittliche Anzahl der Reeingriffe	3,8
Durchschnittliche Zeit bis zum belastbaren Durchbau	7,5 Monate
Funktionseinbuße über 1/3	9/36
Beinverkürzung über 2 cm	12/34
Unterschenkelamputationen	3/37
Noch kein knöcherner Durchbau, Infektpersistenz nach Behandlungsdauer von einem Jahr	3/43

trennung des Lappens kann in gleicher Sitzung die autogene Spongiosaplastik vorgenommen werden.

Aus Tabelle 3 ist ersichtlich, daß auch bei konsequentester Behandlung mehrere Eingriffe erforderlich sind, der belastbare knöcherne Durchbau lange Zeit in Anspruch nimmt, in einem hohen Prozentsatz stärkere Funktionseinbuße und Beinverkürzungen zurückbleiben, Amputationen sich nicht vermeiden lassen und eine knöcherne Konsolidierung und Infektsanierung nicht immer innerhalb eines Jahres erreicht werden kann.

Die Bedeutung der frühen Wundrevision zur Prophylaxe oder Therapie der Wundinfektion

W. Sebek und P. Fasol

II. Univ.-Klinik für Unfallchirurgie Wien, Spitalgasse 23, A-1090 Wien

In den Jahren 1975–1979 mußte an der II. Univ. Klinik für Unfallchirurgie in Wien in 60 Fällen nach Osteosynthesen eine frühe Wundrevision durchgeführt werden (Tabelle 1).

Der Revisionszeitpunkt lag innerhalb der ersten 10 Tage postoperativ. Es waren Totalendoprothesen, Marknagelungen, Verplattungen, Böhler-Nagelungen und Federnagelungen betroffen. Die Indikation zur Revision ergab sich aus dem Lokalbefund der Wunde. In allen Fällen war es zu einer serösen oder hämorrhagischen Sekretion, Rötung und zu lokalem Schmerz gekommen. Der Allgemeinzustand der Patienten war weniger signifikant. In fast keinem der Fälle war es zum Revisionszeitpunkt zu Allgemeinsymptomen des Patienten, wie septischen Temperaturen oder zu einer Erhöhung der Blutsenkung gekommen. Es wurde die Revision im Operationssaal unter sterilen Bedingungen durchgeführt. Der lokale intraoperative Befund war für das weitere operative Vorgehen ausschlaggebend. Beim Vorliegen eines reinen Hämatoms wurde das Hämatom ausgeräumt, die Wunde gespült und nach Einlegen von Redondrains schichtweise verschlossen. Bei Verdacht einer bakteriellen Kontamination wurde eine Spüldrainage angelegt. Bei allen Revisionen wurde ein intraoperativer Abstrich abgenommen (Tabelle 2).

In 29 Fällen war der intraoperativ gewonnene Abstrich negativ. In keinem Fall kam es nach der Revision zu einer erneuten Wundheilungsstörung. Die Patienten konnten nach spätestens 35 Tagen nach der Erstoperation mit sauber abgeheilten Wunden voll mobilisiert in häusliche Pflege entlassen werden. In 15 dieser Fälle konnte auch auf die Gabe eines Antibioticums nach der Revision verzichtet werden. In den restlichen 14 Fällen wurde eine antibiotische Abschirmung nach der Revision oder auch schon postoperativ wegen eines Diabetes mellitus und in einem Fall wegen eines zusätzlichen chronischen Harnwegsinfektes verabreicht.

Hefte zur Unfallheilkunde, Heft 157
Zusammengestellt von J. Poigenfürst

Tabelle 1. Frühe Wundrevisionen 1975–1979 (n = 60)

Osteosyntheseart	Fälle	Abstrich Positiv	Abstrich Negativ
Totalendoprothesen	13	4	9
Federnagelung	12	6	6
Marknagelung	10	6	4
Böhler-Nagel	6	3	3
Verplattungen	18	11	7
Sonstige	1	1	–
	60	31	29

Tabelle 2. Hauptursachen der Wundinfektion

1. Sekundäre Infektion eines primär. sterilen perf. Hämatoms
2. Primäre direkte bakterielle Kontamination der OP-Wunde

Bei 31 Fällen war der bei der Revision gewonnene Abstrich positiv. Intraoperativ wurde sofort eine Spüldrainage aufgrund des Lokalbefundes eingelegt. Die Mobilisation dieser Patienten wurde postoperativ sofort unterbrochen. Es wurde eine Antibioticakombination mit breitestem Wirkungsspektrum verabreicht. In der Mehrzahl der Fälle waren mehrere operative Maßnahmen notwendig um den Infekt zu beherrschen. Die Behandlungsdauer bis zur Abheilung erstreckte sich von 1 Monat bis zu 1 Jahr. In einem Fall war die Infektion nach Oberschenkel-Marknagelung nicht zu beherrschen. Man mußte sich aufgrund der Sepsis zur Enucleation dieser Extremität nach mehreren Revisionen entschließen. Bei 4 Patienten, alle über 80 Jahre, kam es aufgrund des schlechten Allgemeinzustandes zum Exitus letalis.

Die sekundäre Infektion eines primär sterilen perforierten Hämatoms und die primäre direkte bakterielle Kontamination der Operationswunde sehen wir als Hauptursachen der Wundinfektion. Das postoperative Hämatom bedeutet, besonders nach seiner Perforation eine beträchtlich Infektionsgefahr. Daher messen wir der frühen Wundrevision mit Ausräumung des Hämatoms und erneuter Drainage größte Bedeutung zu, denn in keinem unserer Fälle, bei dem der Abstrich negativ war, kam es trotz des postoperativen Hämatoms zu einer Infektion. Bei primärer bakterieller Kontamination der Operationswunde, besonders mit Staphylococcus aureus war auch durch eine frühe Wundrevision eine Infektion nicht zu verhindern.

Zur Frage der Frühintervention bei infizierten Osteosynthesen unter Verwendung von Gentamycin-PMMA-Ketten

M. Börner[1], V. Vecsei[2] und K. Klemm[1]

[1] Berufsgenossenschaftliche Unfallklinik, Friedberger Landstraße 430, D-6000 Frankfurt
[2] I. Universitätsklinik für Unfallchirurgie Wien, Alser Straße 4, A-1090 Wien

Von entscheidender Bedeutung bei der Behandlung eines Frühinfektes ist die Kritikfähigkeit des Operateurs, diesen Infekt zu erkennen, einzugestehen und dementsprechend zu handeln.

Eine sich ausbildende Infektion im Bereich einer Osteosynthese kann durch Verabreichung von Antibiotica allein beherrscht und somit nur in Verbindung mit weiteren therapeutischen Maßnahmen wirksam werden.

Bei den ersten Anzeichen einer Infektion wie Rötung, Überwärmung, lokale Druckschmerzhaftigkeit, Leukocytenanstieg, erhöhte BKS und Temperaturschwankung ist daher die sofortige chirurgische Intervention erforderlich.

Vollständige Eröffnung der Operationswunde, sorgfältige Ausräumung des Hämatoms und Entfernung von devitalen Gewebsanteilen bei stabiler Osteosynthese sind neben einer Spül-Saug-Drainage bei spannungsfreiem Wundverschluß die heute gültigen Behandlungsgrundsätze.

Bei einem derartigen Vorgehen gelingt es bei frühzeitiger Intervention, entweder die Infektion vollständig zu beseitigen oder wenigstens so weit einzudämmen, daß bei zwar fortbestehender Fisteleiterung die Knochenbruchheilung nicht wesentlich beeinträchtigt wird. Anzustreben ist hierbei also zur Vermeidung des Stabilitätsverlustes im Frakturbereich, das Implantat so lange wie möglich zu belassen.

In der Berufsgenossenschaftlichen Unfallklinik Frankfurt am Main hat sich anstelle der Spül-Saug-Drainage die temporäre Implantation von Gentamycin-Polymethylmethacrylat-Ketten zur lokalen Antibiotica-Therapie bewährt.

Gentamycin wird durch Diffusion und unabhängig vom Durchblutungsgrad des Gewebes in hohen Dosen freigesetzt, wobei lokale Konzentrationen erreicht werden, die bis zu hundertfach über den Gewebsspiegeln bei systemischer Anwendung des gleichen Antibioticums liegen.

Die Gentamycin-PMMA-Kette wird in die ausgeräumte, aber noch bakteriell infizierte Wundhöhle eingelagert, wobei nach Einlegen einer Redondrainage ein Wundverschluß stets anzustreben ist. Die Drainage erfolgt ohne Sog, um die Menge des von den Kugeln abgegebenen Antibioticums nicht unnötig herabzusetzen. An einer über das Hautniveau herausragenden Kugel wird dann die Gentamycin-PMMA-Kette nach 10–14 Tagen entfernt, um eine vollkommene Einmauerung in das Bindegewebe zu vermeiden.

Bisher wurde in 24 Fällen von infizierter Plattenosteosynthese eine Frühintervention unter Verwendung von Gentamycin-PMMA-Kugelketten durchgeführt, die Lokalisation ist aus nachstehender Tabelle 1 zu entnehmen.

Die Dauer der Implantation der Gentamycin-PMMA-Kugelketten ist abhängig von der klinischen Symptomatik, dem Röntgenbefund, den Blutbefunden und der Bakteriologie.

Hefte zur Unfallheilkunde, Heft 157
Zusammengestellt von J. Poigenfürst

Tabelle 1. Lokalisation des Frühinfektes

Oberarm	5
Wirbelsäule	3
Hüftgelenk	2
Symphyse	1
Oberschenkel	7
Unterschenkel	6
	24

In keinem Fall kam es zur Sequestrierung von Fragmenten und bei weiterhin stabiler Osteosynthese erfolgte knöcherne Konsolidierung.

Behandlungs- und Spätergebnisse unserer 24 Patienten sind in nachstehenden Tabellen 2 und 3 dargestellt.

Abschließend soll das therapeutische Vorgehen bei infizierten Osteosynthesen unter Verwendung von Gentamycin-PMMA-Kugelketten an drei Beispielen erläutert werden:

Fall 1: Ein 35jähriger Mann zog sich bei einem Arbeitsunfall eine supracondyläre Oberschenkelfraktur links zu, die noch am Unfalltage mit einer Condylenplatte versorgt wurde. Die Revision wegen Frühinfektion wurde am 7. postoperativen Tage vorgenommen. Es wurden 3 Gentamycin-PMMA-Kugelketten eingelagert. Schrittweise Entfernung der Ketten. Das Implantat liegt seit einem Jahr reizlos. Kein Rezidiv (Abb. 1a–d).

Fall 2: 10 Tage nach Versorgung eines subtrochanteren Oberschenkelbruches bei einem 37jährigen Mann erfolgte wegen Frühinfektion die Revision. Es wurden 2 Gentamycin-PMMA-Kugelketten eingelagert. Nach zunächst völliger Rückbildung der entzündlichen Veränderung entwickelte sich eine blande Fisteleiterung zwei Monate später. Zum Zeitpunkt der Metallentfernung fünf Monate nach Unfall waren die Ketten vollständig im Bindegewebe eingemauert. In das Plattenlager wurden nochmals Ketten eingebracht. Die knö-

Tabelle 2. Behandlungsergebnisse

Primäre Wundheilung	14
Sekundäre Wundheilung	6
Bestehende Fistelung	4
	24

Tabelle 3. Spätergebnisse

Infektfrei (Implantat entfernt)	16
Infektfrei (Implantat belassen)	7
Osteitis (Implantat entfernt)	–
Osteitis (Implantat belassen)	1
	24

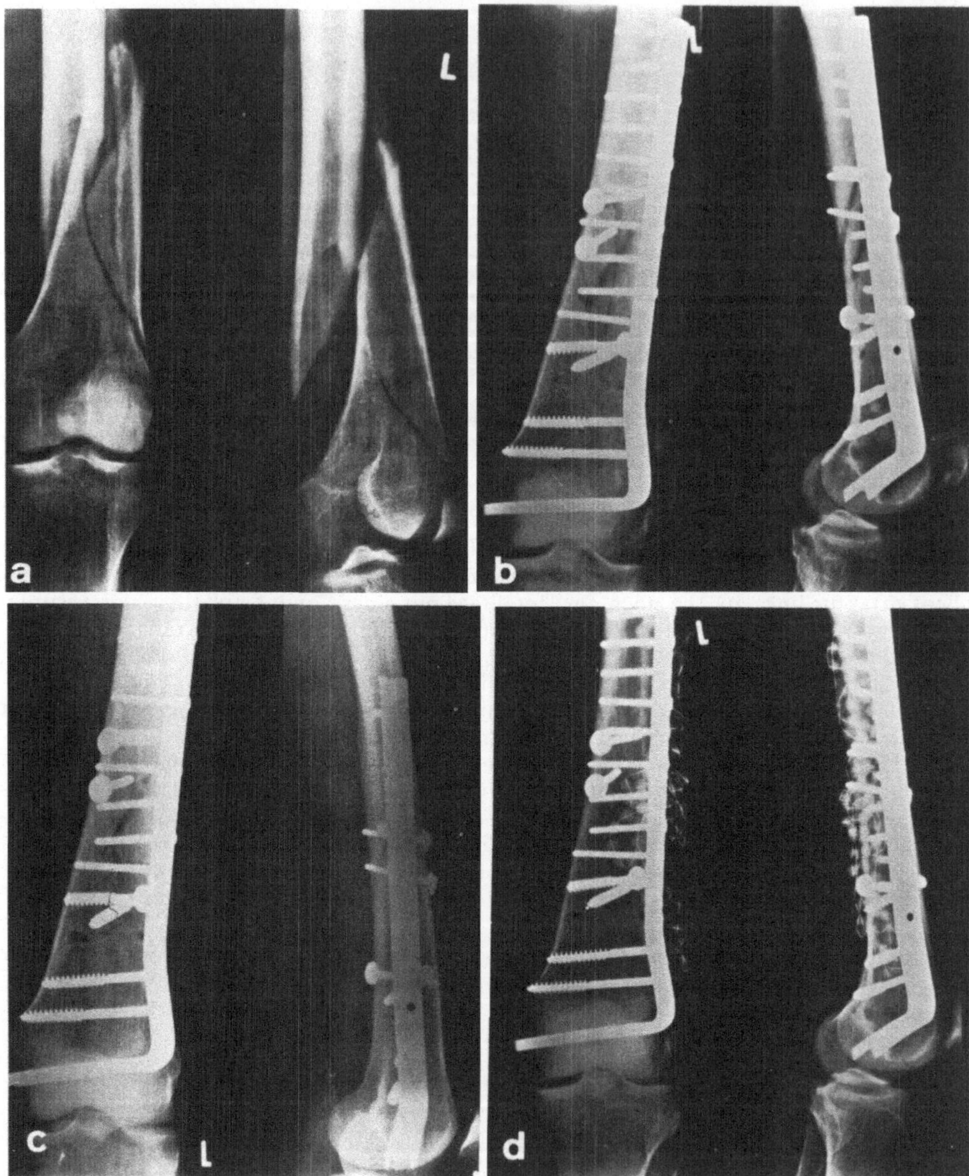

Abb. 1a, b. 35jähriger Mann mit supracondylärer Oberschenkelfraktur links. Am Unfalltage mit Condylenplatte versorgt, **c** Wegen Frühinfekt Intervention am 7. postoperativen Tag. Einlegen von Gentamycin-PMMA-Kugelketten, **d** Schrittweises Entfernen der Ketten innerhalb von 2 bis 3 Wochen. Röntgenbild ein Jahr nach Unfalltermin. Kein Rezidiv

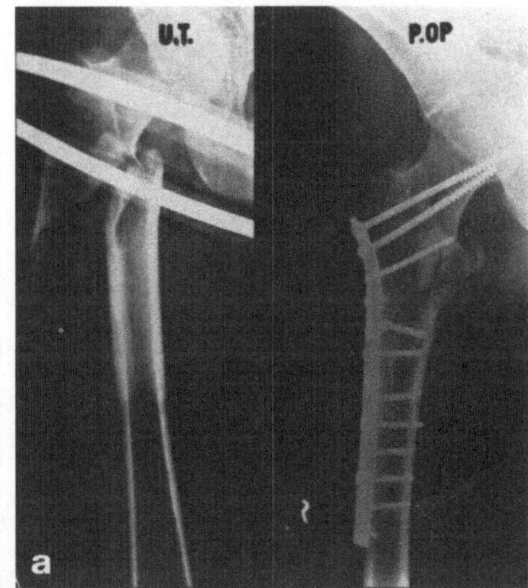

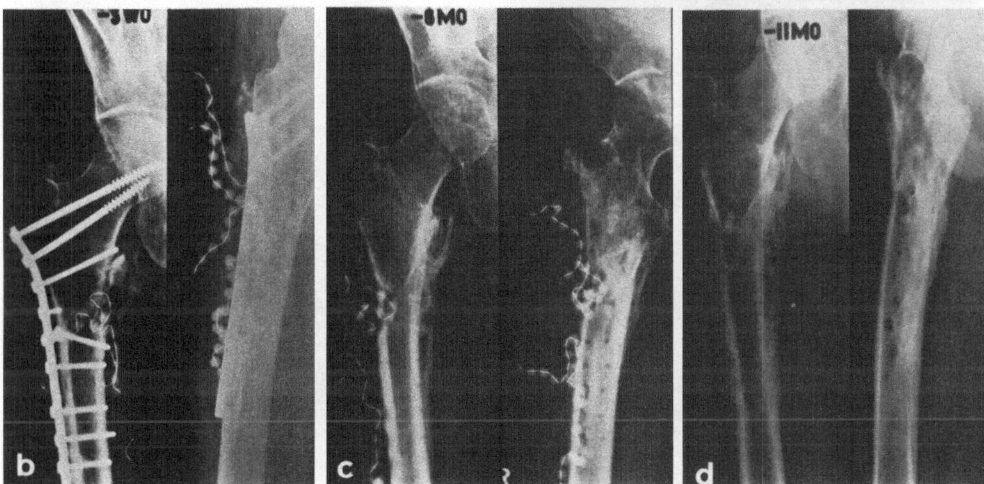

Abb. 2. a 37jähriger Mann mit subtrochanterem Oberschenkelbruch rechts, **b** Revision wegen eines Frühinfektes am 10. postoperativen Tag. Einlegen von 2 Gentamycin-PMMA-Kugelketten, **c** 6 Monate nach Unfalltermin knöcherne Durchbauung und Metallentfernung. Nochmaliges Einbringen von Gentamycin-PMMA-Kugelketten in das Plattenlager. Entfernung der Ketten nach zwei Wochen, **d** Kontrolle 11 Monate nach Unfalltermin. Vollkommene Fistelfreiheit, volle Belastbarkeit ist gegeben

cherne Konsolidierung verlief ungestört. Sequester mußten nicht entfernt werden (Abb. 2a–d).

Fall 3: Bei einem polytraumatisierten 43jährigen Mann mußte 6 Tage nach der Versorgung wegen eines Frühinfektes am linken Oberarm revidiert werden. Einlegen einer Gentamycin-PMMA-Kugelkette und Entfernen eines Sequesters. Schrittweise Entfernung der Kugelketten zwischen dem 10. und 15. postoperativen Tag. Primäre Wundheilung, kein Rezidiv. Vier Wochen später Anlegen einer Spongiosaplastik (Abb. 3a–c).

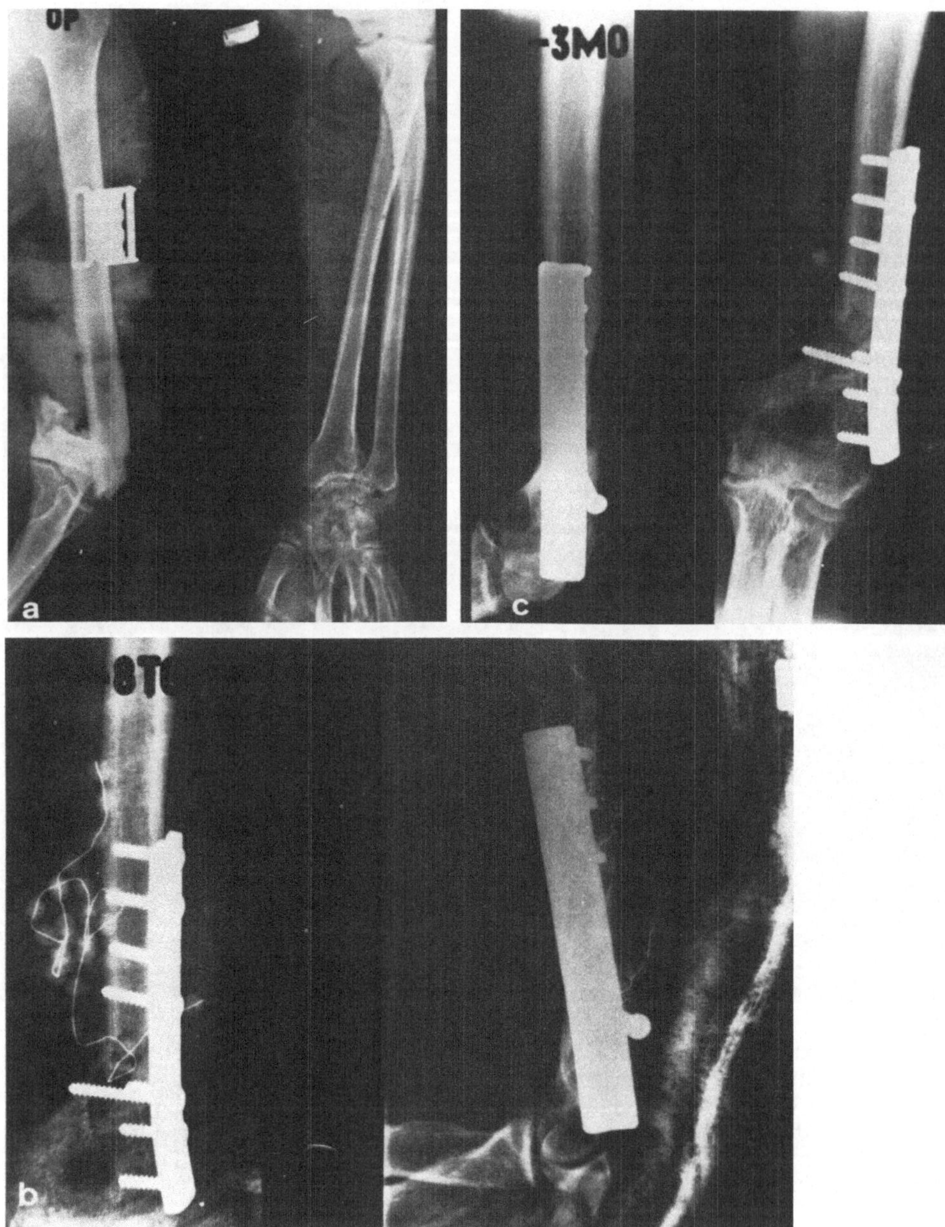

Abb. 3. a Polytraumatisierter 43jähriger Mann mit supracondylärem Oberarmbruch links, **b** Wegen eines Frühinfektes Revision, Entfernung eines kleinen Knochenfragmentes und Einlegen einer Gentamycin-PMMA-Kugelkette, die zwischen dem 10. und 15. Tag wieder gezogen wurde, **c** Röntgenbild 3 Monate nach Unfalltermin nach Kettenentfernung und Anlagerung einer Spongiosaplastik. Zwischenzeitlich kein Rezidiv. Knöcherne Durchbauung der Fraktur gegeben. Metallentfernung in den nächsten Monaten vorgesehen

Der klinische Verlauf dieser Patienten zeigt, daß beim Frühinfekt auch ohne Implantat-Entfernung bei stabiler Osteosynthese die Anwendung von Gentamycin-PMMA-Kugelketten zur Eindämmung der Infektion führen kann, wobei jedoch frühzeitiges Erkennen der Infektion und das geschilderte operative Vorgehen unerläßlich sind.

Literatur

Asche G, Klemm K (1978) Ergebnisse der Osteomyelitisbehandlung bei Gentamycin-PMMA-Kugeln. Schriftenreihe des Hauptverbandes der gewerblichen Berufsgenossenschaften über die unfallmedizinischen Tagungen der Landesverbände. Heft 31

Burri C (1974) Posttraumatische Osteitis. Huber, Bern Stuttgart Wien

Contzen H (1977) Gentamycin-PMMA-Ketten, Gentamycin-PMMA-Kugeln. Symposium am 12.11.1976 in München. Unfallchirurgie Sonderheft

Klemm K (1977) Gentamycin-PMMA-Ketten – eine Alternative zur Spül-Saug-Drainage bei Knochen- und Weichteilinfektionen. Langenbecks Arch Chir 345:609

Klemm K (1979) Die Behandlung infizierter Osteosynthesen unter Verwendung von Gentamycin-PMMA-Kugelketten. Hefte Unfallheilkd, Heft 138. Springer, Berlin Heidelberg New York, S 197–199

Klemm K (1978) Frühintervention bei infizierten Osteosynthesen unter Verwendung von Gentamycin-PMMA-Kugelketten. Akt Traumatol 5:387–391

Vecsei V Anwendung von Gentamycin-PMMA-Kugelketten nach Frühinfektion unter Belassung des Osteosynthesemateriales. Sonderdruck

Wahlig H, Dingeldein E, Bergmann R (1976) Gentamycin-Kunststoffkugeln in der Behandlung von Knocheninfektionen. Akt Chir 1:171

Willenegger V, Roth W (1962) Die antibakterielle Spüldrainage als Behandlungsprinzip bei chirurgischen Infektionen. Deutsche med Wochenschr 87:1485

Einsatzmöglichkeiten der Spongiosaplastik bei der frühinfizierten Fraktur

K.P. Schmit-Neuerburg

Universitätsklinik der Gesamthochschule Essen, Abteilung für Unfallchirurgie, Hufelandstraße 55, D-4300 Essen 1

Die Mehrzahl posttraumatischer Knocheninfektionen wird während der akuten Behandlungsphase manifest. Spätinfekte nach zunächst komplikationslosem Verlauf treten hauptsächlich in den 6 Monaten bis zum Abschluß der Frakturheilung auf, meist in Verbindung mit Frakturheilungsstörungen verschiedener Genese. Prognostisch bedeutsam sind vor allem die Frühinfektionen, weil die mangelnde Durchblutung des frakturierten Knochens einen idealen Nährboden für virulente Keime bietet [1].

Hefte zur Unfallheilkunde, Heft 157
Zusammengestellt von J. Poigenfürst

Morphologisches Substrat der Infektschädigung des Knochens ist die Infarzierung großer Knochenareale im Frakturbereich durch Mikrothromben [3].

Durch Frühdiagnostik und konsequente Therapie kann die Infektion zwar unter Kontrolle gebracht und eingedämmt werden, bei Schaftfrakturen sind die bereits eingetretenen Knocheninfarkte aber weiterhin Nährboden für persistierende Infektherde und behindern die Frakturheilung. Obwohl der experimentelle Nachweis vorliegt, daß bei anhaltender Stabilität avitale Knochenzonen revascularisiert und zögernd umgebaut werden, trifft dies für infektgeschädigte Schaftfrakturen nur bedingt zu: je nach Ausdehnung der avitalen Cortex-Zonen kommt die Revascularisierung nur langsam in Gang, weite Bezirke bleiben permanent nekrotisch und werden später abgebaut. Andere, teilweise revascularisierte Knochenzonen werden nicht umgebaut. Sie bleiben avital und sind Ursache späterer Infektrezidive, so daß eine Ausheilung der Knocheninfektionen per definitionem nicht eintritt. Der Ersatz avitaler Knochenzonen durch autologe Spongiosa hat sich daher in der Behandlung chronischer Knocheninfektionen bewährt und die Prognose deutlich verbessert [1, 2].

In der *akuten* Behandlungsphase wird die autologe Spongiosaplastik dagegen nicht angewandt, solange begründete Aussicht auf eine Revitalisierung stabilisierender Compacta-Abschnitte besteht. Eigene Erfahrungen zeigen aber, daß die möglichst frühzeitige Anwendung der Spongiosaplastik nicht nur die Frakturheilung fördert, sondern durch großzügigen Ersatz avitaler Knochenzonen die Rezidivquote deutlich senkt und Ausheilungschancen bietet. Entsprechend dem Schweregrad der Knocheninfektion wird die Indikation zur autologen Spongiosaplastik folgendermaßen gestellt:

1. Bei massiver Frühinfektion und stabiler Osteosynthese, die nach operativer Versorgung durch Fieberanstieg, Leukocytose und lokale Infektzeichen in Erscheinung tritt, kann durch Frühdiagnostik und notfallmäßige Herderöffnung ein rasches Abklingen und klinische Heilung bei Metallentfernung erzielt werden. Große avitale Fragmente und primär avasculäre Compacta-Zonen am Frakturspalt und im Plattenbett müssen zwar im Interesse der Stabilität belassen werden. Da ein permanenter Infektschaden jedoch zu erwarten ist, wird nach Abklingen der akuten Infektion ein bis zwei Wochen später die subperiostale Spongiosaanlagerung am kontralateralen Frakturspalt durchgeführt: Das intakte periostale Gefäßsystem am kontralateralen Frakturspalt speist in erster Linie Revascularisierung und Knochenumbau im durchblutungsgestörten Frakturgebiet; die Einschaltung autologer Spongiosa zwischen Periost und Cortex beschleunigt diesen Prozeß und führt zur Ausbildung einer stabilen Knochenbrücke zwischen den Hauptfragmenten mit sekundärem Umbau in Lamellenknochen und langdauernder Aktivierung des Knochenumbaus auch in den angrenzenden avitalen Cortex-Zonen (Abb. 1). Durch separaten Zugang medial am Femurschaft und lateral oder dorsal an der Tibia, wird das Spongiosalager durch Ablösung des gesamten Weichteilmantels mit Periost gebildet. Breite Weichteilbrücken und separate Fascienlogen trennen das Transplantatlager von der Infektzone. Bei innigem Periost-Spongiosa-Knochen-Kontakt ist die Vascularisierung der Spongiosaplastik und die Vernetzung der Spongiosabälkchen durch neugebildeten Knochen schon nach vier Wochen histologisch nachweisbar, nach acht Wochen sind die Hauptfragment durch eine breite Knochenbrücke stabil verbunden.

Während dieser Zeit müssen blande Restfisteln am Infektherd über dem Metallimplantat offengehalten werden, um ein Infektrezidiv zu vermeiden. Gleichzeitig mit der Metallentfernung werden infarktverdächtige Compacta-Zonen radikal ausgeräumt und ebenfalls

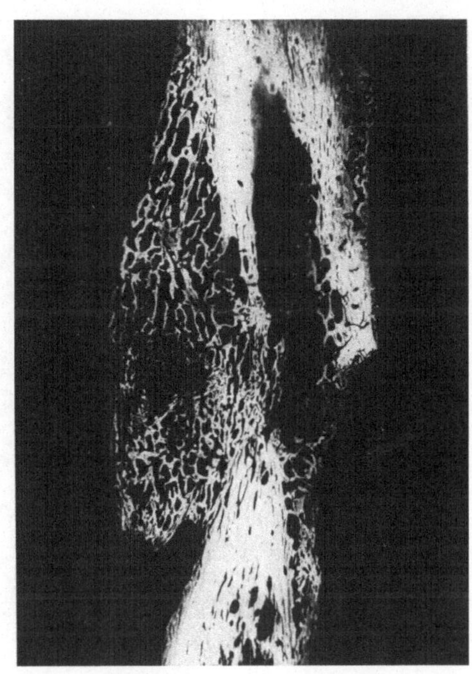

Abb. 1. Eingeheilte Spongiosaplastik am frühinfizierten Schaftknochen. Aktivierter Knochenumbau in den angrenzenden Cortex-Zonen

durch autologe Spongiosa ersetzt. Je nach Ausdehnung dieser Nekrose wird die mechanische Überbeanspruchung der neugebildeten Spongiosabrücke auf der Gegenseite durch Fixateur externe-Stabilisierung bis zur abgeschlossenen Einheilung der zweiten Spongiosaplastik für weitere acht Wochen vermieden. Durchschnittlich 12 bis 16 Wochen nach Therapiebeginn ist so die knöcherne Stabilität und Kontinuität trotz eingetretener Knocheninfektion wiederhergestellt, so daß mit langfristiger oder permanenter Rezidivfreiheit zu rechnen ist (Abb. 2).

Die Begrenzung der Knocheninfektion auf Frakturzone und Transplantatlager ist typisch für Frakturen mit Plattenosteosynthese oder Fixateur externe-Stabilisierung. Nach Marknagelung greift die Infektion dagegen stets auf den Markraum über und breitet sich zwischen Marknagel und Knochenwand in der Markhöhle aus. Stets entwickelt sich eine Markraumphlegmone, die je nach Virulenz der Keime explosiv oder schleichend verläuft und den ganzen Knochen erfaßt. Auch stabile Marknagelosteosynthesen werden daher in unserer Klinik nicht belassen. Gleichzeitig mit der Herderöffnung wird der Marknagel entfernt, die Fraktur über einen Fixateur externe stabilisiert und die lokale Infekteindämmung durch Spül-Saug-Drainage, PMMA-Kettenimplantation und systemische Antibiotica betrieben. In den so behandelten Fällen klang die Knocheninfektion binnen weniger Tage ab, so daß schon nach 7–10 Tagen ein blandes Stadium erreicht wurde. Zu diesem Zeitpunkt führen wir auch hier die Spongiosaanlagerung am kontralateralen Frakturspalt durch, so daß innerhalb von 6 Wochen ein Fixationscallus die Hauptfragmente verbindet. Durch erneute Herdausräumung auf der Infektseite und Ersatz avitaler Knochenzonen durch Spongiosa wird der dank schneller Marknagelentfernung kleine Infektherd saniert. 12 bis 16 Wochen postoperativ wird auf diese Weise auch hier die belastungsstabile Frakturheilung erzielt. Infektrezidive traten bisher nicht auf (Abb. 3).

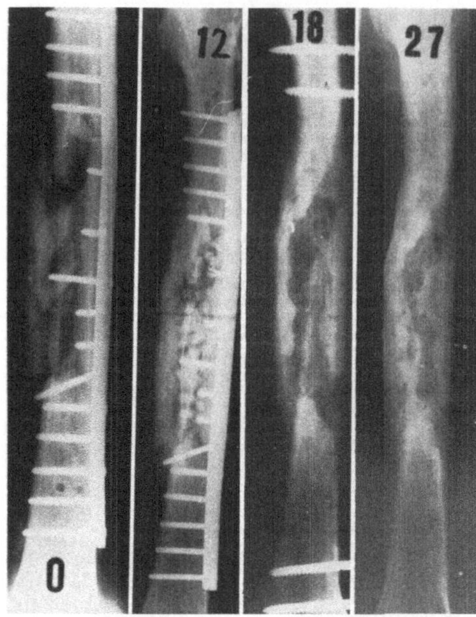

Abb. 2. Trümmerfraktur des Femurschaftes, zweitgradig offen. Massive Frühinfektion nach Brückenplatten-Osteosynthese. Herdausräumung und Infekteindämmung durch PMMA-Kettenimplantation. Zwei Wochen später mediale Spongiosaplastik durch separaten Zugang. Einheilung der Spongiosaplastik und Metallentfernung mit Herdsanierung 12 Wochen nach Primärversorgung. Belastungsstabile Frakturheilung ohne Infektaktivität oder Fistelrezidiv zeitgerecht 27 Wochen nach dem Unfall

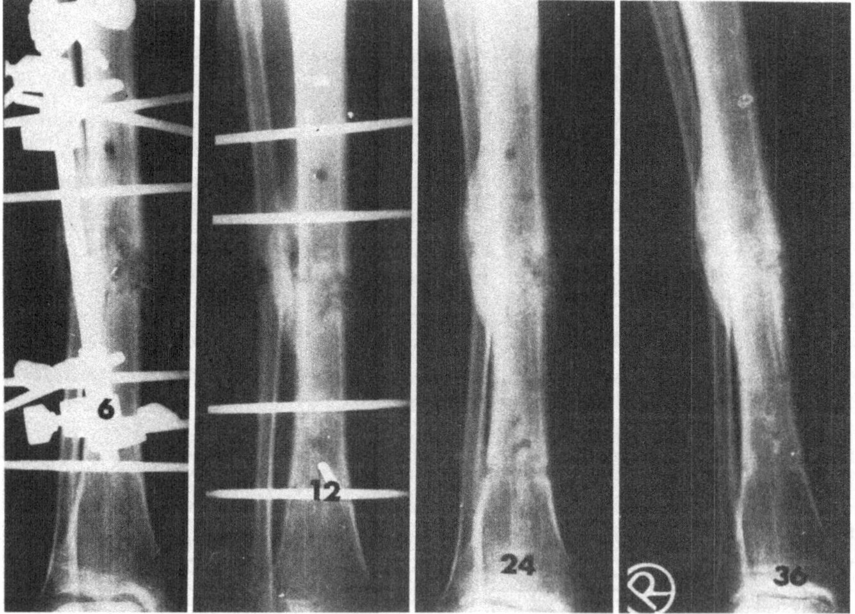

Abb. 3. Frühinfekt nach Tibia-Marknagelung. Notfallmäßige Herderöffnung und Marknagelentfernung, Restabilisierung mit dem Fixateur externe und laterale Spongiosaplastik durch separaten Zugang 3 Wochen später. Definitive Herdsanierung durch Ausräumung und zweite Spongiosaplastik 6 Wochen später. Belastungsstabile Frakturheilung ohne Fistelrezidiv 24 Wochen nach dem Unfall

2. *Bei massiver Frühinfektion und Instabilität* ist die zuverlässige Stabilisierung der Frakturzone durch den Fixateur externe vorrangig. Gleichzeitig wird der Infektherd radikal ausgeräumt: ausgedehnte Knochennekrosen mit nicht haftendem, entzündlichem Granulationsgewebe und das Fehlen jeglicher Blutaustritte aus den Knochenkanälen der Compacta sind Zeichen einer definitiven Knochennekrose ohne Revitalisierungschance. Obwohl dadurch große Schaftdefekte am Femur und an der Tibia entstehen, bietet nur die Radikalität dieses Eingriffs Aussicht auf rasche Infekteindämmung. Durch Fixateur externe und Ruhigstellung der Extremität wird die große Infektzone ausreichend stabilisiert. Nach 2 Wochen wird auch hier ein blandes Infektstadium erreicht, so daß die Frakturüberbrückung auf der vascularisierten periostalen Gegenseite indiziert ist. Die Spongiosabrücke muß die Hauptfragmente über eine genügend lange Strecke verbinden, ohne Eröffnung der beruhigten Infektion am Frakturspalt. Die infektfreie Einheilung tritt in der Regel problemlos ein, so daß auch bei ausgedehnten Femurschaftdefekten oder ventralen Tibiadefekten eine röntgenologisch strukturierte Knochenbrücke nach 6 bis 8 Wochen die Hauptfragmente fixiert. Spätestens nach 6 Wochen erfolgt die radikale Herdsanierung mit großzügiger Ausräumung sämtlicher Weichteil- und Knochennekrosen, ohne Rücksicht auf die erneute Zunahme des Knochendefektes.

Der große Eingriff muß sorgfältig und mit entsprechendem Blutersatz und anaesthesiologischer Kompetenz durchgeführt werden. Sobald die Infektzone radikal ausgeräumt ist und allseits vitale Gewebeflächen aufweist, wird komprimierte Spongiosa in die Infektzone eingebracht und der gesamte Knochendefekt durch eine lange Spezialplatte vom Trochanter bis zur distalen Condylenregion – an der Tibia dorsal oder lateral – unter Kompression stabilisiert. Die derart unter Druck gesetzten Spongiosazonen medial und lateral reagieren mit rascher Verdichtung, lamellärem Umbau und stabiler Einheilung, so daß innerhalb der folgenden 6 Wochen, 12 Wochen nach Therapiebeginn, Belastungsstabilität und fistelfreie Abheilung des Weichteilmantels erzielt wird (Abb. 4). Bei den in dieser Weise radikal behandelten Patienten mit ausgedehnter, schwerer Frühinfektion nach Tibiaschaft- und Femurschaftfraktur ist bisher in keinem Fall ein Rezidiv aufgetreten. Eine Plattenentfernung ist allerdings langfristig nicht vorgesehen, weil der lamelläre Umbau der Spongiosa ca. 5 Jahre in Anspruch nimmt. Frühzeitige Entfernung führt zur Spontanfraktur. Wir vertreten daher die Auffassung, daß nur die radikale, frühe Entfernung aller Knochennekrosen unter Inkaufnahme ausgedehnter Corticalisdefekte geeignet ist, diese prognostisch ungünstigsten posttraumatischen Knocheninfektionen diaphysärer Schaftfrakturen an der unteren Extremität knöchern stabil und fistelfrei wiederherzustellen und den Übergang in ein chronisches Stadium mit permanenter Fistelung und häufigen Rezidiven in der Mehrzahl der Fälle zu verhindern. Die chronischen Knocheninfektionen, die heute nach jahrelanger Behandlungsdauer zur Amputation führen oder andere, zum Teil schwerwiegende Komplikationen zur Folge haben, rekrutieren sich fast ausschließlich aus dieser Gruppe der schweren, posttraumatischen Frühinfektionen und sind Folge unzureichender Radikalität bei der primären Ausräumung des Infektherdes.

3. *Bei wenig aktiver, schleichender Frühinfektion,* die als lokalisierte Entzündung mit Absceßbildung ohne Allgemeinreaktion in Erscheinung tritt, sind Frakturspalt-Nekrosen und isolierte, avitale Fragmente Hauptursache der Infektion und insofern streng lokalisiert. Bei der operativen Revision kann daher gleichzeitig die Herdresektion im Gesunden vorgenommen, die Defektzone durch Spongiosa ersetzt und der Knochen durch Plattenosteosynthese mit Kompression restabilisiert werden. Bei geringer Virulenz der Keime ist nach

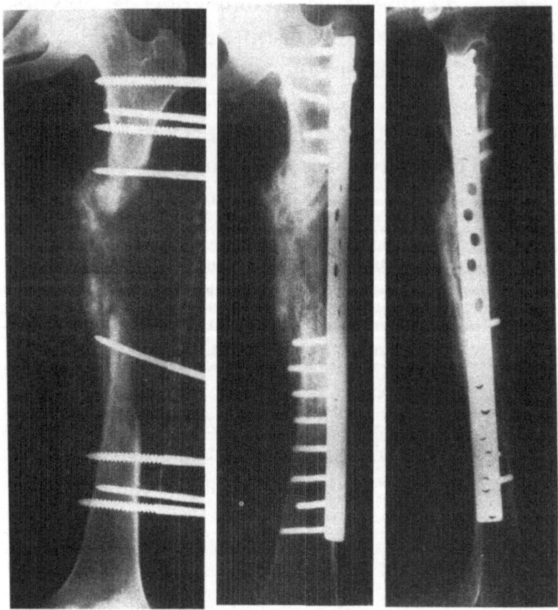

Abb. 4. Ausgedehnter Femurschaftdefekt nach massiver Frühinfektion eines Femurschaft-Mehrfragmentbruches mit instabiler Plattenosteosynthese. Defektüberbrückung durch mediale Spongiosaplastik ohne Herderöffnung. Nach Ausbildung einer Knochenbrücke zwischen den Hauptfragmenten kann 8 Wochen später die definitive Herdausräumung mit Defektersatz durch komprimierte Spongiosa und Brückenplatten-Osteosynthese erfolgen. Glatter Heilverlauf ohne Infektrezidiv oder Fistelbildung, belastungsstabile Frakturheilung

Beseitigung der Ursache kein Infektrezidiv zu befürchten. Hauptindikation bilden Fraktur-Osteitiden nach Plattenosteosynthese am Vorderarm und isolierte, ausgesprengte Frakturkeile ohne Anschluß an vascularisiertes Gewebe (Abb. 5). Diese Knochenkeile werden praktisch wie ein Fremdkörper ausgeschaltet und können daher ebenfalls einzeitig durch Spongiosa ersetzt werden. Nach definitiver Ausheilung und Metallentfernung ist in dieser Gruppe mit permanenter Abheilung der Knocheninfektion zu rechnen.

Ergebnisse

Bei 113 Patienten mit posttraumatischen Knocheninfektionen wurden von 1975 bis 1979 209 autologe Spongiosaplastiken durchgeführt, davon 188 mit Weichteildeckung und 21 als offene Spongiosaplastik an der Tibia mit sekundär-plastischem Hautverschluß. 73% der Patienten hatten eine frische posttraumatische Knocheninfektion nach Platten-, Marknagel-, oder Adaptationsosteosynthesen (K-Draht, Cerclagen). Die Herdlokalisation betraf 50mal die Tibia, 21mal das Femur und 14mal den Vorderarm. Die stationäre Behandlungsdauer betrug durchschnittlich 85 Tage pro Patient. Bei Behandlungsende vor Ablauf eines Jahres nach Therapiebeginn bestand in 94% der Fälle fistelfreie Weichteilheilung und röntgeno-

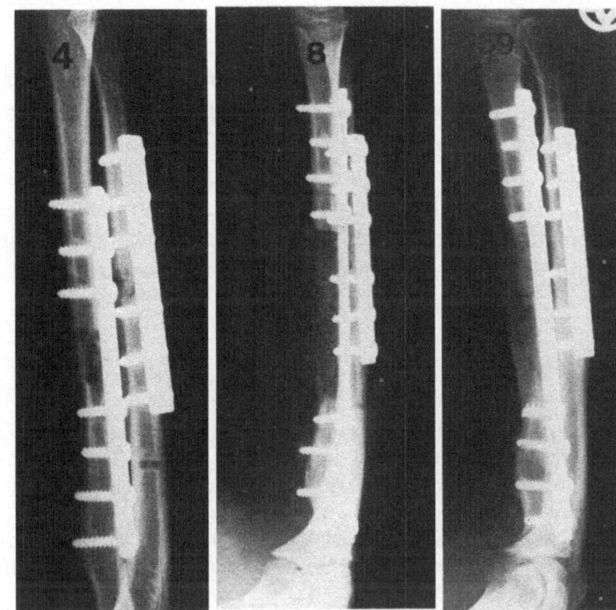

Abb. 5. Schleichende Frühinfektion durch Fragmentnekrose am Bruchspalt des Radius mit spontaner Fistelbildung 4 Wochen nach Plattenosteosynthese. Einzeitige Segmentresektion der Infektzone und Defektersatz durch Spongiosaplastik, Restabilisierung durch Brückenplattenosteosynthese. Rezidivfreier Heilverlauf ohne Fistelbildung. Zwischenzeitlich sind die Metallimplantate entfernt, volle Wiederherstellung der normalen Knochenstruktur ohne Funktionsverlust

logisch einwandfreier knöcherner Durchbau, 90% der Patienten konnten voll belasten. Bei einem Nachuntersuchungszeitraum zwischen 1–5 Jahren betrug die Infektaktivität durch Rezidive oder Fisteln 5,5%, die Amputationsrate 4,4%. Im Literaturvergleich sind diese Ergebnisse äußerst günstig und ein Beweis für die Bedeutung der frühen Anwendung der autologen Spongiosaplastik in der Therapie frischer Knocheninfektionen.

Zusammenfassung

Avasculäre Fragmente und Knochennekrosen sind Hauptursache posttraumatischer Frühinfektionen und verzögern die Frakturheilung. Ziel der autologen Spongiosaplastik ist die frühzeitige Frakturüberbrückung durch separaten Zugang, 2 Wochen nach Herdausräumung und Restabilisierung, die bei heftiger Infektion, Plattenlockerung oder Marknagel-Osteosynthese durch den Fixateur externe erfolgen sollte. Bei lokalisierter, schleichender Infektion ist die einzeitige Herdresektion und Spongiosaplastik mit Platten-Reosteosynthese angezeigt. Bei 113 Patienten mit 209 Spongiosaplastiken wurden während einer stationären Behandlungsdauer von 85 Tagen in 94% fistelfreie Weichteilheilung und röntgenologisch knöcherner Durchbau und in 90% volle Belastbarkeit erreicht.

Summary

Avascular fragments and necrotic bone are the main causes of early bone infection and nonunion after internal fracture fixation. Autologous cancellous bone transplantation is indicated, to stimulate callus formation at the noninfected fracture side, 2 weeks after incision, drainage and refixation of the fracture by external device. In 113 patients 209 cancellous bone transplantations were performed. Noninfected wound healing and sound union of fracture was reached in 94%, full weightbearing was possible in 90% of patients within 1 year. Average hospital stay was 85 days/patient.

Literatur

1. Burri C (1979) Posttraumatic Osteitis, 2. Aufl. Huber, Bern Stuttgart Wien
2. Schmit-Neuerburg KP, Labitzke R (1980) Ergebnisse zur Spongiosaplastik beim Infekt. In: Hierholzer G (Hrsg) Die posttraumatische Knocheninfektion. Springer, Berlin Heidelberg New York
3. Stürmer KM, Schuchardt W (1980) Neue Aspekte der gedeckten Marknagelung und des Aufbohrens der Markhöhle im Tierexperiment. Unfallheilkd 83:433

Die Stabilisierung der frühinfizierten Fraktur mit äußeren Spannern

H. Kraumann

Chirurgische Abteilung des Bezirkskrankenhauses, Mlada Boleslav, CSSR

In den Jahren 1976 bis 1979 wurden von uns 23 offene Frakturen des Unterschenkels mit einem Infekt mit äußeren Spannern eigener Konstruktion behandelt (Abb. 1). Davon waren 3 Frakturen I. Grades, 11 Frakturen II. Grades und 9 Frakturen III. Grades. Bei 14 Frakturen wurde die Stabilisierung durch eine Spongiosaplastik vom Beckenkamm ergänzt. Seit 1978 kleben wir die Spongiosaspäne mit eigenem Plasma des Patienten.

Die äußeren Spanner wurden in 7 Fällen primär operativ gesetzt, in 13 Fällen sekundär nach vorübergehender konservativer Behandlung, in 3 Fällen nach Implantatwechsel, nach der Entfernung von durch Infekt gelockerter Druckplatte und Schrauben. In 18 Fällen gelang es uns eine übungs- und bald auch belastungsstabile Osteosynthese zu erzielen, da unser System von Bügeln und Rahmen Stabilität in mehreren Ebenen gewährleistet (Abb. 2, 3).

In 5 Fällen mit ausgedehnten Knochen- und Weichteildefekten erzielte man nur eine Adaptationsosteosynthese, später wurden hier noch mehrere Knochen- und Hautplastiken durchgeführt. In einem von diesen Fällen mußte man amputieren.

Hefte zur Unfallheilkunde, Heft 157
Zusammengestellt von J. Poigenfürst

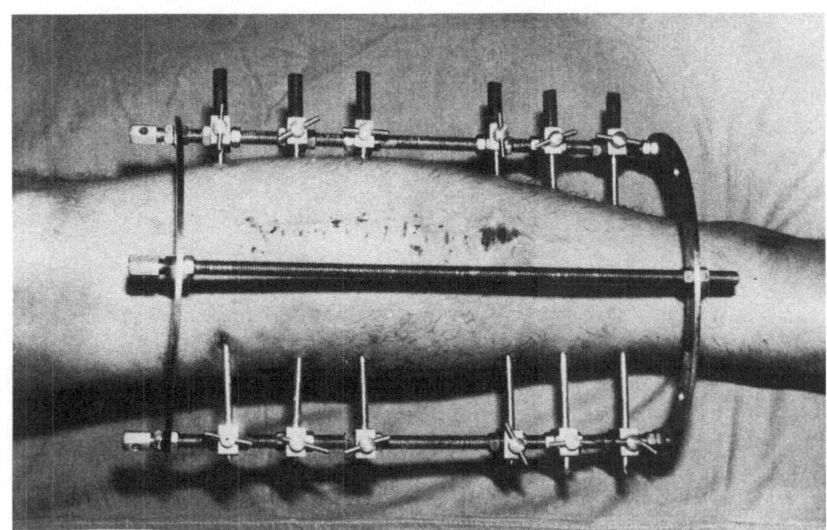

Abb. 1

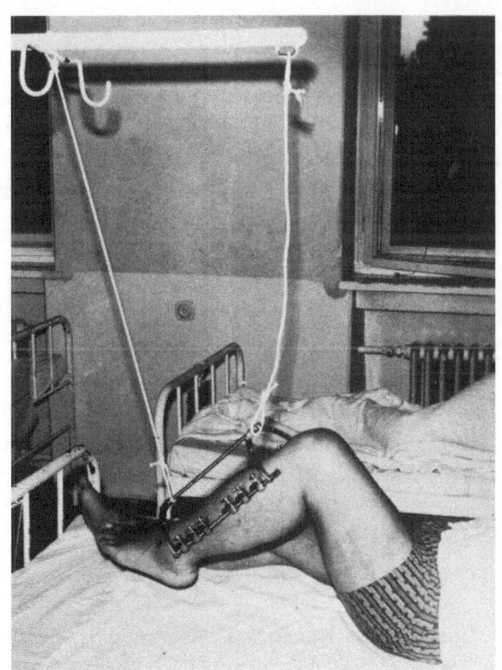

Abb. 2

In 12 Fällen, d.h. 52%, kam es während eines Jahres zur klinischen Heilung mit entsprechendem Röntgenbefund. Bei 10 Patienten, d.h. 43%, wurde die Heilung durch eine Monate dauernde Fistel kompliziert. Davon wurden 4 Patienten operiert und mit einer Spüldrainage und Spongiosaplastik behandelt. Alle 4 wurden nach einigen Monaten geheilt.

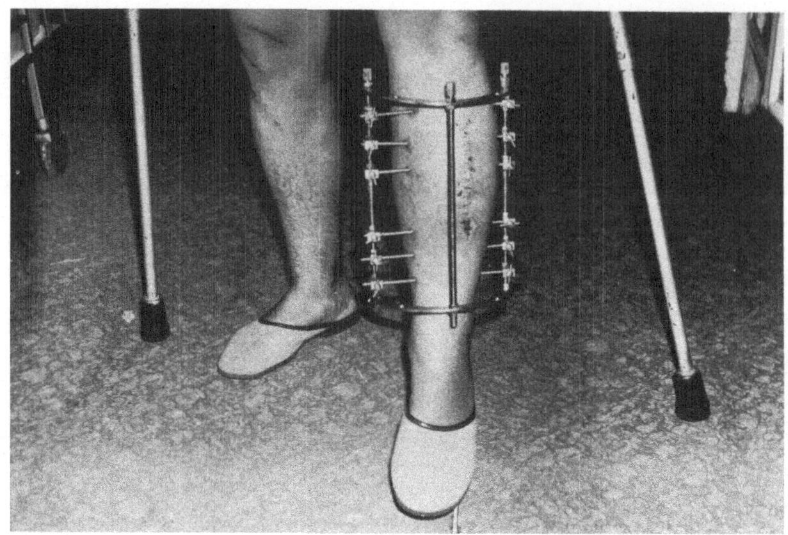

Abb. 3

Zum Abschluß unsere Behandlungsergebnisse nach einem Abstand von 4 und mindestens 1 Jahr nach dem Unfall:

Von 23 Verletzten mit einem offenen frühinfizierten Unterschenkelbruch mußte man einmal amputieren, bei 4 Verletzten bestehen immer noch Fisteln mit Röntgenbefund einer chronischen Osteomyelitis, die übrigen 18 Verletzten, d.h. 78%, sind nach allen klinischen und röntgenologischen Kriterien geheilt.

Die Hautnekrose mit Freilegung der Osteosyntheseplatte – Ihre Folgen und Behandlung

E. Wondrak

I. Chirurgische Klinik, I. Pavlove 6, CS-77520 Olomouc

Die Hautnekrose über der Osteosyntheseplatte ist eine wohl seltene aber dramatische, wenn nicht gar tragische Komplikation der modernen operativen Knochenbruchbehandlung. Dabei ist ein iatrogener Anteil im Sinne eines nicht richtig eingeschätzten primären Durchblutungsschadens der Haut im Frakturbereich selten wegzudenken.

Hefte zur Unfallheilkunde, Heft 157
Zusammengestellt von J. Poigenfürst

Es liegt heute auf der Hand eventuell gleich zur weiteren Behandlung mit dem Fixateur externe überzugehen, die Implantate zu entfernen, die Fraktur gleich so, wie eine infizierte Pseudarthrose zu behandeln.

Die Erfahrung zeigte aber, daß ein voreiliges Handeln nicht immer das beste sein muß, denn auch der Fixateur externe hat bei gelenksnahen Frakturen, wo das Einführen der Bohrnägel das nahe Gelenk beeinträchtigen kann, seine beschränkte Anwendungsmöglichkeit. Solange die Implantate wirklich stabil fixieren, kann unter günstigen Umständen beim hospitalisierten Kranken die Wunde mit der freiliegenden Platte solange belassen werden, bis sich an der geschützten Gegenseite genügend Callus gebildet hat, der die Fraktur so weit stabilisiert, daß es zu keiner Dislokation mehr kommt. Erst dann werden die metallischen Implantate entfernt – gleichzeitig ist es oft notwendig die deperiostierte, nekrotisierende freiliegende Corticalis zu entfernen. Im Laufe verhältnismäßig kurzer Zeit füllen Granulationen die Wunde mitsamt der Markhöhle aus. Eine eventuelle Spongiosaplastik und eine Hautplastik kann dann den Verschluß der Wunde beschleunigen.

Wir sahen zur Zeit, als wir keinen Fixateur externe besaßen ein gutes Ergebnis bei kleinen Defekten mit freiliegender Platte. Auch bei größeren Defekten, wo der Befund bereits tragisch zu sein schien, sogar im Falle eines 53jährigen Polytraumatisierten, wo gleich nach einem Verkehrsunfall primär eine Plattenosteosynthese der Tibia durchgeführt wurde – der Verletzte hatte außer dem Unterschenkelbruch noch eine Milzruptur, weiter eine schwere Thorax- und Hirnverletzung. Nach der Osteosynthese überlebte er neben der Laparotomie und Splenektomie noch eine Schädeltrepanation mit Entfernung eines subduralen Hämatoms, drei Thorakotomien mit Herzresuszitation und dann noch eine Serumhepatitis. Die Haut über der Osteosyntheseplatte nekrotisierte in katastrophalem Ausmaß und nach Feststellung eines deutlichen Callus an der Rückseite der Tibia entfernten wir die Metallimplantate mitsamt der vorderen Tibiacorticalis. Auf die darauffolgenden Granulationen wurde eine Hautplastik verpflanzt und der Verletzte verließ die Behandlung mit einer stabilen, funktionell befriedigenden Extremität – das ist nach 18 Monaten.

Sosehr dieses Vorgehen so manchem ketzerisch erscheinen mag und mancher mich vielleicht steinigen möchte, zeigte es sich uns unter den gegebenen Bedingungen als annehmbar und erfolgbringend.

Diskussion der Vorträge von B. Roth bis E. Wondrak, S. 113–143

Szyszkowitz, Graz: Ich danke Herrn Wondrak für diesen Vortrag und ich glaube schon jetzt sagen zu können, es wird Sie niemand steinigen und es ist auch nicht ketzerisch was Sie gesagt haben. Wir kommen jetzt in die Diskussion und beginnen mit dem Vortrag von Herrn Roth. Gibt es dazu Anfragen?

Hierholzer, Duisburg: Ganz zweifelsohne gehört die Erkenntnis über die Frührevision bei einer sich anbahnenden oder entstehenden Infektion zu den wichtigsten Fortschritten in der Unfallchirurgie in den letzten Jahren. Wir können das nur unterstützen. Wir sind aber der Meinung, daß die rein chirurgische Maßnahme das Aufmachen, das Debridement und die Anfrischung des Gewebes ganz im Vordergrund stehen. Ich möchte aus unserer Sicht eine deutliche Einschränkung gegenüber der Spüldrainage für diese Fälle aussprechen. Die Spüldrainage hat aus unserer Sicht nur dann eine Indikation, wenn eine knöcherne, präformierte Höhle besteht, aus der nicht die Gefahr besteht, daß diese Flüssigkeit in die Weichteile penetriert. Es besteht sonst die große Gefahr einer phlegmonösen Entzündung. Es ist viel wichtiger, daß dieses Hämatom ausgeräumt wird und daß nachher drainiert wird. Und damit komme ich zur zweiten kritischen Bemerkung. Die Gentamycinketten erscheinen mir genausowenig das primäre Problem zu sein, es ist viel wichtiger diese Höhle zu beseitigen, mit diesem wichtigen Nährmilieu für die Keime, und vitale Ränder zu schaffen, die dann durch eine Redondrainage mit einem ständigen Sog versorgt werden müssen. Es erscheint mir nicht konsequent eine solche Höhle mit einem anderen Fremdkörper auszufüllen, der sicher das eigentliche Problem nicht lösen kann.

Schmit-Neuerburg, Essen: Ich glaube überhaupt, daß der Marknagel, der bei einer Infektion belassen wurde, das gefährlichste überhaupt ist, schlechthin. Sie bekommen, wie man auch bei Herrn Roth gesehen hat, keine Ausheilung der Infektion. Sie können sie höchstens mühsam eindämmen, zwischen Marknagel und Knochenwand, und Sie werden trotzdem eine ganze Reihe von Fällen haben, wo nach Jahren dann eine erhebliche Sequestrierung eintritt. Wir haben das Prinzip vollkommen verlassen. Schon vor 11 Jahren haben wir feststellen können, daß diese Infekte praktisch mit einer offenen Spül-Saugdrainage oder PMMA-Ketten innerhalb von einer Woche abklingen und später als ausgeheilt betrachtet werden können, weil es gar nicht zu einer Sequestrierung kommt. Ich halte das für sehr wichtig, daß man die sofort entfernt.

Szyszkowitz, Graz: Auf der anderen Seite muß man dagegen sagen, daß gerade Sie in der letzten Veröffentlichung gesagt haben, die Sequestrierung der inneren Corticalisschichten ist eben durch das Aufbohren und die Marknagelung bedingt und wenn es nun einmal da zu einer Infektion kommt, dann kann man den Marknagel zwar entfernen, aber die Sequestrierung der inneren Corticalisschichten bleibt bestehen und die Infektion sitzt ja dort.

Schmit-Neuerburg, Essen: An Anwesenheit des Metalles, ja. Wenn Sie das Metall herausnehmen und praktisch nochmal eine Ausräumung machen – gleichzeitig – also das ist praktisch noch der Eröffnungseingriff und dann eben mit einem Fixateur externe stabilisieren, was ja leicht möglich ist in diesen Fällen, das ist eine typische Indikation auch dafür, dann kommt es eben unter der Spülung zur Ausheilung. Das ist ganz klar zu erkennen.

Szyszkowitz, Graz: Auf der anderen Seite muß man doch sehen, daß die Ergebnisse, die Herr Roth gezeigt hat, doch sehr gut waren, wenn er einen so hohen Prozentsatz von völliger Wiederherstellung hat und nur eine einzige Exacerbation.

Fasol, Wien: Herr Schmit-Neuerburg hat jetzt meine Diskussionsbemerkung vorweggenommen. Auch wir haben also bei der Belassung des Marknagels, beim Marknagelinfekt nur schlechte Ergebnisse gesehen. Der Infekt ist meines Erachtens nicht zu beherrschen, selbst wenn der Marknagel zu diesem Zeitpunkt noch Stabilität gewährt. Wir entfernen ihn so bald als möglich und gehen zum Beispiel auf den Wagner-Apparat über und können dadurch den Markraum in einer viel, viel rascheren Zeit sanieren. Auch wenn das Beispiel gezeigt wurde, daß es schließlich doch gelang das in den Griff zu bekommen. Ich glaube auf die andere Art und Weise geht es wesentlich rascher und gefahrloser.

Szyszkowitz, Graz: Gut, danke. Noch welche Fragen diesbezüglich? Wir gehen zu den nächsten Vorträgen weiter, da wir jetzt eigentlich mit der Zusammenfassung beginnen müßten, wenn wir unsere Zeit für diese Sitzung einhalten sollten. Wir haben eine Viertelstunde später begonnen und es ist jetzt 3 min vor 3/4 1 Uhr. Sind noch welche dringenden Anfragen zu den anderen Vorträgen?

Ecker, Innsbruch: Ich würde gerne Herrn Börner fragen. Er hat angegeben, daß er dreimal die Kette an der Wirbelsäule eingelegt hätte. Was waren das für Indikationen und wo hat er die eingelegt?

Börner, Frankfurt: Zustand nach einer Bandscheibenoperation.

Müller, Bochum: Ich hätte eine Frage an Herrn Schmit-Neuerburg. Welchen separaten Zugang wählen Sie zur Spongiosaplastik am Oberschenkel?

Schmit-Neuerburg, Essen: Medial.

Müller, Bochum: Ist das nicht etwas gefährlich und führt zu einer Vernarbung des Funktionsgewebes, insbesondere der Streckmuskulatur?

Schmit-Neuerburg, Essen: Nein. Ich glaube nicht, daß das gefährlich ist. Das geht hinter dem Vastus medialis wunderbar und Sie können ziemlich weit nach oben hinauf auch ohne Gefährdung der Gefäße dort an den Knochen herankommen. Das ist kein Problem.

Szyskowitz, Graz: Noch welche Wortmeldungen? – Dann darf ich kurz zusammenfassen und meine eigene Meinung da einfließen lassen.

Zusammenfassung der Diskussion

R. Szyszkowitz

Zur Definition: Wir sprechen also von einem Frühinfekt, wenn er innerhalb von 14 Tagen auftritt. Den manifestierten Infekt oder die verzögerte Manifestation würden wir als schleichenden oder primär chronischen Infekt bezeichnen. Bei Frühinfekten lassen sich durch sofortiges Revidieren und exaktes chirurgisches Sanieren, aufwendige, tertiäre Operationen und Katastrophen weitgehend vermeiden, wie die Kliniken gezeigt haben, die diese Prinzipien in einer großen Patientenzahl durchgeführt hatten: In einem hohen Prozentsatz ließ sich die völlige Wiederherstellung der Funktion erreichen und bei diesen 63 Patienten aus Liestal kam es nur einmal zu einer Exacerbation.

Zur Diagnostik: Es ist wichtig, daß eben schmerzhafte und fieberhafte Verläufe sofort zu einer Wundinspektion am ersten postoperativen Tag Anlaß geben müssen.

Zur Therapie: Wenn keine Fluktuation und kein größeres Hämatom sichtbar ist – bei allen Hämatomen ist zu sagen, daß wir im Prinzip davon ausgehen müssen, daß einige Keime immer in größeren Hämatomen vorhanden sind: es ist ja nur die Frage, wie virulent sie sind und wie zahlreich sie sind, sodaß sie sich im Hämatom intensiv vermehren – wenn also keine Fluktuation und kein größeres Hämatom sichtbar ist, nur eine Schwellung oder ein kleines Hämatom oder bei einer zarten Rötung, dann sollen nicht Nähte entfernt werden, sondern eventuell ist eine Punktion durch die gesunde, desinfizierte Haut vorzunehmen, das Punktat zu inspizieren und einzuschicken, eventuell ist dies zu wiederholen nach einigen Stunden. Aber im Zweifelsfall sollte immer frühzeitig und exakt, unter sterilen Bedingungen im OP die Wunde revidiert werden. Bei höheren Temperaturen kann auch eine Blutkultur angelegt werden, die allerdings auch wieder Zeit braucht, bis sie zurückkommt, eventuell auch ein Szintigramm. Also lieber öfters ein kleines Hämatom steril im OP ausräumen, als ein infiziertes Hämatom übersehen, das zum chronischen Infekt führt.

Nach der Abnahme eines oder mehrerer Abstriche intraoperativ und nach Ausspülung des infizierten Hämatoms wird die exakte Wundausschneidung, die schon angeführt wurde, durchgeführt. Alles nektorische Gewebe muß weg. Dann ergibt sich jetzt die Frage, wieviel von dem verdächtig nekrotischen – weißen – Knochen primär beim Frühinfekt gleich entfernt werden sollte. Herr Gotzen ist eher für eine radikalere Entfernung – während Herr Roth und wir, eher etwas zurückhaltend geworden sind, was die Resektion von Knochen betrifft – nekrotische Corticalissequester werden eher, besonders wenn sie klein sind und für die Stabilität unnotwendig, entfernt.

Ganz wichtig ist, daß bei Stabilität der Osteosynthese die Implantate belassen werden und bei Instabilität eine Restabilisierung, am Oberschenkel eher mit der Platte, am Unterschenkel eher mit dem Fixateur externe, vorzunehmen ist. Dieses Vorgehen wurde auch bei primär konservativer Behandlung und frühinfizierten Frakturen empfohlen. Auch infizierte Hautnekrosen, wie im letzten Vortrag gezeigt, sind nach dem gleichen Prinzip zu entfernen und die stabilen Implantate, auch wenn sie medial vorne liegen, aber eben noch stabil sind, zu belassen, da ja lateral und dorsal die Konsolidierung eintreten kann. Wichtig ist die gute Drainage, wenn der Infektherd nicht offen liegen bleibt.

Meistens, und besonders am Unterschenkel, bleiben die Wunden und der Infektherd offen und es wird eine offene Spüldrainage eingelegt und dauergespült. Wurde intraoperativ ein wahrscheinlicher Infekt diagnostiziert, erfolgt zusätzlich sofort eine breite Abdeckung mit Antibiotica, bis der spezifische Keimnachweis vorliegt. Dann genügt die spezifische Applikation von Antibiotica.

Schließlich wurde die Bedeutung der Spongiosaplastik diskutiert: bei massivem Infekt wird die Spongiosa entfernt vom Infektherd eingebracht, beim blanden Infekt im Zentrum, und zwar immer, wenn eine verzögerte Heilung zu erwarten ist; zum Beispiel bei intraoperativ gesehenen, großen knöchernen Nekrosezonen und nach weit offenen Frakturen. Nach Abklingen des massiven Infektes oder bei fehlender Callusbildung ist dann eine zweite Spongiosaplastik im Zentrum angezeigt.

Zur Prognose: Fast alle Autoren betonen also, daß erstens die stabile Osteosynthese zu erhalten bzw. zu erzielen ist, damit nach einer kurzen Immobilität im akuten, schmerzhaften Entzündungsstadium, eine weitgehende Übungsstabilität im chronischen Entzündungsstadium gewährleistet ist. Dadurch sind eben die überraschend guten Ergebnissen bei den Spätkontrollen zu erklären. Zweitens ist die Prognose umso günstiger, je besser die Vascularität des zurückgebliebenen Weichteil- und Knochengewebes ist, also je schonender die verschiedenen Operationen durchgeführt wurden.

E. Infektionen gelenksnaher Frakturen und posttraumatische Empyme

Die Therapie der Gelenksinfektion bei intraarticulären Frakturen

H.-J. Oestern und G. Giebel

Unfallchirurgische Klinik der Medizinischen Hochschule Hannover, Karl-Wiechert-Allee 9, D-3000 Hannover 61

Die schwerste Komplikation für jede Gelenkfraktur bedeutet die Infektion, da sie in einem hohen Prozentsatz zu einem Funktionsverlust des Gelenkes führt.

Pathophysiologie

Beim Gelenkinfekt steht zunächst eine Schwellung und Hypertrophie der Synovialmembran mit einer eitrig nekrotischen Gewebsreaktion im Vordergrund. Intraarticuläre Fibrinbelege blockieren den Absorptionsmechanismus und behindern die Knorpelernährung. Die normale protein- und mucinreiche Synovialflüssigkeit wird zellreich, die freigesetzten lysosomalen Enzyme aus polymorphkernigen Leukocyten führen zu einer cartilaginären Aggression mit Rißbildungen und Zerklüftungen der Knorpeloberfläche [2, 3], (Abb. 1a).

Im weiteren Verlauf kommt es zusätzlich zur Infektion der subchondralen Spongiosa sowie zu einer tiefgreifenden destruierenden Phlegmone des Kapselbandapparates. Die Zerstörung des Gelenkknorpels erfolgt nun von der synovialen und subchondralen Seite und nimmt einen progressiven Verlauf an. In dieser Phase ist selbst nach Ausheilung des Infektes eine Reparatur des Gelenkknorpels und eine ausreichende Gelenkfunktion nicht mehr möglich (Abb. 1b).

Therapie

Die Behandlung der Gelenkinfektion ist oft schwierig und langfristig. Das Ziel besteht:
1. in der Ausheilung des Infektes,
2. in der Wiederherstellung der Gelenkfunktion oder falls dies nicht mehr möglich ist,
3. in der Erhaltung der Gesamtfunktion der Extremität.

Basierend auf den eingangs erwähnten pathophysiologischen Grundlagen ist daher folgendes therapeutisches Vorgehen zur Behandlung des Gelenkinfektes nach Frakturen angezeigt:

Im Frühstadium des Infektes Debridement mit sorgfältiger Gelenktoilette, Entfernung nekrotischen Gewebes und infizierter Hämatome. Bei Instabilität ist eine Reosteosynthese zur Ausheilung des Infektes notwendig.

Hefte zur Unfallheilkunde, Heft 157
Zusammengestellt von J. Poigenfürst

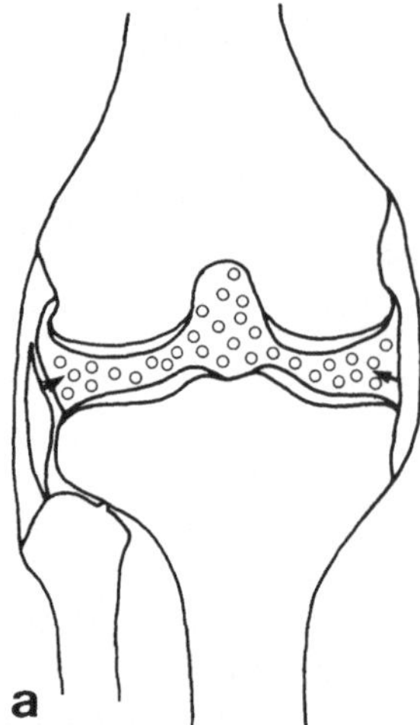

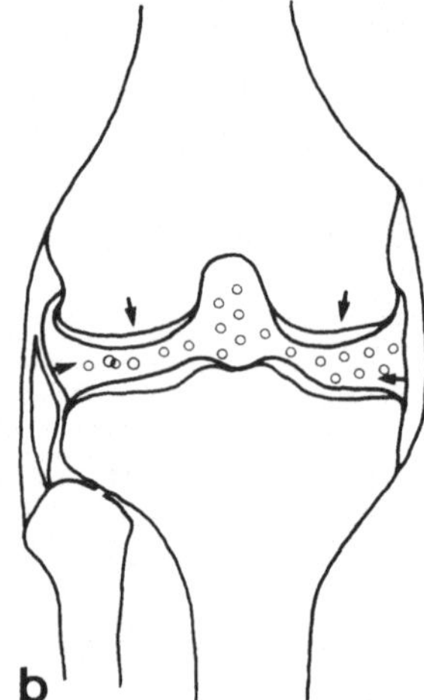

Abb. 1a, b. 1. Phase des Gelenkinfektes: Zellreichtum der Synovialflüssigkeit mit Freisetzen lysosomaler Enzyme aus polymorphkernigen Leukocyten, intraarticuläre Fibrinbeläge blockieren die Knorpelernährung (**a**). 2. Phase: Übergreifen der Infektion auf die subchondrale Spongiosa führt zu einer Zerstörung des Gelenkknorpels von der synovialen und subchondralen Seite (**b**)

Fall 1. 38jähriger Patient mit einem Frühinfekt innerhalb der ersten Woche nach instabil versorgter Tibiakopffraktur. Ausgedehntes Debridement, Reosteosynthese, Dekompression der Weichteile und glatte Ausheilung bei guter Funktion.

Avitaler Knochen muß unter allen Umständen entfernt werden. An Gelenken mit reicher Synovia wie Knie-, Ellbogen und oberem Sprunggelenk, empfiehlt sich eine partielle oder totale Synovektomie. Dadurch können Infektherde beseitigt und die Chondroosteolyse blockiert werden. Dieses, bereits 1885 von Volkmann [4] empfohlene Vorgehen ist jedoch nur im Frühstadium des Infektes erfolgversprechend, solange die cartilaginären und ligamentären Strukturen des Gelenkes weitgehend intakt sind. Durch eine anschließend funktionelle Nachbehandlung wird eine Knorpelatrophie ebenso vermieden wie Wundadhäsionen und Muskelinsuffizienz [1].

Fall 2. 17jähriger Patient mit Oberschenkelschaftfrakturen beidseits, zweitgradig offener Condylenfraktur links, Kapselbandinstabilität links. Verlegung im protrahierten Schockzustand, deshalb postprimäre Versorgung der Frakturen. Postoperativ Entwicklung eines Kniegelenkinfektes auf dem Boden einer infizierten Wundrandnekrose. Ausgedehntes Debridement und Synovektomie. Offene Wundbehandlung bei unverschlossenem Kniegelenk. Bewegungstherapie auf der Bewegungsschiene. Nach guter Granulationstendenz Verschiebelappenplastik nach 5 Wochen. Glatte Wundheilung und gute Funktion (Abb. 2a–d).

Im Vollbild der Osteoarthritis empfiehlt sich zur Ausheilung des Infektes, Erzielung von Schmerzfreiheit und Stabilität der Extremität die Arthrodese. Sie ist insbesondere indiziert am Knie-, Sprung- und Handgelenk.

Fall 3: 60jähriger Patient mit Patellafraktur, instabiler Osteosynthese. Metallentfernung, 5 Monate nach Unfall Eintritt in unsere Behandlung mit einer schwersten Osteoarthritis, Ausheilung des Infektes mit Kniegelenksarthrodese.

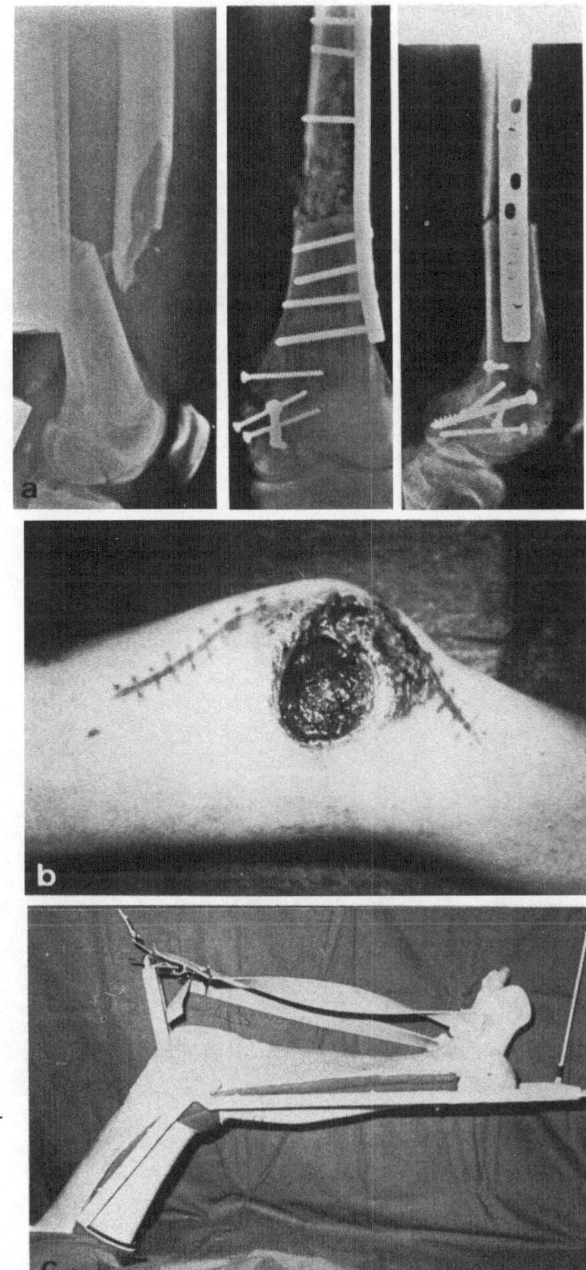

Abb. 2a–c. 17jähriger Patient, Oberschenkelfrakturen beidseits, offene Condylenfraktur und Kapselbandverletzung links, postprimäre Versorgung (**a**), Entwicklung einer Kniegelenksinfektion auf dem Boden einer Wundrandnekrose, ausgedehntes Debridement und Synovektomie. Das Kniegelenk wird offen belassen (**b**). Funktionelle Therapie auf Bewegungsschiene (**c**)

Am Hüft- und Ellbogengelenk kann durch die Gelenkresektion ebenfalls eine Ausheilung des Infektes erzielt werden unter gleichzeitiger Erhaltung einer gewissen Gelenkfunktion.

Fall 4: 25jähriger Patient mit Schenkelhalsfraktur, Osteosynthese bei schlechter Reposition. Infektion, Resektion des Hüftgelenkes und gute Funktion 3 Jahre nach dem Unfall.

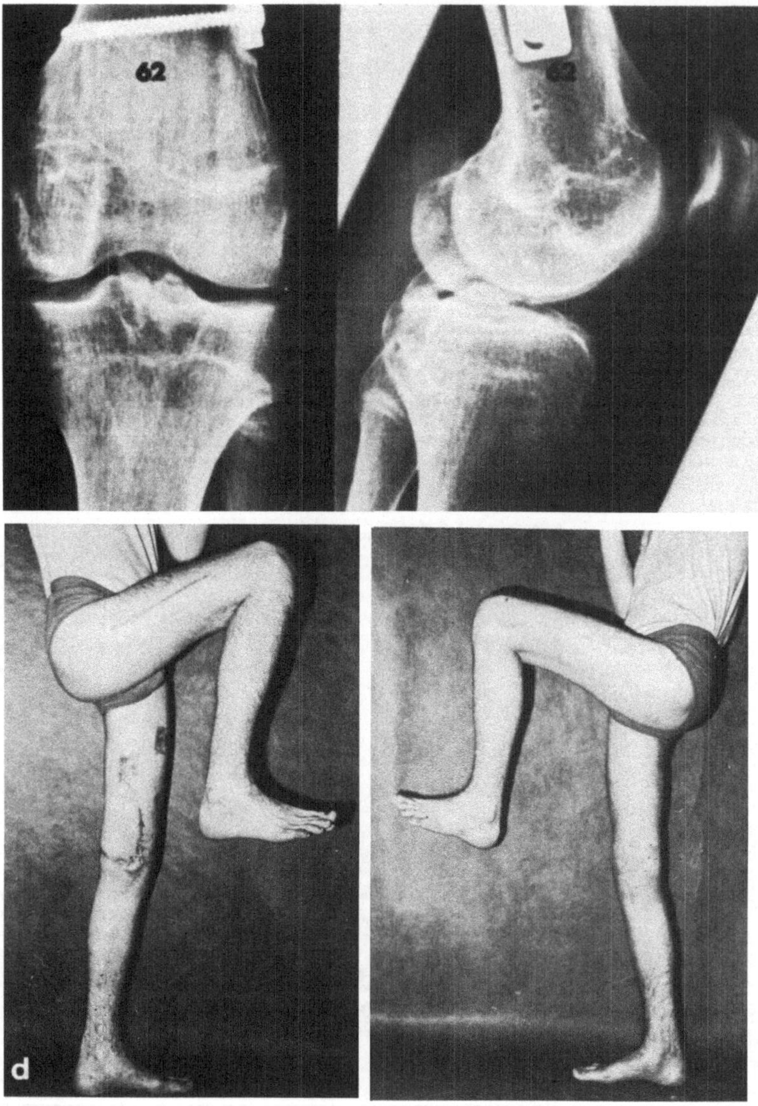

Abb. 2d. Funktionelles und radiologisches Ergebnis nach 62 Wochen

Eigene Nachuntersuchungsergebnisse

Von 1972 bis 1979 wurden an der Medizinischen Hochschule 98 Patienten mit infizierten Gelenkfrakturen behandelt. 63 Patienten konnten nachuntersucht werden.

Bei der Lokalisation imponiert insbesondere die Beteiligung der unteren Extremität, das obere Sprunggelenk war 25mal, das Kniegelenk 16mal und das Hüftgelenk 11mal betroffen. Besonders hoch war der Anteil der offenen Gelenkfrakturen (31).

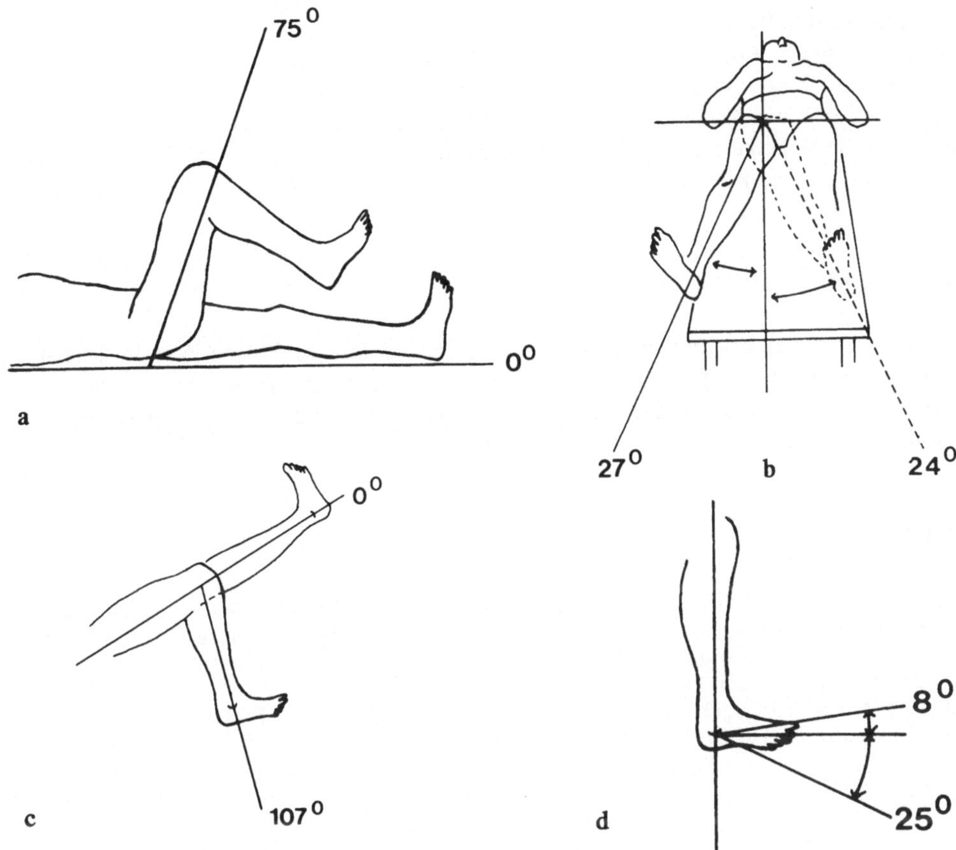

Abb. 3a–d. Durchschnittliche Gelenkfunktion bei der Nachuntersuchung. Beugung/Streckung im Hüftgelenk (**a**), Abduktion/Adduktion im Hüftgelenk (**b**), Beugung/Streckung im Kniegelenk (**c**), Dorsal/Plantarflexion im oberen Sprunggelenk (**d**)

Klinisch manifestierte sich der Gelenkinfekt primär besonders durch eine Erhöhung der Blutkörperchensenkungsgeschwindigkeit und der Leukocytenzahl, die auf 96 zu 130, bzw. 10 800 im Durchschnitt erhöht waren.

Häufigster Erreger der Infektion war der Staphylococcus aureus, der im Abstrich von 40 Patienten nachgewiesen wurde. Pseudomonas aeruginosa wurde bei 5 und Escherichia coli bei 4 Patienten als Ersterreger gefunden. Interessant war ein Wandel des Erregerspektrums mit einem späteren Nachweis von Pseudomonas aeruginosa bei 12 und Escherichia coli bei 4 Patienten.

Therapeutisch wurden folgende Verfahren eingeschlagen:
Knochen und Weichteildebridement (n = 19),
Arthrodese (n = 19),
Reosteosynthese und Debridement (n = 5),
Amputation (n = 5),

Gelenkresektion (n = 7),
Synovektomie (n = 8).

Mit Ausnahme von 9 Patienten, bei denen zur Zeit der Nachuntersuchung noch eine Fistel bestand, waren alle Infekte zur Ausheilung gebracht worden. Die Beweglichkeit der betroffenen Gelenke aller Patienten ohne Berücksichtigung der 19 Patienten mit Arthrodese ergibt ein objektiv und subjektiv zufriedenstellendes Bild (Abb. 3a–d).

Zusammenfassung

Aufgrund unserer Ergebnisse bei Infekten intraarticulärer Frakturen kann im Frühstadium das Debridement mit Entfernung avitalen Knochens sowie die Synovektomie empfohlen werden, im Spätstadium der Osteoarthritis ist die Arthrodese oder Gelenkresektion die Methode der Wahl.

Literatur

1. Ballard A, Burkhalter WE, Mayfield GW, Dehne E, Brown PW (1975) The functionel treatment of pyogenic arthritis of the adult knee. J Bone Joint Surg 57-A:1119–1123
2. Bhawan J, Das Tandon H, Roy S (1973) Ultrastructure of synovial membrane in pyogenic arthritis. Arch Pathol 96:155–160
3. Curtiss PH (1973) The pathophysiology of joint infections. Clin Orthop 96:129–135
4. Volkmann R (1885) Die Arthrektomie am Kniegelenk. Zbl Chir 12:137–141

Posttraumatische Osteomyelitis und infizierte Pseudarthrose in der Region des Schultergürtels – Therapie und Ergebnisse

K.H. Müller und J. Müller-Färber

Chirurgische Klinik und Poliklinik der Berufsgenossenschaftlichen Krankenanstalten „Bergmannsheil-Bochum", Hunscheidstraße 1, D-4630 Bochum

1. Einleitung und Krankengut

Die exogene Osteomyelitis der Region der Schulter ist selten (Tabelle 1, 2), weil

– die Frakturen in der Mehrzahl konservativ behandelt werden;
– Operationen nach Sprengung des Schultereckgelenkes und nach habitueller Schulterluxation eine vergleichsweise unbedeutende Infektquote haben (Behandlung in unfallchirurgischen und orthopädischen Zentren, Tabelle 1, 2);

Hefte zur Unfallheilkunde, Heft 157
Zusammengestellt von J. Poigenfürst

Tabelle 1. Therapie und Infektrate bei Frakturen und Luxationen in der Region des Schultergürtels. Primärbehandlung „Bergmannsheil Bochum“

Lokalisation	Art der Verletzung	Kontroll-zeitraum „BH“	Anzahl	Verhältnis kons./op. Therapie	Infiz. Wund-heilungs-störung	Osteo-myeli-tis
Proximaler Humerus	Fraktur	1975–78	246	209/37	2	1
	Habituelle Luxation (Drehosteotomie n. Weber)	1974–77	40	–/40	1	–
Clavicula	Fraktur	1970–75	135	133/2	–	–
	Pseudarthrose		19	–/19	–	–
	Sprengung AC-Gelenk (Tossy II u. III)	1963–78	81	–/81	2	–
Scapula	Fraktur	1966–77	74	72/2	–	–
	Habituelle Schulterluxation (Op. Eden-Hybinette)	1966–72	63	–/63	2	–
Total			658	414/244	7	1

– eine gute Vascularisation mit vielfach infektschützendem Weichteilmantel gegeben ist;
– offene Verletzungen eine Ausnahme sind.

Eine Analyse des umfangreichen Krankengutes von 658 Frakturen und Luxationen der Schulterregion, deren Primärversorgung im „Bergmannsheil Bochum“ erfolgte, ergab bei 244 Operationen 7 infektbedingte Weichteilheilungsstörungen ohne Knochenbeteiligung und 1 Frakturosteomyelitis. Bei der letzteren handelt es sich um den Ersatz des Humeruskopfes nach Gelenktrümmerfraktur durch eine Schulterprothese (Abb. 1). Das Krankengut der septischen Abteilung des „Bergmannsheil Bochum“ umfaßt in den letzten 10 Jahren 14 Patienten (13 Patienten wurden mit bereits manifester Osteomyelitis zugewiesen). Im Vergleich dazu waren nach Abzug infizierter Totalendoprothesen der Hüfte im gleichen Zeitraum 71 intra- und paraarticuläre Osteomyelitiden des koxalen Femurendes zu behandeln. Ziel des Beitrages ist es, lokalspezifische Probleme der Osteomyelitis der Schulterregion hervorzuheben, während auf die unverzichtbar anzuwendenden allgemein bekannten Prinzipien der operativen Osteomyelitisbehandlung nicht eingegangen wird. Dies erscheint notwendig, weil spezielle neuere Literaturmitteilungen fehlen und für den individuell Betroffenen wie auch für den Therapeuten die geringe Häufigkeit der Osteomyelitis der Schulterregion nicht relevant ist. Der Beitrag gliedert sich in die Osteomyelitis des proximalen Oberarmes, des Schlüsselbeines und des Schulterblattes.

Tabelle 2. Krankengut posttraumatische Osteomyelitis der Schulterregion, BH 1970–1979; n = 14

Lokalisation	Anzahl	Primärbehandlung BH	auswärts	Anamnese			
Proximaler Humerus	8	1	7	Fraktur	↗	Osteosynthese	6
					↘	Schulterprothese	1
				Prellung	→	Punktion/ Injektion	1
Clavicula	5	–	5	Fraktur	→	Osteosynthese	3
				AC-Sprengung	→	Osteosynthese	2
Scapula	1	–	1	Quetschung/ Decollement	→	primäre Osteomyelitis	

2. Posttraumatische Osteomyelitis des proximalen Humerusendes

Bei akuter und frühmanifester Osteomyelitis des Oberarmkopfes und des Schultergelenkes werden, sofern Gelenk und Gelenkfunktion sinnvoll zu retten sind, entsprechend der Ursache und der Ausdehnung des Prozesses alle therapeutischen Prinzipien notfallmäßig eingesetzt (Debridement, Belassung stabiler Implantate, Drainage, Gelenkspülung, äußere Ruhigstellung). Dennoch ist die funktionelle Prognose des Schultergelenkes selbst bei kurzfristiger Beherrschung der Infektion durch die unmittelbar einsetzende fibröse Ankylose infolge Kapselschrumpfung und durch den infektbedingten Muskel- und Weichteilverlust ungünstig.

Nach irreversibler pyogener Knochen- und Knorpelzerstörung ergeben sich drei Behandlungswege (Tabelle 3):

1. Debridement und Ruhigstellung im Schulter-Brust-Armgipsverband mit dem Ziel, neben der Infektberuhigung eine Anfrischungsarthrodese oder fibröse Steife der Schulter in Funktionsstellung zu erreichen. Nachteilig sind der mögliche Funktionsverlust der distalen Gelenkreihe bis zur erheblichen Gebrauchsbehinderung der gesamten Extremität (Tabelle 5), die unsichere Versteifungsstellung der Schulter und lange Konsolidierungszeiten (Abb. 2).
2. Debridement und Resektion des Oberarmkopfes mit dem Ziel eines auto-arthroplastischen Gelenkerhaltes. Bei weitgehendem Verlust des Kopfhalsanteiles – etwa unter dem Bild einer septischen Oberarmkopfnekrose oder nach Ausbau einer infizierten Schulterprothese – ergibt sich die Notwendigkeit zur Resektion des infizierten Kopfanteiles und eine Einstellung des knöchernen proximalen Stumpfes ähnlich einer Girdlestone-Plastik. Die Funktionsfähigkeit dieses sich allmählich ausbildenden Neoarthros ist abhängig von der möglichen knöchernen Erhaltung der Schultermuskelansätze (Erhaltung des Tuberculum majus) (Abb. 3), der Trainierbarkeit der Schultermuskulatur (Substanzverlust, Lähmung) und der Energie der Patienten. Nachteilig ist eine mögliche fibröse Steife in unbefriedigender adduzierender Stellung der Schulter verbunden mit einer gelegentlichen Instabilität des Armes in der Schulter (Abb. 4).
3. Debridement und Schulterarthrodese mit Fixateur externe. Durch die alleinige Ruhigstellung der Schulter zur Arthrodese mit dem Fixateur externe können kompensatorische

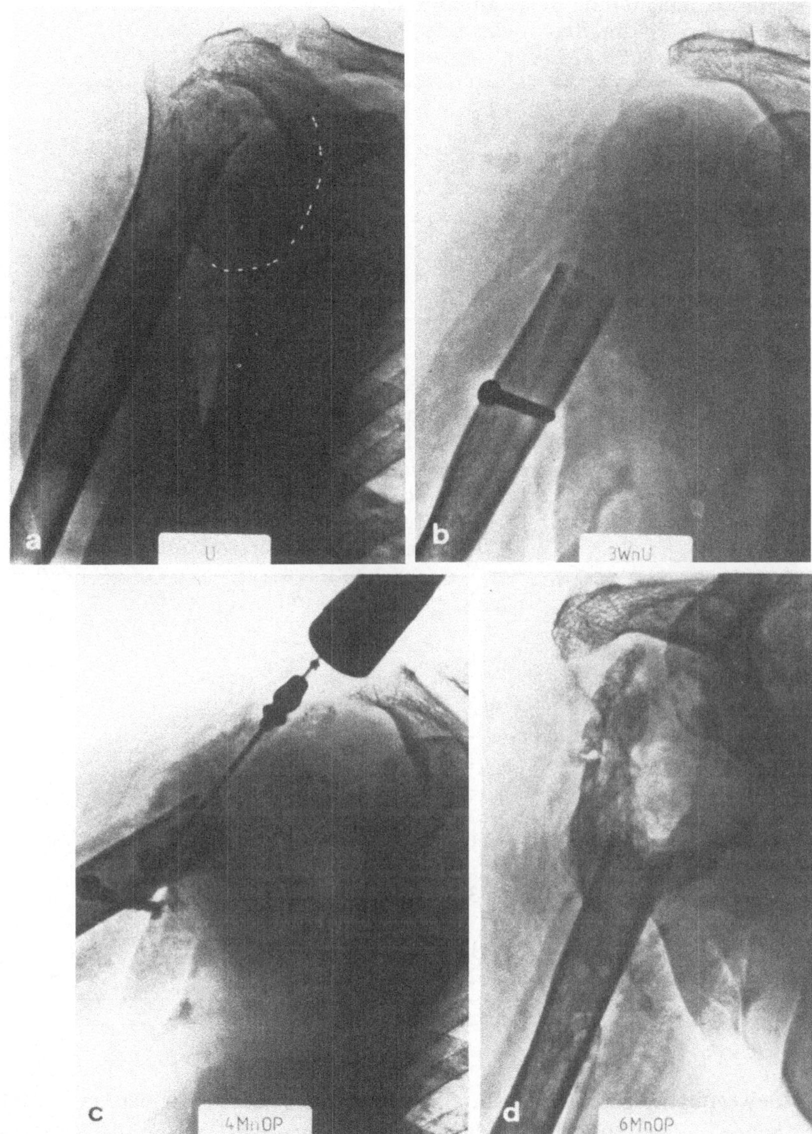

Abb. 1a–d. Infizierte Oberarmkopfprothese nach Luxationsfraktur der rechten Schulter, häuslicher Unfall. B.L., w., 72j. **a** Unfallbild und einleitende konservative Behandlung, **b** 3 Wochen nach Unfall und erfolglosen Repositionsmanövern Resektion des proximalen Humerus und Einsetzen einer Kunststoff-Oberarmprothese, **c** nicht beherrschbare früh-manifeste fistelnde Infektion im Bereich des Kunststoffgelenkes. **d** 2 Monate nach Entfernung der Kopfprothese, breite periostale und periarticuläre Ossifikation, Wackelbewegungen der Schulter, dauerhafte Infektberuhigung

Tabelle 3. Behandlung posttraumatischer Osteomyelitis in der Region der Schulter. Bergmannsheil 1970–1979; n = 8

Debridement/ Anfrischungsarthrodese Konservative Fixierung	3
Debridement/ Resektion Oberarmkopf	5
Debridement und Fixateur-externe-Arthrodese	–

Tabelle 4. Schulterbefunde posttraumatische Osteomyelitis und Empyem der Schulter bei Nachkontrolle (1 bis 7 Jahre). Bergmannsheil 1970–1979; n = 8

	Behandlungstypen		
	Erhaltung Oberarmkopf	Resektion Oberarmkopf	Summe
Anzahl	3	5	8
Knöcherne Arthrodese der Schulter	1	–	1
Fibröse Ankylose der Schulter	2	2	4
Bewegl. Schulter	–	3	3
⩾ 90	–	1	1
< 90	–	2	2
Funktionelle Versteifungsstellung	1	–	1
Stabilität im Schultergelenk	3	3	6
Infektaktivität (Fistel, Sequester)	1	–	1
Neurologische Ausfälle	2	2	4

Bewegungsmöglichkeiten im Schultergürtel erhalten bleiben und funktionseinschränkende Folgen auf das Ellenbogengelenk sowie die Hand- und Fingergelenke vermieden werden. Eine hier erstmals mit dem Rohrsystem der AO vorgeschlagenen Montage zur Fixateur-externe-Arthrodese der Schulter wird am Knochenmodell beschrieben (Abb. 5). Neben der zuverlässigen Neutralisation der Kräfte des langen Armhebels (in Bezug auf die Scapula) ist eine stabile Fixation unter Kompression der Schultergelenkanteile anzustreben. Die erst in letzter Zeit entwickelte Vorstellung zur Fixateur-externe-Arthrodese der Schulter konnte bei der Rarität des Patientengutes noch nicht klinisch erprobt werden.

Im eigenen Krankengut (Tabelle 4, 5) wurde in 3 Fällen durch Debridement und Gipsruhigstellung eine ossäre oder fibröse Ankylose erreicht. Die anzustrebende günstige Funktionsstellung der versteiften Schulter lag nur in einem Fall vor (Abb. 2). In 5 Fällen bestand die Therapie in der Kopfresektion und anschließender funktioneller Therapie. Hierbei er-

Tabelle 5. Beweglichkeit der distalen Gelenkreihe bei posttraumatischer Osteomyelitis und Empyem der Schulter bei Nachkontrolle (1 bis 7 Jahre). Bergmannsheil 1970–1979; n = 8

Therapie	Patient Nr.	Beweglichkeit Ellenzange	Unterarm-drehung	Handgelenk	Finger
Erhaltung	1	++	++	++	++
Oberarmkopf	2	+	0	+	+
	3	+	+	++	++
Resektion	4	+++	+++	+++	+++
Oberarmkopf	5	++	++	+	+
	6	++	0	+	+
	7	+	0	+	+
	8	0	0	++	+

reichte bei der Kontrolle nur 1 Patient eine als gut zu bezeichnende Funktion mit Armhebung bis oder über die Horizontale (Abb. 3). Zwei resezierte Schultergelenke waren fibrös in ungünstiger Adduktionsstellung versteift, zwei weitere zeigten Wackelbewegungen in dem Resektionsgelenk. Nur einer von 8 Patienten hatte eine freie Funktion der distal der Schulter liegenden Gelenkkette. Die übrigen hatten mehr oder weniger starke Funktions-

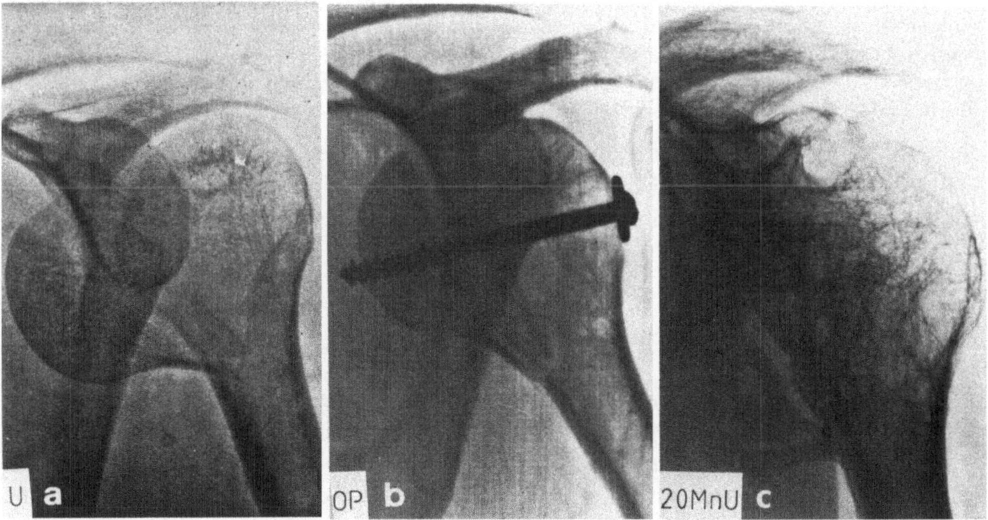

Abb. 2a–c. Oberarmkopffraktur mit nachfolgend infizierter Schraubenosteosynthese und Schulterempyem, ossäre Ankylose der Schulter nach Debridement und Gipsruhigstellung, Sportunfall. A.H., m., 40j. **a** Unfallaufnahme mit Luxation des medialen Kopffragmentes, primäre untere Armplexuslähmung, **b** auswärtige Osteosynthese mit ungenügender Reposition und frühmanifester Osteomyelitis des Schultergelenkes, **c** ossäre Ankylose der Schulter in Adduktionsstellung, weitgehende Lähmung des Armes, geringe Bewegung der Schulter durch Kompensation im Schultergürtel, fortbestehende Fisteleiterung

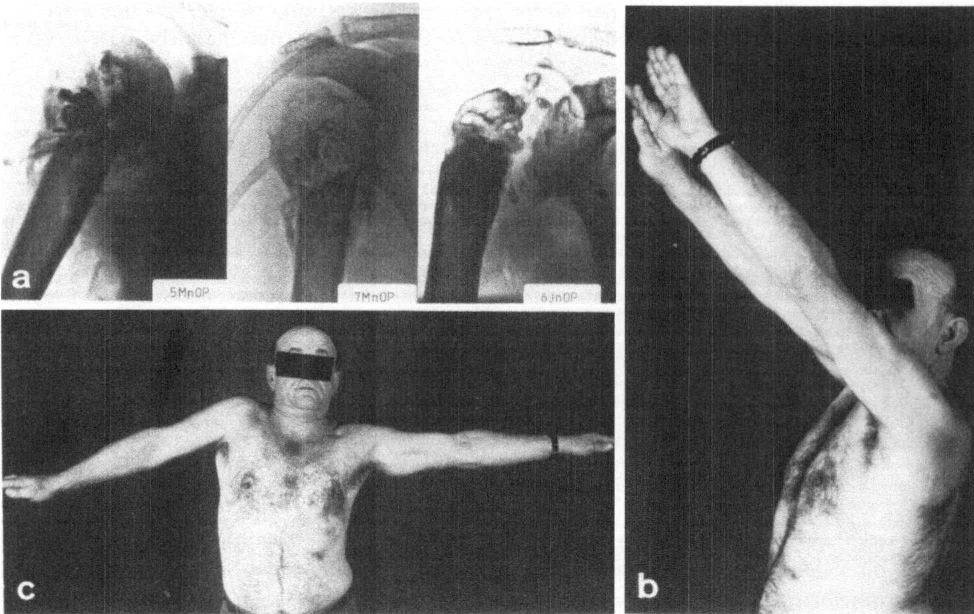

Abb. 3a, b. Oberarmkopfresektion mit ossärer Erhaltung der Muskelansätze des großen Oberarmhöckers nach auswärtiger operativer Behandlung einer Stückfraktur des Oberarmkopfes mit nachfolgender Osteomyelitis, Straßenunfall. St.G., m., 49j. **a** Röntgenserie mit Fisteldarstellung bei Aufnahme, Kopfresektion und Ausbildung eines teilfunktionsfähigen Resektionsgelenkes, **b**, **c** Funktionsaufnahmen mit befriedigender schmerzfreier Schulterbeweglichkeit, dauerhafte Infektberuhigung

einbußen als Folge der langen Ruhigstellung oder der Nervenstörung (Tabelle 5). Ein Patient wies bei der Kontrolle 1 bis 7 Jahre nach Infektausbruch noch klinische Infektzeichen auf, alle anderen waren klinisch und röntgenologisch dauerhaft infektberuhigt.

3. Posttraumatische Osteomyelitis der Clavicula

Frühmanifeste Infekte nach den selten vorgenommenen Osteosynthesen frischer Claviculafrakturen oder nach der indizierten Osteosynthese bei Claviculapseudarthrosen werden wie Osteomyelitiden von Röhrenknochen nach den Regeln der operativen Osteomyelitistherapie behandelt. Zusätzliche Ruhigstellung im Brustarmgipsverband ist zur Infektberuhigung und zur Vermeidung der Infektausbreitung in das Schulterhauptgelenk empfehlenswert. Dies gilt besonders bei infizierten Defektpseudarthrosen oder bei Osteomyelitiden nach operativer Versorgung der Schultereckgelenksprengungen. Die Clavicula weist eine erstaunliche periostale Reaktion auf, so daß nach Debridement die Tendenz zur Defektüberbrückung und Selbstheilung besteht. Dieser Prozeß ist durch eine Spongiosaplastik zu unterstützen. Bei extremen Fehlstellungen und größeren Defekten wäre eine Ruhigstellung mit einem entsprechend dimensionierten Klammerfixateur denkbar, meist genügt die stabile Plattenosteosynthese im Infekt (Rekonstruktionsplatte der AO). Bei infizierten dystrophen Pseud-

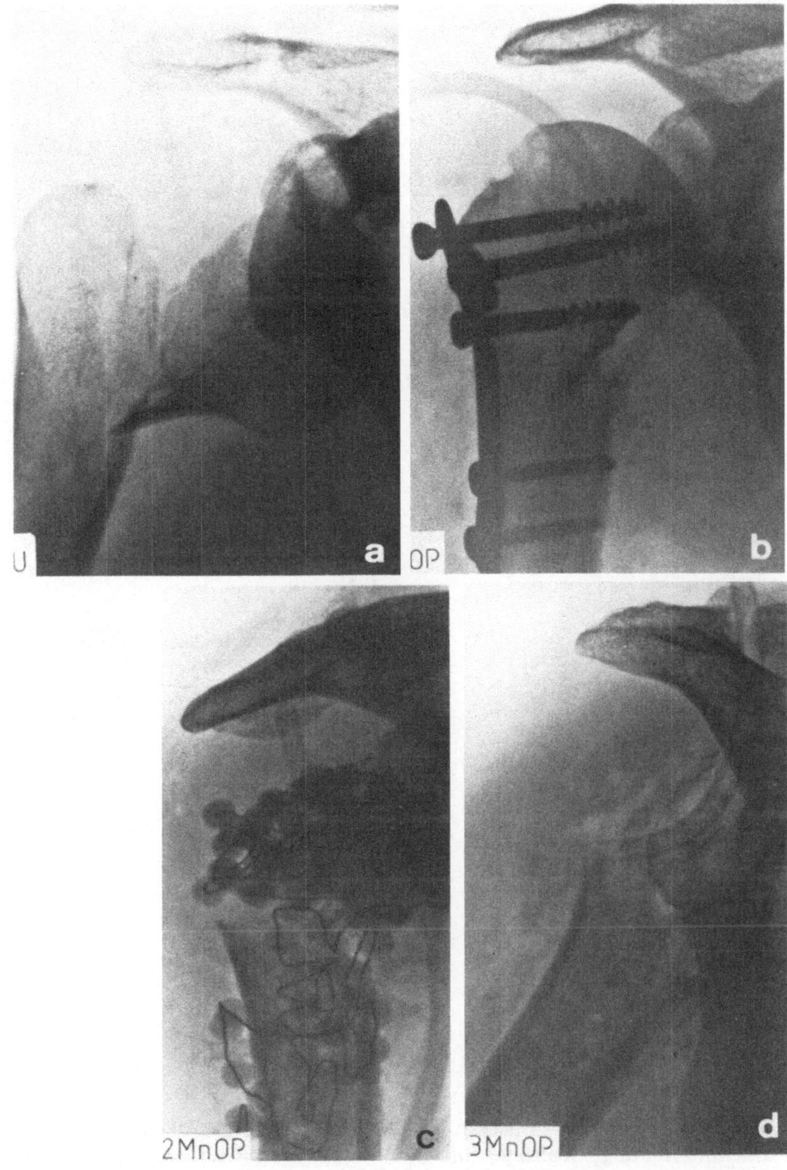

Abb. 4a–d. Kopfresektion nach infizierter Osteosynthese einer Luxationsfraktur des Oberarmhalses, ungenügende Stabilität des Armes, Arbeitsunfall. S.H., m., 56j. **a** Unfallbild, **b** Osteosynthese mit nachfolgender frühmanifester Osteomyelitis, septischer Oberarmkopfnekrose und Implantatausriß, **c** Resektion des Kopfhalsfragmentes und Infektberuhigung in Verbindung mit der temporären Einlage von Gentamycin-PMMA-Ketten, **d** ungenügende knöcherne Abstützung des Resektionsgelenkes, Infektberuhigung mit geschlossenen Weichteilen, schmerzhafte erhebliche Bewegungseinschränkung der Schulter und des Ellenbogengelenkes

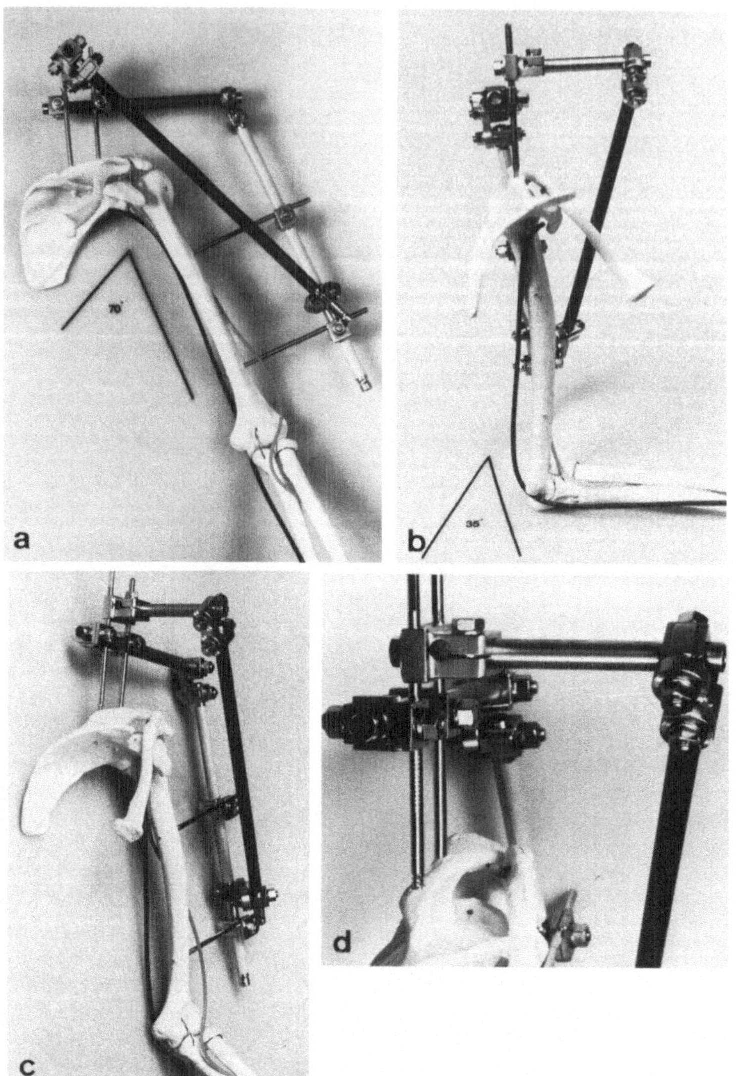

Abb. 5a–d. Kompressionsarthrodese des Schultergelenkes mit dem Fixateur externe in Funktionsstellung, Montage mit dem Rohrsystem der AO am Knochenmodell, räumliche Anordnung durch Verbindung eines Oberarmrohres, eines quer liegenden Scapularohres, eines aufsteigenden Schulterrohres und eines Diagonalrohres. **a** Aufsicht, Schulterarthrodese in Abduktionsstellung von 50° (deshalb Winkelstellung von 70° zwischen Oberarmachse und lateralem Scapularand), die Kompression mit abnehmbaren Spanngeräten erfolgt gleichzeitig am queren Schulterblattrohr und am Oberarmrohr vor der Montage des Diagonalrohres, Diagonalrohr (dunkel) zur Abstützung, **b** Seitansicht der Schulterarthrodese in 35° Anteversion und 10° Außenrotation, Lage des aufsteigenden Schulterblattrohres und des Diagonalrohres, **c** schräge Seitansicht der Fixateur-externe-Arthrodese, alle Montageelemente erkennbar, je 2 Schanzsche Schrauben in der Schulterblattgräte und im Sulcus intermuscularis des Oberarmschaftes, **d** Detailausschnitt der Montage an der Scapula, beide Schanzsche Schrauben verlaufen parallel in der Ausdehnung der Spina scapulae unter Einbeziehung einer möglichst langen knöchernen Wegstrecke und im Abstand der Schraubenführung der Doppelmuffe zur Aufnahme des aufsteigenden Schulterblattrohres

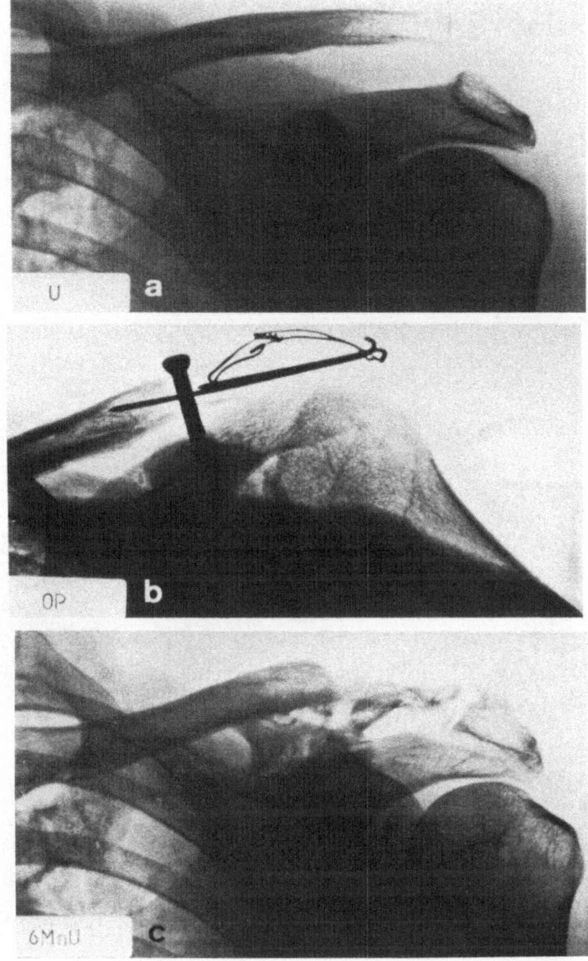

Abb. 6a–c. Schultereckgelenksprengung (Tossy III) mit postoperativer frühmanifester Infektion, Arbeitsunfall. G.G., m., 44j. **a** Unfallbild, **b** operative Wiederherstellung der AC-Sprengung durch coracoclaviculäre Stellschraube und Zuggurtung, Infektion von der Zuggurtung ausgehend, **c** Infektberuhigung erst nach Debridement und Implantatentfernung, Schultereckgelenk durch periarticuläre Verknöcherung fest, freie schmerzfreie Schulterbeweglichkeit, dauerhafte Infektberuhigung

arthrosen und fehlgeschlagenen Defektüberbrückungen kann auch ein bindegewebig fixiertes Falschgelenk der infizierten Clavicula belassen werden. Bei Infektionen nach operativer Versorgung von AC-Sprengungen kam es in den von uns beobachteten beiden Fällen zur knöchernen Überbrückung des Schultereckgelenkes ohne nachteilige Folgen für die Funktion des Schulterhauptgelenkes (Abb. 6), (Tabelle 2).

4. Posttraumatische Osteomyelitis der Scapula

In den letzten 10 Jahren wurde nur 1 Patient mit Osteomyelitis des Schulterblattes hier behandelt (Tabelle 2). Durch Quetschung und Decollement mit weichteilentblößter dorsaler Schulterregion kam es zur Osteomyelitis der Schulterblattgräte. Das Schultergelenk blieb infektfrei. Nach Resektion und Weichteildeckung mit Spalthaut kam es zur dauerhaften Infektberuhigung, jedoch unter Störung der Schultergelenkfunktion durch den musculären Verlust (Abb. 7).

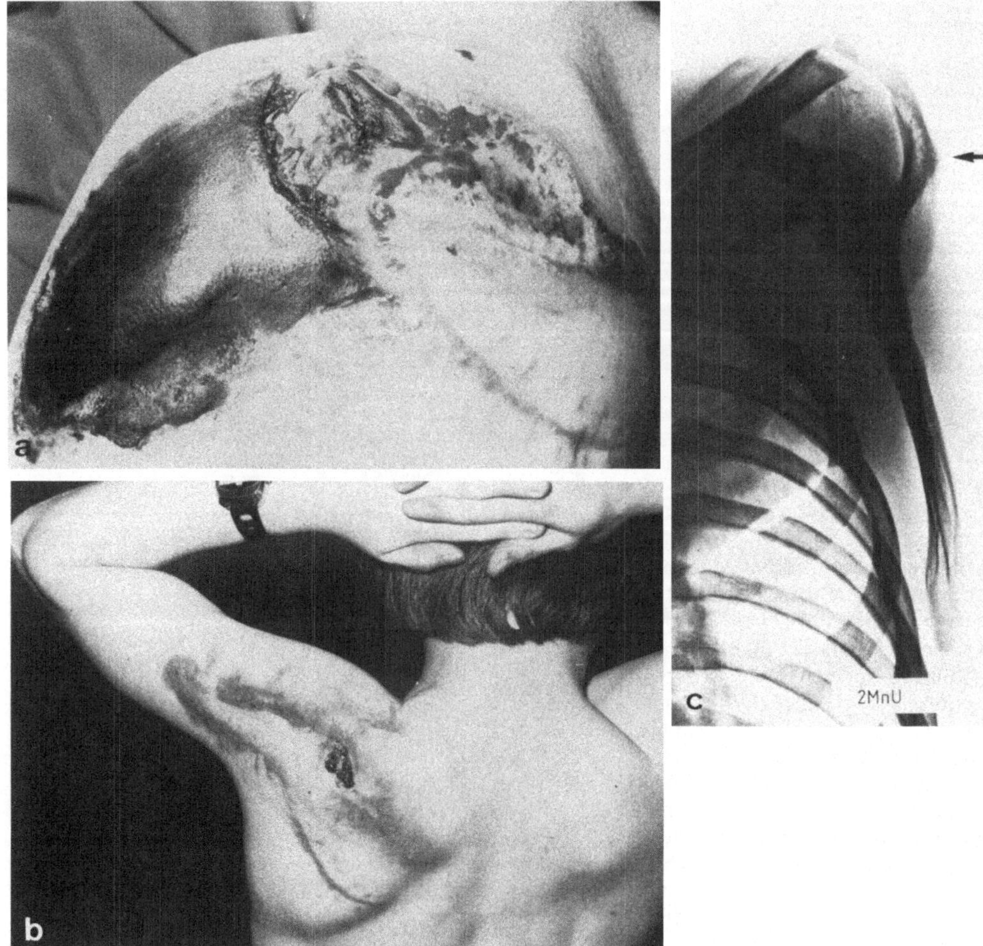

Abb. 7a–c. Osteomyelitis der Spina scapulae nach Quetschung der Schulterregion durch eine schwere Walze mit ausgedehntem Decollement und Nekrose der Weichteile. Arbeitsunfall. O.W., m., 27j. **a** Weichteilbild bei Aufnahme, tiefe Nekrose und Osteomyelitis der freiliegenden Schulterblattanteile, **b** Röntgenbild, Pfeil weist auf die entzündliche Osteolyse, Schulterhauptgelenk unbeteiligt, **c** Weichteilbild nach Debridement, Sequestrotomie und Hautdeckung mit Meshgraft, eingeschränkte Schulterbeweglichkeit durch Narbenschrumpfung und Substanzverlust der Muskulatur

Literatur

1. Charnley J, Kirk J (1964) Compression arthrodesis of the shoulder. J Bone Joint Surg 46-B:614–620
2. Ecke H (1974) Operativ oder konservativ behandelte Brüche von Claviculafrakturen. Akt Traumatol 4:69–72
3. Klems H, Weigert M, Gronert HJ (1973) Differenzierte Indikationsstellung zur Arthrodese an den großen Gelenken. Z Orthop 111:410–413

4. Müller HA, Koudsi F (1978) Osteosynthesen von Humeruskopf- und -halsfrakturen und ihre Ergebnisse. Akt Traumatol 8:143–148
5. Müller KH (1981) Die exogene Osteomyelitis von Becken und unteren Gliedmaßen. Springer, Berlin Heidelberg New York
6. Müller-Färber J (1976) Skapulafrakturen, konservative oder operative Behandlung. Unfallheilkd 79:295–303
7. Müller-Färber J, Katthagen BD (1979) Die Luxation des Acromio- und Sternoclaviculargelenkes. Unfallheilkd 82:397–406
8. Poigenfürst J (1977) Der Oberarmbruch im Collum anatomicum. Unfallheilkd 80: 537–546
9. Rueff FL, Wilhelm K, Hauber G (1972) Komplikationen und Fehlergebnisse nach Osteosynthesen am Oberarm. Arch Orthop Unfall-Chir 73:327–335
10. Russe O (1978) Schulterarthrodese nach der AO-Methode. Unfallheilkd 81:299–301
11. Scheuer I, Feldkamp G, Lies A (1980) Problematische Frakturen im Bereich des Oberarmkopfes. Z Orthop 118:541–542

Die posttraumatische Osteomyelitis im Bereich des Ellenbogengelenkes – Therapie und Ergebnisse

J. Müller-Färber und K.H. Müller

Chirurgische Klinik und Poliklinik der Berufsgenossenschaftlichen Krankenanstalten „Bergmannsheil-Bochum“, Hunscheidstraße 1, D-4630 Bochum

Einleitung

Die posttraumatische Osteomyelitis im Bereich des Ellenbogengelenkes wie der oberen Extremitäten ist selten im Vergleich zur Ostemyelitis der unteren Extremitäten.

Sie kann grundsätzlich nach Frakturen der einzelnen, das Ellenbogengelenk bildenden Knochenanteile, oder nach isolierten, schweren Weichteilverletzungen auftreten. Im Vordergrund stehen jedoch die distalen, intraarticulären Humerusfrakturen, denen meist ein schweres Trauma zugrundeliegt.

In einer Sammelstatistik der AO (Burri, Rüter 1976) mit insgesamt 182 operativ versorgten, distalen intraarticulären Humerusfrakturen (davon 30% offenen Frakturen) wurde eine Infektionsrate von 4,4% festgestellt. Demgegenüber beschränken sich die Literaturangaben über Infektionen nach konservativ oder operativ behandelten proximalen Unterarmfrakturen nur auf Einzelfälle.

In dieser Arbeit soll versucht werden, anhand des eigenen Krankengutes und unter Zugrundelegen der heute allgemein gültigen Richtlinien der Osteomyelitisbehandlung,

Hefte zur Unfallheilkunde, Heft 157
Zusammengestellt von J. Poigenfürst

prinzipielle Therapiemuster für die vielfältigen Erscheinungsformen der Osteomyelitis im Bereich des Ellenbogengelenkes aufzuzeigen.

Eigenes Krankengut

In der Zeit von 1970 bis 1979 wurden insgesamt 15 Patienten in der Septischen Abteilung des „Bergmannsheil" Bochum wegen einer Osteomyelitis im Bereich des Ellenbogengelenkes stationär behandelt.

Lokalisation der primären Verletzungen

In 12 von 15 Fällen war eine Fraktur des distalen Humerus vorausgegangen, davon 10 intraarticulär, bicondylär und 2 extraarticulär. In je einem Fall lag eine Radiusköpfchen- und Olecranonfraktur vor und in einem Fall eine offene Luxation mit schwerer Weichteilschädigung (Tabelle 1).

In 10 von 15 Fällen handelte es sich um offene Frakturen bzw. Verletzungen. Unter den geschlossenen Frakturen befanden sich 2 mit einer Weichteilschädigung vom Schweregrad II (Tabelle 2).

Art der Vorbehandlung

In 6 von 15 Fällen war eine primär konservative Therapie in Form von Wundversorgung, Gips- oder Extensionsbehandlung durchgeführt worden. Von 9 operativen Fällen war in 6 Fällen eine Verplattung (davon 3 instabile), in je 1 Fall eine Drahtspickung und Zuggurtung und in einem Fall eine Arthroplastik durchgeführt worden.

Tabelle 1. Lokalisation der primären Verletzung (n = 15) (BH Bochum 1970–1979)

Distale Humerusfrakturen		12
extraarticulär	2	
intraarticulär	10	
Proximale Unterarmfrakturen		2
Olecranon	1	
Capitulum radii	1	
Offene Luxation		1

Tabelle 2. Verletzungsart (n = 15)

Primär geschlossen:	5	Offen:	10
Grad I	3		–
Grad II	2		5
Grad III	–		5

In 10 von 13 Fällen kam es zum Frühinfekt, d.h. zur Manifestation der Infektion innerhalb von 2 bis 6 Tagen nach dem Unfall bzw. der Operation.

Behandlung und Ergebnisse

Die Behandlung der Osteomyelitis im Bereich des Ellenbogengelenkes hat zum Ziel:

1. Die Infektberuhigung bzw. -heilung,
2. die Erhaltung einer möglichst weitreichenden Beweglichkeit beider Gelenke oder aber des Unterarmdrehgelenkes innerhalb eines sinnvollen Funktionsbereiches,
3. im Falle einer irreversiblen Knochen- und Knorpelzerstörung die Erlangung einer stabilen Arthrodese des Humeroulnargelenkes unter Erhaltung einer weitgehenden Unterarmdrehung.

Das therapeutische Vorgehen ist im Einzelfall abhängig vom augenblicklichen Infektstadium, von der Einbeziehung des Gelenkes bzw. dem Ausmaß der Gelenkzerstörung, dem Zustand der Weichteile und der Art der Vorbehandlung.

Bezogen auf das eigene Krankengut ließen sich entsprechend den unterschiedlichen Behandlungmaßnahmen 4 Gruppen unterscheiden (Tabelle 3).

Gruppe 1: Debridement, kein Metallimplantat. In 4 Fällen der Gruppe 1 wurde lediglich ein Debridement bzw. eine Fistelrevision und vorübergehende Ruhigstellung im Gipsverband durchgeführt. In 2 Fällen war es zu einem erneuten Aufflammen des Infektes nach jahrelang ruhendem Infektstadium gekommen. Im ersten Fall bestand eine stabile Arthrodese nach altem Schußbruch, im zweiten Fall eine Ankylose nach konservativ behandelter offener Gelenkfraktur. Im dritten Fall handelte es sich um eine chronische rezidivierende Osteomyelitis mit spontanen Sequesterabgängen nach einer 1911 durch primäre Arthroplastik behandelten Oberarmrollenfraktur und im vierten Fall um einen Frühinfekt nach primärer Spickung einer Speichenköpfchenfraktur bei einem 10jährigen Mädchen.

Im letzten Fall war in Anbetracht des jugendlichen Alters der Patientin ein zurückhaltendes Vorgehen gerechtfertigt in Form von Weichteildebridement, Drainage und Gipsruhigstellung. Das Speichenköpfchen wurde belassen. Nach 2 Monaten war der Infekt bei geschlossenen Weichteilen abgeklungen. Die Patientin blieb bisher 7 Jahre erscheinungsfrei. Die Beweglichkeit betrug im Humeroulargelenk 0–0–130 Grad, und die Unterarmdrehung 30–0–20 Grad.

Tabelle 3. Behandlung der posttraumatischen Osteomyelitis im Bereich des Ellenbogengelenkes (n = 15) (BH Bochum 1970–1979)

Gruppe	Behandlung	Fälle
1	Debridement kein Metallimplantat	4
2	Debridement bei Metallimplantat	2
3	Debridement Fixateur-externe-Arthrodese	7
4	Amputation	2

Gruppe 2: Debridement bei Metallimplantat. In 2 Fällen mit frühmanifester Osteomyelitis nach stabiler interner Osteosynthese der Ellenbogengelenkfraktur wurde das Debridement, die Drainage und Gelenkspülung unter Belassung des Osteosynthesematerials durchgeführt. Diesem Behandlungsprinzip lag die Überlegung zugrunde, daß eine Infektberuhigung nur unter stabilen Verhältnissen erreicht werden kann, und daß ein Wechsel der Fixationsmethode im frühen Stadium in beiden Fällen mit einer Gelenkerhaltung nicht mehr erreichbar gewesen wäre.

Im ersten Fall handelte es sich um eine geschlossene, distale, intraarticuläre bicondyläre Humerusfraktur mit zweitgradiger Weichteilschädigung (Abb. 1), und im zweiten Fall um eine zweitgradig offene Monteggiafraktur, die primär durch Osteosynthese und Spongiosaplastik versorgt worden war.

In beiden Fällen konnte der Infekt durch ein frühzeitiges Eingreifen in Form von Debridement und Drainage, unterstützt durch lokale Chemotherapie, beherrscht werden. Bei stabilen Verhältnissen wurde das Osteosynthesematerial bis zur knöchernen Konsolidierung belassen. Die Beweglichkeit im Humeroulnargelenk betrug 0–30–130 bzw. 0–20–80 Grad. Die Unterarmdrehung war im ersten Fall nahezu frei, im zweiten Fall aufgehoben.

Gruppe 3: Debridement und Ellenbogengelenkarthrodese mit dem Fixateur externe. In diesen Fällen lag eine irreversible pyogene Knochen- und Knorpelzerstörung vor. Als Behandlungsziel galt die Infektberuhigung und Arthrodese des Humeroulnargelenkes unter Erhaltung einer Unterarmdrehfähigkeit innerhalb eines sinnvollen Funktionsbereiches.

In einem Fall handelte es sich um einen Frühinfekt nach schwerer Weichteilquetschung und offener Fraktur des Epicondylus radialis sowie des proximalen Radiusschaftes, in einem anderen Fall um eine chronische Osteomyelitis nach altem Schußbruch. In beiden Fällen führte die externe Fixierung des Ellenbogengelenkes in Verbindung mit dem Debridement zur stabilen knöchernen Durchbauung des Gelenkes und Infektausheilung.

In 5 Fällen des eigenen Krankengutes bestand zum Zeitpunkt der Revision eine mehr oder weniger ausgedehnte Sequestrierung der distalen Humerusfragmente, so daß die Oberarmrolle in 2 Fällen teilweise und in 3 Fällen vollständig entfernt werden mußte (Abb. 3).

Von insgesamt 7 Patienten der Therapiegruppe 3 entzog sich 1 Patient der Nachkontrolle. Bei 5 Patienten kam es nach dem sanierenden Eingriff zur primären Infektberuhigung. Während eines Beobachtungszeitraumes von 19 bis 42 Monaten blieben sie klinisch erscheinungsfrei. Röntgenologisch fand sich eine knöchern durchbaute, stabile Arthrodese ohne Sequesterbildung. Sie können daher als „geheilt" bewertet werden. Der Fixateur externe wurde nach 3 bis 6 Monaten entfernt.

In einem Fall kam es nach Fistelsanierung zur sekundären Infektberuhigung bei knöchern durchbauter Arthrodese, kann aber wegen des kurzen Beobachtungszeitraumes nur als „bedingt geheilt" bewertet werden.

Abb. 1a–d. B.Th., 19 Jahre, männlich. Geschlossene distale, biocondyläre Humerusfraktur nach Motorradunfall. **a** Versuch einer operativen Behandlung nach Olecranonosteotomie und Inspektion der Trümmerzone in einem auswärtigen Krankenhaus abgebrochen, **b** Interne Osteosynthese und Spongiosaplastik nach 3wöchiger Ruhigstellung im Brustarmgipsverband. Frühinfekt. Weichteildebridement, Drainage, Gelenkspülung, **c** Belassung der Implantate, da stabile Osteosynthese, Röntgenbefund 4 Wochen und 3 Monate post-op. Nach Metallentfernung 11 Monate post-op. rasche Infektberuhigung, **d** Befund 21 Monate nach Metallentfernung: Infektfrei, Frakturheilung, Beweglichkeit des Humeroulnargelenkes 0–30–130 Grad bei nahezu freier Unterarmdrehung

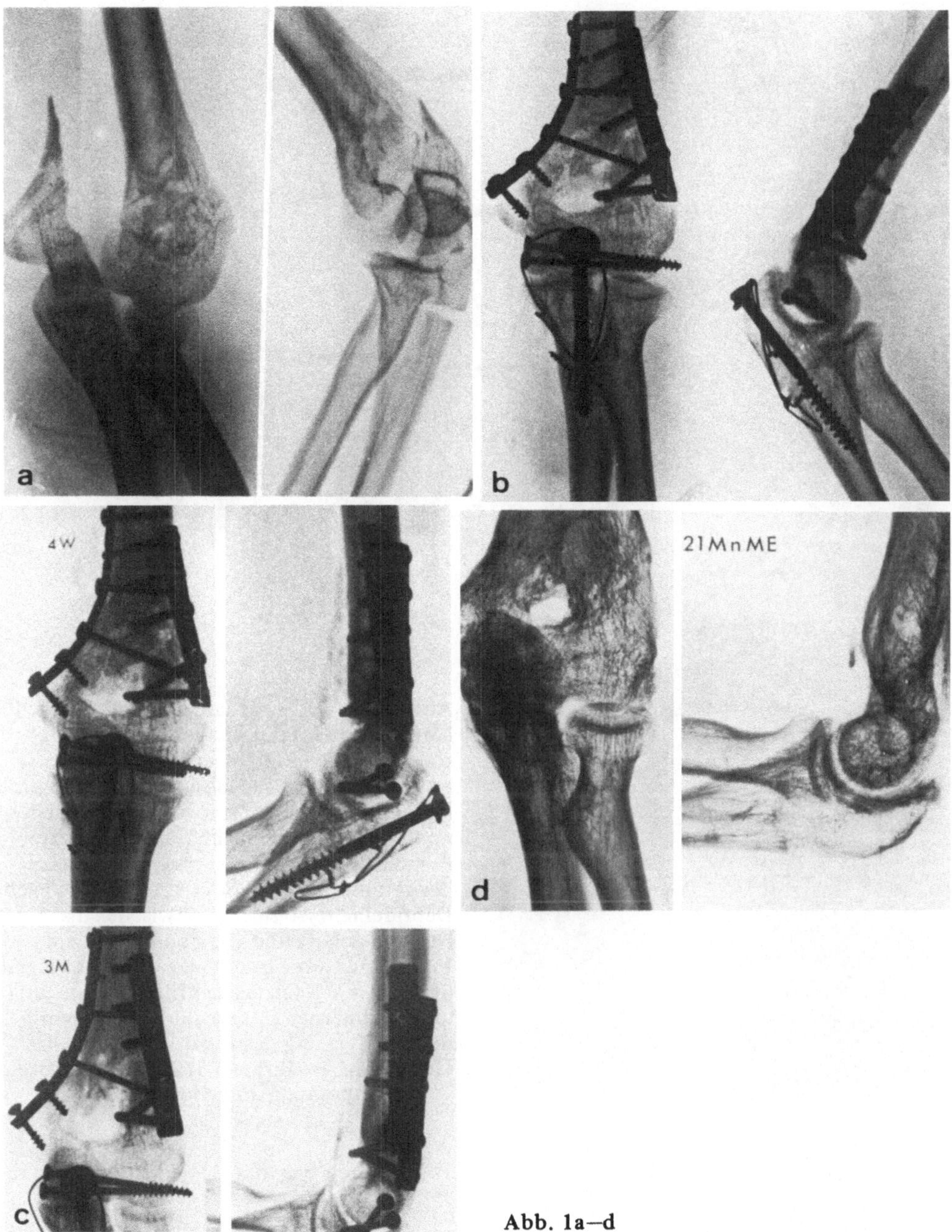

Abb. 1a–d

Während das Schulter- und Handgelenk im allgemeinen keine wesentlichen Funktionseinschränkungen aufwiesen, war die Unterarmdrehung in fast allen Fällen beeinträchtigt, wobei die eingeschränkte Supinationsfähigkeit im Vordergrund stand. Zwei Patienten erreichten eine Unterarmdrehung (Supination/Pronation) von 45–0–90 bzw. 10–0–50 Grad

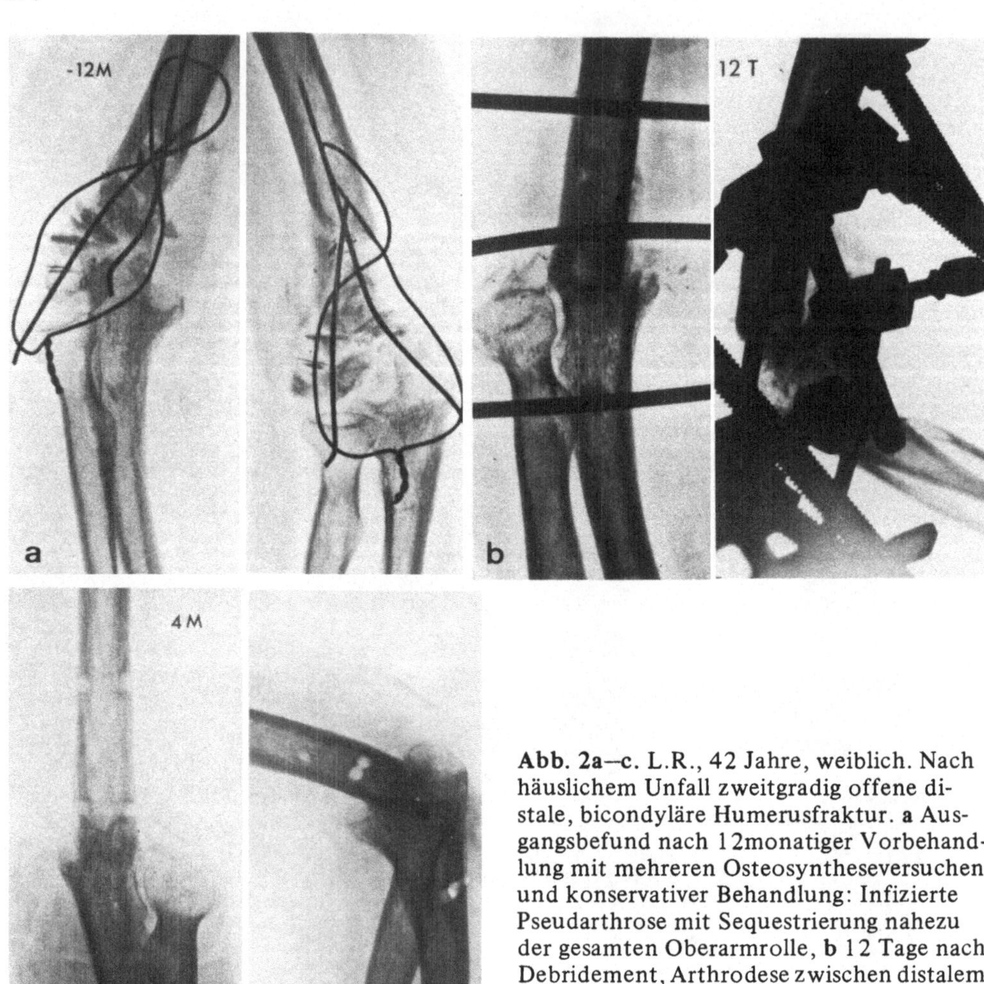

Abb. 2a–c. L.R., 42 Jahre, weiblich. Nach häuslichem Unfall zweitgradig offene distale, bicondyläre Humerusfraktur. **a** Ausgangsbefund nach 12monatiger Vorbehandlung mit mehreren Osteosyntheseversuchen und konservativer Behandlung: Infizierte Pseudarthrose mit Sequestrierung nahezu der gesamten Oberarmrolle, **b** 12 Tage nach Debridement, Arthrodese zwischen distalem Humerusschaft und Olecranon mit dem Fixateur externe und Anlagerung autologer Spongiosa, **c** Nach rascher Infektberuhigung und knöcherner Durchbauung der Arthrodese Entfernung des Fixateur externe 4 Monate später. Bisher 3 1/2 Jahre infektfrei. Unterarmdrehung aufgehoben

und ein Patient von 0–0–90 Grad. Bei diesen 3 Patienten war das Speichenköpfchen reseziert worden.

Bei 3 Patienten, bei denen das Speichenköpfchen belassen wurde, war die Unterarmdrahung aufgehoben.

Gruppe 4: Amputation. Bei 2 Patienten mit schwerer Weichteilquetschung, Gefäß- und Nervenläsion im Bereich des Ellenbogengelenkes entwickelten sich nach konservativer Behandlung ein Empyem, ausgedehnte Muskelnekrosen und schließlich eine Gangrän, so daß sekundär eine offene Oberarmamputation durchgeführt werden mußte.

Diskussion

Die Behandlung der Osteomyelitis im Bereich des Ellenbogengelenkes orientiert sich im Einzelfall nach dem vorherrschenden Infektstadium, dem Ausmaß der Gelenkzerstörung, der Vitalität der Fragmente und der Art der Vorbehandlung.

Läßt man einmal die seltene Indikation zur Amputation unberücksichtigt, so lassen sich 2 prinzipielle Therapiemuster aufstellen, wobei die allgemein geltenden Richtlinien der Osteomyelitisbehandlung (Burri 1979; Müller KH 1980) als bekannt vorausgesetzt werden.

1. Gelenkerhaltende Maßnahmen: Bei akuter, frühmanifester Osteomyelitis und der Aussicht auf Erhaltung einer Gelenkfunktion innerhalb eines sinnvollen Funktionsbereiches werden entsprechend der Ausdehnung des Infektes Debridement, Drainage, Gelenkspülung und äußere Ruhigstellung durchgeführt. Bei stabiler Osteosynthese werden die Implantate bis zur knöchernen Konsolidierung belassen.

2. Arthrodese: Bei irreversibler pyogener Knochen- und Knorpelzerstörung ist fast immer mit einer Gelenkeinsteifung in oft ungünstiger Stellung zu rechnen. Es empfiehlt sich daher ein aktives Vorgehen mit dem Ziel, durch radikales Debridement und Arthrodese des Humeroulnargelenkes in günstiger Funktionsstellung eine Stabilität als Voraussetzung für eine rasche Infektberuhigung zu erreichen.

Entsprechend der Ausdehnung der Knochenzerstörung müssen oft größere Oberarmrollenfragmente oder gar die gesamte Oberarmrolle entfernt werden. Die Arthrodese erfolgt in diesen Fällen zwischen dem distalen Humerusschaft und dem Olecranon. Entsprechend dem Infektstadium und den gegebenen Arthrodesenflächen kann primär oder sekundär autologe Spongiosa angelagert werden. Zur Erhaltung einer gewissen Unterarmdrehung empfiehlt sich die Resektion des Radiusköpfchens.

Als Fixationsmethode erwies sich der herdfern angebrachte Fixateur externe mit dem Rohrsystem der AO als vorteilhaft. Die bisherige Erfahrung mit der Behandlung der Osteomyelitis im Bereich des Ellenbogengelenkes führte zur Entwicklung von 3 unterschiedlichen Montageformen, die hier erstmals am Knochenmodell vorgestellt werden sollen.

Allen 3 Typen ist die Montage des Rohrsystems an der Außenseite des Oberarmes und der Ellenkante gemeinsam, um die Muskelfunktion so wenig wie möglich zu beeinträchtigen.

Typ I (Abb. 3a): Er stellt als Rohr-zu-Rohr-Verbindung die einfachste Montageform dar und eignet sich weniger für eine Arthrodesefixierung als vielmehr zur vorübergehenden Ruhigstellung des Gelenkes, z.B. bei gelenknaher Weichteilinfektion. Darüberhinaus eignet sich diese Montageform für die primäre Stabilisierung von Ellenbogengelenkfrakturen mit schwerer Weichteilschädigung bis zur Konsolidierung der Weichteile und endgültigen operativen Versorgung durch eine interne Osteosynthese.

Typ IIa (Abb. 3b): Diese Montageform erweist sich gegenüber dem Typ I als stabiler durch ihre zusätzliche diagonale doppelte Rohrverbindung.

Typ IIb (Abb. 3c): Die als IIb bezeichnete Montageform mit dem zweifach abgestützen Diagonalrohr kann als Grundtyp für die Arthrodese des Ellenbogengelenkes im Infekt bezeichnet werden. Sie ist in denjenigen Fällen indiziert, in denen eine ausreichende aktive Unterarmdrehfähigkeit erwartet werden kann.

Typ III (Abb. 3d): Bei diesem Typ ist der Radius über das Diagonalrohr in die Montage mit einbezogen. Er empfiehlt sich in denjenigen Fällen, in denen keine aktive Unterarmdrehung mehr vorhanden ist oder nicht mehr erwartet werden kann. Es hat sich gezeigt,

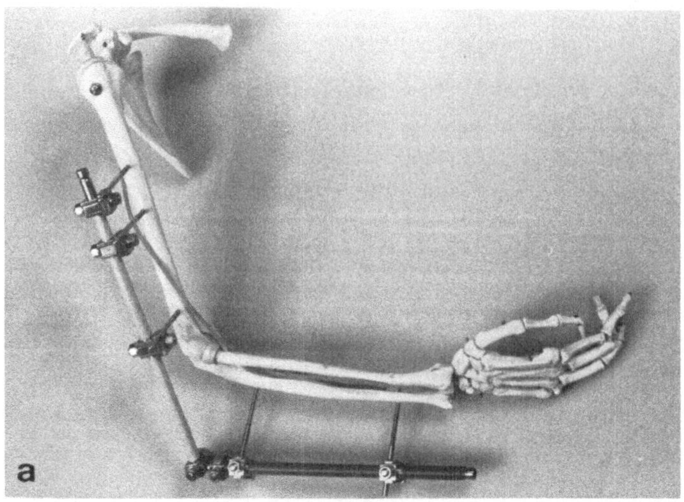

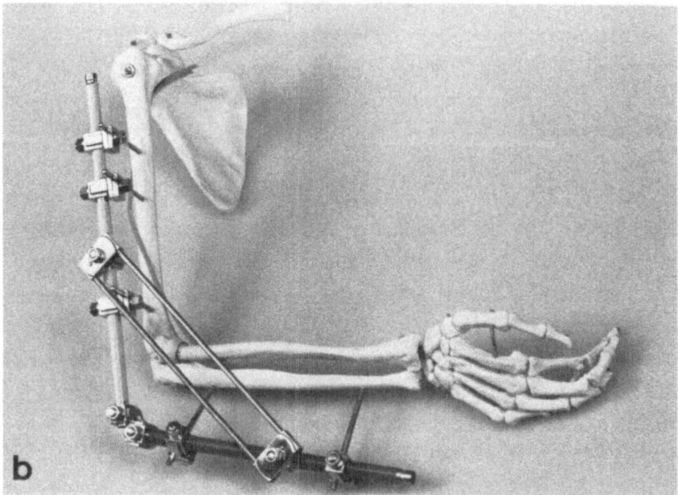

Abb. 3a, b. Verschiedene Montageformen des Fixateur externe mit dem Rohrsystem der AO zur Arthrodese des Ellenbogengelenkes im Infekt. Einzelheiten s. Text

daß die Einschränkung der Unterarmdrehung fast ausschließlich die Supinationsfähigkeit betrifft. Mit Hilfe dieser Montageform kann eine Fixierung der Unterarmdrehung in ungünstiger Pronationsstellung verhindert werden.

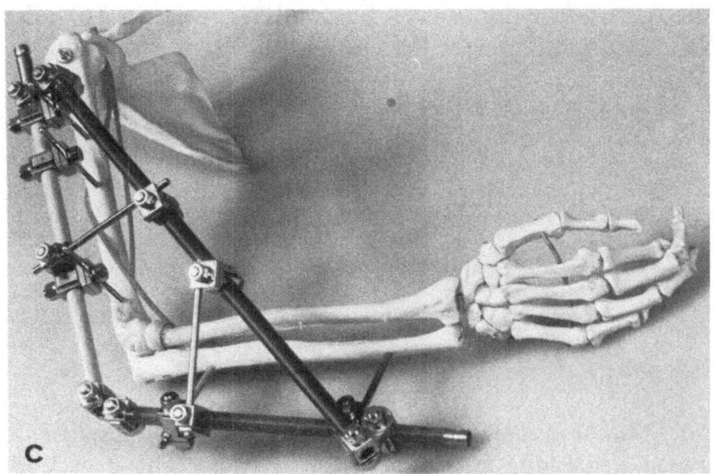

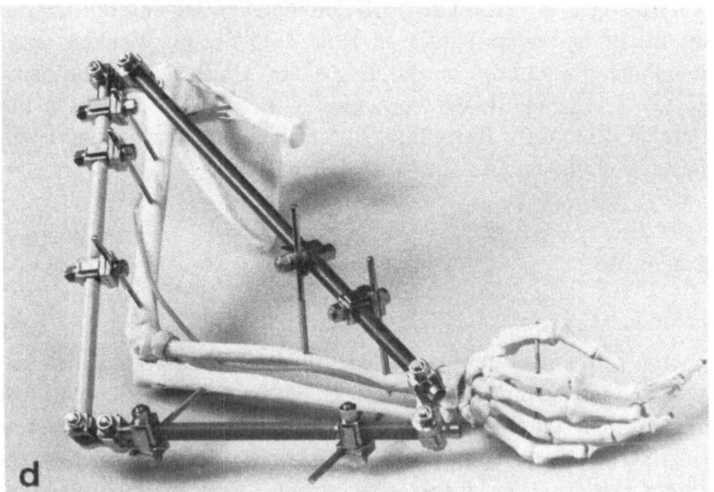

Abb. 3c, d

Literatur

1. Burri C (1979) Posttraumatische Osteitis, 2. Aufl. Huber, Bern Stuttgart Wien
2. Burri C, Rüter A (1976) Ergebnisse bei 182 operativ versorgten, distalen, intraartikulären Humerusfrakturen. Akt Traumatol 6:105–115
3. Müller KH (1980) Die exogene Osteomyelitis des Beckens und der unteren Gliedmaße. Springer, Berlin Heidelberg New York

Die Arthrodese der oberen Extremitätengelenke im Rahmen der Behandlung infizierter Frakturen und Pseudarthrosen

G. Hörster und G. Hierholzer

Berufsgenossenschaftliche Unfallklinik Duisburg-Buchholz, Großenbaumer Allee 250, D-4100 Duisburg 28

Einleitung

Die Arthrodese zur Therapie einer Infektion dem Gelenk benachbarter Skeletabschnitte erweist sich häufig als unumgänglich. Entsprechend dem Vorkommen von knöchernen Verletzungen insbesondere im Gelenkbereich der unteren Extremität werden Arthrodesen im Infekt besonders häufig an Knie- und Sprunggelenken durchgeführt. Der Wert dieser Behandlungsmethode ist durch größere klinische Nachuntersuchungsserien untermauert [2, 5, 7, 9, 11]. In der vorliegenden Arbeit soll die Frage beantwortet werden, ob im Bereich der oberen Extremität unterschiedliche Aspekte in bezug auf Indikation und Operationstechnik berücksichtigt werden müssen.

Ergebnisse

In einer Nachuntersuchungsserie wurden 19 Patienten mit Arthrodesen im Infekt an der oberen Extremität erfaßt. Die Arthrodesen betrafen lediglich Handgelenk und Ellenbogengelenk; eine Arthrodese im Infekt im Bereich der Schulter wurde an unserer Klinik in keinem Fall durchgeführt. Eine Handgelenkarthrodese wurde zehnmal, eine Ellenbogengelenkarthrodese neunmal erforderlich. Die Indikation zur Arthrodese bestand viermal in einem akuten Gelenkinfekt nach offener Fraktur mit Gelenkbeteiligung, elfmal in einem chronischen Gelenkinfekt mit weitgehender Zerstörung des Gelenkbinnenraumes bei mittlerweile verheilter Fraktur und viermal einer gelenknahen Pseudarthrose ohne primäre Gelenkbeteiligung. In diesen Fällen wurde die Arthrodese gleichzeitig mit der Stabilisierung der Pseudarthrose durchgeführt. Bei einem Patienten wurde lediglich eine überbrückende Arthrodese des Ellenbogengelenkes durchgeführt, nach Entfernen des Metalls wurde das Gelenk zur Bewegung wieder freigegeben. Zur Arthrodese wurde am Handgelenk in allen Fällen die Platte, am Ellenbogengelenk in drei Fällen eine Platte, in zwei Fällen Schrauben und in vier Fällen ein Fixateur externe benutzt. Ergänzend zur Stabilisierung wurde elfmal eine Spongiosaplastik und viermal eine cortico-spongiöse Spaninterposition vorgenommen.

Mit den geschilderten Maßnahmen war es möglich in 14 Fällen die Arthrodese und in allen 4 Fällen die Pseudarthrose zur knöchernen Überbrückung zu bringen. Am Handgelenk kam es bei 2 Patienten bei jeweils schlechten Weichteilverhältnissen zur persistierenden Pseudarthrose am distalen Ende eines interponierten cortico-spongiösen Spanes; aus lokalen Gründen konnten weitere operative Maßnahmen nicht durchgeführt werden. Bei 2 Patienten war die Behandlung noch nicht abgeschlossen, in einem Fall war – wie bereits erwähnt – nur eine temporäre Gelenküberbrückung durchgeführt worden. Zum Zeitpunkt der Nach-

Hefte zur Unfallheilkunde, Heft 157
Zusammengestellt von J. Poigenfürst

untersuchung war der Infekt in 15 Fällen klinisch saniert, in 2 Fällen war die Behandlung noch nicht abgeschlossen, die 2 Patienten mit persistierender Pseudarthrose wurden auch bei vorübergehend geschlossenen Weichteilen nicht als saniert bezeichnet. Lediglich bei 2 Patienten waren Anschlußoperationen im Sinne einer ergänzenden Spongiosaplastik notwendig.

Diskussion

Die wesentliche Voraussetzung zur Abheilung einer Knocheninfektion besteht nach heutiger Auffassung in der Stabilisierung des gefährdeten Skeletabschnittes. Rittmann und Perren sowie Friedrich haben in grundlegenden Monographien nachweisen können, daß unter Bedingungen biomechanischer Stabilität Knochenheilung auch bei vorliegender Infektion stattfindet [3, 10]. Die Indikation zur Arthrodese einer gelenknahen Knocheninfektion wird von uns insbesondere unter diesem Gesichtspunkt gestellt. Unter Beachtung der übrigen Prinzipien operativer Osteomyelitisbehandlung sind wir bemüht, biomechanisch günstige Voraussetzungen herzustellen – einerseits als Therapie der bereits bestehenden Knocheninfektion, andererseits um ein Fortschreiten der Infektion in bisher noch nicht beteiligte Knochenabschnitte zu verhindern. Die Anwendung dieser Prinzipien auch auf die Durchführung der Arthrodese im Infekt ist anhand größerer klinischer Ergebnisserien im Bereich von Knie- und Sprunggelenk gesichert [2, 5, 7, 9, 11].

Während an der unteren Extremität bis auf Arthrodesen im Bereich der Hüfte der Fixateur externe die Methode der Wahl in praktisch allen Fällen darstellt, kommt dieser an der oberen Extremität nur seltener in Betracht [1, 2, 5, 7, 8, 9, 11]. Besonders am Handgelenk ist eine externe Stabilisierung nicht mit ausreichender Sicherheit anzubringen. Wir haben deswegen am Handgelenk auch bei schlechten Weichteilverhältnissen immer eine Plattenosteosynthese durchgeführt. Operationstechnisch bestehen keine Unterschiede zur Durchführung einer aseptischen Handgelenkarthrodese [6].

Im Bereich des Ellenbogengelenkes sind wir allerdings bei akuten Infektionen und streckseitig schlechten Weichteilen zunehmend auf die experimentell als stabil gesicherte dreidimensionale Stabilisierung mit Fixateur externe übergegangen [4]. Bei Einbringen eines Steinmann-Nagels und einer Schanzschen Schraube jeweils durch den distalen Oberarm und die proximale Elle ist eine dreidimensionale Verspannung über mediales, laterales und streckseitiges Rohr problemlos möglich. Die Stellung des Ellenbogengelenkes kann dabei entsprechend den Bedürfnissen des Patienten frei gewählt werden. Infektionen der Steinmann-Nagelkanäle mit Metallockerungen und konsekutiven größeren Knochendefekten bedingen allerdings bei dem geringeren Durchmesser der hier zur Verfügung stehenden Knochen größere Probleme als am Unterschenkel. Es sollte darum der Fixateur externe so früh wie möglich wieder entfernt werden, um größeren Knochendefekten im Bereich der Steinmann-Nagelkanäle mit der Gefahr einer Ermüdungsfraktur vorzubeugen.

Operationstechnische Hinweise zur Arthrodese des Schultergelenkes im Infekt können nicht gegeben werden, da in unserer Klinik eine derartige Arthrodese in keinem Fall durchgeführt wurde. Bereits unter aseptischen Bedingungen stellt die Schultergelenkarthrodese eine technisch in bezug auf die Stabilität schwierig durchzuführende Operation dar. Bei gelenknahen Frakturen im Oberarmkopfbereich, welche zur Arthrodese führen könnten, bestehen zusätzlich praktisch immer metaphysäre Knochendefekte, welche eine einwandfreie Stabilisierung weiter erschweren. Wir ziehen in diesen Fällen die Resektionsarthroplastik vor.

Die Indikation zur Durchführung der Arthrodese bietet an Ellenbogen- und Handgelenk keine Unterschiede zur Arthrodese im Bereich der unteren Extremitäten. Prinzipiell sind zwei unterschiedlich klinische Situationen denkbar, bei welchen eine Arthrodese unter den oben genannten Gesichtspunkten in Frage kommt. Es handelt sich um 1. eine Infektion im Gelenkbereich und 2. eine Infektion dem Gelenk benachbarter Knochenabschnitte ohne primäre Gelenkmitbeteiligung bei gleichzeitigem Vorliegen einer Pseudarthrose. Die Indikation zur Arthrodese wird jeweils aufgrund besonderer pathophysiologischer Zusammenhänge gestellt, die eine getrennte Abhandlung als sinnvoll erscheinen lassen.

1. Die Infektion im direkten Gelenkbereich: Die Infektion nach Osteosynthese einer intraarticulären Fraktur bedeutet die Gefahr des Übergreifens auf das betroffene Gelenk. Im Falle der erforderlichen Frührevision der Wunde ist das Gelenk primär als infiziert anzusehen und zu eröffnen. Konnte bei der Osteosynthese einwandfreie Stabilität hergestellt werden unter weitgehender Wiederherstellung der Knorpeloberfläche so sollte versucht werden mittels Synovektomie und anschließender Frühmobilisation die Funktion des Gelenkes zu erhalten [8, 12]. Histologische Untersuchungen zeigen, daß sich der Infekt in diesen Fällen in der Synovia und den direkt am Ansatzpunkt der Gelenkkapsel befindlichen Spongiosaanteilen manifestiert [8]. Auch im Bereich der oberen Extremität ist durch eine derartige Frühmaßnahme die Erhaltung einer befriedigenden Gelenkfunktion möglich. Die nach Osteosynthese einwandfrei verschlossene Knorpeloberfläche bietet der Gelenkinfektion keine Möglichkeit von hier aus auf den Frakturspalt und damit die gelenknahe Spongiosa überzugreifen. War bei der Osteosynthese eine einwandfreie stabile Wiederherstellung der Knorpeloberfläche nicht möglich, so besteht die Gefahr, daß sich über diese Defekte der Infekt in die Spongiosa ausbreitet und damit zu einer manifesten metaphysären Knocheninfektion führt. In diesen Fällen bietet die Synovektomie keine ausreichende Infektprophylaxe, so daß unseres Erachtens eine Frühartrodese zur Vermeidung der Knocheninfektion durchgeführt werden sollte. Prophylaxe bzw. Sanierung einer Frühinfektion genießen hier im therapeutischen Plan Priorität gegenüber dem auftretenden Funktionsverlust durch den Ausfall des Gelenkes. Es ist praktisch immer möglich, nach Entfernen des Gelenkknorpels nicht infizierte spongiöse Flächen aufeinanderzustellen und stabil zu fixieren. Wie bei den von Rittmann und Perren sowie Friedrich gezeigten experimentellen Untersuchungen über die corticale Bruchheilung im Infekt ist bei vitalen Knochenverhältnissen auch eine weitgehend problemlose Knochenheilung im spongiösen Bereich zu erwarten. Entsprechend den vorliegenden klinischen Ergebnissen ist nicht einmal eine längere Konsolidierungszeit für die Arthrodese anzunehmen, wenn nicht bereits metaphysäre Knochendefekte durch die Infektion bestehen [5, 7]. Wird die frühzeitige Arthrodese versäumt, kommt es zur chronischen metaphysären Knocheninfektion mit allen bekannten Nachteilen, wobei die Arthrodese später unter schwierigen Bedingungen nachgeholt werden muß, da eine Stabilisierung des gesamten Bereiches nicht zu umgehen ist. Größere Knochendefekte müssen dann mit Spongiosa oder corticospongiösen Spänen überbrückt werden (Abb. 1).

2. Die Infektion gelenknaher Knochenabschnitte: Ist bei metaphysären Frakturen ohne primäre Gelenkbeteiligung der Knocheninfekt so nahe am Gelenk gelegen, daß eine einwandfreie Stabilisierung nicht möglich ist, so muß das Gelenk in Form einer Arthrodese in die Osteosynthese miteinbezogen werden. Verbesserte biomechanische Möglichkeiten

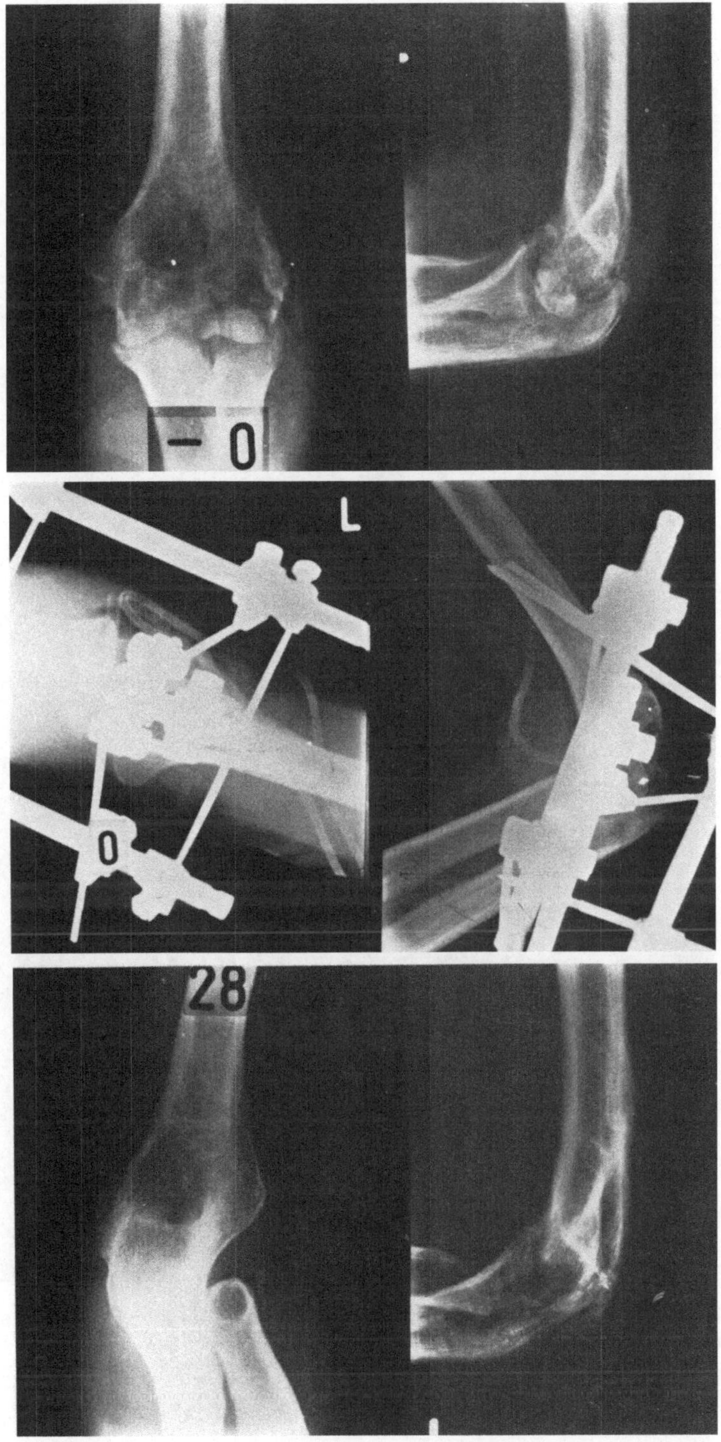

Abb. 1. Ellenbogenarthrodese mit dreidimensionalen Fixateur externe bei Spätzustand nach infizierter Oberarmrollenfraktur

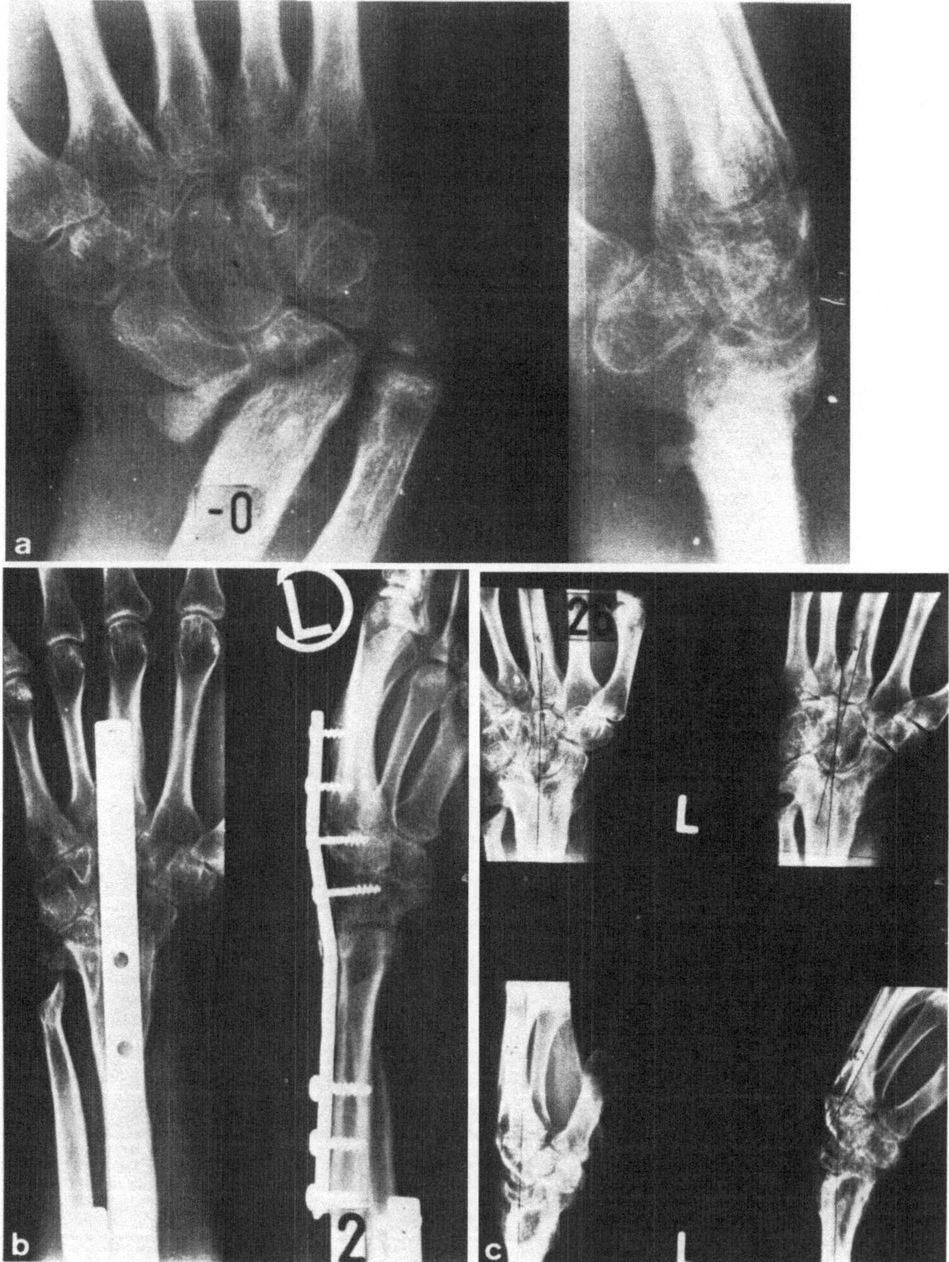

Abb. 2a–c. Handgelenksarthrodese mit Platte bei gleichzeitiger gelenknaher Pseudarthrose und Fehlstellung

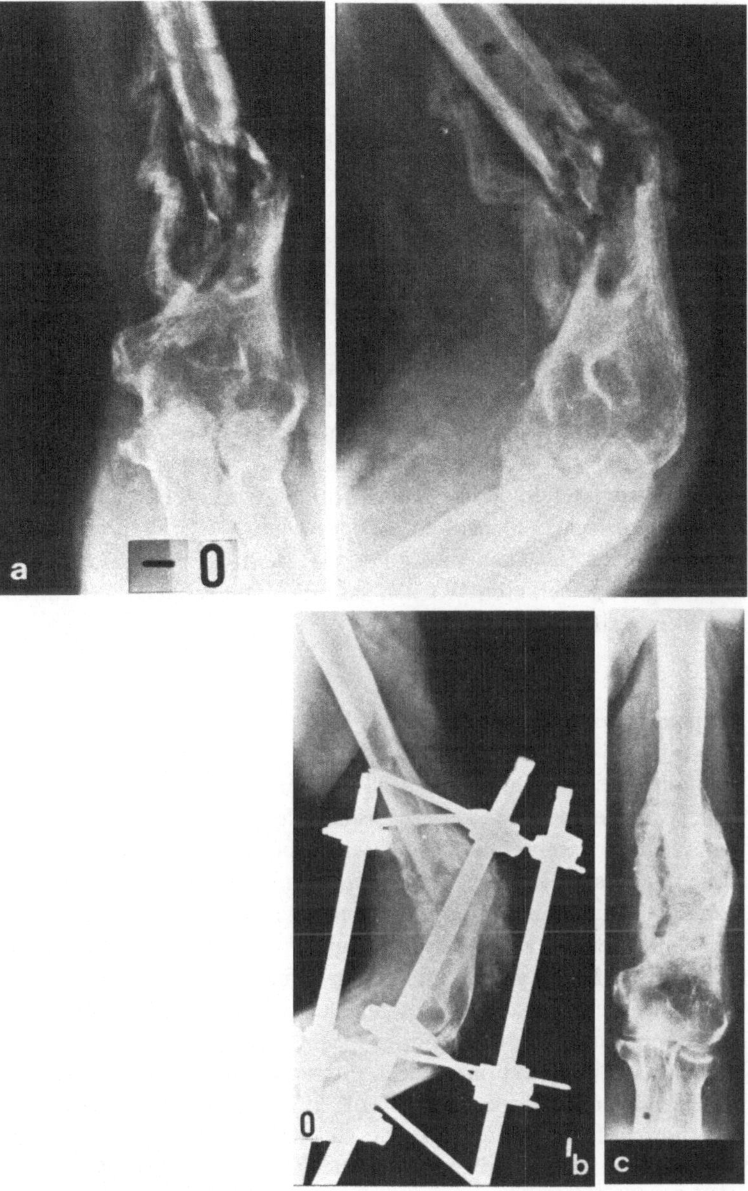

Abb. 3a–c. Temporäre Ellenbogengelenksarthrodese mit Fixateur externe bei gleichzeitiger Therapie einer infizierten distalen Oberarmpseudarthrose

der Fixateur-externe Osteosynthese haben eine derartige Indikation zur Arthrodese in den letzten Jahren im Bereich der unteren Extremität seltener werden lassen, während jedoch im Bereich der oberen Extremität diese Probleme nach wie vor bestehen. Die Arthrodese des benachbarten Gelenkes wird – auch wenn dieses primär nicht von der Infektion betroffen war – gleichzeitig durchgeführt (Abb. 2).

Die Erfahrungen im Bereich der unteren Extremität und auch unsere eigenen Ergebnisse haben gezeigt, daß die Eröffnung spongiöser Knochenabschnitte auch bei Vorhandensein einer gelenknahen Knocheninfektion keine erhöhte Gefahr der verzögerten Heilung der Arthrodese bedeutet, sobald eine stabile Fixation gut durchbluteter spongiöser Flächen nach Resektion des Knorpels möglich ist. Prinzipiell kann zwischen den Möglichkeiten einer endgültigen Versteifung sowie einer temporären Gelenküberbrückung gewählt werden. Zeigt das betroffene Gelenk durch vorhergehende langfristige Ruhigstellung eine unbefriedigende schmerzhafte Funktion und zudem röntgenologische Veränderungen, welche die Wiederherstellung einer befriedigenden Funktion nicht erwarten lassen, so sollte mit der Durchführung der Arthrodese nicht gezögert werden. Lediglich in Frühfällen und wenn trotz längerem Krankheitsverlauf noch eine gute Funktion des Gelenkes aufgrund des klinischen und röntgenologischen Befundes nach der Metallentfernung zu erwarten ist, stellt die temporäre Gelenküberbrückung die Methode der Wahl dar. Auch eine Gelenküberbrückung von mehreren Wochen läßt die Möglichkeit befriedigender Restfunktion des Gelenkes offen (Abb. 3).

Zusammenfassung

Die Arthrodese sowohl bei der Infektion im direkten Gelenkbereich als auch bei der gelenknahen Knocheninfektion kann angesichts der guten Stabilisierungsmöglichkeit mittels Platte und Fixateur externe auch im Bereich der oberen Extremität mit großer Sicherheit zur Sanierung des Infektes beitragen. Im Handgelenkbereich bietet sich auch im Infekt die Platte zur Stabilisierung an, am Ellenbogengelenk kann vorteilhaft die dreidimensionale Fixateur externe-Stabilisierung durchgeführt werden. Die Indikation zur Arthrodese wird gestellt bei frischen posttraumatischen Infekten intraarticulärer Frakturen, wenn eine einwandfreie Wiederherstellung des gelenktragenden Knochenknorpelbereiches nicht gelungen ist, womit eine Frühsynovektomie keine ausreichende Erfolgschance bietet. Des weiteren bieten sich Spätinfektionen nach intraarticulären mittlerweile verheilten Frakturen mit persistierenden Fisteln und gelenknahe infizierte Frakturen bei gleichzeitigem weitgehenden Funktionsausfall des angrenzenden Gelenkes zur Arthrodese an. In Ausnahmefällen kann temporäre Gelenküberbrückung eine befriedigende Restfunktion des betroffenen Gelenkes erhalten.

Literatur

1. Burri C (1979) Posttraumatische Osteomyelitis. In: Akutelle Probleme in der Chirurgie, Bd 18. Huber, Bern Stuttgart Wien
2. Friedebold G, Zilch H (im Druck) Arthrodese bei Infektion des Kniegelenkes. In: Hierholzer G, Lob G, Hörster G (Hrsg) Die posttraumatische Knocheninfektion. Springer, Berlin Heidelberg New York

3. Friedrich B (1975) Biomechanische Stabilität und posttraumatische Osteitis. Hefte Unfallheilkd 122. Springer, Berlin Heidelberg New York
4. Hierholzer G, Kleining R, Hörster G (1977) Osteosynthese mit dem Fixateur externe. Unfallchir 3:209
5. Hörster G, Hierholzer G (1977) Die Arthrodese in der Behandlung gelenknaher Knocheninfektionen. Vortrag: 15. Jahrestagung der Deutschen Gesellschaft für Plastische- und Wiederherstellungschirurgie. Murnau, 6.–8.10.1977. Springer, Berlin Heidelberg New York
6. Hörster G, Ludolph E (1975) Spätschäden nach handgelenknahen Speichenbrüchen. Unfallheilkd 82:29
7. Hörster G, Ludolph E, Schlosser L (1979) Knie- und Sprunggelenksarthrodese in der Behandlung der gelenknahen Knocheninfektion. Hefte Unfallheilkd 138. Springer, Berlin Heidelberg New York, S 367
8. Hörster G (1980) Die Fixateur externe-Osteosynthese bei Arthrodesen. Vortrag: Internationales Fixateur externe-Symposium Duisburg 14.–15.3.1980
9. Müller KH, Decker S (im Druck) Arthrodese bei Infektionen der Sprunggelenke. In: Hierholzer G, Lob G, Hörster G (Hrsg) Die posttraumatische Knocheninfektion. Springer, Berlin Heidelberg New York
10. Rittmann WW, Perren SM (1974) Corticale Knochenheilung nach Osteosynthese und Infektion. Springer, Berlin Heidelberg New York
11. Strube HD, Schweikert CH (im Druck) Die Arthrodese bei Infektion des oberen Sprunggelenkes. In: Hierholzer G, Lob G, Hörster G (Hrsg) Die posttraumatische Knocheninfektion. Springer, Berlin Heidelberg New York
12. Tscherne H, Trentz O (1973) Gelenkinfektionen nach perforierenden Wunden, Punktionen und Injektionen (Kongreßbericht 1973). Langenbecks Arch Chir 334:521

Knocheneiterungen nach frischen, geschlossenen und offenen Brüchen am proximalen und distalen Schienbeinende

W. Buchinger und H. Matuschka

Unfallkrankenhaus Meidling der Allgemeinen Unfallversicherungsanstalt, Kundratstraße 37, A-1120 Wien

Am Unfallkrankenhaus Meidling wurden in den Jahren 1971 bis 1978 465 frische Brüche am proximalen Schienbeinende behandelt. Am distalen Schienbeinende waren es in den Jahren 1956 bis 1978 725 Frakturen.

Unsere Behandlungsrichtlinien bei Frakturen am proximalen Schienbeinende sind folgende:

Unverschobene Frakturen werden primär im Gipsverband ruhiggestellt.

Frakturen mit Stufenbildung an der Gelenkfläche und Verbreiterung werden gedeckt am Extensionstisch reponiert und percutan mit Doppelgewindebolzen (monocondyläre Brüche

Hefte zur Unfallheilkunde, Heft 157
Zusammengestellt von J. Poigenfürst

Tabelle 1. Frische geschlossene und offene Brüche am proximalen US-Ende (UKM 1971–1978)

Konservative und operative Behandlung

	Geschlossen		Offen		Insgesamt	
Konservative Behandlung (Nur Gips, Extension u. Gips)	328	(78%)	15	(68%)	343	(74%)
Operative Behandlung (Bohrdrähte, Schrauben, Gewindebolzen, ev. zusätzl. Extension)	115	(26%)	7	(32%)	122	(26%)
	443	(100%)	22	(100%)	465	(100%)

Tabelle 2. Frische geschlossene und offene Brüche am distalen US-Ende (UKM 1956–78)

Konservative und operative Behandlung

	Geschlossen		Offen		Insgesamt	
Konservative Behandlung (Nur Gips, gezielte FB-Ext. und Gips)	513	(82%)	66	(69%)	579	(80%)
Operative Behandlung (Bohrdrähte, Schrauben, ev. zusätzl. Extension)	116	(18%)	30	(31%)	146	(20%)
	629	(100%)	96	(100%)	725	(100%)

manchmal nur mit Spongiosaschrauben oder Bohrdrähten) fixiert. Vorhandene Impressionen werden gehoben.

Schwere Trümmerbrüche werden zusätzlich extendiert.

Eine rein konservative Behandlung mit Gipsverband alleine oder Extension und Gipsfixation erfolgte in 343 Fällen.

15mal war die Fraktur offen.

122 Frakturen, davon 7 offene, wurden nach gedeckter Reposition in oben beschriebener Weise mit Minimalosteosynthesen versorgt.

In diesem, von uns nachkontrollierten Zeitraum von 8 Jahren fanden wir keinen einzigen Fall von posttraumatischer Osteitis im Frakturbereich.

In einem Fall kam es zu einer Extensionsnagelinfektion, die eine Sequetrotomie am Fersenbein notwendig machte, im weiteren Verlauf aber folgenlos abheilte.

Den gleichen Weg der konservativen Therapie und Minimalosteosynthese verfolgen wir bei der Behandlung der Frakturen am distalen Schienbeinende.

Die in den Jahren 1956 bis 1978 zur Behandlung gekommenen 725 Frakturen haben wir nach den Richtlinien von Jahna wie folgt behandelt:

Ruhigstellung unverschobener Brüche im Gipsverband.

Frakturen mit Stufenbildung, Impressionen und Subluxationen des Sprungbeins werden im Dauerzug mit gezielter Fersenbeindrahtextension behandelt. Bei offenen Brüchen erfolgt zusätzlich Ruhigstellung im Gipsverband.

Größere Keile werden, ebenso wie im Dauerzug verbliebene Stufen an der Schienbeingelenkfläche, offen oder percutan reponiert und durch Bohrdrähte oder Schrauben fixiert.

In dieser Weise wurden 579 Frakturen, davon 66 offene, mit Oberschenkelgipsverband oder gezielter Fersenbeindrahtextension, Reposition im Dauerzug und späterer Gipsfixation behandelt.

In 146 Fällen wurde nach offener oder gedeckter Reposition eine Minimalosteosynthese vorgenommen. 30mal lag hier eine offene Fraktur vor.

Bei diesen in einem Zeitraum von 23 Jahren behandelten 725 frischen distalen Stauchungsbrüchen kam es in 14 Fällen zu Knocheninfektionen.

Das ergibt eine Infektionsrate von 2% (Tabelle 4).

Die Behandlung dieser Knocheninfekte zeigt Tabelle 5.

Bei drei mit Minimalosteosynthesen versorgten primär geschlossenen Frakturen sowie sechs zweit- und fünf drittgradig offenen Frakturen mußten zum Teil wiederholt Sequestrotomien vorgenommen werden, in der Hälfte der Fälle wurden zusätzlich Spül-Saugdrainagen bzw. in jüngerer Zeit PMMA-Ketten eingebracht.

Spongiosa und Hautplastiken wurden je zweimal vorgenommen. Es erfolgte immer eine äußere Ruhigstellung im Gipsverband.

Die Behandlungsergebnisse sind in Tabelle 6 zusammengefaßt:

In 11 Fällen konnte der Infekt beherrscht werden.

Zu einer Ausheilung mit funktionseingeschränktem aber erhaltenem Gelenk kam es in sechs Fällen, in fünf Fällen kam es zur Ankylose im oberen Sprunggelenk.

Bei drei drittgradig offenen distalen Schienbeinbrüchen mußte trotz mehrmaliger Sequestrotomie und Drainage schließlich eine Unterschenkelamputation vorgenommen werden.

Zusammenfassend kann festgestellt werden, daß die bei uns geübte konservative Therapie ergänzt durch Minimalosteosynthesen oder einfache Schraubenosteosynthesen in indizierten Fällen bei guten klinischen Resultaten eine Knocheninfektionsrate von nur 0,2% bei Brüchen am proximalen und 2% bei Brüchen am distalen Schienbeinende hat.

Tabelle 3. Frische geschlossene und offene Brüche am proximalen US-Ende (UKM 1971–78). Knocheneiterungen bei 465 Brüchen

1	Fersenbeinosteomyelitis nach Extensionsnagel	= 0,2%

Tabelle 4. Frische geschlossene und offene Brüche am distalen US-Ende (UKM 1965–78)

Knocheneiterungen bei 725 Brüchen

	Geschlossen		Offen		Insgesamt	
	629		96		725	
Ostitis	3	(0.5%)	11	(11,5%)	14	(2%)

Tabelle 5. Behandlung von 14 infizierten distalen Unterschenkelbrüchen (UKM 1956–78)

Fraktur		Sequestro-tomie	Sequestr., Saug-Spül-drainage, PMMA-Kette	Spongiosa-plastik	Haut-plastik	Fixation
Geschlossen	3	2	1	0	0	Gips
Offen I. Grad	0	0	0	0	0	0
Offen II. Grad	6	3	3	2	2	Gips
Offen III. Grad	5	2	3	0	0	Gips
	14	7	7	2	2	

Tabelle 6. Behandlungsergebnisse von 14 infizierten distalen Unterschenkelbrüchen (UKM 1956–78)

Fraktur	Ausgeh.	m. Functio laesa	Ankylose	Amputation
Geschlossen	3	1	2	0
Offen I. Grad	0	0	0	0
Offen II. Grad	6	4	2	0
Offen III. Grad	5	1	1	3
	14	6	5	3

Ursachen für die Infektionsgefährdung der distalen Unterschenkelfraktur

Th. Becker und H. Helmke

Chirurgische Klinik und Poliklinik des Bereichs Medizin der Friedrich Schiller-Universität, Bachstraße 18, DDR-6900 Jena

An unserem traumatologischen stationär behandelten Krankengut haben die Frakturen im distalen Unterschenkel einen Anteil von 10%. In 12 Jahren, von 1966 bis 1977, waren es 1 019 Patienten. 40% = 411 von ihnen mußten operiert werden, weil die konservative Therapie zu keinem befriedigenden Ergebnis geführt hätte. 34% = 143 der operierten Patienten wiesen bei sehr kritischer Bewertung in der postoperativen Phase lokale Heilungsstörungen auf.

Überdurchschnittliche Schwellung	12,6%
Spannungsblasen und Flächennekrosen	11,9%
Wundrandnekrosen	20,3%
Wunddehiscenzen nach Nahtmaterialentfernung	11,2%

Hefte zur Unfallheilkunde, Heft 157
Zusammengestellt von J. Poigenfürst

Ansammlung und Entleerung von Seromen, Hämatomen
und oberflächliche entzündliche Infiltrationen 33,6%
Schwere entzündliche Komplikationen wie Phlegmonen,
Osteomyelitis, Gelenkempyem 6,3%.

Ein Großteil der Patienten wies demnach Symptome auf, die deutlich auf eine innere Druckbelastung des Gewebes hinweisen.

Die Ursachen für die Heilungsstörungen im Bereich des distalen Unterschenkels liegen in der Art der Verletzung, dem Grad der Verschmutzung und der Infektion, dem aktuellen Alter des Verletzten, in Nebenverletzungen und Begleitkrankheiten wie Status varicosus, Diabetes mellitus und in Dauermedikationen mit Anticoagulantien oder Glucocorticoiden. Die hauptsächlichen Momente von Heilungsstörungen sehen wir aber nicht in der primären und/oder sekundären Infektion sondern in der anatomischen Situation und der ungünstigen Relation Weichteile : bradytrophe Gewebe. Ein weiteres Moment ist die straffe Verpackung der Beuger und der Strecker in ihren Logen und deren unterschiedliches Aufnahmevermögen für Hämatome, Ergüsse, Ödeme, was wiederum zu Kompressionen der Gefäße führen kann.

Die Knochen-Weichteil-Relation am Unterschenkel ist in den einzelnen Etagen sehr unterschiedlich. In Höhe der Wade befinden sich 92% gut durchblutete, muskelreiche Weichteile und 8% Knochen. In Höhe der Fessel sind es 83% minderdurchblutete Weichteile und 17% corticalisreiche Knochen. In der Knöchelregion stehen sich 60% minderdurchblutete Weichteile und 40% spongiosareiche Knochen gegenüber.

Die 3 Hauptgefäße am Unterschenkel werden in den Unterschenkellogen in Längsrichtung geleitet. Die Gefäßverzweigung vollzieht sich im wesentlichen so, daß der distale Unterschenkel – und da besonders die Tibia – relativ gefäßfrei bleibt.

Die Weichteile des Unterschenkels sind in Fächern eingescheidet, nämlich die Extensorenloge, die oberflächliche und tiefe Flexorenloge, die Fibularisloge und die Subcutis.

Anatomisch ist weiterhin bemerkenswert, daß die kleine Querschnittsfläche des Unterschenkels schlauchförmig vom Fascien- und Hautmantel begrenzt wird.

Physiologischerweise findet an der unteren Extremität durch Gefäßverzweigung ein Blutdruckabfall statt in dem Sinne, daß in den Stammgefäßen 100 mm Hg, in den Arteriolen 60 bis 40 mm Hg, in den Capillaren 40 bis 20 mm Hg und auf der venösen Seite noch geringere Drucke herrschen. Unter ungestörten Bedingungen ist der intravasale Druck größer als der extravasale. Unter den Bedingungen, wie sie am traumatisierten Unterschenkel auftreten, nämlich der eintretenden Weichteilschwellung, kann der extravasale Druck rasch den intravasalen Druck erreichen und ihn sogar übertreffen. Im Resultat entsteht die Gefäßkompression mit Blutzirkulationsstörung, ähnlich der künstlichen Blutsperre.

Experimentell sind wir einigen dieser Faktoren nachgegangen, die am posttraumatisch und postoperativ geschwollenen Unterschenkel Bedeutung erlangen können.

Der Umfang des Leichenunterschenkels ließ sich um maximal 6,5 cm vergrößern. Dabei trat eine Vergrößerung der Querschnittsfläche um 75% auf. Das von uns behandelte traumatologische Krankengut wies in der überwiegenden Zahl eine Umfangvergrößerung zwischen 2 und 3,5 cm auf. Das entspricht in unserem Modell einer Querschnittsflächenvergrößerung zwischen 20% und 40%. Dabei kommt es zur Vergrößerung des räumlichen Abstandes zwischen Capillaren und Zellen und zur zunehmenden Kompression des Capillarsystems. Die Extensorenloge war nach Aufnahme von 100 ml Flüssigkeit maximal gefüllt. Der Druck im Inneren betrug zu dieser Zeit 180 mm Hg. Wegen der geringen Ausbreitung der Extensorenloge kommt es nur zur Umfangzunahme bis 2 cm. Die Haut wird dabei kaum gedehnt. Die Druckmessung an der Oberfläche des Unterschenkels ergab einen Druck von 25 mm Hg. Mit anderen Worten ist zu einem Zeitpunkt völliger Kompression der A. tibialis anterior der Hautmantel nicht durchblutungsgestört. Die Flexorenloge nimmt die neunfache Menge Flüssigkeit auf (860 ml). Der Unterschenkel wird dabei in seiner Gesamtheit verformt. Die Umfangzunahme beträgt 6,5 cm. Der Druck steigt in der Flexorenloge wesentlich langsamer an, bevor er den Maximalwert von 160 mm Hg erreicht. Bei diesem Druck fallen auch die A. tibialis posterior und A. fibularis aus. Das Capillarsystem der Haut ist verschlossen. In der klinisch relevanten Spanne zwischen 2 und 3,5 cm beim traumatisierten Patienten entspräche das im Experiment einem Druck zwischen 20 und 45 mm Hg an der Oberfläche. Unter diesen Bedingungen sind sowohl die Haut als auch der Gefäßbereich der Arteriolen nicht gefährdet.

Der gedehnte Haut- und Fascienmantel läßt in Abhängigkeit von der Schnittführung und der Schwellung eine unterschiedliche Dehiscenz entstehen. Wir wählten einen Längsschnitt über der Extensorenloge und einen Längsschnitt über der Flexorenloge mit Spaltung derselben und einem lateral davon gelegenen Entlastungsschnitt. Die maximale Dehiscenz beim Längsschnitt wurde mit 26 mm gemessen. In der Spanne, die klinisch bedeutsam ist, liegt die Wunddehiscenz beim Längsschnitt zwischen 12 und 24 mm, beim zusätzlichen Entlastungsschnitt zwischen 10 und 13 mm. Beim Bestreben, die so entstandenen Wundränder zu adaptieren, treten die unterschiedlich notwendigen Zugkräfte deutlich zutage. Bei einer Umfangszunahme von 5 cm im Experiment müssen 8,2 kp Zugkraft beim Längsschnitt und 3,4 kp Zugkraft beim zusätzlichen Entlastungsschnitt angewendet werden. Der Druck, der durch die Naht auf den Wundrand wirkt, ist besonders beim Längsschnitt erheblich. Diese Unterschiede zeigen sich noch deutlicher in der Größenordnung von Unterschenkelschwellungen, wie wir sie beim traumatisierten Patienten messen.

Wir messen bei einem Patienten eine Umfangszunahme von 3,5 cm: die Wunddehiscenz von 21 mm beim Längsschnitt wird durch eine Zugkraft von 4,4 kp verschlossen. Beim gleichzeitig gesetzten Entlastungsschnitt verlagert sich die Wunddehiscenz auf den Entlastungsschnitt und die Wundränder des Operationsschnittes lassen sich mit einer Zugkraft von 1,2 kp verschließen. Das ist ein Viertel der notwendigen Zugkraft des alleinigen Längsschnittes. Bei der Umfangzunahme von 2 cm sind es 1,7 kp beim alleinigen Längsschnitt und 0,3 kp beim gleichzeitigen Entlastungsschnitt, also nur 1/6! Der Wundrand des Operationsschnittes wird beim gleichzeitigen Entlastungsschnitt deutlich geringer belastet. Der dehiscente Entlastungsschnitt wird plastisch gedeckt.

Wir bestimmten ferner den O_2-Partialdruck im Capillarblut, um den negativen Einfluß erhöhten Gewebedruckes auf das Gewebemilieu zu verifizieren. Das Capillarblut entnahmen wir am Ohr, an der Halluxendphalanx der verletzten und der gesunden Extremität, und in der Traumaregion selbst. Beim Gesunden lagen keine signifikanten Unterschiede zwischen beiden Seiten vor.

Nicht jedes Trauma trifft auf eine gesunde Extremität. Aus diesem Grunde bestimmten wir den Sauerstoffpartialdruck auch bei Patienten, die von vornherein eine chronische Vorschädigung aufwiesen. Bei arteriell durchblutungsgestörten Extremitäten ist der Sauerstoffpartialdruck hoch signifikant erniedrigt, bei der Varicenerkrankung ist er signifikant vermindert, beim Lymphödem der unteren Extremität ist er hochsignifikant erniedrigt und bei paretischen Extremitäten ebenfalls hochsignifikant vermindert. Beim akut traumatisierten Patienten ist der Sauerstoffpartialdruck in der Schwellung hochsignifikant niedriger. Distal des Traumas ist er nur signifikant vermindert. Dies spricht für die Funktionstüchtigkeit zumindest einer gefäßführenden Weichteilloge in der Traumaregion.

Bei 60 konservativ behandelten Unterschenkelfrakturen haben wir den Sauerstoffpartialdruck signifikant vermindert gefunden. Bei 40 operativ versorgten Unterschenkelfrakturen stellten wir eine hochsiginifikante Verminderung fest. Bei 20 Patienten konnten wir eine Verlaufsanalyse vom präoperativen zum postoperativen Zeitpunkt durchführen. Präoperativ war der Sauerstoffpartialdruck signifikant und postoperativ hochsignifikant erniedrigt.

Aus den dargestellten anatomischen, biophysikalischen und biochemischen Ergebnissen sind Rückschlüsse auf die Entstehung von Komplikationen möglich. Wir leiten daraus folgende Maßnahmen ab:

a) Alle Eingriffe am distalen Unterschenkel werden ohne Blutsperre ausgeführt.
b) Die Fascie der Streckerloge wird in der Ausdehnung des Operationsschnittes längs gespalten und offengelassen.
c) 2–4 Saugdrainagen werden in das Operationsgebiet gebracht.
d) Die erforderliche Längsincision der Haut wird unter Berücksichtigung der Dehiscenz mit einem entsprechend langen und breiten, freien Vollhauttransplantat verschlossen, sofern diese Stelle nicht über versenktem Material liegt.
e) Anderenfalls werden 1–2 seitliche Längsincisionen in gleicher Höhe angelegt und mit Vollhauttransplantaten verschlossen.

Zu beachten ist, daß die Interposition eines Vollhautlappens wirklungslos bleibt, das heißt, zu keiner effektiven Entlastung führt, wenn nicht die Streckerloge zugleich eröffnet wird. Störungen im Heilungsverlauf, die durch die Interposition des Vollhautlappens entstehen können (4,2%), sind leicht zu beherrschen, selbst wenn es zur völligen Abstoßung des Transplantats kommt, was vor Ablauf von 14 Tagen nicht der Fall ist. Der Defekt kann später durch Spalthautlappen gedeckt werden.

Wir praktizieren dieses Verfahren seit 3 Jahren mit dem Ergebnis, daß posttraumatische und postoperative Komplikationen nach Verletzungen des distalen Unterschenkels jetzt zu den Seltenheiten gehören.

Zusammenfassung

Die Ursachen für Heilungsstörungen in der Folge von Frakturen des distalen Unterschenkels werden neben anderen Faktoren auf die ungünstigen Relationen zwischen bradytrophem Gewebe und Weichteilen in dieser Region zurückgeführt. Ein weiteres ungünstiges Moment ist die straffe Einscheidung der Flexoren und der Extensoren. Namentlich die Extensorenloge hat nur ein geringes Fassungsvermögen für Hämatome und Ergüsse, so daß es leicht zu Kompressionen der zu- und abführenden Gefäße kommt. Deshalb werden mit Erfolg die Spaltung der Extensorenloge und die Interposition eines Vollhautlappens in die dehiscente Operationswunde praktiziert.

Die infizierte Schenkelhalsfraktur – Marknagelarthrodese und homoiloger Span

K.D. Moser und F. Kroath

Unfallkrankenhaus Linz, Blumauerplatz 1, A-4020 Linz

Die Osteosynthese der Schenkelhalsfraktur ist zwar mit einer geringen Infektrate belastet, der manifeste Infekt mündet jedoch meist in ein Hüftgelenkempyem oder eine septische Kopfnekrose, welches mit dem weitgehenden Verlust der Gelenksfunktion und langer Behandlungsdauer gleichzusetzen ist. Eine sofortige chirurgische Intervention bei Teilnekrose des Kopfes kann zwar eine begrenzt erhaltene Gelenksfunktion erzielen, die bindegewebige Ankylosierung ist jedoch nicht mehr aufzuhalten. Nach Ausheilung eines Hüftgelenkempyems durch Gelenkresektion und Septopal-Ketten Implantation stellt sich die Frage der endgültigen Versorgung, soll das Gelenk nicht im Sinne einer Girdlestone-Plastik belassen werden. Funktionsverbessernde alloarthroplastische Maßnahmen sind mit einem hohen Infektrisiko belastet, und durch die zwischenzeitlich eingetretenen Weichteilveränderungen technisch nicht immer durchführbar. Wir bevorzugen die Hüftgelenksarthrodese nach Altscheck, da diese Methode gegenüber allen anderen Arthrodesenarten den Vorteil der Belastungsstabilität bietet. Zur Beschleunigung des knöchernen Durchbaues werden homoiloge kältekonservierte Corticalisspäne beigelegt.

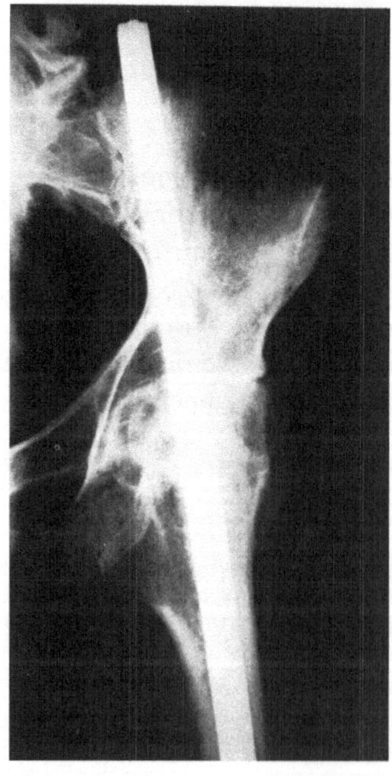

Abb. 1

Hefte zur Unfallheilkunde, Heft 157
Zusammengestellt von J. Poigenfürst

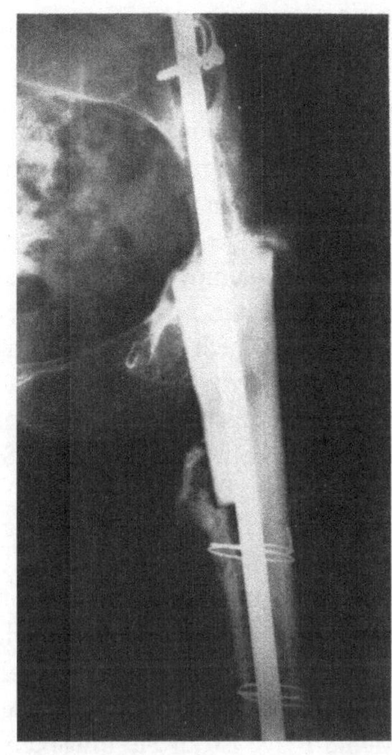

Abb. 2

Darf ich Ihnen jetzt zwei ausgewählte Fälle vorstellten:

42jähriger Angestellter erlitt bei einem Arbeitsunfall eine Schenkelhalsfraktur, welche mit 4 Spongiosaschrauben versorgt wurde. Postoperativ kam es zur Infektion, das Osteosynthesematerial wurde entfernt und ein Brustbeckenbeingips für 4 Monate angelegt. Sechs Monate postoperativ erfolgte die Aufnahme an unserer Anstalt mit einer Fistel im Trochantergebiet. Therapeutisch wurde die Pseudarthrosenresektion, Entknorpelung der Pfanne und Entfernung des Kopfes durchgeführt.

Implantation von Septopal-Ketten, welche nach 6 Wochen entfernt wurden. Komplikationsloser Heilungsverlauf, 6 Monate später wird die Marknagel-Arthrodese der Hüfte mit Otte-Tantalum-Nagel und homoiplastischer Spanbeilage durchgeführt. Am 4. postoperativen Tag beginnt der Patient mit Gehübungen unter voller Belastung. Ein Jahr postoperativ ist der Patient völlig beschwerdefrei, die Arthrodese ist knöchern durchgebaut (Abb. 1).

Zustandsbild des linken Oberschenkels einer 64jährigen Patientin nach verschiedensten vorangegangenen Operationen, Eiterungen und Sequesterotomien. Es besteht eine Defekt-Pseudarthrose zwischen Pfanne und dem entkalkten distalen Oberschenkeldrittel, Kopf und Hals fehlen. Marknagelarthrodese der Hüfte unter Überbrückung des Defektes mit einem 19 cm langen homoiplastischen Oberschenkelschaftstück und autologer Spongiosa.

Nunmehr 2 Jahre später ist die Patientin beschwerdefrei, die distale Knochenanastomose ist fest. Der vorgesehenen Operation nach Trumble mit autologen Rippenspänen steht die Patientin ablehnend gegenüber (Abb. 2).

Diskussion der Vorträge von H.J. Oestern bis K.D. Moser, S. 149–189

Tscherne, Hannover: Wir können in die Diskussion eintreten. Wir sprechen über Infektionen gelenksnaher Frakturen und posttraumatischer Empyeme. Unser erstes Diskussionsthema ist das Empyem nach Verletzungen, zum Beispiel nach perforierenden Wunden. Die typische Verletzung, die wir heute weniger sehen, war ja früher die Hackwunde am Kniegelenk oder Gelenkempyeme nach Weichteiloperationen. Herr Oestern hat klar aufgezeigt, daß bei gesicherter oder vermuteter Infektion das chirurgische Vorgehen unumgänglich ist und er hat auch dargestellt, daß wir in unserer Klinik in diesem Fall unter Debridement auch eine Synovektomie verstehen mit einer anschließenden frühfunktionellen Behandlung. Nun möchte ich fragen, vielleicht die Bochumer, ob mir einer der Herren antworten kann, wie stehen Sie zu diesem Statement von Herrn Oestern?

Müller, Bochum: Wir haben das, nachdem wir das von Ihnen gehört haben, auch übernommen . Wir haben gerade in der letzten Woche zwei Synovektomien und anschließende intermediäre Stabilisierung des Kniegelenkes bis zur Beruhigung des akuten Infektgeschehens für etwa 2 Wochen vorgenommen und dann vorsichtig die Übungsbehandlung eingeleitet. Wir haben das Verfahren mittlerweile bei 10 Patienten durchgeführt und haben allerdings nur bei 3 Patienten eine befriedigende, tragbare Kniegelenksfunktion erreicht. Meine Frage ist an Sie umgekehrt – wie ist das Verhältnis bei Ihnen zwischen Arthrodese, trotz dieser Maßnahmen, und wieder voller oder annehmbarer Kniefunktion?

Tscherne, Hannover: Herr Oestern, wollen Sie dazu antworten? Wobei wir wissen müssen – wir sprechen jetzt nur vom Kniegelenksempyem.

Oestern, Hannover: Ich glaube, wichtig bei dieser Behandlung mit Synovektomie ist die früh-funktionelle Behandlung. Das heißt also, wir synovektomieren die Patienten und beginnen sehr früh mit der Übungsbehandlung, das heißt praktisch wenige Tage nach der Operation. Wir führen keine passagäre Ruhigstellung durch, das heißt aber nicht, daß wir die Patienten ununterbrochen üben lassen, sondern ein- bis zweimal am Tag wird das Kniegelenk durchbewegt um die Funktion zu erhalten, um Wundadhäsionen zu vermeiden und um einer Muskelinsuffizienz entgegenzuwirken. Und wir müssen sagen, daß wir bei den Patienten, die wir so behandelt haben, bisher noch keine Arthrodese durchgeführt haben. Die Funktion ist gut, das kann man aus dem einen Dia gut sehen, das die Kniegelenksfunktion gezeigt hat. Das durchschnittliche Beugungsausmaß liegt bei 107° und die Streckung etwa bei 0°.

Müller, Bochum: Glauben Sie denn nicht, daß nach diesem ausgedehnten Eingriff in die Kniehöhle, mit doch einem potentiell infiziert zurückbleibenden Höhlengewebe, eine kurzfristige Ruhigstellung einfach erforderlich ist?

Oestern, Hannover: Ich habe ja gesagt, wir legen die Patienten schon in einen Gipsverband – für wenige Tage –, nur lassen wir sie durchbewegen. Das heißt, ein- bis zweimal am Tag wird das Kniegelenk vollständig mobilisiert und das heißt aber nicht, daß die Patienten praktisch ab dem ersten postoperativen Tag auf die Bewegungsschiene gelegt werden, das wird erst später fortgesetzt. Das heißt in der Anfangsphase etwas vorsichtig, aber bewegen lassen.

Tscherne, Hannover: In der Praxis sieht das so aus, am Kniegelenk speziell, daß die Patienten doch auf eine Bewegungsschiene gelegt werden. Aber für die Nacht in einen Gipsverband kommen und wir glauben doch, daß es entscheidend ist, daß wir diese funktionelle Behandlung machen – einerseits wegen der Funktion, es kommt ja sonst sehr früh bei einer Ruhigstellung, auch wenn sie zwei bis drei Wochen nur ruhigstellen, zu einer fibrösen Verlötung – zum anderen, darauf kommen wir dann noch zu sprechen, bei schweren Infekten, glauben wir doch, daß die Bewegung einen günstigen Einfluß auf die Knorpelregeneration hat. Das wird vielleicht mit eine Rolle spielen.

Müller, Bochum: Kein Zweifel. Vielleicht treffen wir uns in der Mitte. Wir entfernen nach etwa einer Woche die Verbindungsstücke des Fixateur externe und lassen üben, und nach der Übung machen wir die Verbindungsstücke wieder dran.

Tscherne, Hannover: Wir haben da nie einen Fixateur gemacht. Wir sprechen allerdings immer nur von den Empyemen ohne Osteoarthritis.

Müller, Bochum: Ja, auch bei den Empyemen, allerdings ohne streckseitige Fixation.

Noack, Berlin: Ich hätte eine Frage. Wenn Sie die Synovektomie durchführen, dann entfernen Sie ja praktisch auch eine Barriere. Haben Sie nach dem Empyem auch Phlegmonen beobachtet oder sind die nie aufgetreten?

Oestern, Hannover: Wir haben keine Phlegmone beobachtet. Wir haben allerdings bei 2 Patienten Reeingriffe durchgeführt, das heißt also, es kam nach der Synovektomie nicht zu einem kompletten Stillstand der Infektion, es mußte noch einmal interveniert werden. Aber ansonsten haben wir keine Phlegmonen beobachtet. Wir führen auch keine Spül-Saug-Behandlung durch. Ich glaube, das ist eine Behandlung, die einer Phlegmone schon einen gewissen Vorschub leisten könnte.

Tscherne, Hannover: Wenn dann keine weiteren Anfragen sind, gehen wir zum zweiten Punkt – der Frühinfekt mit sicheren Infektzeichen. Herr Oestern hat das auch aufgezeigt: erhöhte Senkung und die allgemeinen Entzündungszeichen, vor allem Leukocytenanstieg. Nun ist hier eine Frage? Ich nehme hier als Beispiel, damit wir nicht aneinander vorbeireden, ein ganz simples Beispiel – die infizierte Malleolarfraktur. Wie ist nun das Vorgehen unmittelbar in der postoperativen Phase, also noch während der Wundheilung innerhalb der ersten 10 Tage? Gehen Sie konservativ vor, soll operativ vorgegangen werden? Vielleicht darf ich dazu Herrn Becker einmal fragen. Die Entscheidung ist ja oft sehr schwierig. Soll man jetzt konservativ bleiben – ruhigstellen, allgemeine Antibioticatherapie oder soll man früh aktiv werden.

Becker, Jena: Wir sind für früh aktiv und für operativ, trotz der Infektion. Denn die lange Ruhigstellung hat sich bei uns nicht bewährt. Das hat zur Folge, daß die Patienten lange Monate, manchmal auch ein halbes Jahr, physikalisch nachbehandelt werden müssen und die Ergebnisse, was die Funktion betrifft, nicht so gut sind als wenn man früh funktionell behandelt. Das hat zur Voraussetzung, daß man operativ aktiv wird.

Jahna, Wien: Heißt früh aktiv früh chirurgisch eingreifen oder heißt früh aktiv nach frühfunktionell eingreifen? Das ist ja ein Unterschied. Bei einer beginnenden Infektion bei einem Knöchelbruch die Nähte entfernen, das Hämatom ausräumen, eventuell eine Kette einlegen und trotzdem ruhigstellen, oder ich kann auch gleich mit der Frühbehandlung beginnen.

Tscherne, Hannover: So wie ich Herrn Becker verstanden habe, hat er beides gemeint.

Becker, Jena: Ja.

Tscherne, Hannover: Frühe Reintervention und frühe funktionelle Behandlung.

Becker, Jena: Ja. Aber ich hatte Sie, Herr Vorsitzender, ebenso verstanden, daß Sie eine offene Fraktur auch als infizierte Fraktur ansehen, die nicht verschleppt ist. Daraus hatten sich meine Ausführungen zunächstmal auf ein aktives Vorgehen und die funktionelle Behandlung bezogen; aber auch bei Infektionen trifft das zu, daß wir nach Möglichkeit trachten, auch funktionell zu bleiben.

Tscherne, Hannover: Also ich glaube auch, daß man bei Verdacht auf Infektion – es ist ja oft wirklich schwer zu sagen liegt ein Infekt vor oder nicht – auch schon bei Verdacht auf Infektion sollte man eine sogenannte Second-Look-Operation durchführen. Notfallmäßig und da auch ein wichtiger Hinweis unseres Präsidenten. In den Fällen – wenn ich das richtig verstanden habe – in den Fällen, wo bei der Reintervention nicht gesichert werden konnte, ist nachträglich, so wie ich das angenommen habe, keine Infektion aufgetreten. Also es hat der Reeingriff nicht geschadet. Man sollte also wirklich früh vorgehen. Und nun bei dieser Reintervention welches Vorgehen? Daß wir ein neuerliches Debridement vornehmen ist, glaube ich, unerläßlich, aber wie sieht es nun aus bei der Knöchelfraktur? Auch in diesem Fall eine Synovektomie? Und wie ist die Stellungnahme bei Instabilität der Fraktur? Herr Hörster darf ich Sie vielleicht einmal bitten eine Stellungnahme abzugeben.

Hörster, Duisburg: Wir würden in jedem Fall das Gelenk so breit wie möglich freilegen, um zu sehen wie weit der Infekt überhaupt geht. Ich glaube, daß das der wesentliche Teil ist, abzugrenzen ob nur die Wunde betroffen ist, nicht aber das Gelenk, oder aber ob auch das Gelenk betroffen ist. Wenn das Gelenk betroffen ist und die Fraktur ist gut versorgt, würden wir eine Frühsynovektomie machen und anschließend auch eine funktionelle Behandlung anschließen.

Tscherne, Hannover: Eine Synovektomie nur dann, wenn eine Synovitis vorhanden ist?

Hörster, Duisburg: Ja, wenn man sehen kann, daß der Infekt den Gelenksinnenraum betroffen hat. Die gut zu sehende Synovitis mit der Verdickung der Synovialis und der Rötung kommt ja meist erst etwas später.

Tscherne, Hannover: Ja. Und nun eine weitere Frage. Die Osteosynthese ist instabil – bei einer Knöchelfraktur.

Hörster, Duisburg: Ich würde versuchen sie zu stabilisieren. Ich würde ansonsten, wenn das nicht möglich ist, eine Frühartrodese möglichst bald anschließen, weil ich glaube, daß in diesen Fällen eine vernünftige Wiederherstellung des Gelenkes funktionell nicht mehr möglich ist.

Tscherne, Hannover: Also sehr rasch Frühartrodese?

Hörster, Duisburg: Ja.

Tscherne, Hannover: Sind die Bochumer auch dafür?

Müller, Bochum: Wir würden, wie Herr Hörster schon sagte, erstmal nach der Stabilität schauen. Angenommen es ist nicht stabil, dann würden wir versuchen zunächst mal ruhigzustellen und dann, eventuell erst später, wenn das zu nichts führt, die Arthrodese anschließen. Also zunächst keine Frühartrodese.

Tscherne, Hannover: Ja. Nun eine weitere Frage ist die Frage der Spüldrainage beim Gelenkinfekt. Wir sind der Meinung, und Herr Oestern hat das auch gesagt, daß die Spül-Saugdrainage ein gefährliches Vorgehen ist beim Gelenksinfekt. Daß wir einerseits phlegmonöse Ausbreitung sehen können, zum anderen, daß wir den Naßkeiminfektionen Vorschub leisten und wir eigentlich von der Spüldrainage beim Gelenksinfekt abgekommen sind. Wie sind da andere Erfahrungen? Möchte sich jemand dazu äußern? Vielleicht auch Herr Wagner?

Wagner, Wien: Sie wird an unserer Klinik noch durchgeführt. Sie ist technisch vielleicht nicht einfach anzulegen beziehungsweise so anzulegen, daß sie länger funktioniert, da gibt es sicher Probleme. Daß man auch in die umliegenden Weichteile die Infektion verschleppt, das sieht man manchmal. Mit der Synovektomie haben wir an unserer Klinik keine Erfahrung.

Hörster, Duisburg: Ich möchte fragen warum man einen Gelenksinnenraum nicht für einige Tage spülen soll. Mir scheint das die einzige Indikation für eine Spül-Saugdrainage zu sein neben der Spülung eines Knochenhohlraumes. Warum soll man nicht für einige Tage den Innenraum spülen und dann, wenn der ganz akute Zustand vorbei ist, dann die Synovektomie anschließen? Was haben wir für Nachteile, wenn wir einen Binnenraum spülen, der keine Abflußmöglichkeit hat?

Tscherne, Hannover: Ja, aber jetzt zum Beispiel am Sprunggelenk. Wie wollen Sie am Sprunggelenk spülen?

Hörster, Duisburg: Wenn das technisch nicht geht, dann ist es klar. Wenn das Gelenk so eng ist, daß das technisch nicht geht. Ich hatte jetzt mehr an das Kniegelenk gedacht.

Tscherne, Hannover: Ja.

Becker, Jena: Am Sprunggelenk bin ich auch der Meinung, daß das nicht möglich ist. Am Kniegelenk aber doch, und zwar auch aus dem Grunde, weil die hinteren Recessus der Kniegelenkskapsel anders nicht zu sanieren sind. Wenn man nicht die Synovektomie macht. Man kommt da nicht rein, das stagniert da drinnen und es steht ein See im Gelenk, den man auf andere Weise nicht in Bewegung setzen kann. Denn man kann das Kniegelenk nach hinten nicht durchdrainieren.

Tscherne, Hannover: Als geschlossene Spüldrainage oder offen?

Becker, Jena: Als geschlossene Spüldrainage im geschlossenen System.

Muhr, Hannover: Der Infekt sitzt ja in der Synovia selbst drinnen, in der dicken Membran, in den Zotten, und das können Sie nie mechanisch reinigen, das müssen Sie ausschneiden oder akzeptieren.

Hörster, Duisburg: Das ist selbstverständlich. Aber man kann doch durch einige Tage eine Spülung anlegen, ein Gelenk erst einmal vom Eiter reinigen. Daß man die Synovektomie anschließt, das ist klar. Das habe ich auch betont.

Muhr, Hannover: Natürlich kann man es tun, aber Sie verschenken die Zeit.

Wagner, Wien: Eine technische Frage. Gelingt immer eine totale Synovektomie?

Tscherne, Hannover: Nein, gelingt sicherlich nicht. Wir haben bei all unseren Synovektomien immer nur eine vordere gemacht, nie eine hintere.

Burri, Ulm: Was Du jetzt gerade sagst, spricht doch gegen das, was Herr Muhr eben gesagt hat. Ich meine, ob die Keime hinten oder vorne sitzen, ist ja wirklich ein bißchen egal. Wir machen tatsächlich auch heute noch gerne die Spüldrainage am Knie und am Sprunggelenk auch. Wir haben von 12 Fällen bei akuten Knieempyemen in 10 mit guter Funktion ohne Synovektomie die Infektion zum Abklingen bringen können und in 3 auch am Sprunggelenk. Am Sprunggelenk ist natürlich ein kleiner Hohlraum da, aber um so rapider ist der Umsatz der Spülflüssigkeit. Ich glaube nicht, daß wir das heute einfach absolut verdammen sollten.

Jungbluth, Hamburg: Ich darf vielleicht darauf hinweisen, daß gerade am Kniegelenk bei der Synovitis die Antibioticatherapie, auch wenn sie lokal gegeben wird, sicher noch eine gewisse Bedeutung hat, denn die Resorption dieser Antibiotica, der Stoffwechsel in diesem Bereich ist so gewaltig, daß wir oft dabei eine Ausheilung erreichen können, sofern kein Knocheninfekt gleichzeitig mitbesteht – im Frühstadium.

Tscherne, Hannover: Damit sind wir bei einem weiteren Punkt, das sind die Antibioticaketten. Sollen bei Gelenksinfekten Antibioticaketten eingelegt werden?

Hierholzer, Duisburg: Ich habe große Bedenken bei der Spülung eines Gelenkes, wenn man es überhaupt machen will, Antibiotica zuzusetzen in Form einer Flüssigkeit oder in Form von Ketten, denn es ist einfach bekannt, daß allein schon das pH durch das Antibioticum so verändert wird, daß es zu einer Gelenksschädigung führen muß. Man kann nur immer wieder darauf hinweisen, daß das wichtigste Ziel der Spüldrainage, der Abtransport des nekrotischen Materials mit der Drainage allein, genau so gut realisiert werden kann. Es gibt soviele Aspekte die gegen die zusätzliche Spülung sprechen, es gibt aber keinen negativen Aspekt, der gegen die Drainage spricht, so daß wir uns auf die Drainage beschränken sollten, und wenn die Entzündungsform es angezeigt erscheinen läßt, dann über den allgemeinen Weg, über den Blutweg eine Antibioticatherapie zu betreiben haben.

Tscherne, Hannover: Wir haben ja diesen Weg beschritten. Weg von der Spül-Saugdrainage zur eher radikalen Synovektomie, weil wir einfach mit den Ergebnissen der Spülung nicht zufrieden waren. Und wir müssen also eindeutig sagen, daß wir mit der Synovektomie, mit der Frühsynovektomie beim Infekt eindeutig besser fahren, sowohl was die Beherrschung des Infektes betrifft, als auch was das funktionelle Ergebnis betrifft.

Vecsei, Wien: Ich meine, man sollte nie versuchen Kugeln in die Gelenke zu legen. Die Reaktion des Bindegewebes ist so massiv, daß man innerhalb kürzester Zeit da so schwere Verlötungen hat, daß man vielleicht den Infekt beherrschen kann, die Funktion kann man sicher nicht wieder herstellen. Und ich glaube, da stimmt also Herr Klemm sicher mit mir überein.

Tscherne, Hannover: Wir sind mit der Zeit schon sehr knapp. Eine ganz wesenliche Frage. Wir bleiben wieder bei unserem Modell der infizierten Malleolarfraktur. Wird die Wunde nun verschlossen oder bleibt die Wunde offen?

Oestern, Hannover: Wir streben einen Wundverschluß an. Ist der Wundverschluß nicht möglich, wird die Wunde selbstverständlich offengelassen und durch sekundäre Maßnahmen gedeckt. Also auf jeden Fall nie einen Wundverschluß erzwingen. Wenn es aber möglich ist, soll man die Wunde verschließen.

Tscherne, Hannover: Eine Frage, eine Bemerkung dazu? Ein weiterer Punkt ist dann die Nachbehandlung nach einem solchen Infekt. Soll nun funktionell behandelt werden, soll ruhiggestellt werden? Vielleicht frage ich nochmals Herrn Wagner.

Wagner, Wien: Bei unseren Behandlungskriterien muß man ruhigstellen. Bei einer Spül-Saugdrainage kann man technisch schwer früh funktionell nachbehandeln.

Tscherne, Hannover: Weitere Bemerkungen dazu? Also sind das etwas kontroverse Meinungen. Wir sind der Meinung, wenn eben alle diese Bedingungen erfüllt sind, wir das Gelenk gut debridiert haben, eine entsprechende Saugdrainage anlegen, der Wundverschluß gelingt spannungslos, dann führen wir unter stabilen Verhältnissen eine bedingt funktionelle Nachbehandlung durch, um eine einigermaßen gute Gelenkfunktion zu erhalten. Nun, vielleicht einen Punkt sollte man noch ansprechen. Wir haben über den Spätinfekt gesprochen oder die Osteoarthritis. Da wird es ja sicherlich nur in wenigen glücklichen Fällen möglich sein, das Gelenk zumindest teilweise zu erhalten, das ist vielleicht einmal möglich am Ellbogengelenk durch die Resektion eines Radiusköpfchens bei einer Infektion. Aber im großen und ganzen stellt sich eben die Frage Arthrodese oder Resektion, und wie sehen Sie das in

Duisburg und in Bochum? Bei welchen Gelenken würden Sie primär immer nur eine Arthrodese machen und bei welchen Gelenken käme denn eine Resektion in Frage?

Hörster, Duisburg: Wir würden an der Schulter immer eine Resektion machen, weil die Arthrodese technisch schwierig ist und weil meist Zustände vorliegen, wo kleine Oberarmkopfanteile die Arthrodese nicht erlauben. Allenfalls vielleicht im Ausnahmefall.

Tscherne, Hannover: Darf ich da gleich unterbrechen. Aber die Bochumer haben schlechte Erfahrungen mit der Resektion gemacht.

Hörster, Duisburg: Zumindest kann man mit der Resektion die Infektion ausheilen.

Müller, Bochum: Wir haben gute Erfahrungen gemacht mit der aseptischen Resektion bei Trümmerfrakturen am Kopf, aber wir haben schlechte Erfahrungen gemacht, bei infizierten Verhältnissen am Oberarmkopf und nur ein Teil dieser Patienten konnte tatsächlich über die Wackelbeweglichkeit hinausgebracht werden, nur ein einziger kam eben von diesem zugegebenermaßen relativ kleinen Krankengute über die Horizontale hinaus. Was mir besonders wichtig erschien bei den Nachuntersuchungen, die distale Gliederkette war eben auch in ihrer Funktion ganz erheblich eingeschränkt und ich meine, wenn wir da, solange es keine Kopfnekrose gibt und solange der Kopf noch vital ist, recht frühzeitig bei irreversibler Schädigung der Knorpelstruktur eine Arthrodese, möglicherweise liege ja auch noch Lähmungszustände bei solchen Verletzungen vor, wenn wir da eine Arthrodese anstreben, die die übrigen Gelenke freiläßt, halte ich das doch für, wenigstens in die Zukunft gesehen, für eine Möglichkeit die Funktion des Armes besser zu erhalten.

Tscherne, Hannover: Gut. Und wie ist nun die Situation Arthrodese oder Resektion an den anderen Gelenken?

Müller, Bochum: Arthrodese am Sprunggelenk eher, am Kniegelenk Erhaltung in dem eben angesprochenen Maße, an der Hüfte wird auch wegen der Gefahr der Kopfnekrose wohl eher entweder die Girdlestone-Operation oder eben der Versuch der Versteifung nach Beruhigung in Frage kommen.

Tscherne, Hannover: Wie stehen Sie zu den Ausführungen von Herrn Moser? Diese Art der Arthrodese mit allogenem Knochenmaterial. Herr Moser, ich habe das nicht ganz richtig verstanden. War das nach Sanierung des Infektes oder im floriden Infekt?

Moser, Linz: Das war nach Sanierung des Infektes.

Müller, Bochum: Das steht ja ein bißchen im Widerspruch zu dem was die vorangehenden Diskussionsrunden gesagt haben, daß man eben unter keinen Umständen bei infizierten Verhältnissen eine Marknagelung anschließen sollte, und ich halte es auch technisch ein bißchen schwierig diese Marknagelung durch das Becken hindurch in die Ala des Beckens hineinzubringen, aber das ist ein ganz neuer Aspekt, ich habe das noch nie gehört und wenn Herr Moser gute Erfolge davon hat, dann wird er ja später noch darüber berichten.

Tscherne, Hannover: Ich glaube, man sollte das auch so sagen: man darf zum Erfolg gratulieren, aber man sollte die Methode nicht unbedingt empfehlen. Sie scheint also technisch doch sehr schwierig zu sein.

Moser, Linz: Dazu möchte ich sagen, daß die Methode technisch nicht schwierig ist, weil ja der Marknagel durch den hinteren Pfeiler in den tragenden Teil des Acetabulums eingebracht wird und mit einem speziellen Zielgerät überhaupt keine Schwierigkeit besteht den Marknagel richtig zu plazieren.

Tscherne, Hannover: Ich glaube, wenn wir heute nachmittag das Programm durchziehen wollen, dann müssen wir die Diskussion abbrechen. Ich sehe, Sie sind schon alle sehr unruhig, erlauben Sie mir daher auf die Zusammenfassung zu verzichten.

F. Der chronische und der schleichende Infekt

Die Probleme des chronischen Infektes bei operierten Unterschenkelfrakturen

H. Rudolph und H. Dölle

Abteilung für Unfallchirurgie, Gefäß- und plastische Chirurgie, Diakoniekrankenhaus, Elise-Averdieck-Straße 17, D-2130 Rotenburg (Wümme)

Was ist eine chronische Osteomyelitis?

Als Einstieg zu diesem Thema unsere Definition dieses Krankheitsbildes: Bei der chronischen Osteomyelitis handelt es sich um einen lokal begrenzten Infekt des Knochens mit typischer Knochennarbe, nämlich der reaktiv narbigen Knochensklerosierung um eine mehr oder minder ausgedehnte Infekthöhle, meist mit Sequester, bei narbig abgeheilten Weichteilen und lediglich einer oder mehreren Fistelöffnungen nach außen sowie ohne die typischen klinischen Allgemeinerscheinungen einer akuten Osteomyelitis (Abb. 1)[1].

Dieser Zustand einer chronischen Osteomyelitis kann nach Wochen oder Monaten, ausgehend von der akuten Osteomyelitis (Abb. 2), erreicht werden. Exacerbationen unter dem Bild einer akuten Osteomyelitis im spongiösen Bereich mit eitrig infiltrativen Nekrosen und Sequestern sowie reaktiver Osteosklerose (Abb. 3)[1] können selbstverständlich jederzeit auftreten. Das eigentliche Hauptproblem beim Unterschenkelbruch ist jedoch der extrem dünne Weichteilmantel an der Vorderseite der Tibiakante.

Dieser operationstechnisch leichte Zugang zum Knochen verleitet den weniger erfahrenen Chirurgen dazu, den Unterschenkelschaftbruch als „Traumfraktur" anzusehen und sie in jedem Falle operativ versorgen zu wollen. Diese therapeutischen Bemühungen, meist auf der Grundlage einer falschen Indikationsstellung und falschem operativen Vorgehen, können dann zu einer ganzen Kette von Fehlergebnissen führen.

Als Beispiel das Bild einer Osteomyelitis nach instabiler Schraubenosteosynthese bei offener Unterschenkelfraktur (Abb. 4).

Ein anderes Beispiel ist die Versorgung einer offenen Fraktur durch Bündelnagelung mit Instabilität und nachfolgendem Infekt (Abb. 5a, b).

In all diesen Fällen kam es primär zu einer akuten, sekundär zu einer chronischen Osteomyelitis.

Der dünne Weichteilmantel ist Ursache der hohen Nekroserate in diesem Bereich, so daß er selbst bei ursprünglich aseptischen Nekrosen häufig zum uns allen wohlvertrauten Bild des Freiliegens von Knochen und Metall mit Infekt kommt (Abb. 6).

Das Narbengewebe an der Tibiavorderkante ist minderwertig und dünn und deshalb bei allen Eingriffen leicht verletzlich. Es hat wegen der unmittelbaren Nähe zum Knochen eine

---

[1] Pathologisches Institut des Diakoniekrankenhauses Rotenburg/Wümme (Chefarzt: Priv. Doz. Dr. M. Amthor)

Hefte zur Unfallheilkunde, Heft 157
Zusammengestellt von J. Poigenfürst

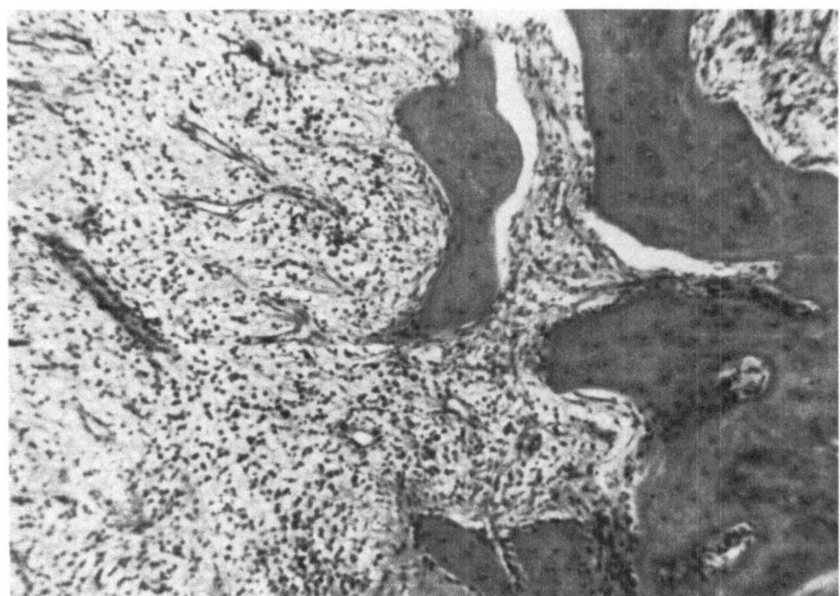

Abb. 1. Chronische Osteomyelitis mit unregelmäßigen und verdickten Knochenbälkchen sowie typischen Osteoblastensäumen als Entzündungsreaktion

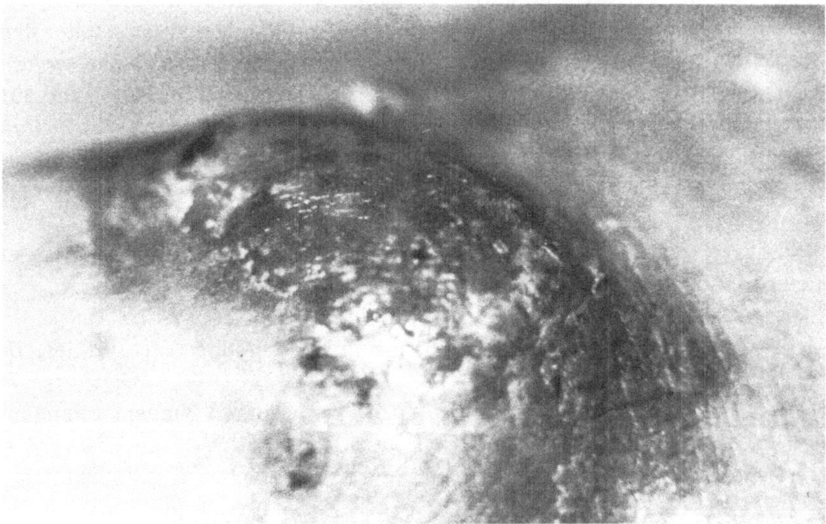

Abb. 2. Akute Unterschenkelosteomyelitis

große Tendenz zur Ulcusbildung, insbesondere bei chronischen Fistelungen und mechanischer Belastung (Abb. 7).

Weiterhin kommt erschwerend hinzu, daß die Unterschenkelosteomyelitis einen besonders guten Nährboden bei arteriellen Durchblutungsinsuffizienzen im Alter und bei Diabetikern, aber auch bei venösen und lymphogenen Abflußstörungen findet.

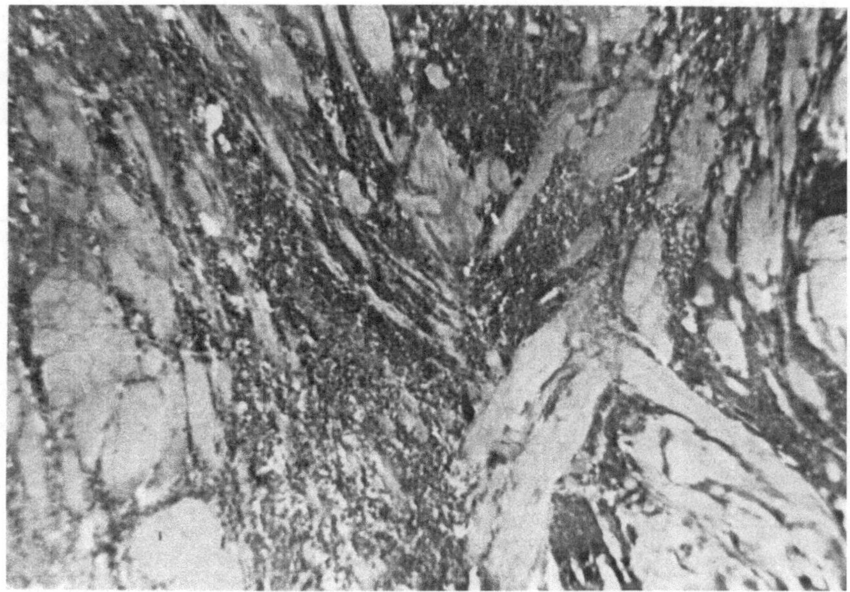

Abb. 3. Akute Osteomyelitis im spongiösen Bereich mit eitrig infiltrativen Nekrosen und Sequestern und reaktiver Osteosklerose

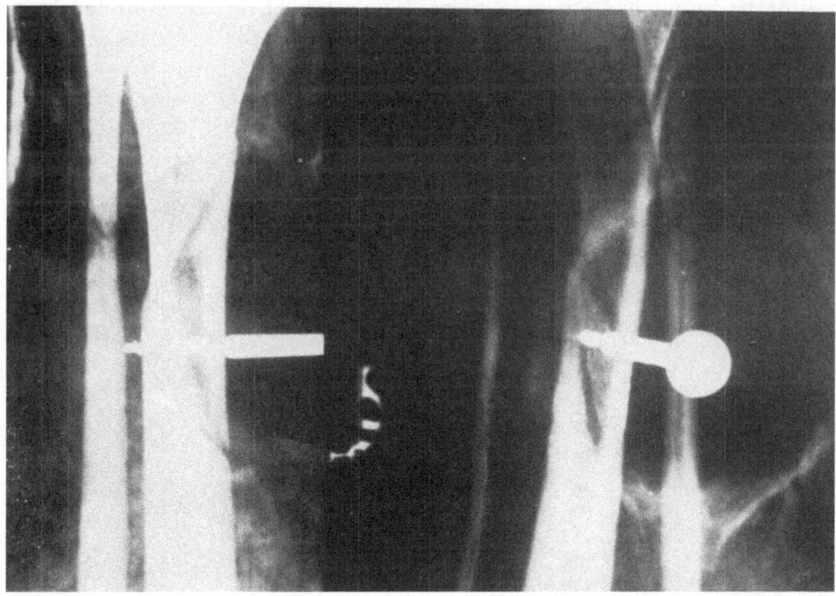

Abb. 4. Unterschenkelosteomyelitis .nach instabiler percutaner Schraubenfixation bei offener Unterschenkelfraktur

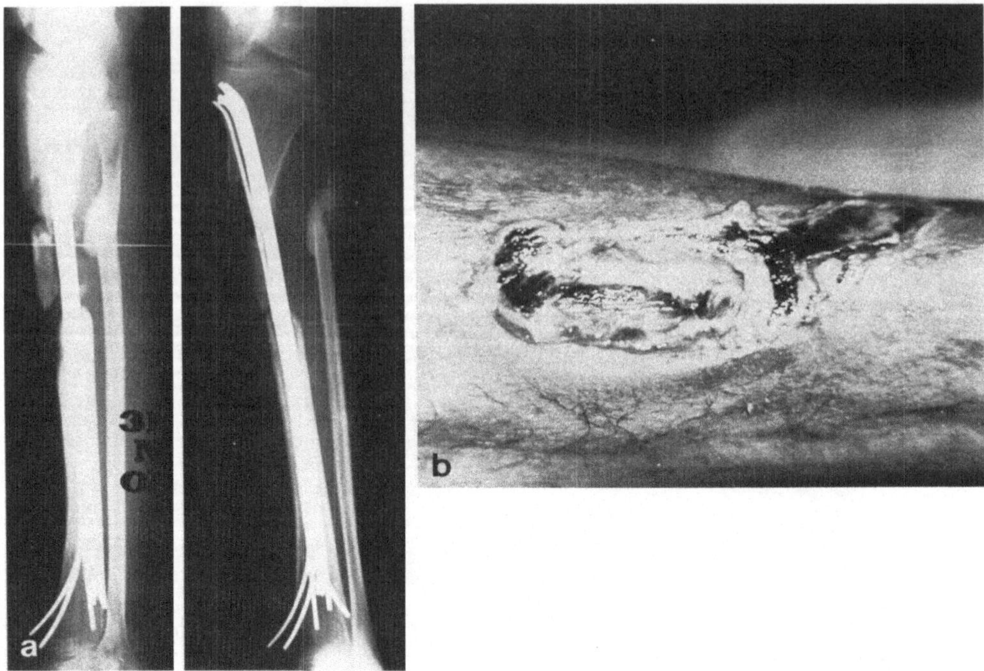

Abb. 5. a Infizierte Defektpseudarthrose nach Bündelnagelung einer offenen Unterschenkelfraktur, **b** Chronische Osteomyelitis bei Defektpseudarthrose nach Bündelnagelung

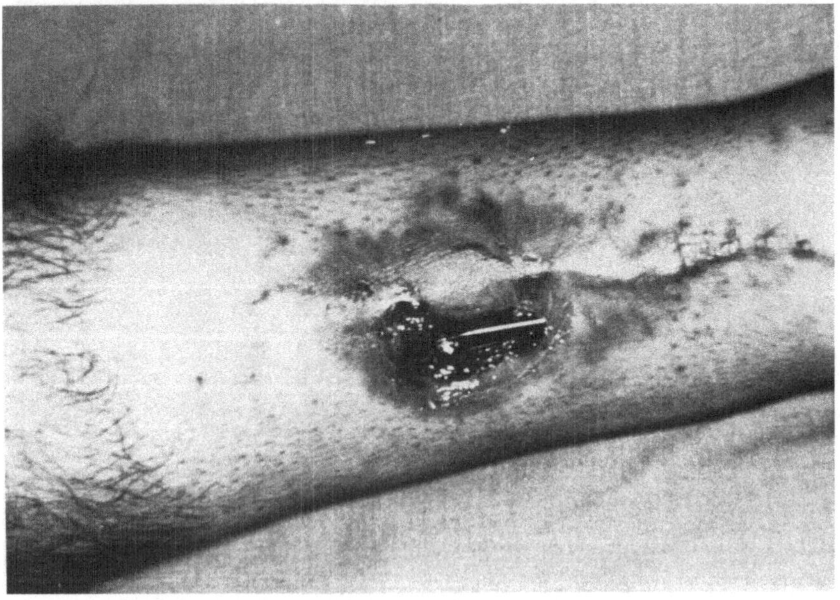

Abb. 6. Freiliegende Osteosyntheseplatte bei chronischer Osteomyelitis am Unterschenkel

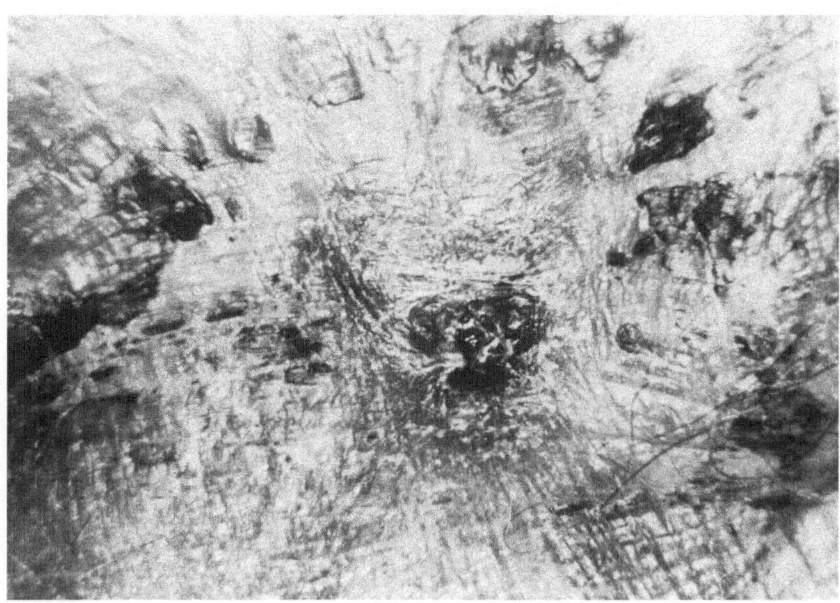

Abb. 7. Narbenulcus am Unterschenkel nach abgeheilter Osteomyelitis

Die Narben an der Vorderseite des unteren Drittels der Tibia zeigen eine hohe Ulcusquote und sind deshalb bei der Entwicklung eines Narben- oder Fistelcarcinoms gefährdeter als andere Extremitäten mit stärkerem Weichteilmantel (Abb. 8).

Erschwerend ist weiterhin die ständige Gefahr einer Superinfektion bei den so häufigen Fußmykosen, insbesondere bei älteren Menschen.

Ein differentialdiagnostisches Problem ist zuweilen eine der inzwischen selten gewordenen, echten Metallunverträglichkeiten in der Abgrenzung gegenüber einer Spätosteomyelitis.

Die klinischen Allgemeinerscheinungen entsprechen in der Regel nicht denen einer akuten Osteomyelitis. Zuweilen kann die scharfe Begrenzung dieses Prozesses eine diagnostische Hilfestellung geben (Abb. 9).

Falls eine Stabilisierung bei Osteomyelitis nach der Entfernung infizierter Implantate erforderlich ist, ergeben sich häufig wiederum im Hinblick auf den dünnen Weichteilmantel besondere Probleme.

Wird ein Plattenwechsel vorgenommen, muß die 2. Platte lateral oder hinten angelegt werden und nach dem alten Grundsatz: „Metall muß sicher, Knochen soll und Muskulatur kann durch gesundes Gewebe gedeckt sein".

Im Prinzip ist heute bei der Unterschenkelosteomyelitis der Fixateur externe die Therapie der Wahl. Es können sich zwar auch bei der Verwendung des Fixateur externe im oberen und unteren Tibiadrittel, insbesondere beim osteoporotischen Knochen des alten Menschen Probleme ergeben, aber in der Regel wirken nicht ideal sitzende Fixateur-Nägel oder -Schrauben durch ihre Vielzahl ausreichend stabilisierend.

Selbst bei den nicht seltenen Bohrlochosteomyelitiden muß der Fixateur erst dann entfernt werden, wenn keine Stabilisierung mehr gewährleistet ist (Abb. 10a u. b). Die

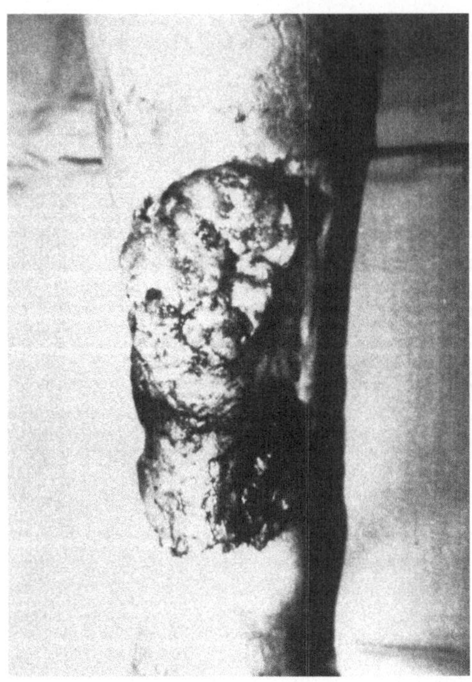

Abb. 8. Verhornendes Plattenepithelcarcinom am Unterschenkel nach 35 Jahre lang bestehendem Narbenulcus mit Fistel bei chronischer Osteomyelitis

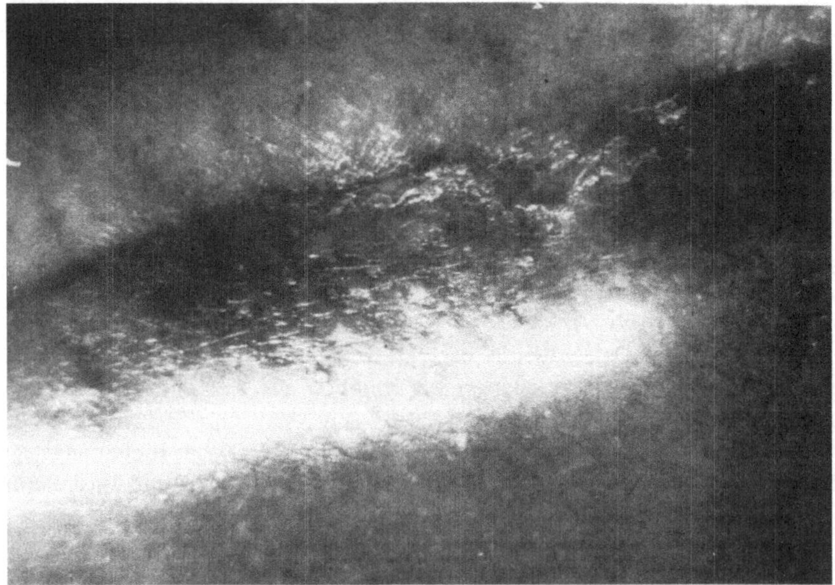

Abb. 9. Metallunverträglichkeit nach Unterschenkelplattenosteosynthese (untere Bildhälfte ödematös und gerötet, obere Bildhälfte blaß und reizlos)

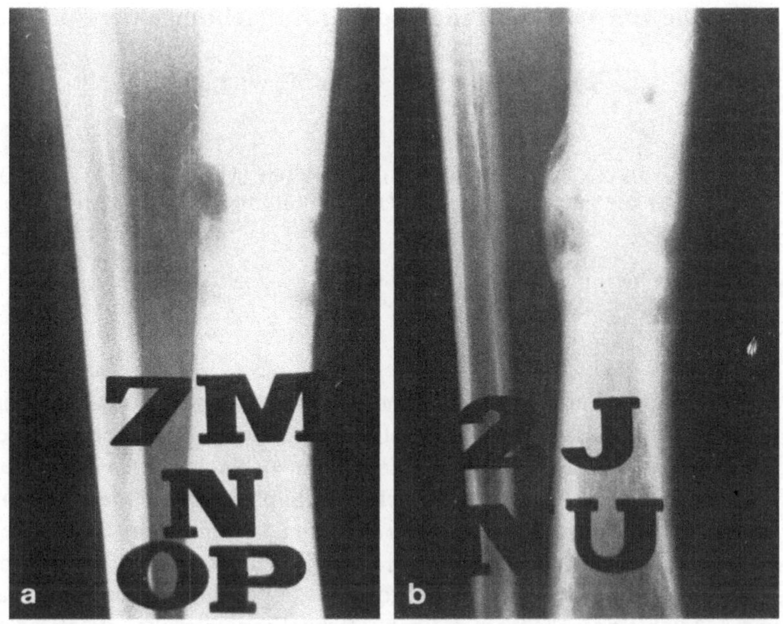

Abb. 10. **a** Bohrlochosteomyelitis nach Fixateur externe eine Woche nach Entfernung der Steinmann-Nägel, **b** Ausheilungsbild nach 2 Jahren

sichere Stabilisierung ist jedoch die wesentliche Voraussetzung für Frakturheilung und Infekttherapie.

Schwierigkeiten entstehen bei schlechter Weichteilsituation, wenn Spongiosa angelagert und/oder Palacos eingebracht wird und wenn ausgedehnte Narben mit oder ohne Fistelöffnungen die Vorderseite der Tibiakante bedecken. Dann müssen Spongiosa bzw. PMMA-Ketten hinten oder lateral angelagert werden, damit die Weichteildeckung nach vorn gewährleistet ist und nicht das eingebrachte Palacos im nekrotisch gewordenen Narbenbereich sichtbar wird.

Lassen Sie mich noch eines sagen: Jede derartige Behandlung, insbesondere aber die Indikationsstellung, gehören in die Hand des erfahrenen Chirurgen, obwohl die Behandlung heute mit Fixateur externe, PMMA-Ketten und Transplantation autologer Spongiosa die Prognose des chronischen Unterschenkelinfektes in bezug auf die Heilung entscheidend verbessert hat.

Der Grundsatz bleibt jedoch bestehen, daß auch heute über jeder scheinbar sanierten Osteomyelitis noch nach Jahrzehnten das Damokles-Schwert des Rezidivs schwebt.

Stets müssen wir jedoch daran denken, daß selbst in scheinbar verzweifelten Situationen ein erfahrener Chirurg eine brauchbare Extremität erhalten kann. Gleichzeitig muß aber bedacht werden, daß beim Fehlen der wesentlichen Faktoren, nämlich Einsicht und Mitarbeit des Patienten, sowie seine Geduld, eine oft monate- oder jahrelange Behandlungsdauer mitzutragen, unter Umständen die rechtzeitige Amputation dem Patienten das Herausreißen aus seiner beruflichen, gesellschaftlichen und familiären Umgebung mit oft katastrophalen Folgen erspart. Die Amputation ist dann vernünftiger als die Pflege und Behandlung eines verstümmelten Schmuckbeines mit ausgeheiltem Knocheninfekt.

Die Rolle von avitalen Keilen bei der Entstehung einer Spätosteitis

A. Opitz[1], E. Kutscha-Lissberg[2] und M. Wagner[1]

[1] I. Universitäts-Klinik für Unfallchirurgie Wien, Alser Straße 4, A-1090 Wien
[2] A.ö. Krankenhaus Neunkirchen, Unfallabteilung, A-2620 Neunkirchen

Schwierigkeiten bereiten Mehrfragmentbrüche bei der Versorgung mit einer stabilen Osteosynthese in mehrfacher Hinsicht. Die anatomische Reposition erfordert das Einpassen zumindest von größeren Keilen. Diese können bereits durch das Trauma selbst von den ernährenden Weichteilen abgelöst sein, die Präparation und die Bereitung des Bettes für das Implantat führt manchmal zu einer weiteren Isolierung der Keile. Sie entsprechen dann biologisch autologen Transplantaten. Von diesen wissen wir, daß ihr Einbau nur dann ohne Umbau der funktionellen Architektonik erfolgt, wenn das Fragment anatomisch exakt und unter Druck eingepaßt werden kann. Corticalisbruchstücke, die als „Platzhalter", losgelöst von einer ausreichenden Gefäßversorgung im Frakturbereich liegen, behindern nicht nur die spontane Defektheilung, sie stellen auch ein erhebliches Risiko für das Angehen einer Infektion dar. Gegen den primären Ersatz von solchen avitalen Keilen durch autologe Spongiosa spricht

1. Schwierigkeit bei der exakten Reposition und
2. die Spongiosalager, insbesondere bei größeren Defekten, zu einem Zeitpunkt auszuräumen, wo das Transplantatlager noch nicht optimale Bedingungen für das Einheilen der Spongiosa bietet.

Drei Fallberichte sollen die Situation illustrieren. Es handelt sich um Fälle, bei denen nach primärer Wundheilung ein avitaler Keil sekundär Ausgangspunkt einer chronischen Infektion war.

1. Ein zum Zeitpunkt des Unfalles 21 Jahre alter Patient erlitt bei einem Motorradunfall einen drittgradig offenen Unterschenkelbruch mit ausgedehnten Weichteilschäden und Knochendefekten. Zwei von Weichteilen völlig abgelöste Knochenkeile wurden eingepaßt und die Fraktur mit einer Plattenosteosynthese versorgt. Eine schleichende Infektion erfordert die Entfernung der septischen Sequester nach 12 Wochen, äußere Fixation, Spülsaugdrainage und Ersatz mit autologer Spongiosa. Eine neuerliche Plattenosteosynthese wurde bis zur Strukturierung der Spongiosa und zur Ausbildung einer neuen Markhöhle belassen.
2. Eine ähnliche Situation führte bei einem 17jährigen Patienten zur Nekrose von zwei langen Drehkeilen im Bereich einer supracondylären Femurfraktur und zur Infektion, die von diesen Sequestern ausging. Die Heilung erfolgte auch hier auf dem Weg über Sequestrotomie, Spülsaugdrainage, äußere Fixation und autologe Spongiosaplastik (Abb. 1).
3. Bei einem weiteren Patienten lag ein geschlossener Bruch des linken Oberschenkels vor, bei dem es sieben Monate nach zunächst blander Wundheilung im Rahmen einer Angina zur Infektion eines avitalen Keiles im Plattenbett kam. Bei diesem 13jährigen Patienten erfolgte die Heilung nach Sequestrotomie ohne zusätzliche Spongiosatransplantation, jedoch bei Entlastung im Thomassplint.

Hefte zur Unfallheilkunde, Heft 157
Zusammengestellt von J. Poigenfürst

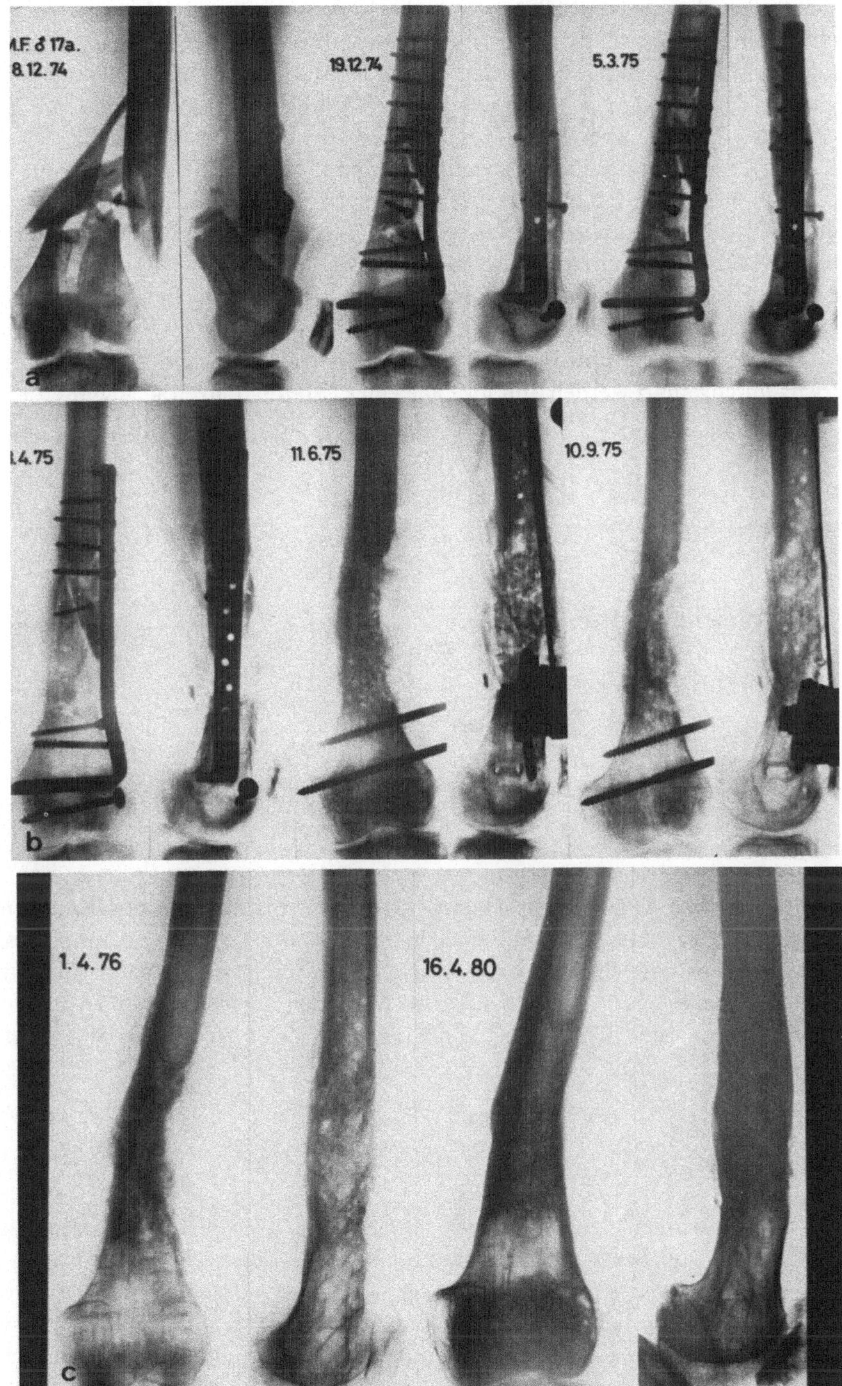

Abb. 1a–c. Zweitgradig offene Oberschenkelfraktur bei 17jährigem Patienten. Zwei avitale Knochenkeile als Ausgangspunkt einer chronischen Infektion. Ausheilung durch Sequestrotomie, Spülsaugdrainage, äußere Fixation und autologe Spongiosaplastik

In allen diesen drei Fällen hatten die Keile keinen ausreichenden Gefäßanschluß und eine Kompressionsosteosynthese mit breiten Kontaktflächen war nur unzureichend durchführbar. Eine endgültige Sanierung des Infektes brachte erst die Füllung des Defektes mit vitalem Knochengewebe. Mit großer Wahrscheinlichkeit hätte die primäre Entfernung der Corticalissequester aber schon das Angehen der Infektion verhindert. Wie solche avitale Keile aber auch revascularisiert werden können, zeigt das Beispiel einer mit stabiler Druckosteosynthese versorgten zweitgradig offenen Unterschenkelfraktur. Hier waren insgesamt drei Keile bereits durch das primäre Trauma komplett deperiostiert, sie konnten aber anatomisch exakt und unter Druck eingepaßt werden. Den bereits erfolgten Gefäßanschluß beweisen die Szintigraphie und die röntgenologischen Zeichen der Knochenheilung vier Monate nach der Operation.

Genaue klinische und röntgenologische Kontrollen müssen aber in diesen Fällen kurzfristig durchgeführt werden, um im Falle einer Osteitis frühzeitig eingreifen zu können.

Der schleichende Infekt

H. Kuderna

Unfallkrankenhaus Lorenz Böhler, Donaueschingenstraße 13, A-1200 Wien

In den für diese Tagung ausgegebenen Richtlinien wurde der schleichende Infekt definiert als chronischer, zunächst klinisch nicht manifester oder nicht erkannter, fortbestehender Infekt. Das primäre Problem beim schleichenden Infekt ist demnach offenkundig die Frage seiner *Erkennung*, auf die ich mich im folgenden auch beschränken möchte, zumal auf die Entstehung und Behandlung von Knocheninfekten an anderer Seite ausführlich eingegangen wird.

Material

Untersucht wurden 18 schleichende Infektionen nach Osteosynthesen aus den letzten drei Jahren, von denen 14 im Unfallkrankenhaus Lorenz Böhler und 4 in der I. Unfallchirurgischen Universitätsklinik in Wien beobachtet worden waren. Die jeweilige Frakturlokalisation und primäre Operation geht aus Abb. 1 hervor. Eine Fraktur war erstgradig offen, in vier Fällen handelte es sich um eine Reoperation, in einem Fall (Schienbeinkopf) wurde autologe Spongiosa beigelegt. Auffallend ist der hohe Anteil von Stabilisierungen mit intramedullären Kraftträgern. In neun Fällen (also 50%) war die Osteosynthese instabil.

Postoperativ hatten alle Patienten vorübergehend Temperaturen zwischen 37,5° und 38,6°, fünf Patienten hatten postoperativ Schwellungen, einer davon auch Spannungs-

Hefte zur Unfallheilkunde, Heft 157
Zusammengestellt von J. Poigenfürst

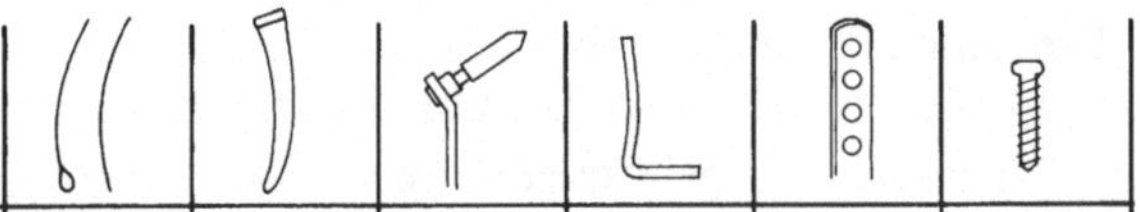

Ellenschaft					1	
Schenkelhals			1			
Pertrochantär	2					
Femurschaft		3				
Supracond, Femur				1		
Schienbeinkopf					1	
Unterschenkelschaft	1	5				
Distaler Unterschkl.					1	
Knöchel						2
	3	8	1	1	3	2

Abb. 1. Frakturlokalisation und Osteosyntheseform bei 18 schleichenden Infektionen

blasen. Dennoch war der Wundheilungsverlauf in allen Fällen komplikationslos, die Entlassung erfolgte mit Ausnahme von drei polytraumatisierten Patienten zwischen dem 4. und 17. Tag.

Der Zeitpunkt, zu dem *die ersten klinischen Anzeichen* beobachtet wurden, geht aus Tabelle 1 hervor. Auffallend ist die Häufung in der 6. und 7. postoperativen Woche. Bei diesen ersten klinischen Anzeichen handelte es sich in zwölf Fällen um Rötung und Schwellung, wobei in vier Fällen im späteren Verlauf eine Fistel aufbrach. In vier Fällen war das Auftreten einer Fistel das erste Anzeichen einer Infektion. In zwei Fällen ergab sich der Verdacht einer Infektion erst beim Wechsel, beziehungsweise bei der Entfernung des Osteosynthesematerials und wurde durch den Abstrichbefund bestätigt.

Mit einer einzigen Ausnahme, eines Falles mit Osteosynthesematerialentfernung, klagten alle Patienten zum Zeitpunkt der ersten lokalen klinischen Manifestation der Infektion auch über *Schmerzen.* Nur ein einziger von diesen Patienten hatte Fieber über 38°, drei hatten subfebrile Temperaturen. Ebenso uncharakteristisch war die Leukocytenzahl, eine Leukocytose über 10 000 bestand nur in drei Fällen. Hingegen bestand in allen Fällen eine auffallend beschleunigte Blutkörperchensenkungsgeschwindigkeit. In einem einzigen Fall, in dem zunächst normale Senkung bestanden hatte, war es zur Hautperforation durch einen Bohrdraht gekommen und erst nach seiner Entfernung sekundär auch zur Infektion, womit dann ebenfalls die Senkung anstieg.

Tabelle 1. Zeitpunkt der jeweiligen ersten Beobachtung einer Infektion bei insgesamt 18 schleichenden Infekten von 1977–1979

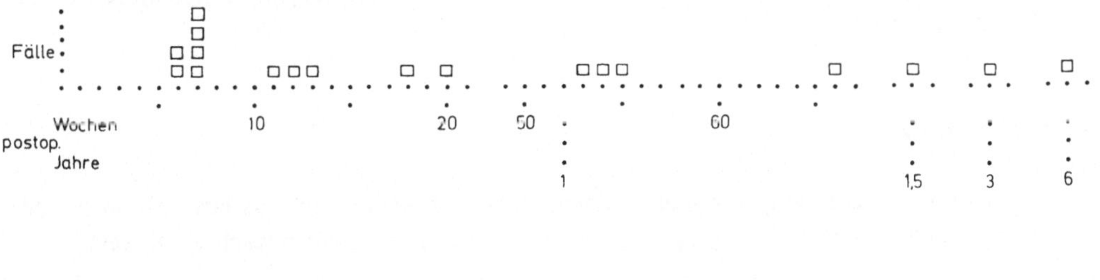

Um einen Überblick über *die Veränderungen der Blutsenkungsgeschwindigkeit* nach komplikationslos verlaufenden Osteosynthesen zu erhalten, haben wir diese bei einer Reihe von Patienten in regelmäßigen Abständen kontrolliert und dabei festgestellt, daß sich spätestens nach der zweiten Woche die postoperativ beschleunigte Senkungsgeschwindigkeit wieder zu normalisieren beginnt. Sie sollte nach acht Wochen den Normalwert nur mehr geringfügig überschreiten (s. Abb. 2).

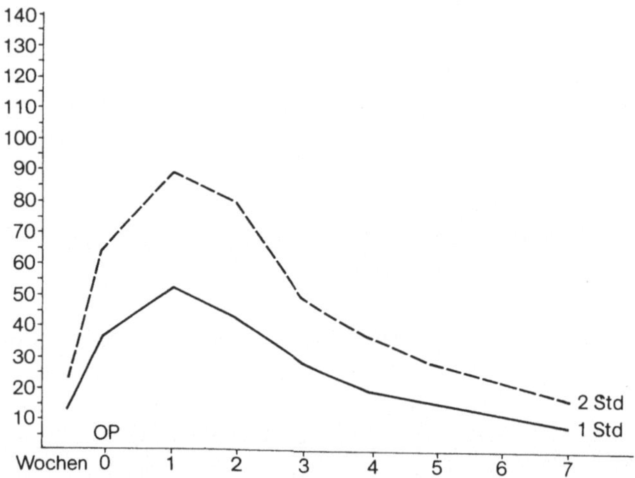

Abb. 2. Durchschnittliche Veränderung der Blutsenkungsgeschwindigkeit nach nicht infizierter Osteosynthese

Unter den kontrollierten Patienten wurde einer wegen eines beidseitigen Schienbeinkopfbruches in zweiwöchigem Abstand zweimal operiert (Abb. 3). Außer einem kurzzeitigen Fieberschub hatte er stets subfebrile Temperaturen, auch die Leukocytenwerte waren uncharakteristisch. Die Senkungsgeschwindigkeit hingegen begann nach der zweiten Operation beträchtlich anzusteigen, woraus die Diagnose eines schleichenden Infektes gestellt wurde und die Punktion des lokal nicht entzündlich veränderten Operationsgebietes durchgeführt wurde. Sie ergab den Befall der Osteosynthese mit Staphylococcus epidermidis.

Die Behandlung bestand in systemischer Verabreichung von Antibiotica und einer kurzzeitigen lokalen Spül-Saugdrainage, womit die Infektion saniert werden konnte.

Der nach zwei Stunden gemessene Wert der Blutsenkung beträgt normalerweise etwa das Doppelte des nach einer Stunde abgelesenen Wertes. Charakteristisch für die floride Infektion ist neben dem Anstieg der Senkung auch der relativ stärkere Anstieg in der ersten Stunde und damit die Annäherung der beiden Werte, wie dies aus Abb. 3 hervorgeht.

Bleibt die Senkung nach operativer Revision des Operationsgebietes unverändert, dann ist die Infektion nicht beherrscht. Sinkt sie hingegen ab, kann angenommen werden, daß der Prozeß beherrscht ist (s. Abb. 4).

Schlußfolgerungen

1. Das subjektive Leitsymptom der schleichenden Infektion nach Osteosynthese ist der Schmerz, das objektive Leitsymptom die Blutkörperchensenkungsgeschwindigkeit.

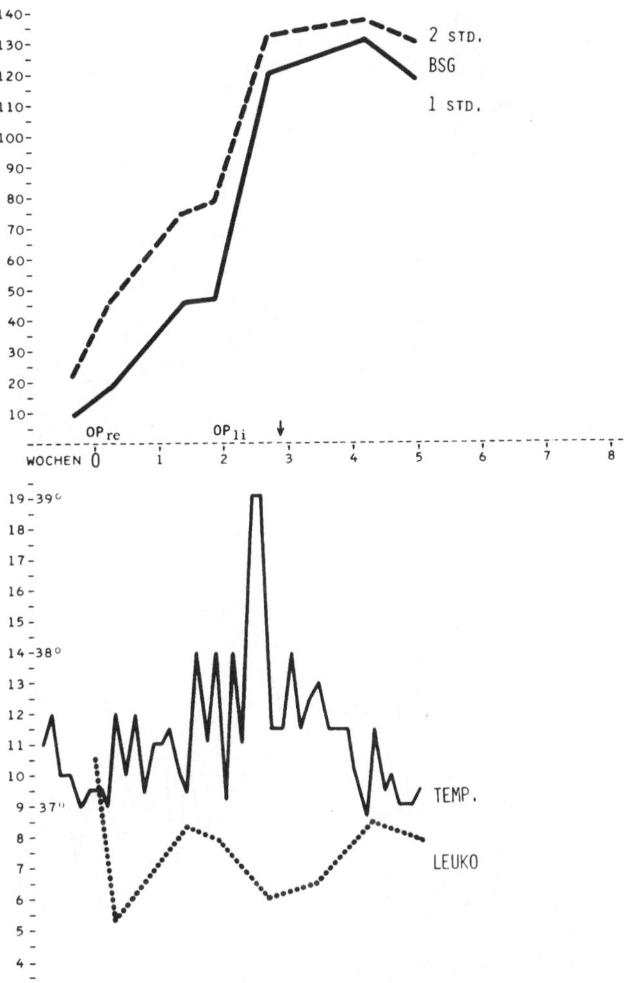

Abb. 3. Beidseitiger Schienbeinkopfbruch. Osteosynthese mit Platten und Schrauben. „Schleichende" Infektion links *ohne* lokale Entzündungszeichen. 20. Tag Punktion: Staphylococcus epidermidis. Spülsaugdrainage und Antibiotica systemisch

2. Bleibt die Senkungsgeschwindigkeit nach einer Osteosynthese kontinuierlich hoch oder steigt sie allmählich noch weiter an, zumal unter Annäherung der nach einer Stunde und nach zwei Stunden gemessenen Werte, dann ist auch bei scheinbar blandem Heilungsverlauf mit einer Infektion zu rechnen.
3. Ist beim Auftreten einer Infektion nach einer Osteosynthese postoperativ eine normale Senkungsgeschwindigkeit festgestellt worden (wie in drei Fällen unseres Krankengutes von 18 Fällen), dann handelt es sich dabei nicht um eine schleichende Infektion sondern um einen Spätinfekt.
4. Als logische Konsequenz der Bedeutung dieses Parameters soll die Blutkörperchensenkungsgeschwindigkeit nach jeder Osteosynthese in zweiwöchigen Abständen bis zur weitgehenden Normalisierung kontrolliert werden.

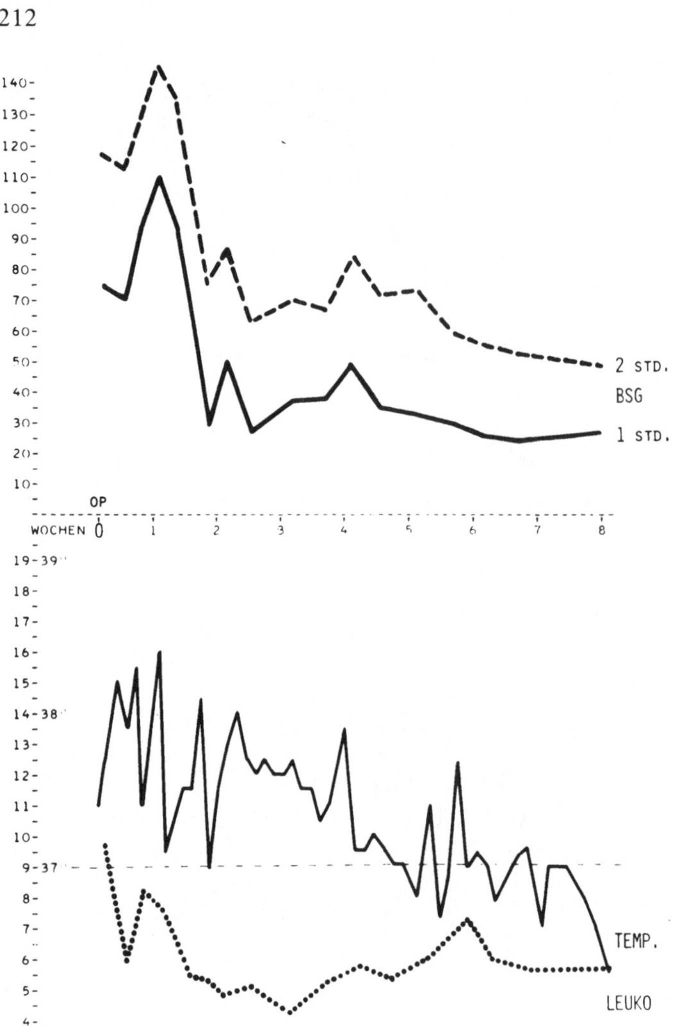

Abb. 4. Verlauf nach erfolgreicher septischer Revision. Sequesterentfernung und Spülsaugdrainage (Infekt nach Osteosynthese eines Schienbeinkopfbruches)

Die schleichende Infektion nach Osteosynthese geschlossener Frakturen

H. Arzinger-Jonasch

Traumatologische Abteilung der Chirurgischen Universitäts-Klinik, Liebig-Straße 20A, DDR-7010 Leipzig

Eine Analyse der Infektionsrate nach Osteosynthesen geschlossener Frakturen ergab in unserem Krankengut im Zeitraum von 1968–1977 von insgesamt 1,5% in 0,17% einen schleichenden Verlauf. Ohne klinisch vorangegangene akute Infektsymptomatik beobachteten wir bei 9 Patienten das Auftreten einer Fistelung mit Sekretion 6 Wochen bis 18 Monate postoperativ.

Wir haben diese Fälle nach 2 Gesichtspunkten ausgewertet:

1. Haben wir im Verlauf der Behandlung ein akutes Stadium übersehen?
2. Wenn nicht, welche Faktoren haben zu diesem atypischen Verlauf beigetragen?

Die Anamnese dieser Patienten, deren Alter zwischen 15 und 59 Jahren lag, wies keine erwähnenswerten Vorschädigungen aus. Es handelte sich ausnahmslos um geschlossene Frakturen des Grades II nach Verkehrsunfällen. Wesentlich erscheint uns, daß bei allen Patienten neben der Fraktur eine schwere Verletzung des Schädels, Thorax oder/und des Abdomens zusätzlich bestand, welche einerseits die Indikation für eine antibiotische Therapie stellen ließ, andererseits eine Primärversorgung der Fraktur nicht gestattete.

Die durchschnittliche Dauer des präoperativen stationären Aufenthaltes betrug 10,2 Tage.

Die kritische Wertung der Operationsvorbereitung, des Zugangsweges, der Größe des Operationsschnittes, der Operationstechnik, der Dauer des operativen Eingriffes, der Nachbehandlung ließ nur eine Abweichung von der geforderten Qualität erkennen, nämlich eine Fehleinschätzung des erzielten Stabilitätsgrades der Osteosynthese.

Für den vorliegenden Grad der traumatischen Weichteilschädigung nicht atypisch, jedoch hervorhebenswert – es bestand bei allen Patienten eine erheblich verzögerte Rückbildung der reaktiven allgemeinen und lokalen postoperativen Entzündungszeichen.

Die Untersuchung des weiteren klinischen und röntgenologischen Verlaufes ergab ebenfalls einige Gemeinsamkeiten. In allen Fällen traten wiederholt leichte uncharakteristische Beschwerden im Frakturbereich auf ohne daß die Krankengeschichte und die zusätzliche Befragung der Patienten andere Hinweise für eine drohende oder akute Infektsymptomatik ergeben hätte. Die Verlaufskontrollröntgenuntersuchungen wiesen auf eine gestörte Vascularität der Fragmentenden hin.

Die Infektion wurde in allen Fällen durch das Auftreten einer Fistel mit geringer Sezernierung manifest. Die Lokalisation des Infektgeschehens betraf 2mal den Unterarm, 2mal das Femur und 5mal die Tibia. Bei Behandlungsbeginn lag in 2 Fällen Instabilität vor, bei allen anderen bestand volle Belastbarkeit. Bakteriologische Untersuchungen ergaben eine Mischinfektion.

Röntgenologisch waren nur spärliche Zeichen der chronischen Infektion erkennbar. Sequester traten nie auf. Die Behandlung bestand in allen Fällen in der Excision der Fistel

Hefte zur Unfallheilkunde, Heft 157
Zusammengestellt von J. Poigenfürst

und Ausräumung des Herdes unter Antibioticaschutz entsprechend dem Antibiogramm.

Zweimal waren Maßnahmen zur Stabilisierung, 1mal eine autologe Spongiosatransplantation erforderlich. Einmal konnte das Implantat bei geschlossener Konsolidierung entfernt werden. Eine mehrwöchige Ruhigstellung im Gipsverband haben wir in allen Fällen der Spongiosatransplantation angeschlossen.

3–12 Jahre nach dem Eingriff sind klinisch alle Verletzten beschwerde- und erscheinungsfrei. Röntgenologisch ist die Fraktur in jedem Falle ausgeheilt, die Knochenstruktur ist gegenüber der Vergleichsseite unauffällig.

Im Szintigramm finden sich gegenüber vergleichbaren Frakturen keine vermehrten Aktivitätsanreicherungen.

Zusammenfassend meinen wir, daß der schleichenden Infektion ein subakutes, durch Antibioticagaben verschleiertes Stadium vorausging.

Der Begriff „Heilung" beim chronischen Knocheninfekt

H. Buchner

Landessonderkrankenhaus Stolzalpe, A-8852 Stolzalpe bei Murau

Unter Ausheilung einer infektiösen Knochenerkrankung meint man im allgemeinen in erster Linie das klinische Zustandsbild und nicht das pathologisch-anatomische Substrat, welches wir bei histologischer Untersuchung vorfinden. Außer Zweifel steht, daß dieser Zustand der Ausheilung nur in den seltenen Fällen eine Restitutio ad integrum bedeutet. Besonders bei der posttraumatischen Osteitis oder Osteomyelitis, wo die Erkrankung in sämtlichen Abschnitten des Knochens etabliert sein kann und es sich meist um große Defekte handelt, steht die Narbe sowohl am Knochen als auch in dem umgebenden Weichteilmantel im Mittelpunkt des Interesses. Handelt es sich um ausgedehnte, circuläre große Narben, so ist in den meisten Fällen eine Minderdurchblutung im Erkrankungsgebiet mit Sicherheit anzunehmen.

Die Narbe im Knochen zeigt vor allem in der ersten Zeit nach einer überstandenen Infektion ein ungeordnetes Aussehen, zerstörte Anteile des Knochens sind durch Bindegewebe aufgefüllt, sklerotische Zonen und Aufhellungen der normalen Knochenstruktur sind besonders röntgenologisch auffällig.

Das histologische Bild ist sehr eindrucksvoll. Über große Gebiete fehlt die normale Knochenstruktur. Die bindegewebige Narbe ist gefäßarm, aber immer wieder durch kleine Nester von Infiltrationen durchsetzt, verstärkter Knochen Ab- und Anbau ist zu bemerken. Vor allem bei schweren posttraumatischen Fällen sind Fremdkörper, Metallteile, Riesenzellenanhäufungen zu beobachten.

Hefte zur Unfallheilkunde, Heft 157
Zusammengestellt von J. Poigenfürst

Man kann mit Recht annehmen, daß in der Narbe ein sehr labiles Gleichgewicht herrschen muß, welches jederzeit besonders in den schlecht durchbluteten Anteilen bei Nachlassen der humoralen oder cellulären Abwehr im Gewebe verbliebene Keime virulent werden läßt und den chronischen Prozeß d.h. das Rezidiv wieder in Gang bringen kann.

Für den Pathologen ist die Osteomyelitis immer „ein latenter Prozeß der zu Exacerbationen neigt" (Ratzenhofer). Die histologische Unterscheidung zwischen einer akuten oder einer chronischen Osteomyelitis bereitet den Pathologen „unüberwindliche Schwierigkeiten" (zitiert aus dem Handbuch des speziellen Pathologie, Büchner-Grundmann 1979, Verlag Urban & Schwarzenberg). Man spricht daher heute auch fast ausschließlich nur mehr von einer akuten Erstform und den nachfolgenden Rezidiven.

Fallbericht: Es handelt sich um einen offenen Unterschenkelbruch nach einem Verkehrsunfall bei einem 23jährigen Mann. Operative Versorgung durch Adaptionsosteosynthese. Spätinfekt um ausgedehnte devitalisierte Knochenfragmente. Es entstand ein ausgedehnter Defekt im gesamten mittleren Schienbeindrittel, der aufgefüllt wurde. Das Ergebnis zwei Jahre nach dem Unfall zeigt ein Knochenregenerat, das relativ homogen ist, aber keine Struktur eines normalen Schienbeinschaftes aufweist. Die Hauttemperaturmessungen ergeben auch nach diesem Zeitraum erhöhte Werte und sicher wird man im Szintigramm eine beträchtliche Aktivität in diesem Bereich feststellen können. Die Durchblutungsverhältnisse sind durch Verschluß der großen Unterschenkelarterie eindeutig verschlechtert, ein Collateralkreislauf kaum feststellbar. Klinisch ist das Ergebnis zufriedenstellend, die ausgedehnte Narbe reaktionslos, der Patient weitgehend beschwerdefrei, mit Unterschenkelentlastungsapparat gehfähig. Er kann leichtere Arbeiten durchführen.

Die Beurteilung der „Ausheilung" muß daher in jedem Fall verschieden sein. Eines haben aber alle Knochennarben gemeinsam: Die Wiederherstellung braucht eine sehr lange Zeit und es steht daher der Zeitfaktor im Mittelpunkt der Betrachtungen bei der Ausheilung eines infektiösen Knochenherdes. So lange noch sichere Umbauvorgänge im Knochen stattfinden, die das normale Maß des Knochen An- und Umbaues überschreiten, wird man nicht vor einer Ausheilung sprechen können. Der Nachweis dieser Umbauvorgänge ist allerdings oft sehr schwer zu führen. Vielleicht kann hier das Szintigramm in der Zukunft eine bessere Hilfestellung geben als das Röntgenbild.

Eine weitere Frage ist: „Gibt es sichere Hinweise für das kommende Rezidiv?". Diese Frage kann am ehesten positiv beantwortet werden wenn der Patient langfristig überwacht wird. Das Verhalten des Blutbildes, die Blutsenkungsgeschwindigkeit, eventuell Kontrolle der Hauttemperatur der Narbe und der Umgebung, vor allem aber der Vergleich spezieller Röntgenaufnahmen und auch wieder das Szintigramm werden zusammen Hinweise geben können.

Nach diesen Ausführungen erhebt sich die Frage: Ist eine Heilung überhaupt denkbar? Wäre es nicht besser nur von aktiven oder inaktiven Prozessen zu sprechen? Diese Frage ist außerordentlich schwierig zu beantworten und kann nach unseren Erfahrungen so präzisiert werden: Sicher ist auch eine echte Ausheilung beim infektiösen Knochenprozeß möglich. Wahrscheinlich tritt aber eine Restitutio ad integrum nur bei kleinen umschriebenen Herden und bei günstigen Verhältnissen auf. Eine Langzeitbetreuung des Patienten ist unbedingt erforderlich, weil auf Grund der klinischen Erfahrungen beim unspezifischen Knochenprozeß z.B. Heilungsvorgänge bei konsequenter Beachtung aller therapeutischen Möglichkeiten noch nach bis zu 6 Jahren möglich waren.

Fallbericht: Es handelt sich um einen tuberkulösen Wirbelsäulenherd, der nach exakter tuberkulostatischer Vorbehandlung und Ausräumung mit Eigenchips und einer Antibioticaplombe aufgefüllt wurde. Beschwerdefreiheit, klinische Symptomlosigkeit, volle Belastbarkeit des erkrankten Abschnittes waren bereits nach 1 Jahr erreicht. Sämtliche Laborwerte waren im Bereich der Norm. Erst im 3. Jahr nach der Operation zeigte das röntgenologische Bild volle Durchbildung des Herdes und einen röntgenologisch und szintigraphisch inaktiven Zustand.

Wir können annehmen, daß sowohl beim spezifischen als auch beim unspezifischen Knochenprozeß die reparatorischen Vorgänge in gleicher Weise ablaufen. Der Unterschied besteht nur in der Virulenz der Keime bzw. der körpereigenen Abwehrvorgänge. Nachdem die Tuberkulose heute als durchaus heilbare Krankheit angesehen werden muß und hier Heilungsvorgänge bei konsequenter und überwachter Behandlung bereits Jahre in Anspruch nehmen, muß man doch mit Recht annehmen können, daß auch bei der chronischen Osteomyelitis ähnliche Zeiten zu erwarten sind.

Burri meinte, daß „die Rezidivfreiheit von 2 Jahren zur Beurteilung einer Osteitis nicht ausreichen." Wir meinen auf Grund unserer Erfahrungen, daß dieser Zeitraum auf mindestens 3 bis 5 Jahre ausgedehnt werden sollte.

Auf Grund unserer Erfahrungen mit entzündlich destruirenden Veränderungen am Knochen spezifischer oder unspezifischer Genese sind wir der Ansicht, daß sich das labile Gleichgewicht zwischen Rezidiv und Ausheilung bei einem Knocheninfekt zu unseren Gunsten nur dann verändern läßt, wenn ein langjähriges, strenges Behandlungsregim durchgeführt wird. Der Zeitraum ist sicher für jeden Fall nach seinen Gegebenheiten unterschiedlich. Die Fehler, die gemacht werden, liegen in erster Linie in einer fehlerhaften und zu kurzen Behandlung bzw. Überwachung.

Abschließend darf ich vielleicht feststellen, daß auch dem psychologischen Moment in der Behandlung dieser schwerwiegenden Komplikation nach einem Trauma eine ganz beachtliche Rolle zukommt. Der Mißerfolg in der Behandlung zermürbt nicht nur den Patienten, sondern auch den Arzt. Viel Zeit verstreicht oft ungenützt. Nicht selten ist ein schneller Orts- und Behandlerwechsel eine wesentliche Voraussetzung für die Ausheilung eines chronischen Knocheninfektes. Sicherlich war man in Zukunft auch der Ausbildung der jungen Mitarbeiter in diesem heute so wichtigen Krankheitsbild mehr Bedeutung beimessen müssen.

Behandlung der chronischen Osteomyelitis mit Gentamycin-PMMA-Kugeln – Gesamtbehandlungsergebnisse von 307 Fällen

G. Jenny[1], K. Klemm[2] und V. Vecsei[3]

[1] Centre de Traumatologie et d'Orthopedie de Strasbourg 10, Ave. Achille Baumann, F-67400 Illkirch-Graffenstaden
[2] BG Unfallklinik, Friedberger Landstraße 430, D-6000 Frankfurt 60
[3] I. Chirurgische Abteilung, Wilhelminenspital der Stadt Wien, Montleartstraße 37, A-1160 Wien

In den Unfallkliniken von Straßburg, Frankfurt und Wien ist das Verfahren der Gentamycin-PMMA-Kugeln und Ketten zur Behandlung der meisten Knochen- und Weichteilinfektionen die Methode der Wahl geworden.

Was die Grundlage der Gentamycin-PMMA-Kugel-Methode in der Behandlung der chronischen Osteomyelitis anbelangt, kann nur kurz erwähnt werden, daß das Verfahren auf zwei Prinzipien beruht:

1. Mechanische Ausfüllung einer ausgeräumten Knochenhöhle mit Zementkugeln die den Sekretabfluß und die Biomechanik des Knochens nicht stören und als Platzhalter dienen;
2. lokal wirksame Antibioticatherapie mittels Gentamycin das durch Diffusion in hohen Dosen protrahiert aus den Kugeln freigesetzt wird.

Die Behandlungs- und Erfolgskriterien der Unfallkliniken von Straßburg, Frankfurt und Wien sind sozusagen die gleichen, sodaß ich heute in der Lage bin Ihnen unsere Gesamtbehandlungsergebnisse von 307 Fällen posttraumatischer chronischer Osteomyelitis vorzuführen.

Die Zeit in dieser Diskussionsrunde ist kurz bemessen, sodaß ich auf historisch, pharmakokinetische und technische Probleme des jetzt allgemein anerkannten Verfahrens nicht zurückkommen kann. Ich werde versuchen, unsere Gesamtergebnisse etwas auseinanderzusetzen, in einigen Tabellen die interessantesten Parameter zu analysieren und Ihnen unsere Resultate mitzuteilen.

- Unsere *gemeinsame Statistik* beinhaltet also insgesamt 307 Fälle, davon 112 aus Wien, 101 aus Frankfurt und 94 aus Straßburg.
- *Durchschnittsalter:* 41 Jahre, ungefähr doppelt so viel Männer wie Frauen.
- Die *Lokalisationstabelle* zeigt einen riesigen Überhang am Unterschenkel (129 Fälle) und am Oberschenkel (85 Fälle), dann kommen fast in gleicher Höhe Schulter und Oberarm, Ellbogen und Unterarm, Hand, Becken – Hüfte und Fuß. Zuletzt haben wir einige Fälle chronischer Osteitis am Schädel nach Trepanationen und an der Wirbelsäule nach Harringtonoperationen behandelt (Tabelle 1).
- Interessanter zu beobachten sind die *vorausgegangenen Behandlungen* der verschiedenen Knochentraumata. Es ist nennenswert, daß 60% der Straßburger und Wiener Fälle posttraumatischer chronischer Osteomyelitis eine Folge von Plattenosteosynthesen sind; nur 10% folgen einer Marknagelung, aber 12% einer alltäglichen Bohrdrahtung. Die anderen Ursachen erscheinen in Tabelle 2.

Hefte zur Unfallheilkunde, Heft 157
Zusammengestellt von J. Poigenfürst

Tabelle 1. Lokalisation

	Straßburg	Frankfurt	Wien	Insgesamt
Unterschenkel	36	50	43	129
Oberschenkel	42	31	12	85
Becken – Hüfte	1	3	17	21
Schulter – Oberarm	–	5	13	18
Hand	1	4	13	18
Fuß	4	6	7	17
Ellbogen – Unterarm	6	2	6	14
Schädel	3	–	–	3
Wirbelsäule	1	–	1	2
	94	101	112	307

Tabelle 2. Vorangegangene Behandlung

	Straßburg (auf 93 Fälle)	Wien (auf 92 Fälle)	Insgesamt
Plattenosteosynthese	46	63	109 = 60%
Bohrdraht	21	3	24 = 12%
Marknagelung	12	7	19 = 10%
Andere Osteosynthesen	1	13	14
Fixateur externe	6	2	8
Spongiosaentnahme	4	–	4
Trepanation	3	–	3
Konservativ	–	4	4

- Die *Liegedauer der Ketten* war in 3/4 der Fälle unter 21 Tagen. In den restlichen Fällen blieben die Ketten in situ bis zur späteren erforderlichen Spongiosaplastik, bei verminderter Tragfähigkeit des Knochens. Bei 12 Patienten haben wir einen definitiven Verbleib, meistens durch Perlenabrisse, ohne weiteren Schaden beobachtet.
- *Zusätzliche systemische Antibioticabehandlung* wird von Klemm nur in Ausnahmefällen durchgeführt. Vecsei und ich selbst haben in ca. 50% der Fälle bei ausgedehnten Infektionen ein geeignetes Antibioticum verabreicht.
- Die Dauer der *postoperativen Bettruhe* liegt im Durchschnitt nur bei 8 Tagen, die des *stationären Spitalaufenthaltes* bei 27 Tagen. Diese geringe Zeitspanne sowie der wesentlich größere Komfort der Patienten, gehören zum außerordentlichen Vorteil der Methode, sodaß Symptome wie psychischer Hospitalismus viel seltener Auftreten.
- Der *frühzeitige Heilungserfolg* (Tabelle 3) liegt in unseren 307 Fällen bei 87% mit insgesamt 67% primären Wundheilungen und 20% Sekundärheilungen. Die 12,7% Mißerfolge sind auf schlechte Weichteilverhältnisse, ungenügende Knochenausräumung, Erhaltung von Osteosynthesenmaterial und mutmaßliche Keimresistenz zurückzuführen. Die meisten dieser Fälle wurden später durch offene Spongiosaplastik nach dem Verfahren von Papineau saniert. Es ist noch zu beachten, daß jahrelang bestehende chronisch fistelnde Osteomyelitiden mit ausgeprägter Eburnisierung des Knochens sich für die Anwendung von PMMA-Ketten nicht eignen.

Tabelle 3. Frühergebnisse (307 Fälle)

	Straßburg	Frankfurt	Wien	Zusammen	
p.p. Wundheilung	56	80	69	205 = 66,8%	87,3%
p.s. Wundheilung	14	13	36	63 = 20,5%	
Mißerfolge	23	8	5	36 = 11,7%	
†	1	0	2	3 = 1,0%	
				307	

Tabelle 4. Spätergebnisse

	Straßburg	Frankfurt	Wien	Zusammen
Nachkontrolliert	*65* von 70	*93* von 93	*86* von 105	*244* von 268
Durchschnittlicher Zeitraum	23 Monate (10–15 Mo)	24 Monate	20 Monate (12–72 Mo)	
Rezidivde	3	6	5	14 = 5,7%

– Kommen wir zuletzt zu den *Spätergebnissen* (Tabelle 4) unserer 268 primären Ausheilungen. Es konnten 244 Fälle mit einem durchschnittlichen Intervall von 22 Monaten nachkontrolliert werden (d.h. von 10 Monaten bis zu 6 Jahren zurück). Diese wahrlich relativen Spätergebnisse sind auch sehr befriedigend mit nur 14 späteren Rezidiven durch erneute Fistelerscheinung, d.h. daß unsere Statistik weniger als 6% Rückfälle aufweist.

Alles in allem erscheint uns die Implantation von Gentamycin-PMMA-Kugelketten bei posttraumatischer chronischer Osteomyelitis eigentlich grundsätzlich als eine gute Alternative zur klassischen Spülsaugdrainage. Die Methode erlaubt rasche Rückbildung der Entzündung, geringe postoperative Bettlägerigkeit, Verkürzung des Spitalaufenthaltes, erhebliche Erleichterung der Arbeit der Ärzte und des Pflegepersonals, bessere Krankenhaushygiene und nicht zuletzt beträchtliche Reduzierung der Kosten.

Erfahrungen mit der PMMA-Kette bei der Behandlung von infizierten Unterarmfrakturen

B. Stübinger, W. Brandmair und W. Duspiva

Chirurgische Klinik und Poliklinik rechts der Isar der TU München, Ismaninger Straße 22, D-8000 München 80

Zusammenfassung

Vom 1.1.1971 bis 1.7.1979 behandelten wir 19 Patienten mit posttraumatischer Osteomyelitis nach operativ versorgten Unterarmfrakturen. Seit 1976 kam neben der Spül-Saugdrainage in 7 Fällen mit gutem Erfolg die Gentamycin-PMMA-Kette zur Anwendung.

Einleitung

Im Zeitraum vom 1.1.1971 bis 1.7.1979 behandelten wir am Klinikum rechts der Isar, München, 1 414 Patienten mit Frakturen im Bereich der oberen Extremität. Dieses computermäßig erfaßte Patientengut bezog sich auf Brüche ab Oberarmkopf bis einschließlich distale Unterarmfraktur, wobei auf Ulna und Radius mit 750 Fällen knapp 50% entfielen. Etwa 1/4 davon waren Frakturen im Schaftbereich, die mit AO-Plattenosteosynthese stabilisiert wurden.

Patientengut

Wenn es der Allgemeinzustand der Patienten zuließ und keine hindernden Begleitverletzungen vorlagen, waren wir bestrebt die Brüche primär operativ zu versorgen und eine stabile Osteosynthese durchzuführen. Bei insgesamt 178 auswärts und bei uns operativ versorgten Frakturen war die Infektion mit 19 Fällen die Hauptkomplikation; meist trat sie bereits in der Frühphase auf. Nach Antibiogramm handelte es sich dabei in über der Hälfte der Fälle um Staphylococcus-aureus Infektionen. Die ausgewerteten Knocheninfektionen resultieren nach operativer Versorgung von 10 geschlossenen und 9 offenen Brüchen, wovon 8 offene und 4 geschlossene Frakturen primär bei uns versorgt wurden. Dies ist allein auf unser eigenes Kollektiv von 171 bezogen eine Komplikationsrate von etwa 4,7% bei offenen und etwas über 2% bei geschlossenen Frakturen. Zur Infektsanierung unserer 19 infizierten Unterarmbrüche haben wir als Alternative zur Spül-Saugdrainage bei einigen blanderen Fällen auch Gentamycin-PMMA-Ketten angewendet, nachdem wir damit bei über 100 verschiedensten infizierten Extremitätenverletzungen gute Ergebnisse erzielt hatten.

Hefte zur Unfallheilkunde, Heft 157
Zusammengestellt von J. Poigenfürst

Operative Behandlung

Unser Vorgehen war so, daß wir zunächst eine sorgfältige Ausräumung des Knochenherdes und ein gründliches Debridement der Weichteile durchführten. Eine Disulfin-blue-Anfärbung nahmen wir nicht vor, sondern verließen uns auf die „Blutpünktchenmethode". In das gesäuberte und angefrischte ossäre Lager wurden dann möglichst viele Kugeln oder eine PMMA-Kette eingebracht, um eine maximal hohe Antibioticumkonzentration zu erreichen. Zu dem primär angestrebten spannungslosen Hautverschluß wurde zur Entlastung noch eine Saugdrainage eingelegt; eine reine Überlaufdrainage erschien uns nicht ausreichend. Stabile Metallimplantate wurden – trotz einer gewissen Rezidivgefahr – belassen, instabile durch externe Fixation ersetzt.

Ergebnisse

Bei unseren bisher so behandelten und abgeschlossenen 7 Fällen konnten wir mit der Gentamycin-PMMA-Kette eine Infektberuhigung und -sanierung erzielen, auch wenn dazu manchmal ein- oder mehrmaliger Kettenwechsel erforderlich war. Die abschließende Kettenentfernung war trotz immer wieder vorgenommenen Lockerungen bei fast allen Patienten schwierig. Aufgrund des oft dünnen und relativ straffen Weichteilmantels im Unterarmbereich blieben entweder einige Kugeln zurück, oder die Entnahme war wegen Schmerzhaftigkeit ohne Narkose nicht möglich. Ein wesentlicher Vorteil der Gentamycin-PMMA-Kette lag unserer Meinung nach in einem deutlich verringerten Pflegeaufwand und in einer besseren Mobilisierbarkeit der Patienten, sowie in einem etwas verkürzten Krankenhausaufenthalt.

Schlußfolgerung

Zusammenfassend fanden wir, daß die Gentamycin-PMMA-Kette und -Kugeln eine Alternative zur Spül-Saugdrainage darstellen kann, wobei jedoch weder die eine noch die andere Methode die primär erforderliche gründliche chirurgische Intervention ersetzen kann.

Der Defektersatz mit cortico-spongiösen Spänen im Rahmen der Behandlung infizierter Unterarmfrakturen und -pseudarthrosen

G. Hörster und G. Hierholzer

Berufsgenossenschaftliche Unfallklinik, Großenbaumer Alle 250, D-4100 Duisburg 28

Einleitung

Ein wesentlicher Teil der Problematik der Behandlung infizierter Frakturen und Pseudarthrosen wird durch die Durchblutungsstörung direkt benachbarter Knochenabschnitte bedingt. Es besteht heute unwidersprochen die Behandlungsvorschrift nekrotisches Knochenmaterial zu entfernen, wobei die pathophysiologischen Vorgänge von Entstehung und Revitalisierung der Knochennekrose zunächst unberücksichtigt bleiben, da sie noch ungenügend bekannt sind [4, 5]. Müssen bei Entfernen ausgedehnter nekrotischer Knochenanteile größere Defekte geschaffen werden, so wird der Defektaufbau des betroffenen Skeletabschnittes zum limitierenden Faktor des therapeutischen Erfolges.

Nachdem Lexer zur Auffüllung von Defekten Corticalisspäne vorgeschlagen hatte, ist mittlerweile der Vorteil der Spongiosatransplantation auch im Infekt experimentell gesichert [1, 2, 6, 8, 10]. Die Verwendung corticalen Knochenmaterials in Form cortico-spongiöser Späne wird allerdings in den letzten Jahren wieder zunehmend in den Therapieplan einbezogen, wobei die Erhöhung der Stabilität durch Verwendung druckfester Transplantate als der wesentliche Vorteil angesehen wird. In der vorliegenden Arbeit soll über Ergebnisse nach cortico-spongiösem Defektersatz in der Behandlung infizierter Frakturen und Pseudarthrosen des Unterarmes berichtet werden.

Ergebnisse

In einer Nachuntersuchungsserie wurden 24 Patienten erfaßt, bei welchen ein cortico-spongiöser Defektersatz im Unterarmbereich erfolgt war. Fünfmal war die Elle und neunzehnmal die Speiche betroffen. Der Defekt war in allen Fällen durch Resektion einer Knochennekrose bei nicht verheilter infizierter Fraktur bzw. Pseudarthrose entstanden. Die resultierende Defektstrecke nach Resektion der nekrotischen Knochenabschnitte betrug im Mittel 4,5 cm (2–9 cm). Neunzehnmal wurde zur Stabilisierung eine Platte, fünfmal ein Fixateur externe benutzt. Postoperativ wurde elfmal eine primäre Wundheilung erzielt, in zwei Fällen persistierte eine blande Fistel, wobei die Einheilung des Spanes ohne Anschlußoperationen von statten ging. Bei elf Patienten waren Anschlußoperationen notwendig und zwar fünfmal eine Wundrevision aufgrund eines Verhaltes, sechsmal eine erneute Spongiosaplastik und achtmal eine erneute Stabilisierung – in der Regel Nachspannen der liegenden Platte. Mit Hilfe dieser Maßnahmen konnte bei einer mittleren Einheilungszeit von 5 Monaten in 22 Fällen fest knöcherne Überbrückung im Defektbereich beobachtet werden. In 2 Fällen kam es nach Überbrückung des Handge-

Hefte zur Unfallheilkunde, Heft 157
Zusammengestellt von J. Poigenfürst

lenkes bei fehlender streckseitiger Weichteildeckung zu einer persistierenden Pseudarthrose am distalen Spanende; Anschlußoperationen verboten sich aufgrund des Lokalbefundes. Nach Einheilung des Spanes wurde im weiteren Verlauf bei 2 Patienten ein Spanbruch beobachtet, jeweils im Bereich einer den Span an die Platte fixierenden Schraube.

Diskussion

Auch wenn die pathologischen Vorgänge um Entstehung und Revitalisierung knöcherner Nekrosen im Rahmen posttraumatischer Knocheninfektionen noch nicht ausreichend bekannt sind, ist die Entfernung von nekrotischem Knochenmaterial im Infekt heute therapeutischer Standard. Es müssen dadurch häufig größere Knochendefekte in Kauf genommen werden; als biologisch wertvollste Aufbausubstanz hat sich die autologe Spongiosa bewährt. Unterstützt durch die experimentellen Untersuchungen von Rittmann und Perren sowie Friedrich welche gezeigt haben, daß bei stabilen Verhältnissen Knochenheilung auch im Infekt die Regel ist, wurde in den letzten Jahren zunehmend versucht eine Erhöhung der Stabilität durch Einbringen druckfester cortico-spongiöser Transplantate in den Defektbereich zu erzielen [3, 9]. Die Osteosynthese erfolgt dabei mittels Platte oder Fixateur externe.

Im Bereich der unteren Extremität wurde experimentell eine Erhöhung der Stabilität durch zusätzliches plattenfernes Anbringen cortico-spongiöser Späne bei Defektzuständen ermittelt; über günstige klinische Erfahrungen kann gleichfalls anhand einer größeren Serie berichtet werden [1, 7]. Am Unterarm lassen sich aufgrund des geringen Knochendurchmessers auch längere Defektstrecken vollständig durch adäquat zugerichtete cortico-spongiöse Beckenkammspäne überbrücken. Durch das Einbringen von derartigen Transplantaten ist die durch Resektion geschaffene Defektstrecke praktisch nicht mehr limitiert, ein exakter Längenausgleich der Unterarmknochen zueinander sowie kompromißlose Resektion der infizierten Knochennekrose werden möglich. Die Späne lassen sich durch entsprechendes Zurichten exakt in den geschaffenen Defekt einpassen und stabilisieren. Gegenüber der Transplantation von autologer Spongiosa ist die Stabilität deutlich erhöht und bietet den Vorteil schnellerer Knochenheilung.

Wir haben anhand einer Serie von 24 Patienten diese Operationstechnik erfolgreich zur Anwendung bringen können; insbesondere das Einbringen von Corticalismaterial hat sich unter stabilen Verhältnissen dabei nicht als nachteilig erwiesen. Die Analyse der Ergebnisse läßt die nachfolgenden operationstechnischen Hinweise zu weitgehender Vermeidung von Komplikationen zu:

1. Bei genügender Resektion infizierter Knochenabschnitte kann die Transplantation und Stabilisierung einzeitig durchgeführt werden.
2. Ist an den Resektionsstellen die Markhöhle durch neugebildeten Knochen verschlossen, so sollte die Markhöhle nicht erneut mit dem Pfriem eröffnet werden. Der neugebildete Knochen ist in der Regel vital und bietet eine optimale Kontaktfläche mit dem einzubringenden Span.
3. Auf exakten Längenausgleich der Unterarmknochen muß vor Einbringen des Spans geachtet werden.
4. Der Span sollte möglichst in der Weise implantiert werden, daß ein corticaler Anteil der Platte benachbart zu liegen kommt. Hierdurch wird eine weitgehende Abschirmung des Spanes gegenüber infiziertem Granulationsgewebe gewährleistet, welches sich in

praktisch allen Fällen postoperativ im Plattenlager ausbildet. Gleichzeitig wird die spongiöse Oberfläche den gut durchbluteten Weichteilen zugewandt und damit die Revascularisierung des Spanes erleichtert.

5. Zur Erleichterung der Revascularisation der Corticalis sollten die nicht der Platte zugewandten verbleibenden Corticalisanteile mit dem 2 mm Bohrer angebohrt werden.
6. Der Span sollte zimmermannsartig in den Defekt eingebolzt werden, um bei Benutzung des Druckplattenprinzips eine zusätzliche Schraubenfixation des Spanes möglichst zu umgehen. Es hat sich gezeigt, daß sich die den Span fixierenden Schrauben häufig frühzeitig lockern und die Ursache für Defekte im Span mit der Gefahr der sekundären Spanfraktur darstellen.
7. Die der Platte benachbarten Kontaktstellen zwischen Span und beiden Hauptfragmenten sollten optimalen Knochenkontakt ermöglichen, um das Einsprossen von infiziertem Granulationsgewebe zwischen die Kontaktstellen mit konsekutiv verzögerter Knochenheilung zu verhindern.
8. Plattenfern sollte im Bereich der Kontaktstellen Spongiosa angelagert werden, wobei auf die Vorbeugung von Brückencallus besonders zu achten ist.

Unter Beachtung dieser operationstechnischen Hinweise lassen sich unseres Erachtens durch Resektion des gesamten infizierten Knochens, primäre Implantation cortico-spongiöser Späne und Fixation mittels Druckplatte einwandfreie Ergebnisse auch bei ausgedehnten Defektzuständen erzielen.

Zusammenfassung

In der vorliegenden Arbeit wird über die Implantation von 24 cortico-spongiösen Spänen zur Behandlung von Defektzuständen im Rahmen der Behandlung infizierter Frakturen und Pseudarthrosen des Unterarmes berichtet. Anhand einer Analyse der Krankheitsverläufe wird das intraoperativ technische Vorgehen präzisiert.

Literatur

1. Burri C (1979) Posttraumatische Osteomyelitis. In: Akutelle Probleme in der Chirurgie, Bd 18. Huber, Bern Stuttgart Wien
2. Decker S, Müller KH, Decker B (im Druck) Morphologisch-tierexperimentelle Untersuchungen der Einheilung freier autologer Spongiosatransplantate nach komplikationslosem Verlauf sowie nach postoperativer Infektion. In: Hierholzer G, Lob G, Hörster G (Hrg) Die posttraumatische Knocheninfektion. Springer, Berlin Heidelberg New York
3. Friedrich B (1975) Biomechanische Stabilität und posttraumatische Osteitis. Hefte Unfallheilkd 122. Springer, Berlin Heidelberg New York
4. Hörster G, Böhm E (1980) Beitrag zur corticalen Knochenheilung im Infekt. Vortrag: 147. Tagung der Vereinigung niederrheinisch/westfälischer Chirurgen, Essen, 9.–11. 10.1980
5. Hörster G, Böhm E (1981) Die Bedeutung der Frührevision in der Behandlung der Wundheilungsstörung nach Osteosynthesen. Vortrag: 44. Jahrestagung der Deutschen Gesellschaft für Unfallheilkunde Berlin, 19.–22.11.1980. Hefte Unfallheilkd 153. Springer, Berlin Heidelberg New York
6. Lexer E (1924) Die freien Transplantationen. Neue Deutsche Chir. Stuttgart, Enke

7. Lintner P, Burri C, Claes L, Hutzschenreiter P (1977) Biomechanische Untersuchungen zur Stabilitätswirkung cortico-spongiöser Späne bei Defektosteosynthesen. Langenbecks Arch Chir
8. Mitt H (1932) Über die Behandlung von Pseudarthrosen mit Spongiosatransplantation. Arch Orthop Unfallchir 31:218
9. Rittmann WW, Perren SM (1974) Corticale Knochenheilung nach Osteosynthese und Infektion. Springer, Berlin Heidelberg New York
10. Schmit-Neuerburg KP, Stürmer KM (im Druck) Experimentelle Untersuchungen zur Einheilung autologer Spongiosa als Defektersatz bei der posttraumatischen Osteomyelitis. In: Hierholzer G, Lob G, Hörster G (Hrsg) Posttraumatische Knocheninfektion. Springer, Berlin Heidelberg New York

Wert der PMMA-Ketten bei der chronischen Osteomyelitis

E. Lambiris, G. Friedebold und A. Stang

Orthopädische Klinik und Poliklinik der Freien Universität Berlin im Oskar-Helene-Heim, Clayallee 229, D-1000 Berlin 33

Vom 1.1.1976 bis 31.12.1979 in einem Zeitraum von 4 Jahren sind 112 Patienten mit chronischer Osteomyelitis in unserer Klinik mit PMMA-Ketten behandelt worden. Neben eigenen Patienten finden sich darunter auch solche, die uns von anderen Kliniken überwiesen wurden. Frühinfekte wurden hier nicht berücksichtigt.

Es werden die Ergebnisse der temporären Implantation von PMMA-Ketten eingehend analysiert hinsichtlich der Häufigkeit des operativen Eingreifens, der stationären Verweildauer, des Therapieerfolges und der Praktikabilität.

1. Häufigkeit und Ausmaß des operativen Eingreifens bei Verwendung von PMMA-Ketten

Jeder Ketteneinlagerung ging ein ausführliches Weichteil- und Knochendebridement des Infektherdes voraus. Bei Instabilität des Knochens wurde in der Regel ein 2- bzw. 3-dimensionaler Fixateur externe angebracht (Abb. 1–3).

Bei 60 (53%) derart behandelter Patienten genügte eine einmalige Anwendung von PMMA-Ketten, um den Infekt zur Ruhe zu bringen. In 34% der Fälle (38 Patienten) wurde dieses Ziel erst nach der 2. temporären Ketteneinlagerung erreicht. Drei und mehr Eingriffe mußten bei 13% der Stichprobe (14 Patienten) durchgeführt werden.

In 13% der Fälle (14 Patienten) wurde eine Saug-Spüldrainage-Behandlung der Ketteneinlagerung vorangestellt oder mußte dieser nachfolgen. Saug-Spüldrainagen wurden dann angelegt, wenn eine starke Wundsekretion vorlag.

Hefte zur Unfallheilkunde, Heft 157
Zusammengestellt von J. Poigenfürst

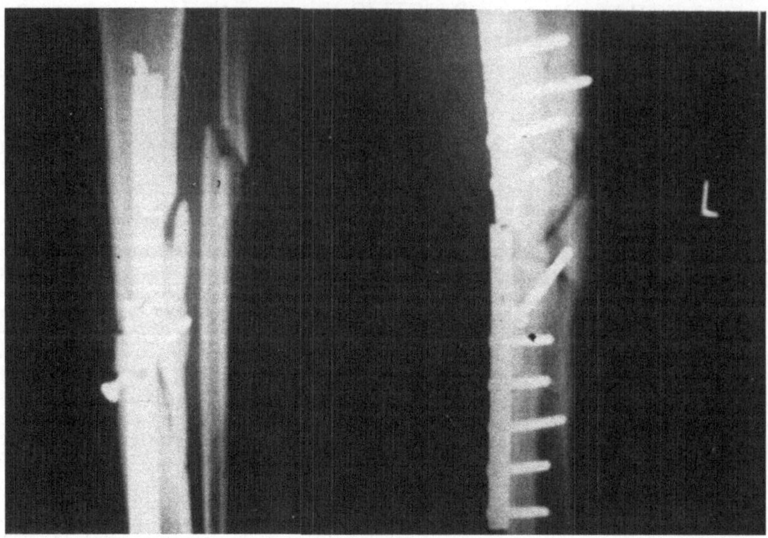

Abb. 1. Plattenburch bei infizierter Pseudarthrose

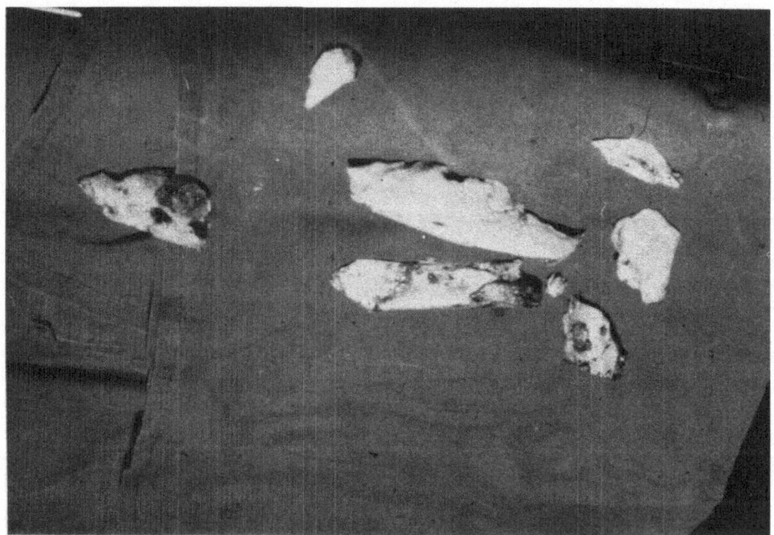

Abb. 2. Die entfernten avitalen Knochenteile

Bei 65 (59%) der Patienten war der Infektion die Implantation von alloplastischem Material, entweder zur Osteosynthese oder zum Gelenkersatz, vorangegangen. In den anderen Fällen handelte es sich um eine hämatogene Osteomyelitis (14%), eine Infektion nach Korrekturoperation (ohne Metallimplantate) und nach konservativer Frakturbehandlung oder um Kriegsverletzungen.

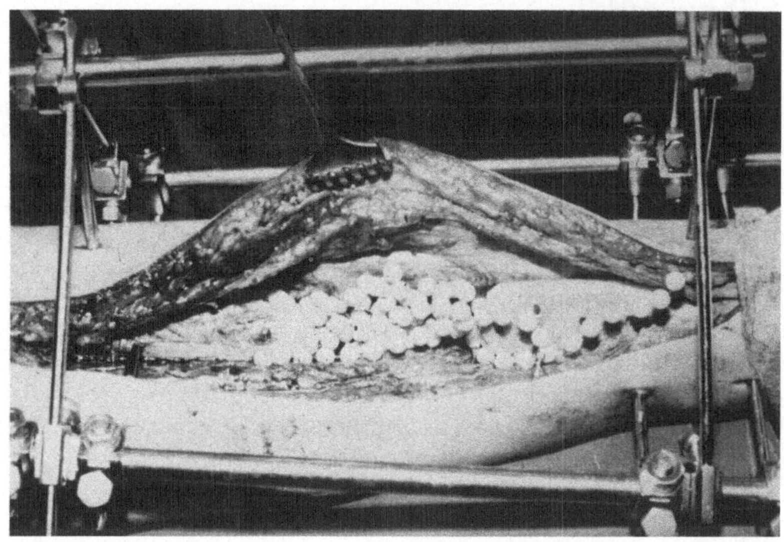

Abb. 3. Nach Entfernung der Metallimplantate und ausgiebigem Debridement Stabilisierung mit 3dimensionalem Fixateur externe

Bei einer chronischen Osteomyelitis kommt es früher oder später zu einer Lockerung des Materials, seien es temporäre oder verbleibende Metallimplantate. Der Versuch diese Implantate zu belassen und nur ein Debridement und eine Ketteneinlagerung durchzuführen, ist in keinem Fall gelungen. Dies bedeutet, daß bei Belassen der Metallimplantate das Debridement nicht gründlich durchgeführt werden kann.

Bei 24 Patienten mußte wegen einer noch bestehenden Instabilität gleichzeitig mit dem Debridement und der Ketteneinlagerung eine Stabilisierung mittels äußerer Spanner und in Ausnahmefällen auch mittels Platten herbeigeführt werden.

2. Stationäre Verweildauer

Bei 35 (rund 31%) Patienten kam es nach Ablauf eines Monats zur klinischen Sanierung des Infektionsherdes und zur nachfolgenden Krankenhausentlassung. 18 Patienten konnten nach 2, 14 Patienten nach 3 und wiederum 18 Patienten nach 4 Monaten entlassen werden. Immerhin verweilten 1/4 aller Patienten länger als 5 Monate in stationärer Behandlung. In dieser Gruppe befanden sich nahezu alle primär therapieresistenten Infektionen.

Die Verweildauer der mit PMMA-Ketten behandelten Patienten war im Mittel um 3 Wochen kürzer als die einer vergleichbaren Gruppe von Patienten, die mit einer Spül-Saugdrainage therapiert wurden. Ein direkter Vergleich ist jedoch kaum möglich.

Die Verwendung von PMMA-Ketten vereinfacht im Vergleich zur Saug-Spüldrainage die Pflege der kranken Patienten wesentlich.

3. Therapieerfolg

Die Beurteilung des therapeutischen Mißerfolges bei der chronischen Osteomyelitis fällt leichter als die Beurteilung des Erfolges. 21 (19%) Patienten mußten mit fortbestehender Fistelsekretion entlassen werden. Dabei wurden bei 14 dieser Patienten PMMA-Ketten 2mal oder öfter implantiert.

Rezidive innerhalb des 1. Jahres nach Behandlungsabschluß waren bei 15 Patienten aufgetreten. Mit der 1. Gruppe zusammen ergibt dies eine Mißerfolgsrate von 32% innerhalb des 1. Jahres, d.h., bei einem Drittel aller chronischen Knocheninfekte führte die Behandlung nicht zum gewünschten Ziel.

In seltenen Fällen wurde zur Entfernung der PMMA-Ketten ein kleiner chirurgischer Eingriff erforderlich. Dies beeinträchtigt den erreichten Therapieerfolg in der Weise, daß eine erhöhte Reinfektionsgefahr besteht. Es konnte beobachtet werden, daß ein Erregerwechsel selten und auch nur nach mehrmaliger Kettenimplantation stattfand. Ähnliches galt auch für das Entstehen von Mischinfektionen.

Zusammenfassung

Unabhängig von der Ätiologie und der Lokalisation einer Knocheninfektion lassen sich PMMA-Ketten überall anwenden, wobei meistens ein primärer Wundverschluß gelingt. Bei der Behandlung der chronischen Osteomyelitis sind das gründliche Debridement und die sichere Stabilisierung unabdingbare Voraussetzungen für die klinische Sanierung des Infektionsherdes. In diesem komplexen Geschehen kann der Wert der PMMA-Ketten nicht eindeutig beurteilt werden.

In keinem Fall ist es gelungen, trotz lokal-antibiotischer Therapie mittels Gentamycin-PMMA-Ketten temporäres alloplastisches Material oder dauerhafte Alloimplantate des Gelenkersatzes bei einer chronischen Osteomyelitis zu belassen. Es gelingt jedoch in den meisten Fällen ein infektfreies Transplantatlager für eine nachfolgende Spongiosaplastik zu schaffen, vorausgesetzt das Debridement war gründlich bei einwandfreier Stabilität.

Es kann ferner eine Verkürzung der stationären Verweildauer erreicht werden.

Ein Nachteil dieser Methode liegt darin, daß gelegentlich zur Entfernung der Ketten, wenn sie schnell bindegewebig einscheiden, eine Narkose oder sogar ein kleinerer chirurgischer Eingriff erforderlich werden.

Diskussion der Vorträge von H. Rudolph bis E. Lambiris, S. 199–228

Burri, Ulm: Vielen Dank den Rednern für diese übersichtlichen Darstellungen. Ich möchte die Diskussion eröffnen und würde vorschlagen, daß wir drei Gruppen bilden. Die zwei ersten sind größere und die dritte befaßt sich nur mit Herrn Hörster. Die erste Gruppe hat sich ja mit der Pathophysiologie des schleichenden Infektes auseinandergesetzt, und hier eine Frage vielleicht am Beginn an Herrn Rudolph. Herr Rudolph, Sie haben gesagt, eine

Platte muß immer gedeckt sein. Ich glaube, das ist für die primäre Osteosynthese eine absolut klare Forderung. Wie stellen Sie sich dazu, wenn im Verlaufe einer Nachbehandlung dann eine Platte freiliegt. Nehmen Sie die heraus oder lassen Sie diese drinnen?

Rudolph, Rotenburg: Wir lassen die Platte drinnen.

Burri, Ulm: Also auch wie wenn sie bedeckt wäre?

Rudolph, Rotenburg: So lange, wie die Stabilität gewährleistet ist, ist es uns völlig egal ob die Platte zu sehen ist oder nicht. Das macht überhaupt nichts. In dem Moment, wo der Knochen fest ist, wird die Platte herausgenommen und dann bereitet nachher die Weichteildeckung in der Regel keine Schwierigkeiten.

Burri, Ulm: Eine Zusatzfrage. Wie häufig ist die maligne Entartung beim chronischen Infekt?

Rudolph, Rotenburg: Ich habe insgesamt nur zwei Fälle gesehen. Ich glaube, wir haben alle viel zu wenig Material um da statistisch signifikante Aussagen machen zu können.

Burri, Ulm: Und wie sehen Sie die Gefahr? Wie lange muß eine Infektion dauernd aktiv sein, damit eine Entartung entstehen kann?

Rudolph, Rotenburg: Ich glaube, wenn man auf K.H. Bauer zurückgreift, auf seine Erfahrungen, die haben ja Erfahrungen nachweisen können vom Ersten Weltkrieg – ich glaube, dann muß man mehrere Jahrzehnte annehmen.

Buchner, Murau: Ich möchte dazu sagen, daß hier auch eine gewisse Disposition vorliegen muß, genauso wie bei der Amyloidose. Man redet immer noch von der Amyloidose, fast keiner von uns hat sie gesehen.

Burri, Ulm: Ich glaube, daß man schon ein bißchen differenzieren muß, da stimme ich Ihnen zu, Herr Buchner, aber in der Literatur beträgt doch die Malignitätsentartungsquote bei 0,5% nach drei Jahre dauerndem Infekt und der frühest nachgewiesene Fall war nach 6 Monaten, der späteste nach 62 Jahren, glaube ich von Herrn Rehn. Weitere Bemerkungen oder Fragen an Herrn Rudolph? Dann an Herrn Opitz mit den avitalen Keilen. Wie würden Sie sich verhalten, Herr Opitz, bei einer offenen Fraktur? Wovon machen Sie die Rekonstruktion eines Röhrenknochens unter Einbezug avitaler Fragmente abhängig?

Opitz, Wien: Das wesentliche wird sein, richtige Gelenksachsenverhältnisse herzustellen. Dazu wird man vermutlich doch avitale Keile mit einpassen müssen. Das heißt also, man wird Keile verwenden müssen um die richtigen anatomischen Verhältnisse wiederherzustellen. Wichtig ist, daß man dabei breite Kontaktflächen erhält, unter Druck einpassen kann und es hängt dann sicherlich auch bis zu einem gewissen Grad von der Virulenz der bei der offenen Fraktur eingebrachten Erreger ab, ob ein Infekt angeht oder nicht. Jedenfalls müßte in diesen Fällen klinisch und röntgenologisch genau und in kurzen Abständen kontrolliert werden, ob eine solche Gefahr besteht oder nicht.

Burri, Ulm: Können Sie mir das präzisieren? Die Größe der Keile, die Massivität der Verschmutzung? Haben Sie da eine Abhängigkeit von der Sie ausgehen, ob Sie diese Keile verwenden oder nicht?

Opitz, Wien: Größere Keile, die absolut notwendig sind, damit man die Verhältnisse wiederherstellen kann, die würden wir schon einpassen.

Burri, Ulm: Kann man das so zusammenfassen: avitale Fragmente, primär avitale Fragmente sollen eingepaßt werden, wenn sie stabil in die Osteosynthese eingeführt werden.

Opitz, Wien: Jawohl.

Burri, Ulm: Sind hier andere Ansichten bitte? Ich will natürlich sagen, wenn ein Keil draußen war und vollständig verschmutzt, unabhängig von der Größe, würden Sie den wieder einsetzen?

Opitz, Wien: Wenn es möglich ist die Anatomie wiederherzustellen, ohne diesen Keil zu verwenden, man kann ihn sicher draußen lassen. Es ist auch möglich, das primär durch Spongiosa zu ersetzen, wenn man die Anatomie sozusagen wiederhergestellt hat.

Burri, Ulm: Bei einer Verlagerung können Sie auch bei Defekten um 10 cm die Anatomie wiederherstellen. Also ich würde schon sagen, stark verschmutzte, avitale Corticalisfragmente dürften nicht eingefügt werden.

Opitz, Wien: Sollen nicht eingefügt werden.

Schmit-Neuerburg, Essen: Ich würde auf keinen Fall einen devitalisierten Keil primär oder sekundär einpassen, das hat gar keinen Zweck, das gibt nur Komplikationen und jede Spongiosa, selbst homologe, obwohl sie nicht zu bevorzugen ist, würde aber dann besser einheilen als diese tote Corticalis.

Burri, Ulm: Danke. Ist das einigermaßen die allgemeine Ansicht? Prima – dann machen wir's nimmer. Dann zu Herrn Kuderna. Herr Kuderna, ich darf Sie beglückwünschen. Sie haben einmal verläßliche Angaben über Diagnostik und Auftreten des schleichenden Infektes in sauberer Form gebracht. Darf ich die Frage dazu stellen? Haben Sie vom Zeitpunkt des Auftretens rückwirkend irgendwelche Nachforschungen bei diesen Fällen angestellt, wie sich vorher die Blutsenkung verhalten hat, wie sich die Temperaturverläufe verhalten haben, die Leukocyten und ob ein Hämatom nachgewiesen war im Einzelfall oder nicht?

Kuderna, Wien: Ja, ich habe solche Nachforschungen angestellt und ich muß sagen, das Ergebnis war eigentlich sehr dürftig. Es sind in 4 dieser Fälle im postoperativen Verlauf kurzzeitige Schwellungen beschrieben gewesen, die Senkung ist nur in 2 dieser Fälle postoperativ kontrolliert worden und das in einem Zeitraum 2 Wochen nach der Operation und zu diesem Zeitpunkt war sie natürlich erhöht. Die Leukocytenwerte sind bei den gleichen Fällen kontrolliert worden, bei denen die Senkung kontrolliert worden ist und die waren im Bereiche des Normalen.

Burri, Ulm: Vielen Dank.

Kuderna, Wien: Entschuldigung, darf ich vielleicht noch eines dazu sagen. Ich habe auch die Temperaturkurve nachgesehen. Es ist bei all diesen Fällen postoperativ Fieber aufgetreten bis 38°. Wirklich hohe Temperaturen bis 39° oder auch nur 38,5° sind nicht dabei gewesen. Vielleicht etwas noch dazu, was ich also nicht ausgeführt habe, weil es nicht so ganz typisch ist: die Patienten haben ausnahmslos über Schmerzen geklagt zum Zeitpunkt der klinischen Manifestation, und wenn man sie gefragt hat, haben sie gesagt, daß sie eigentlich nie vollkommen schmerzfrei gewesen sind. Allerdings ist es so, daß nach einer frischen Osteosynthese sehr viele Leute 3 Wochen, 4 Wochen über Schmerzen klagen.

Burri, Ulm: Wären Sie da mit mir einig, wenn man sich die Aussage erlaubt, daß nach einer Osteosynthese einer geschlossenen Fraktur innerhalb einer Woche die Leukocyten und die Temperaturen spätestens im Normbereich sein sollten und die Senkung innerhalb von drei Wochen.

Kuderna, Wien: Ja, absolut. Die Leukocytenwerte gehen wesentlich früher zurück als die Senkung.

Burri, Ulm: Die gleiche Frage vielleicht noch an Frau Arzinger. Ist bei Ihren Fällen irgend ein Zeichen vorher nachweisbar gewesen, von dem man dann beim Nachweis des schleichenden Infektes hätte sagen könne, hätten wir das vielleicht schon früher merken können?

Arzinger-Jonasch, Leipzig: Wir haben bei allen durchschnittlich drei Wochen lang, bei 2 Patienten bis zur vierten Woche, eine Leukocytose gehabt, wobei wir sicher sind, wenn diese Patienten nicht unter Antibiotica gestanden hätten, daß wir dann den akuten Beginn erfaßt hätten. Wir meinen, das muß verschleiert gewesen sein.

Burri, Ulm: Ich glaube, das ist ein sehr wichtiger Hinweis und das geht wieder auf die Bedeutung der Antibioticagaben, wenn man sie prophylaktisch gibt zum Beispiel, was man ja nicht tun sollte.

Szyszkowitz, Graz: Darf ich dazu noch eine Information geben. Bei uns haben die Infektfälle mit dem genau übereingestimmt, was Kuderna und die anderen Vortragenden gesagt haben und wir haben dann bei 20 nicht infizierten solitären Unterschenkelfrakturen bei sonst gesunden Patienten die primär durch eine Platte oder Marknagelung versorgt worden sind, die erste Blutsenkung dann postoperativ am nächsten Morgen kontrolliert und dabei zeigt sich, daß die Blutsenkung postoperativ zwischen 3 : 11 im Minimum und 78 : 130 im Maximum, also durchschnittlich 22 : 61 war, daß postoperativ am Unterschenkel keine erhöhten Temperaturen waren, daß die Leuko durchschnittlich 8 700 waren. Zwanzig nicht infizierte, solitäre Oberschenkelfrakturen, bei sonst gesunden Patienten, primär ebenfalls durch Osteosynthese versorgt, zeigten Blutsenkung postoperativ zwischen 4 : 9 im Minimum und 83 : 115 im Maximum. Durchschnittlich 35 : 69. Daß hier die Leuko etwas höher waren im Durchschnitt, nämlich 9 500 und daß wir hier fast immer Temperaturen zwischen 36,5° und 37,5° hatten. Dies also als Vergleichswerte für die erste Laborkontrolle. Viel höhere Werte, außer wenn es sich um starke Muskelkontusionen handelt, oder eine zweite Kontrolluntersuchung, die dann angestiegen ist, würden wir als Alarmsignal betrachten.

Burri, Ulm: Vielen Dank Herr Szyszkowitz. Herr Müller?

Müller, Bochum: Frau Arzinger hat es zum Schluß, aber nur ebem zum Schluß angesprochen. Ich glaube, die Gabe von Antibiotica, beziehungsweise die ungezielte Gabe bei drohendem oder ungewissem Infekt, führt erst zu diesen schleppenden und schleichenden Formen der Osteomyelitis und Popkorof spricht ja von dieser Osteomyelitis antibiotica, die eben erst verzögert auftritt, die aber ansonsten die gleiche Symptomatik hat, eben nur, daß man bei einem früh manifest erkannten und ohne Antibioticagabe rechtzeitig eingegriffen hätte und dort ein Debridement vorgenommen hätte und die adäquate Behandlich durchgeführt hätte. Deswegen meine Frage an Herrn Kuderna wieviel seiner Fälle mit schleichender Infektion eigentlich mit Antibiotica vorbehandelt worden sind?

Kuderna, Wien: Keiner.

Burri, Ulm: Vielen Dank. Ich glaube, ... – einer Dame kann ich nicht nein sagen.

Arzinger-Jonasch, Leipzig: Ich darf vielleicht noch einmal betonen, daß die Antibiotica nicht prophylaktisch wegen der Fraktur des Grades II gegeben wurden, sondern aus anderen Gründen, weil es Mehrfachverletzte waren.

Burri, Ulm: Also aus anderen Indikationen als der der Fraktur. Wir müssen zum zweiten Komplex ganz kurz kommen – noch vielleicht schnell zu Herrn Buchner. Herr Buchner, Sie haben mich zitiert – entweder habe ich das nie geschrieben, gesagt oder ich habe es selber vergessen. Das kann natürlich auch sein. Ich glaube nicht, meine Damen und Herren, daß man sagen kann, daß nach 2 Jahren Symptomfreiheit eine Osteitis ausgeheilt ist. Meine Meinung geht viel weiter. Ich sage eine Ostitis ist ausgeheilt, wenn das Bein amputiert ist, oder sie kann ruhig sein bis der Patient stirbt. Aber ich glaube nicht an eine endgültige Ausheilung einer Ostitis.

Buchner, Murnau: Das habe ich auch behauptet. Sie haben das falsch verstanden. Ich habe gesagt, daß Sie meinen, daß 2 Jahre zu wenig sind für eine Ausheilung, das stimmt ganz genau, nur vielleicht etwas anders ausgedrückt.

Burri, Ulm: Wir verstehen uns prima, Herr Buchner, Ihr Vortrag war so eindeutig und klar, daß wir den nicht diskutieren müssen, aber einige Worte gehören sicher noch zu den PMMA-Ketten und ich würde bitten, daß die vier Herren, die dieses Thema behandelt haben, gemeinsam zu Fragen Stellung nehmen oder einzeln natürlich. Wir haben gehört, daß die Erfolgsquote zwischen 87% oder aber aus dem letzten Vortrag bedeutend niedriger ist. Das sind natürlich Diskrepanzen, die wir nicht diskutieren können, worauf die zurückzuführen sind. Ich möchte einen der Herren fragen, wann beginnen Sie mit der Entfernung der Ketten, denn in meinen Händen habe ich die Beobachtung gemacht, daß, wenn man nach 14 Tagen, wie das, glaube ich, von Herr Klemm in etwa vorgeschlagen wurde, die Ketten zu entfernen versucht, dann gibt es zwei Möglichkeiten. Entweder, in seltenen Fällen, wo die Wirkung der Ketten ausgeblieben ist, schwimmt die Kette im Eiter oder im matschigen Granulationsgewebe und kann sehr leicht entfernt werden, oder aber sie ist von Granulationsgewebe bereits so fest ummauert, daß einem die Kette reißt. Wie sind da Ihre Erfahrungen? Wann sollte man anfangen zu ziehen, wie sollte man ziehen, wieviele Glieder am Tag?

Jenny, Straßburg: In unseren Fällen lockern wir die Ketten schon nach einigen Tagen, das heißt am fünften Tag zum Beispiel, wenn das Redon-Drain gezogen wird, wird schon an jeder Kette etwas gezogen und die Kette wird gelockert damit sie eben nicht einwächst. Und dann werden die Ketten in mehreren Malen, nicht auf einmal am 15. Tag oder etwas später gezogen, sondern es werden so jede 3 bis 4 Tage einige Kugeln herausgenommen, so daß also die Ketten eigentlich nicht einwachsen können.

Burri, Ulm: Vielen Dank, Herr Jenny. Ich glaube, das ist ganz wichtig, um dem Patienten und dem behandelnden Doktor Schwierigkeiten zu ersparen. Herr Jenny, noch eine Frage an Sie. Wie hoch ist in Ihrem Krankenhaus die Amputationsquote?

Jenny, Straßburg: Ich habe ja heute nur über die posttraumatische, chronische Osteomyelitis bei konsolidierten Frakturen gesprochen. Also nicht bei Pseudarthrosen. In diesen 307 Fällen ist keine Amputation enthalten. Drei Patienten sind gestorben, aber nicht durch unsere Behandlung, sondern wegen anderer Sachen.

Schmit-Neuerburg, Essen: Ich habe noch eine Frage an Herrn Jenny. Sie hatten, glaube ich, gesagt, daß Sie die Ketten gelegentlich auch gar nicht entfernen. Ich wollte fragen, ob Sie auch im Knochen und in den Weichteilen die Ketten lassen, denn wir haben also dieses Granulationsgewebe, was man mit herausschneiden muß, in der Regel, mal untersucht und festgestellt, daß dort noch sehr viele Keimnester enthalten sind, während sonst die übrige Wunde dann bereits keimfrei war, und nun wollte ich Sie fragen, ob diese Keime in der Nachbarschaft von nachher ja doch praktisch reinem Palacos nicht eine Gefahr darstellen. Wir haben zweimal eine Fistel gesehen, die dann nach längerer Zeit, bei vergessenen Kugeln, nach 12 und 16 Wochen auftreten.

Jenny, Straßburg: Eigentlich bleiben die Kugeln ja nicht in situ, nur in den Fällen, wo die Tragfähigkeit des Knochens uns ungenügend scheint und uns eine spätere Spongiosaplastik notwendig erscheint. In diesen Fällen lassen wir die Kugeln in dem Knochendefekt und legen eventuell eine oder zwei Ketten, die gezogen werden, in die Weichteile, aber die Kugeln im Defekt bleiben dann bis zur Reoperation. Vielleicht nach 6 oder 8 Wochen wird dann eine Spongiosaplastik am Platz von diesen Ketten, die als Platzhalter dienen, durchgeführt.

Burri, Ulm: Bei dieser Indikation spülen wir 8 Tage zum Beispiel jetzt. Wir brauchen die Ketten auch, nur um das vorwegzunehmen – und machen dann die Spongiosaplastik. Wieso warten Sie 6 Wochen? Es ist doch verlorene Zeit.

Jenny, Straßburg: Das kann verlorene Zeit sein, aber wir haben ja nicht nur primäre Wundheilungen, wir haben auch in unseren Fällen sekundäre Heilung, so daß meistens diese Fälle, wo wir 6 bis 8 Wochen gewartet haben, eben Sekundärheilungen waren, die nicht nach 8 oder 14 Tagen reoperiert wurden.

Burri, Ulm: Die heilen ganz allmählich, granulieren?

Jenny, Straßburg: Jawohl.

May, Detmold: Ich darf vielleicht noch einmal folgendes zu dem sagen, was uns heute im Laufe des Tages angeboten wurde. Heute morgen hörten wir von der Fibrin-Antibiotica-Kombination, wir haben jetzt von der PMMA-Kette gehört und wir haben vorhin von der Spüldrainage gehört. Es scheint so, daß jede Methode für sich alternativ das primäre in Anspruch nimmt. Ich glaube, man sollte hier differenzieren. Ich glaube, die Spüldrainage hat ihre absolute Berechtigung bei akuten Infektionen. Ich meine bei chronischen Infektionen wäre zum Beispiel die PMMA-Kette ausgezeichnet anzuwenden. Es wurde heute morgen die Fibrin-Antibiotica-Kombination angewandt. Ich meine dort, wo wir im corticalen Bereich Defekte haben, bietet sich die PMMA-Kette an, und im spongiösen Bereich, wo wir eine ganz andere Durchblutungssituation haben, vorausgesetzt das gute chirurgische Debridement, bietet sich meines Erachtens die Fibrinkombination an. Wir alle haben sie ja in irgend einer Form schon einmal durchgeführt. Ich glaube, man sollte hier differenzieren. Zu Ihrer Frage, warum nicht die Ketten früher herausgenommen werden. Ich bin der Ansicht ein Infekt braucht eine Zeit um angegangen werden zu können, im Rahmen der Reparation. Ich glaube nicht, daß mit 8 Tagen ein Infekt beseitigt ist und dann kann man reparative Maßnahmen machen. Ich habe zum Beispiel PMMA-Ketten noch 6 bis 8 Wochen drinnengelassen und dann mit Spongiosaplastik und eventuell Stabilisierung jetzt die endgültige Versorgung vorgenommen. Vielleicht wird die Zeit zeigen, daß man wirklich hier differenzieren muß.

Burri, Ulm: Vielen Dank für diese wertvolle Diskussionsbemerkung.

Trojan, Wien: Ich wollte etwas ähnliches sagen. Vielleicht könnte die Diskussionsrunde jetzt mal die Indikationen der Spül-Saugdrainage und der PMMA-Ketten präzisieren, nachdem doch die PMMA-Ketten weitehend die Spüldrainage verdrängt haben. Vielleicht könnte man das etwas präziser herausarbeiten.

Burri, Ulm: Das ist wahrscheinlich wahnsinnig schwierig, Herr Trojan, weil es gibt einfach noch zahlreiche Leute, die an der Spüldrainage verblieben sind und die Hauptvertreter der PMMA-Ketten werden keine Spüldrainagen mehr brauchen. Wir verwenden beide Systeme und dazu eine Frage an Herrn Stübinger. Herr Stübinger, wenn Sie die Platte entfernen, warum legen Sie dann eine Kette ein? Ist das notwendig bei einer voll durchbauten Fraktur?

Stübinger, München: Ja, bei weiterbestehender Fistelung, wenn das Lager noch nicht saniert ist, legen wir die Kette ein.

Burri, Ulm: Ich meine, solange Metall drinnen ist, ist es doch sehr häufig so, daß die Fistelung kontinuierlich in beschränktem Maße weitergeht, und wenn Sie das Metall entfernen, das Plattenbett mit dem scharfen Löffel säubern, dann legen wir nur noch 2 oder 3 Saugdrainagen ein, saugen über 5 Tage und die Sache bleibt genau so ruhig, wie wenn wir Ketten einlegen. Wir haben das auch gemacht, aber ich sehe die Indikation nicht absolut nach der Metallentfernung.

Stübinger, München: Wir haben ja im wesentlichen die Ketten auch dann angewandt, wenn es sich um blandere Infekte handelte. Unserer Meinung nach – wir verwenden auch Spül-

Saug-Drainage und Ketten – ist die Spül-Saug-Drainage im wesentlichen für die exsudative Form der Infektion geeignet.

Wulle, Nürnberg: Zur lokalen Behandlung der posttraumatischen Osteomyelitis. Die heute auf dem Markt erhältlichen PMMA-Ketten (7 mm) sind vielleicht noch am Handrücken und in der Hohlhand, nicht aber am Finger verwendbar. Um eine hohe antibiotische Konzentration an den Ort der akuten oder blanden Entzündung zu bringen, möchte ich an die absolut nicht neue Methode der Umspritzung erinnern. Wir benutzen hierzu 40 mg Refobacin, das wir wegen der starken Schmerzhaftigkeit mit 1 ml Scandicain o.ä. kombinieren. Es wird vom Gesunden her zum Infektionsherd hin gespritzt und eventuell völlig ohne Druck in den Gelenksspalt instilliert. Wir überblicken zur Zeit zirca 20 Fälle von posttraumatischer Osteomyelitis. Es war eine Behandlung über 1 bis 2 Wochen erforderlich. Die Schmerzen verschwanden schnell und zuerst, die lokalen Entzündungszeichen bildeten sich zurück und es kam zur Stabilisierung des vorher lytischen Knochens.

Hierholzer, Duisburg: Es ist sicher sehr schwer naturwissenschaftlich den Wert dieser Maßnahmen einzeln zu objektivieren und ich selbst bin außerstande dazu einen Beitrag zu geben bis auf einen klinischen Vergleich. Wir verwenden seit Jahren weder PMMA-Ketten noch verwenden wir die Spüldrainage, ganz selten, höchst selten, und verwenden keinerlei Formen einer lokalen Antibioticatherapie und kommen auch zu Ergebnissen, die denen der Literatur standhalten. Insofern muß es ganz klar sein, daß wir bei der Diskussion aller dieser Maßnahmen die chirurgische Therapie ganz in den Vordergrund stellen müssen.

Otte, Würzburg: Es dreht sich um folgendes: Man hat also festgestellt, daß zwischen dem Material, das implantiert wird – dem Stahl und dem Knochen – immer eine Bindegewebsschicht vorhanden ist. Ich habe seit 4 Jahren Versuche gemacht mit Tantal und Monometallen und habe diese Bindegewebsschicht, die in der Zwischenzeit in drei Arbeitsgruppen in Wien, Erlangen und in Würzburg überprüft wird, nicht gefunden; das heißt, daß das Material direkt an den Knochen sich anlagert, während die bisherigen Materialien, die austenitischen Stähle, möglicherweise immer eine Bindegewebsschicht machen, und es hätte mich interessiert, ob jemand solche histologischen Untersuchungen gemacht hat, die dann nachher erklären, ob immer diese Bindegewebsschicht dazwischen ist und ob die verantwortlich sein könnte für den Beginn der Infektion.

Hörster, Duisburg: Wir haben nach Entfernung dieser Platten das Granulationsgewebe untersucht, und zwar in, ich schätze, 30 bis 40 Fällen. Wir haben immer gefunden, daß das Granulationsgewebe der Sitz einer aggressiven Infektion ist, daß also massiv Granulocyten in diesem Granulationsgewebe gefunden werden, welches sich um die Platte herum befindet und also auch im blanden Bett selber zwischen der Platte und dem Knochen. Daß aber der Knochen, nicht der Span, aber der normale Knochen, dadurch in der Durchblutung nicht beeinträchtigt wird. Wir haben natürlich keine Ergebnisse mit anderen Materialien.

Burri, Ulm: Vielen Dank. Noch eine letzte Bemerkung von Herrn Buchner.

Buchner, Murau: Vielleicht trägt das zur Klärung bei. Ich glaube, daß sowohl die Spül-Saug-Drainage, als auch die PMMA-Ketten zum Rüstzeug gehören. Es ist außer Zweifel, daß die chirurgische Sanierung im Vordergrund steht. Uns hat sich die PMMA-Kette nie bewährt, wenn es sich um einen echten putriden, eitrigen Prozeß handelt. Da ist es besser man nimmt die Saugdrainage. Ist der Prozeß chronisch, ist die PMMA-Kette sicher ein großer Vorteil. Ich glaube, beide haben genau dieselbe Indikation und sind unentbehrlich bei der Behandlung.

Burri, Ulm: Ich meine, ich habe oft die Aussage gemacht und kann heute noch dazu stehen. Beim chronischen, nicht sehr produktiven Infektgeschehen brauche ich weder das eine noch das andere, sondern kann die Spongiosaplastik, die notwendige, dann sofort in einem Eingriff machen. Also ich meine schon, daß, wenn die PMMA-Ketten eine gute Indikation haben, dann sicher im aktiven Infekt.

Klemm, Frankfurt: Ich meine, wir sind natürlich ein bißchen monoman und verwenden fast ausschließlich die Ketten, und zwar auch beim aktiven Infekt. Aber wie schon mehrfach hier gesagt worden ist, es muß eben sehr ergiebig chirurgisch revidiert werden, zum Beispiel bei einer infizierten Markhöhle muß der Marknagel entfernt werden und dann muß aufgebohrt werden, und dann muß gespült werden, dann erst die Kette implantiert werden. Es reicht nicht aus den Nagel einfach herauszuziehen und dann in diesen „schottrigen“ Markkanal eine Kette oder eine Spüldrainage einzubringen.

Burri, Ulm: Vielen Dank. Ich hätte es nicht ganz richtig gefunden, wenn wir diese Sitzung geschlossen hätten ohne Herrn Klemm, den Inaugurator dieses Systems, gesehen zu haben. Eine letzte Bemerkung Herr Schmit-Neuerburg.

Schmit-Neuerburg, Essen: Zum Selbstverständnis der Spülung. Die Spül-Saugdrainage ist mechanische Reinigung mit Ringerlösung vorwiegend für 5 bis 6 Tage und die PMMA-Kette ist eine spezielle antibiotische Therapie, lokal angewandt. Das ist der Unterschied, finde ich.

Burri, Ulm: Sicher, es gibt zahlreiche Einwände, aber es gibt auch entsprechende Erfolge und ich glaube wir könnten zum heutigen Zeitpunkt einfach das Buch über dieses Kapitel noch nicht schließen. Ich meine, daß jeder mit dem, wo er gute Erfahrungen gemacht hat, weiterfahren soll, aber nicht ohne auch das andere zu berücksichtigen und vielleicht auch mal anzuwenden. Vielen Dank.

G. Der große Weichteil- und Knochendefekt

Die Versorgung großer Weichteildefekte bei infizierten Schaftpseudarthrosen

L. Kinzl und C. Burri

Abteilung für Unfallchirurgie, Plastische und Wiederherstellungschirurgie der Universität Ulm, Steinhövelstraße 9, D-7900 Ulm

Der Deckung von Weichteildefekten bei infizierten Schaftpseudarthrosen hat in der Regel die Sanierung des knöchernen Infektes vorauszugehen, allenfalls in besonders günstig gelagerten Fällen parallel zu erfolgen.

- Debridement sämtlicher avitalen Strukturen,
- Schaffung mechanischer Ruhe im Pseudarthrosebereich,
- Einrichtung einer Spülsaugdrainage im floriden bzw. das Einbringen von PMMA-Ketten beim chronischen Infekt,
- sowie Knochendefektauffüllung durch autologe Spongiosa oder corticospongiöse Späne

charakterisieren dabei die Behandlungsstrategie.

Während dieser einzelnen Behandlungsschritte sind ausgedehnte infizierte Weichteilwunden, insbesondere bei stark purulenter Produktion zu reinigen bzw. sauber zu halten durch antiseptische Mittel, hypertone Lösungen, hydrophilenzymatisch wirkende Substanzen oder aber das konsequente mehrmals am Tage erfolgende Abdecken der Wunde mit Hautersatz aus Polyurethanschaumstoffen.

Letzteres Vorgehen erwies sich uns in den allermeisten Fällen als Effektivstes, erfordert allerdings von dem pflegerischen und ärztlichen Personal ein hohes Maß an Einsatz, da ein einmal am Tage durchgeführter Verbandswechsel nicht genügt.

Freiliegender Knochen, auch wenn er avital erscheint, sollte mit einem großkalibrigen Bohrer an mehreren Stellen angebohrt und anschließend mehrmals täglich für kurze Zeit feuchter Wärme ausgesetzt werden.

Dadurch stimuliert man bei intaktem medullärem Versorgungssystem ein Auswachsen von Granulationspilzen, die zu flächenhaft sauberen Granulationsrasen auswachsen. Die definitive Weichteilversorgung erfolgt dann durch Spalthaut.

Bei günstiger Vascularisation der Weichteile kann es im Rahmen einer offenen Spongiosatransplantation durchaus von den angefrischten Wundrändern her zur fortschreitenden Epitheliasierung über der Spongiosa kommen, allerdings läuft dieser Prozeß langsam ab und bietet oft ein ungünstiges kosmetisches Ergebnis durch eingezogene, wenig belastungsstabile Narben.

Durch Mobilisierung der Wundränder u.U. kombiniert mit dem Anlegen zusätzlicher Entlastungsschnitte gelingt es vereinzelt, Weichteildefekte nach dem Reinigen des Wundgrundes definitiv zu verschließen. Damit die adaptierenden Nähte die gefaßte Haut nicht im Laufe der Zeit durchschneiden, versuchen wir eine bessere Druckverteilung auf die

Hefte zur Unfallheilkunde, Heft 157
Zusammengestellt von J. Poigenfürst

Unterlage zu erreichen, indem hochelastische Kunststoffröhrchen als Puffer unter die Fäden gelegt werden.

Handelt es sich um ausgedehntere Weichteildefekte, werden bei deren Deckung nur hautplastische Maßnahmen zum Erfolge führen. Generell sei in diesem Zusammenhang, d.h. dem infizierten Milieu festgehalten, daß Lappenplastiken in Form von Nah-, Fern- oder Wanderlappen mit höheren Komplikationen verbunden sind, als zu Netztransplantaten verarbeitete Spalthaut. Diese Erfahrung hat uns in den letzten Jahren bewogen, den Meshgraft vermehrt als hautplastische Maßnahme einzusetzen.

Abgesehen von der enormen Flächenvergrößerung, die das Netz darstellt, läßt es sich hervorragend modellieren und gewährt zudem einen ungestörten Sekretabfluß. Gegenüber normaler Spalthaut wächst sie schneller an und ist auch belastungsfähiger als diese, da sie nach dem Prinzip der Insellappenplastik die regenerative Epitheliasierung an Ort und Stelle fördert.

Der dauerhafte Erfolg der Weichteildeckung durch Netztransplantate wird umso größer sein, je gründlicher es präoperativ gelang die schmutzig sulzige hypertrophe, ödematös aufgetriebene Infektgranulation durch gesunde frische Granulation abzulösen. Die kosmetischen Endergebnisse sind, wie die beiden klinischen Fälle zeigen, zwar nicht berauschend, im Hinblick auf die funktionelle Belastbarkeit der Haut jedoch akzeptabel.

Steht in unmittelbarer Umgebung des Defektes nicht ausreichend Haut für eine Nahlappenplastik zur Verfügung, so bietet sich an der unteren Extremität als direkter Fernlappen der gekreuzte Beinlappen an. Eine Maßnahme, die u.E. nur Ausnahmesituationen vorbehalten bleiben sollte, da neben dem Infektrisiko für das gesunde Bein vielen Patienten die Zwangshaltung der unteren Extremität unerträglich wird.

Kommen Hautnahlappenplastiken zur Anwendung, so sind diese breitbasigen und nicht zu langen Lappen spannungslos in die Defekte zu rotieren. Die Mobilisation der Haut hat direkt auf der Muskelfascie zu erfolgen, um die in der Subcutis verlaufenden Gefäße zu schonen. Unumgänglich erscheint eine unter den Lappen eingelegte Saugdrainage, welche solange belassen bleibt bis eine Vascularisierung des Lappens von den Rändern her erfolgt ist.

In neuester Zeit sind Muskellappen zur Weichteildeckung insbesondere an der unteren Extremität wieder entdeckt worden, bieten sie doch wegen ihrer ausgezeichneten Durchblutung beste Voraussetzungen für die Revascularisierung durchblutungsgestörten infizierten Knochengewebes. Die Muskellappen können einmal in der Variante des kombinierten Muskelhautlappens angewandt werden.

Durch Mobilisation eines Teils des medialen Gastrocnemiuskopfes im Verbund mit der darüber liegenden Haut konnte dieser Lappen zur Weichteildeckung über die vordere Tibiakante nach lateral hin geschwenkt und verankert werden. Das Endergebnis spricht für sich.

Die zweite Form des Muskellappens besteht in der einfachen Muskeltransposition, d.h. aus der ortsständigen Muskulatur wird ein Muskellappen gebildet, in den Defekt eingeschwenkt und nach außen hin mit einem Spalthauttransplantat bedeckt. Entsprechend den verschiedenen Regionen des Unterschenkels sind die Muskeltranspositionslappen aus den verschiedensten Muskeln zu präparieren, daß dabei eine ausreichende Gefäßnervenversorgung innerhalb des Muskellappens erhalten bleiben muß, versteht sich von selbst.

Bei ausgedehnten Defekten am Unterarm kann die Indikation zur Omentumplastik gestellt werden. In einer ersten Sitzung wird durch Oberbauchlaparatomie das Omentum majus auf der rechten Seite teilweise skelettiert, in einen Peritonealschnitt eingenäht und durch einen Subcutankanal am rechten Oberbauch ausgeleitet. Anschließend wird das ausgeleitete Netz in den Defekt am Unterarm eingefügt und mit Situationsnähten fixiert. In einer zweiten Sitzung hat dann nach Vascularisierung des Netzes von den Wundrändern her die Abtrennung und definitive Spalthautdeckung zu erfolgen.

Möglichkeiten der Deckung von Weichteildefekten bei infizierten Knochenverletzungen

A. Berger, G. Meissl, H. Piza und R. Walzer

Abteilung für Plastische und Rekonstruktive Chirurgie der I. Chirurgischen Univ.-Klinik, Alser Straße 4, A-1090 Wien

Unserer Meinung nach, stellt die Deckung der Weichteile bei offenen Frakturen einen integrierenden Bestandteil der Behandlung, dieser schweren kombinierten Verletzungen dar. Die wohl häufigste Komplikation in der Behandlung offener Verletzungen ist die Infektion im Bereich der Bruchstelle, die sehr oft als Folge einer Haut/Weichteilnekrose entstehen kann. Es ist daher von großer Bedeutung, den Zeitpunkt des Verschlußes dieser Weichteildefekte genau zu planen.

Eine rechtzeitige, das heißt primäre Versorgung großer Weichteildefekte mit Hilfe von plastisch-chirurgischen Maßnahmen auf die noch näher eingegangen werden soll, kann sehr oft eine Infektion vermeiden helfen. Ein primärer, antiseptischer Wundverband macht es möglich, diese Versorgung auch noch in den ersten 48–72 Std mit nur geringem Risiko einer lokalen Infektion vorzunehmen.

Wenn aber die Knochenverletzungen bereits infiziert sind, stellt sich das Problem wesentlich komplexer dar.

Erstes Ziel muß es sein, die Knocheninfektion unter Kontrolle zu bekommen (Trojan, Vecsei). Die Wiederherstellung der Weichteile kann zu diesem Zeitpunkt eine gute Hilfestellung für die Heilung der Knochen sein, wenn es gelingt durch Muskel- oder Hautverschiebung eine Deckung und vielleicht sogar zusätzliche Durchblutung an die erkrankte Knochenstelle heranzuführen.

Methoden

Zwei Konzepte scheinen uns hier von besonderer Bedeutung zu sein:

1. Die Sanierung des Knochens und unmittelbare Deckung durch umliegendes Gewebe und Meshgrafts oder Hautersatz und spätere Sanierung durch Lappenplastiken oder andere plastisch-chirurgische Maßnahmen.
2. Die Reinigung und Sanierung des Knochens und in einer Sitzung Sanierung des Weichteilproblems. Die hier zur Verfügung stehenden plastisch-chirurgischen Methoden sind

Hefte zur Unfallheilkunde, Heft 157
Zusammengestellt von J. Poigenfürst

sowohl für Punkt 1, wie auch für Punkt 2 von der Technik her gesehen ähnlich und sollen daher in einem besprochen und vorgestellt werden.

Die Deckung ausgedehnter Defekt kann,

1. wenn noch Weichteile vorhanden sind, mit Hilfe von Spalthaut oder Meshgrafts (Abb. 1) durchgeführt werden.
2. Oder man kann einen Interimshautersatz mit Fremdhaut oder auch Kunsthaut vornehmen, wobei dann kurz darauf die entgültige Sanierung erfolgen sollte.
3. Muskeltranspositionen (Ger) stellen eine für begrenzte Defekte ausgezeichnete Methode dar, wobei die Muskeloberfläche anschließend mit Spalthaut oder autologes Meshgraft gedeckt wird. Vor allem bringt diese Methode zusätzlich auch eine bessere Durchblutung zum erkrankten Knochenteil (Abb. 2a, b).
4. Lappen, die Muskel, subcutanes Gewebe und Haut beinhalten, also sogenannte myocutane Lappen (McGraw) sind auch für größere Defekte ein anwendbares Verfahren. Hier wird unter Ausnützung der perforierenden Gefäße die vom Muskel zur Haut verlaufen, ein zusammengesetztes Gewebetransplantat verpflanzt, wobei selbstverständlich gerade am Unterschenkel dieser Methode Grenzen gesetzt sind, die durch die Anatomie der Muskulatur bestimmt wird (Abb. 3). Außerdem dürfen durch Verschiebungen von Muskeln, bei den schon geschädigten Extremitäten, nicht noch neuerliche statische Schäden verursacht werden.

   Diese myocutanen Lappen können, wie man es an diesem Patienten sieht, auch als myocutane cross-leg-Lappen Anwendung finden. Bei der Abtrennung eines solchen Lappens, muß darauf geachtet werden, daß sie schrittweise durchgeführt wird, da es sich um einen Lappen mit einem definierten Gefäßstiel handelt. Zunächst soll also hier die Haut indiziert werden und als nächster Schritt der Muskel, bevor der Lappen komplett abgetrennt wird.

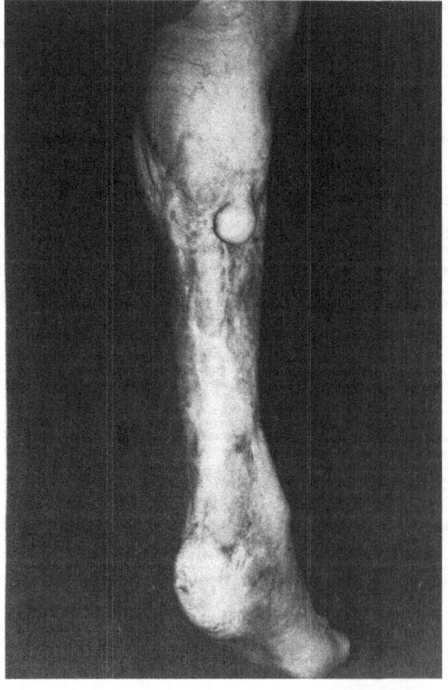

Abb. 1. Großflächiger Defekt (Mopedunfall) St.p.-Spalthaut und Meshgrafts 2 Jahre postoperativ

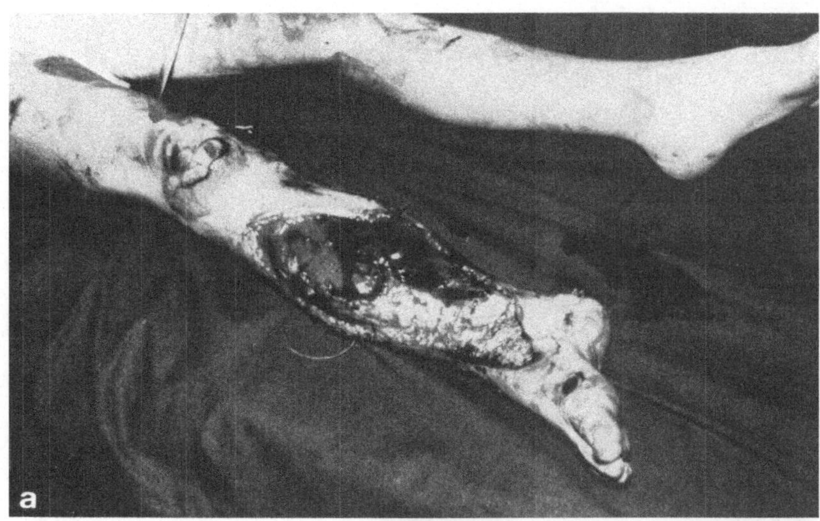

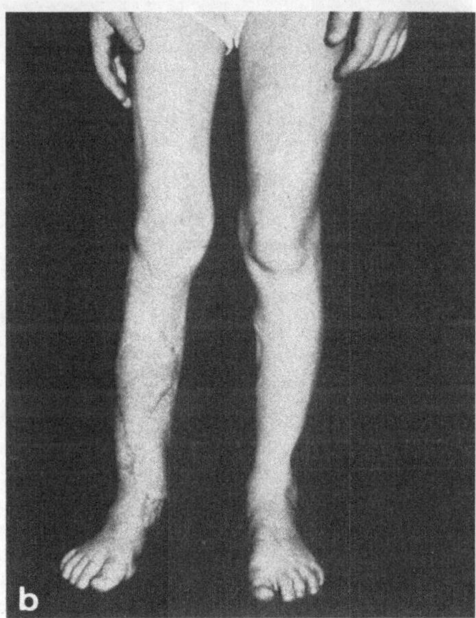

Abb. 2. a Offene Unterschenkelfraktur re., erweiterte Lappenplastik, **b** St. p. erweiterte Lappenplastik 4 Jahre später

5. Sollten diese Maßnahmen nicht ausreichen, ein lokaler, sowie Nahlappen nicht verfügbar sein oder aus Gründen anderer Nebenverletzungen nicht anwendbar sein, so stehen uns heute im Zeitalter der Mikrochirurgie ausgezeichnete Haut/Subcutis sowie auch Haut/Subcutis-Muskellappen zur Verfügung. Wir sind daher in der Lage Gefäßstiele, wenn sie auch nur einen 0,5 mm Durchmesser betragen an das neue Bett erfolgreich anzuschließen (Harii, O'Brien, Taylor, Berger). Zusätzlich kann auch das große Bauchnetz als Transplantatboden mit mikrovasculärem Anschluß verwendet werden. Ein besonders guter Lappen ist der inguinale Lappen, der an der A. circumflexa iliaca

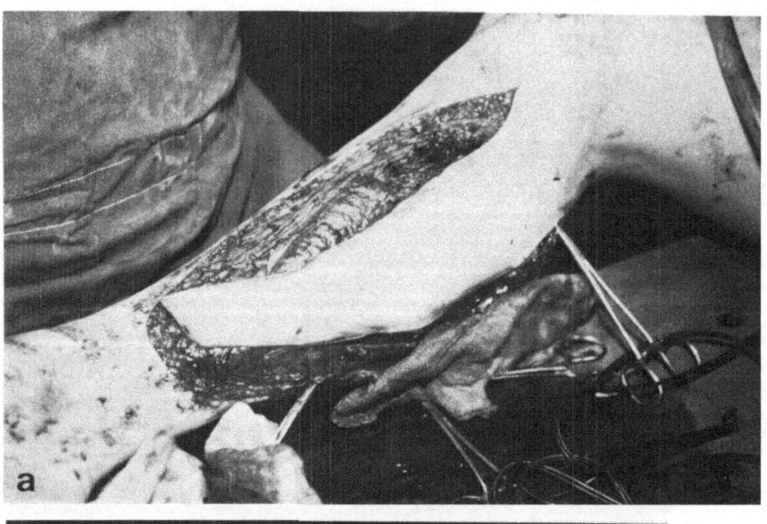

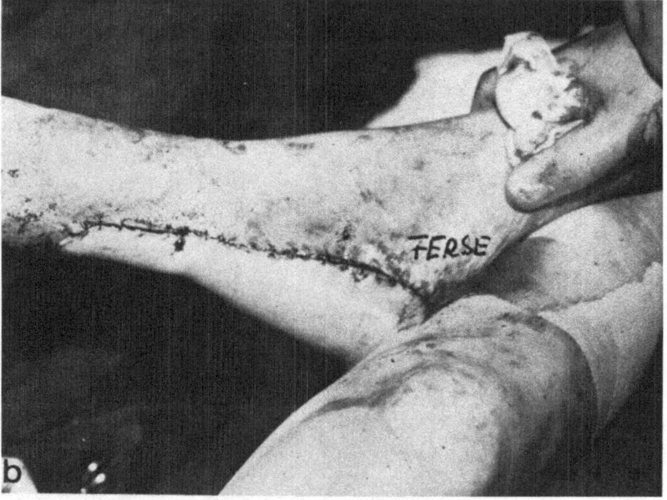

Abb. 3. a Myocutaner cross-leg-Lappen, bestehend aus medialem Gastrocnemiusanteil und Haut/Subcutis, **b** Myocutaner cross-leg-Lappen, eingenäht in den Defekt

superficialis oder profunda gestielt ist. Der latissimus dorsi-Lappen, der sich (Olivari) in letzter Zeit besonderer Beliebtheit erfreut, stellt hier eine ausgezeichnete Möglichkeit dar, um auch große Defekte mit Haut/Subcutis und Muskulatur suffizient decken zu können (Taylor) (Abb. 4a, b).

In dem hier vorgestellten Fall wurde ein axillärer Lappen verwendet um den Defekt zu decken, es handelt sich um eine infizierte Verletzung der Unterschenkelknochen, wobei der Patient an der anderen Extremität den Unterschenkel zusätzlich verloren hatte. Es konnte hier unter Sanierung des Knochens und gleichzeitiger Deckung des Defektes mittels freien Lappens, eine Ausheilung erreicht werden, wobei derzeit noch der Fixateur eine stützende Maßnahme ist.

Im übrigen ist der Fixateur externe gerade für die Anwendung mikrovasculärer Lappentechnik von besonderem Vorteil. Da wir in Zusammenarbeit mit den Unfallchirurgen

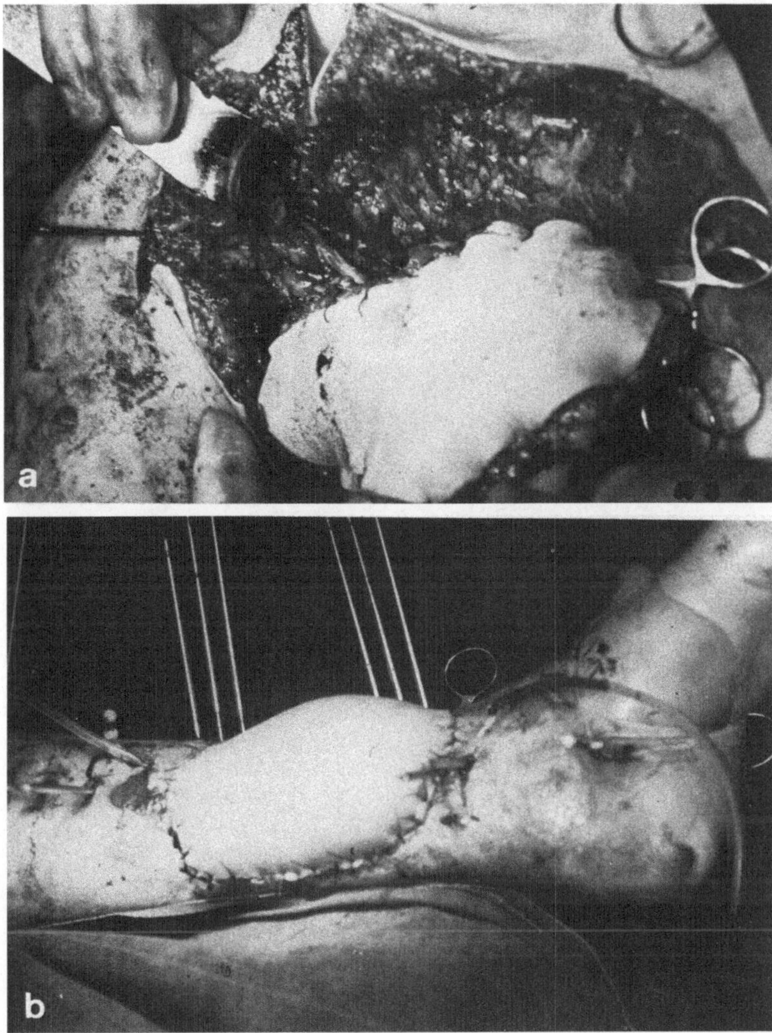

Abb. 4. a Latissimus dorsi-Lappen präpariert für freien Gewebstransfer mit mikrochirurgischem Anschluß. *Stiel links oben:* A.V. thoracodorsalis und Nerv. **b** Freier Lappen am Unterschenkel in den Defekt eingenäht, mikrochirurgische Anastomosen angelegt

(Vecsei), diese Sanierungsmaßnahmen durchführen und für die Operation der Fixateur externe in die dementsprechende Anordnung gebracht wird, so daß operationstechnischerweise für die mikrochirurgische Anastomose keinerlei Probleme bestehen.

Für alle mikrovasculären freien Lappen ist selbstverständlich eine präoperative Angiographie sowohl der Empfänger –, wie der Spenderseite notwendig. Es ist durch die End-zu-Seit Anastomosentechnik (Acland) kein Problem auch bei nur einer vorhandenen Arterie einen dementsprechenden freien Lappen anschließen zu können. Die Komplikationsrate ist derzeit, bei guter Technik und geübter Hand, sowohl beim klassischen, wie auch beim mikrochirurgischen freien Lappen gleich hoch.

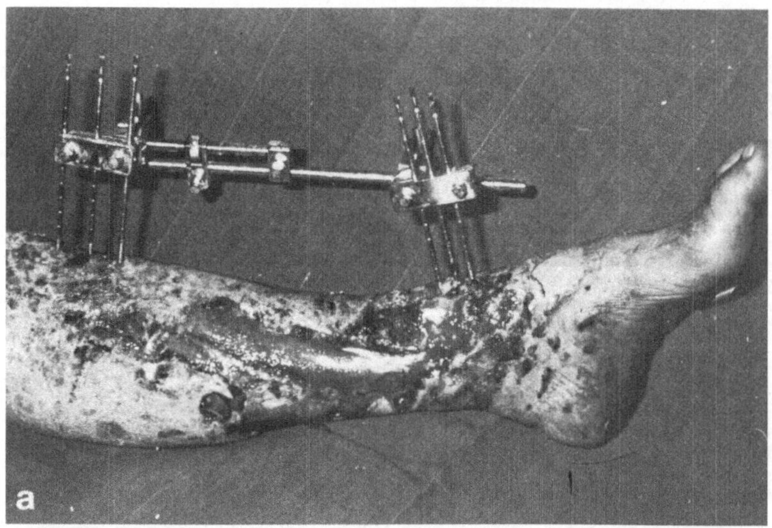

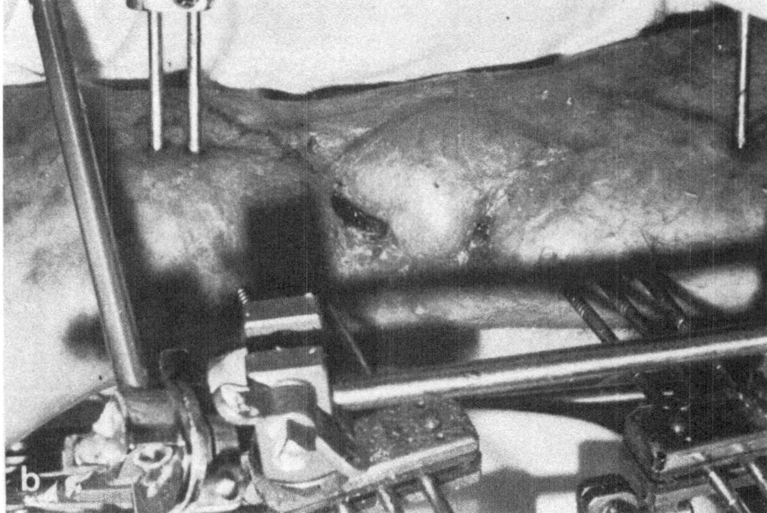

Abb. 5. a Offene Unterschenkelfraktur nach Explosionsverletzung, **b** 3 Monate später, Hautdefekte saniert (freier Lappen), Knochen in Abheilung

Diskussion

Die Deckung von Weichteildefekten bei infizierten Knochenverletzungen stellt ein besonderes Problem dar, das in Zusammenarbeit mit den, die Knocheninfektion behandelden, Unfallchirurgen, Orthopäden und den Plastischen Chirurgen, angegangen werden sollte. Die Auswahl des richtigen Zeitpunktes und die Verwendung der richtigen Methode, zur richtigen Zeit, machen es gerade bei der Verwendung mikrovasculärer Lappen heute möglich den Krankenhausaufenthalt und Rehabilitationszeit dieser schweren, komplizierten Verletzungen zu verringern. Die Möglichkeiten, durch diese Lappen, auch die Durchblutung lokal zu verbessern, kann auch für die Ausheilung des infizierten Knochens unterstützend sein. Die Anlagerung von Knochen und Spongiosa und die Einbringung von lokalen Antibioticaträgern stellt bei gestielten Lappen kein Problem dar. Die endgültige Versorgung der Weichteile muß, wie wir aufzeigen konnten, nicht immer primär erfolgen. Ein primärer biologischer Wundverband mit Eigenhaut und spätere Sanierung zum geplanten Zeitpunkt, bieten auch für die Rekonstruktion in komplizierten Fällen, ein unserer Meinung empfehlenswertes Verfahren an. Im Bereich der mikrovasculären freien Gewebsverpflanzung ist noch vieles offen und durch die Mitverpflanzung freier Knochenteile, sowie kombinierter Knochen/Muskel/Haut-Transplantate (Harii) stehen Methoden zur Verfügung, die noch nicht voll ausgeschöpft sind. Eine noch engere Zusammenarbeit der Unfallchirurgie und der Plastischen und Rekonstruktiven Chirurgie ist hier der Weg der Zukunft.

Zusammenfassung

Der richtige Zeitpunkt bei der Behandlung schwerer Weichteildefekte infizierter Knochenverletzungen wird zur Diskussion gestellt. Es wird daran erinnert, daß die rechtzeitige Versorgung möglichst zu Beginn der Behandlung ins Auge gefaßt werden sollte. Das Vorgehen mit eventuell biologischen Verbänden und sekundärer Sanierung ist in vielen Fällen anwendbar. Die derzeit zur Verfügung stehende Palette der Haut-Weichteildeckung, wie lokale Verschiebelappen, Muskel-Hautlappen, sowie freie mikrovasculär verpflanzte Haut/Subcutis, Haut/Subcutis/Muskulaturlappen und eventuell erweitert auf Knochentransplantation, werden vorgestellt.

Die Zusammenarbeit der unfall-chirurgischen, wie plastisch-chirurgischen Disziplin wird gerade in diesen Fällen besonders herausgestellt.

Literatur

Acland R (1980) Microsurgery: Practice Manual. Mosby, London

Berger A, Meissl G, Millesi H, Piza H (1977) Free Flap and Tissue Transfer in Emergency Surgery. Proc 3rd Int Congr of Emerg Surg, Paris

Ger R (1976) The coverage of vascular repairs by muscle transposition. J Trauma 16:974

Harii K, Ohmori K, Sekiguchi J (1976) The free musculocutaneous flap. Plast Reconst Surg 57:294

Kutscha-Lissberg E, Meissl G, Millesi H, Trojan E (1975/76) Erfahrungen mit der erweiterten Lappenplastik zur primären Deckung großer Hautdefekte bei offenen Unterschenkelbrüchen. Chir Praxis 20:91

Millesi H, Trojan E (1969) Zur primären Lappenplastik bei schweren offen Unterschenkelbrüchen. Act chir Austr 3:49

McCraw JB, Dibbel DG, Carraway JH (1977) Clinical defination of independent myocutaneous vascular territories. Plast Reconstr Surg 60:341

O'Brien B (1977) Microvascular Reconstructive Surgery. Churchill Livingstone, Edinburgh London New York

Olivari N (1976) The latissimus flap. Br J Plast Surg 29:126

Taylor GI, Daniel RR (1973) The free flap: Composite tissue transfer by vascular anastomosis. Austr N Z Surg 43:1

Vecsei V (Pers Mitteilung) Die Behandlung der infizierten Knochenbrüche mit PMMA-Perlen

Die Besonderheiten der infizierten Defektpseudarthrose

P. Fasol und U. Kroitzsch

II. Universitätsklinik für Unfallchirurgie, Spitalgasse 23, A-1090 Wien

Für die Beherrschung eines Knocheninfekts ist die radikale *Entfernung avitalen Knochens* von entscheidender Bedeutung. Dabei muß nicht selten die Entstehung größerer Defekte in Kauf genommen werden. Um eine entsprechende Radikalität mit größerer Sicherheit zu gewährleisten, bedienen wir uns in ausgewählten Fällen der Vitalfärbung. Die entstehenden Defekte füllen wir mit Palakosketten aus. Diese üben neben ihrer wahrscheinlichen lokalantibiotischen Wirkung die Funktion eines Platzhalters für die spätere Knochenrekonstruktion aus.

Zur *Stabilisierung* der Defektpseudarthrosen verwenden wir praktisch ausschließlich äußere Spannvorrichtungen und zwar den großen bzw. kleinen Wagner-Apparat an Oberarm, Unterarm und Oberschenkel und die äußeren Spanner der AO oder nach Hoffmann am Unterarm und am Unterschenkel. Auf die Vor- und Nachteile der beiden letztgenannten Vorrichtungen wird in einem anderen Vortrag unserer Klinik hingewiesen. An die Qualität der Konstruktion werden bei Defektpseudarthrosen besondere Anforderungen gestellt, da eine Erhöhung der Stabilität durch kontinuierliche Fragmentkompression naturgemäß nicht möglich ist. In besonders schwierigen Fällen, wenn es z.B. kleine gelenknahe Restfragmente zu stabilisieren gilt, kann eine zusätzliche Gipsfixation erforderlich werden. Schließlich können besonders schwierige Weichteilprobleme zu ungewöhnlicher Spanneranordnung zwingen.

Zum Zeitpunkt der Knochenrekonstruktion mit autologer Spongiosa sollten Fistelfreiheit und ein intakter Hautweichteilmantel bestehen. Am Unterschenkel bevorzugen wir für die Spongiosaimplantation den dorsalen Zugang, um die meist ohnehin schwer in Mitleidenschaft gezogenen Weichteile an der Vorderseite nicht neuerlich zu traumatisieren. Für lange Defektstrecken kann es unter Umständen schwierig sein, ausreichende Mengen an autologer Spongiosa zu gewinnen, was die Forderung unterstreicht, die Spongiosaplastik erst bei entsprechenden lokalen Voraussetzungen durchzuführen.

Der Zeitpunkt der *Entfernung der äußeren Spanner* ergibt sich aus dem Röntgenbefund und aus der klinischen Festigkeitsprüfung. Besonders nach Defektpseudarthrosen am Unterschenkel scheint es sich zu bewähren, die Patienten nach Entfernung der äußeren Fixation für wenige Wochen mit einem Oberschenkelgips gehen zu lassen. Dies bringt für die Gelenksfunktion keinen wesentlichen Nachteil, wenn es während der Spannerbehandlung gelang, eine gute Funktion zu erhalten. Nach Entfernung des Gipsverbandes bekommen Verletzte nach Pseudarthrosen des Ober- oder Unterschenkels einen Hülsenapparat, den sie ungefähr ein Jahr tragen. Damit gelingt es im allgemeinen, die gerade nach Defektpseudarthrosen nicht selten zu beobachtenden Spontanfrakturen im Transplantatbereich zu vermeiden.

Die Behandlung von Defektpseudarthrosen stellt an Patienten und Ärzte große Anforderungen. Nur optimale Zusammenarbeit kann einen Erfolg herbeiführen und den Verlust von Extremitäten vermeiden.

Hefte zur Unfallheilkunde, Heft 157
Zusammengestellt von J. Poigenfürst

Die Überbrückung großer Knochendefekte bei infizierten Frakturen und Pseudarthrosen mit autologer Spongiosa

H. Oberhammer und K.P. Benedetto

Universitäts-Klinik für Unfallchirurgie Innsbruck, Anichstraße 35, A-6020 Innsbruck

Die rasche Ausheilung eines Infektes bei infizierter Fraktur oder Pseudarthrose im Schaftbereich kann oft nur durch radikale Sequestrektomie, also Entfernung von nekrotischem Knochen und Weichteilmaterial, erreicht werden. Bei diesem radikalen Vorgehen resultieren jedoch oft ausgedehnte knöcherne Defekt, für deren Ersatz bzw. Auffüllung sich die autologe Spongiosa (entweder als reine Spongiosa oder als corticospongiöse Späne) bestens bewährt hat. Der spongiöse Knochen wird im Verlauf seines Einbaues relativ rasch corticalisähnlich umstrukturiert, wodurch sich ein voll funktions- und belastungsfähiger Defektersatz ergibt. Anhand von drei Falldemonstrationen wird dieses Vorgehen und das Endergebnis demonstriert:

Fall 1: 18jähriger Patient mit erstgradig offener Tibiafraktur, primäre Plattenosteosynthese, Frühinfekt mit ausgedehnter Hautnekrose. Radikale Sequestrektomie unter Belassung der Platte, dadurch Verbleib eines ca. 6 cm langen Tibiaschaftdefektes, gleichzeitig erste Verpflanzung reiner autologer Spongiosa. Ausheilung des Infektes. Nach 5 Monaten neuerliche Spongiosaplastik mit corticospongiösen Spänen, komplikationslose Einheilung und Umstrukturierung der eingepflanzten Späne. Nach 14 Monaten Metallentfernung. Patient 4 Jahre seit diesem Eingriff erscheinungsfrei (s. Abb. 1).

Anhand eines zweiten Fallbeispieles wird auf die Möglichkeit des Auftretens einer Ermüdungsfraktur im Bereich des Defektersatzes hingewiesen.

Mit einem dritten Fallbeispiel wird die Problematik der Überbrückung eines großen Defektes mit einem freien Fibulatransplantat mit Gefäßanschluß durch Mikroanastomosen aufgezeigt: 34jähriger Patient mit zweitgradig offener Tibiafraktur, primäre Plattenosteosynthese. 7 Wochen nach der Erstversorgung Ausbruch eines klinisch manifesten Infektes. Mehrfache Incisionen, Sequestrektomien. 4 Monate nach der Verletzung klinische Ausheilung des Infektes mit Verbleib eines ca. 10 cm großen Schaftdefektes. Überbrückung mit einem freien Fibulatransplantat der Gegenseite mit Gefäßanschluß durch Mikroanastomosen. Unmittelbar postoperativ Auftreten eines neuerlichen Infektes. Entfernung des vollständig sequestrierten Fibulatransplantates, Nekrosenausräumung und Stabilisierung mit Fixateur externe, schrittweiser Aufbau des Defektes durch 4malige Transplantation reiner Spongiosa bzw. corticospongiöser Späne. Nach 14 Monaten stabile knöcherne Überbrückung des ausgedehnten Defektes.

Anhand dieser Beispiele lassen sich folgende Richtlinien zur Therapie infizierter Frakturen und Pseudarthrosen mit oder ohne bereits bestehendem Defekt ableiten:

Sanierung des Infektes durch radikale Sequestrektomie auch wenn dadurch große und ausgedehnte Knochendefekte entstehen unter Belassung einer bereits vorhandenen aber stabilen Plattenosteosynthese, sonst Stabilisierung mit Fixateur externe.

Bei Vorliegen eines akuten putriden Infektes oder sehr schlechten Weichteilverhältnissen werden zuerst durch Spüldrainage und Gabe von Antibiotica nach Antibiogramm die akuten Erscheinungen zum Abklingen gebracht ohne daß vorerst Transplantate eingebracht werden.

Hefte zur Unfallheilkunde, Heft 157
Zusammengestellt von J. Poigenfürst

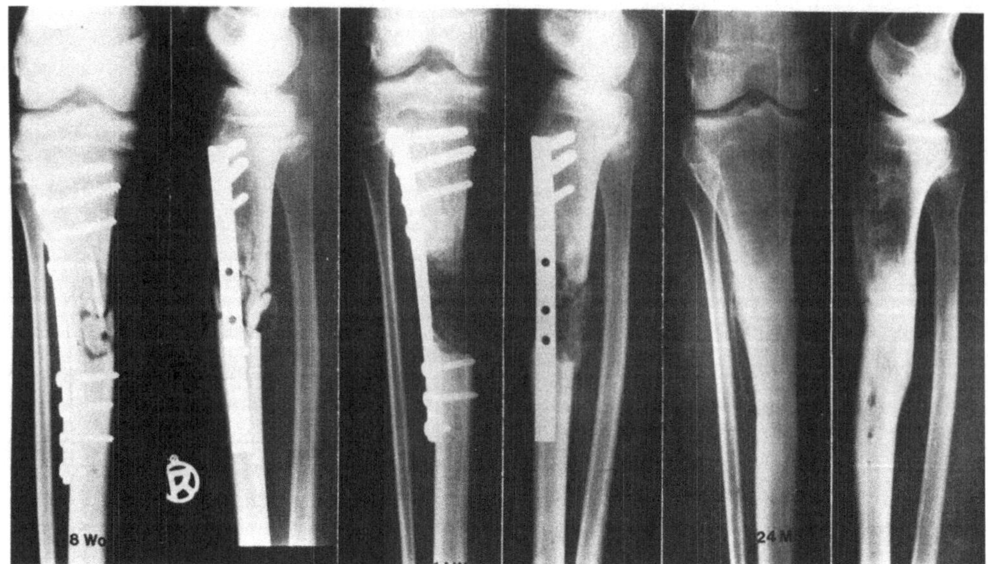

Abb. 1

Bei Vorliegen eines chronischen Infektes ev. mit steriler Fistelung und ausreichend guten Weichteilverhältnissen wird gleichzeitig mit der Infektsanierung die Transplantation von reiner autologer Spongiosa vorgenommen. Dabei wird vom vorderen oder auch hinteren (bei Operationen in Bauchlage für den dorsalen Zugang am Unterschenkel) Beckenkamm zuerst die oberflächliche Corticalisschicht entfernt, anschließend werden mit dem breiten Spongiosahohlmeißel lange Spongiosaspäne entnommen, mit der Zange flach gepreßt, in den Defekt eingebracht und zusätzlich um die Fragmentenden angelagert um auch hier eine osteoinduktive Wirkung zu erzielen. Zusätzlich werden zerkleinerte Spongiosakrümel in den Defekt eingepreßt.

Nach Abheilung ohne Auftreten einer neuerlichen Fistel werden nach frühestens 4 bis 6 Wochen, bei Fistelung entsprechend später, als Transplantate corticospongiöse Späne vom Beckenkamm verwendet, da sich die lokalen Durchblutungsverhältnisse meist wesentlich gebessert haben und eine Vascularisation auch dieser Transplantate gewährleistet ist.

Zur weiteren Stabilisierung wird der Fixateur externe manchmal nach 2 bis 3 Monaten durch eine Plattenosteosynthese ersetzt oder auch – wenn dies zu riskant erscheint – die Fixation weiter im Gipsverband vorgenommen.

Die Vorteile dieses schrittweisen Vorgehens unter Verwendung autologer Spongiosa erblicken wir in der wesentlich geringeren Gefährdung des Transplantates durch einen wiederaufflammenden Infekt, der latent ja immer vorhanden ist sowie in der Tatsache, daß der Einbau und Umbau der Spongiosa auch im schlecht oder mangelhaft durchbluteten Transplantatbett erfolgt.

Eine Verpflanzung reiner Corticalisspäne ist in Anbetracht der schlechten Vascularisationsmöglichkeit im Infektgebiet und damit der Gefahr einer Totalsequestrierung zu riskant. Auch die freie Transplantation eines corticalen Knochens mit Gefäßanastomosen ist –

wie wir an einem Fallbeispiel zeigen konnten – ein zu großes Risiko, da der immer noch latent bestehende Infekt die Anastomose und damit die Durchblutung des Transplantates gefährdet.

Die Bedeutung des Transplantatlagers für den Erfolg der offenen Spongiosaplastik

W. Brandmair, B. Stübinger und E. Magin

Chirurgische Klinik und Poliklinik rechts der Isar der Technischen Universität, Ismaninger Straße 22, D-8000 München 80

In Fällen von infizierten Pseudarthrosen sowie bei höhlenartigen Knochendefekten hat sich die von Burri empfohlene offene Spongiosaplastik bewährt. Diesem rekonstruktiven Schritt gehen eine Reihe von Maßnahmen voran, die ein geeignetes Transplantatlager im infizierten Gebiet schaffen sollen. Die wichtigste Aufgabe bei der Infektsanierung stellt eine ausreichende Stabilisierung dar. Nicht mehr stabilisierende Metallimplantate werden entfernt und entweder eine Reosteosynthese durch Metallplatten oder eine Fixierung durch äußere Spanner vorgenommen.

Zur Infektsanierung dienen die Spül-Saugdrainage, Sequesterotomien sowie die Anwendung der PMMA-Kette. Eine Knocheneiterung wird immer dann nicht zur Keimfreiheit kommen, wenn die Ruhigstellung unzureichend ist und abgestorbener Knochen die Entzündung unterhält.

Welche Möglichkeiten gibt es nun, die Vitalität des Knochens zu beurteilen? Intraoperativ erleichtert die Färbung des Patienten mit Disulfine-blue die Unterscheidung, ob durchbluteter oder avitaler Knochen vorliegt. In klassischen Fällen mit erheblich sklerotisierten und isolierten Sequestern kann auf diese Methode verzichtet werden. Bei Frakturen, die mit inneren Osteosyntheseverfahren versorgt wurden, kann es jedoch sehr schwierig sein zu entscheiden, ob ein Corticalisfragment noch durchblutet ist, oder als avasculär bezeichnet werden muß. Eine Abgrenzung von gefäßarmen, vernarbten Weichteilen und durchblutetem Gewebe ist mit dieser Methode *nicht* möglich, da bei der Operation austretender Farbstoff das Gewebe sofort stark anfärbt.

Ein weiteres diagnostisch wertvolles Verfahren zur Erfassung von Sequestern stellte präoperativ die Tomographie dar. Eine Fistelfüllung kann entweder präoperativ mit Röntgenkontrastmitteln oder intraoperativ mit Farbstoff durchgeführt werden. Die diagnostischen Verfahren sollen helfen, notwendig werdende Sequestero- und Nekrotomien mit ausreichender Radikalität durchzuführen. Zu große Zurückhaltung bei der Ausräumung von infizierten Herden impliziert das Rezidiv. Eine zu große Radikalität führt zu Defektpseudarthrosen, die nur schwer wieder überbrückt werden können. Haben die nach sorgfältiger

Hefte zur Unfallheilkunde, Heft 157
Zusammengestellt von J. Poigenfürst

Diagnostik durchgeführten Sequesterotomien ein infektberuhigtes Lager geschaffen, so schließt sich die rekonstruktive Phase an. Zur Auffüllung von osteitisch entstandenen Knochenhöhlen und infektbedingten Knochendefekten wenden wir ausschließlich die autologe Spongiosaplastik an. Diese kann sowohl im offenen wie im geschlossenen System durchgeführt werden. Bei dem geschlossenen Vorgehen wird die Spongiosa in focus-umgehender Weise infekt- und frakturfern dem Knochen angelagert. Liegen Hautweichteildefekte vor, so werden plastisch-chirurgische Maßnahmen zur Deckung durchgeführt. Dieses Vorgehen erfordert jedoch ein keimfreies Transplantatlager. Wird im geschlossenen System ohne Keimfreiheit Spongiosa transplantiert, so ist mit einer Exacerbation der Osteomyelitis zu rechnen. Das Resultat stellt die erneute Ausräumung des Herdes dar. Die transplantierte Spongiosa muß wieder entfernt werden, und der Erfolg von plastisch-chirurgischen Operationen ist gefährdet.

Anders liegen die Verhältnisse beim Einbringen der Spongiosa ohne Weichteilbedeckung. Hier kann trotz Keimnachweis aus dem Transplantatlager eine Transplantation erfolgreich durchgeführt werden. Nach mechanischer Zurichtung des Transplantatlagers wird die Spongiosa in ein vitales Lager eingelegt. Dafür wird der Knochen soweit angefrischt, bis punktförmige Blutungen auftreten. Vernarbte Weichteile um den Knochen sowie Granulationsgewebe werden sorgfältig excidiert. Postoperativ wird die Oberfläche mit antibioticagetränkten Kompressen feucht gehalten. Auf die Einlage einer Redon-Drainage wird verzichtet, da die Sekretableitung in den Verband erfolgt. In den folgenden Wochen kommt es zu einem Einheilen der Spongiosa. Über der freiliegenden Oberfläche setzt langsam eine Epithelisierung ein. Eine Spalthaut- oder Meshgraft-Transplantation führen wir nicht durch. Wenn die entstehende Deckung mechanisch zuwenig belastbar erscheint, oder eine instabile Narbe resultiert, so wird nach Abschluß der knöchernen Heilung eine definitive Weichteilbedeckung durchgeführt.

Mit dem von Burri angegebenen Verfahren der offenen Spongiosaplastik kann unserer Erfahrung nach auch im nicht keimfreien Transplantatlager noch erfolgreich Knochen verpflanzt werden. Die hierfür benötigte Zeit zur Einheilung ist unserer Beobachtung nach länger als für Spongiosatransplantationen im geschlossenen System. Fehlschläge einer nur teilweise geglückten Herdsanierung mit osteomyelitischen Rezidiven und Ausbildung erneuter Fisteln sind jedoch unserer Meinung nach bei dem zweitseitigen Vorgehen weitgehend vermeidbar. Ein Fehlschlag einer Spongiosatransplantation hat neben dem Zeitverlust in der ohnehin langen Behandlungsdauer chronischer Osteomyelitiden der Gefahr der Lockerung der Osteosynthese noch den Aspekt, daß Spongiosa nur in begrenztem Maße zur Verfügung steht.

Zusammenfassung

In Fällen von infizierten Pseudarthrosen sowie bei höhlenartigen Knochendefekten hat sich die von Burri empfohlene offene Spongiosaplastik bewährt. Diesem rekonstruktiven Schritt gehen eine Reihe von Maßnahmen voran, die ein geeignetes Transplantatlager im infizierten Gebiet schaffen sollen. Auf Einzelheiten der Infektsanierung wird näher eingegangen. Zur Erfassung von Sequestern hilfreiche diagnostische Verfahren werden erläutert.

Die Rolle der Fibula in der Behandlung infizierter Defektpseudarthrosen

E. Kutscha-Lissberg[1], A. Opitz[2] und M. Wagner[2]

1 Allgemeines öffentliches Krankenhaus, Unfallabteilung, A-2620 Neunkirchen
2 I. Universitäts-Klinik für Unfallchirurgie, Alser Straße 4, A-1090 Wien

Die Fibula liefert – wie aus experimentellen Arbeiten von Lambert [2], Gotzen u. Mitarb. [1] hervorgeht – einen bedeutenden Beitrag zur Stabilität bei Plattenosteosynthesen an der Tibia, so daß unter bestimmten Voraussetzungen eine zusätzlich primäre Stabilisierung der Wadenbeinfraktur indiziert ist.

Grundlegende Bedeutung gewinnt die Fibula jedoch in der Behandlung der Defektpseudarthrose der Tibia. Einerseits werden durch Osteosynthese der meist vorhandenen Pseudarthrose des Wadenbeines nach Spongiosaverpflanzung viel rascher belastungsstabile Verhältnisse erreicht, so daß die Befristung der zusätzlich notwendigen fixierenden Maßnahmen (Fixateur externe oder Gipsverband) reduziert werden kann.

Andererseits kann das Wadenbein als direkter Kraftträger zur Überbrückung des Defektes am Schienbein herangezogen werden.

Je nach Ausdehnung des Knochendefektes und der Weichteilverhältnisse stehen uns im wesentlichen 3 Möglichkeiten zur Verfügung.

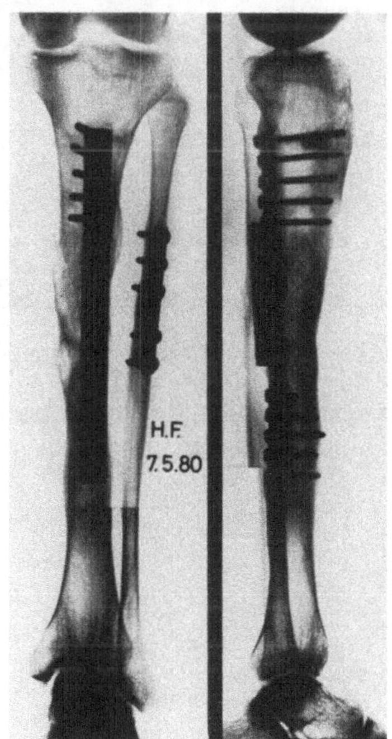

Abb. 1. Behandlungsergebnis einer infizierten Defektpseudarthrose nach drittgrad offener Unterschenkelfraktur vor 5 Jahren bei einem 21jährigen Patienten (Motorradunfall)

Hefte zur Unfallheilkunde, Heft 157
Zusammengestellt von J. Poigenfürst

1. Osteosynthese der Wadenbeinpseudarthrose. Durch zusätzliche Osteosynthese der Wadenbeinspeudarthrose wird eine optimale Stabilität im Schienbeindefekt erzielt, so daß der meist vorangegangene Knocheninfekt beherrscht bzw. die implantierte Spongiosa zu tragfähigem Knochen umgebaut wird (Abb. 1).

2. Tibio-fibulärer Block. Bei ungünstigen Narben- und Weichteilverhältnissen vorwiegend an der ventralen, medialen Seite der Schienbeinpseudarthrose gelingt es mitunter durch Decortikation des Schien- und Wadenbeines von einem dorsalen Zugang und zusätzlicher Spongiosaanlagerung eine knöcherne Verbindung bzw. eine tragfähige knöcherne Überbrückung der Pseudarthrose zu erreichen (Abb. 2).

3. Fibula pro Tibia. Bei ausgeprägten Tibiadefekten kann das Wadenbein durch Einbolzung bzw. Spongiosaanlagerung am proximalen und distalen Pseudarthrosenende als Ersatz für das fehlende Schienbeinsegment herangezogen werden (Abb. 3).

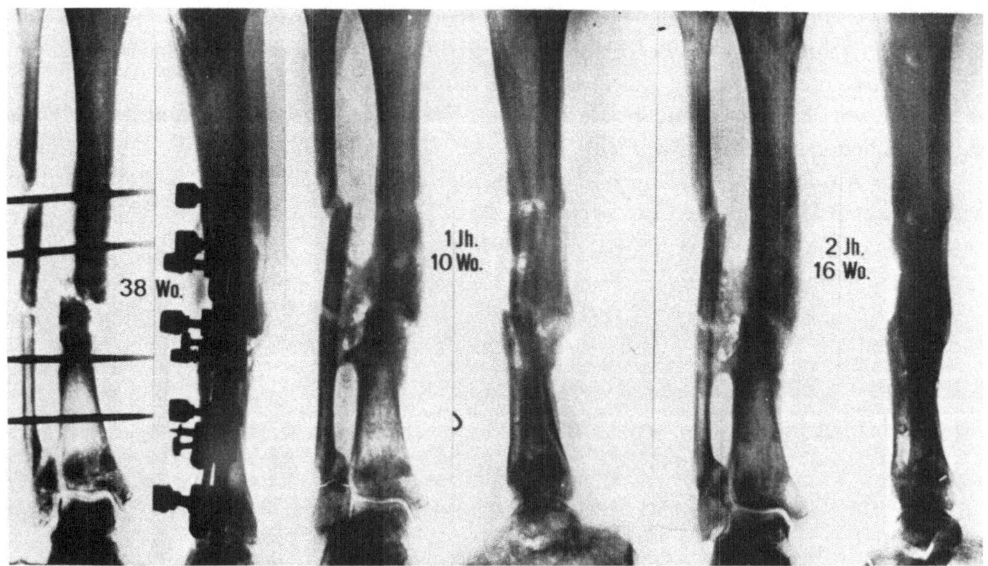

Abb. 2. Tibio-fibuläre Spongiosaanlagerung von einem dorsalen Zugang 38 Wochen nach drittgradig offener Fraktur und „ausgeheiltem" Infekt. Stabile Verhältnisse nach einem Jahr und 10 Wochen, Endergebnisse 2 Jahre und 16 Wochen nach dem Unfall

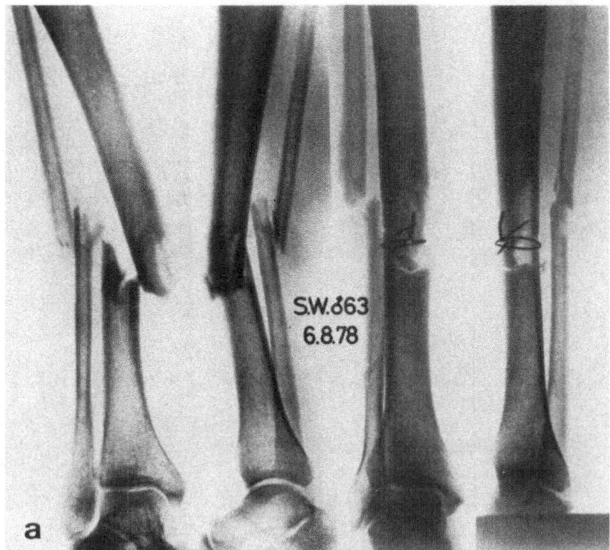

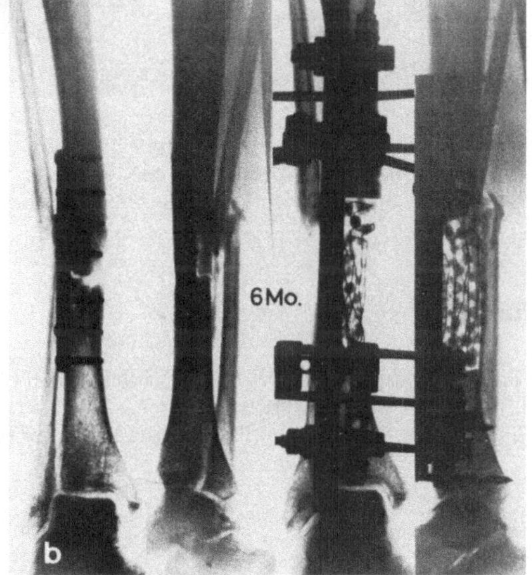

Abb. 3a, b. 63jähriger Patient von Pkw niedergestoßen, drittgradig offene Unterschenkelfraktur, **a** Primäres Röntgen bzw. unmittelbar nach Minimalosteosynthese, **b** Nach 6 Monaten septische Pseudarthrose nach Plattenfixation und Phemisterspan vor 3 Monaten. Resektion des infizierten Knochens, lokale, antibiotische Behandlung bzw. Platzhalter, Fixateur externe

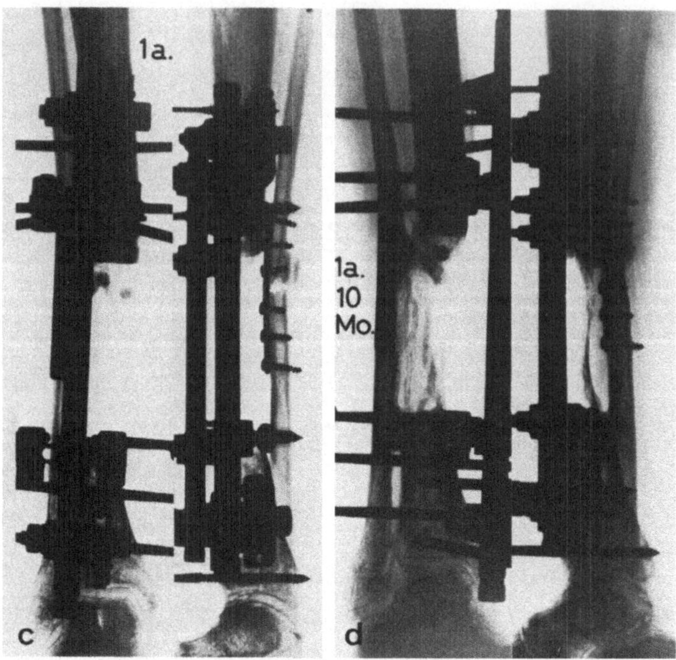

Abb. 3. c Nach weiteren 6 Monaten Infekt „ausgeheilt". Spongiosaplastik und Osteosynthese der Wadenbeinpseudarthrose, **d** Nach weiteren 10 Monaten zunehmende Strukturierung der Spongiosa mit beginnender Überbrückung des Defektes

Literatur

1. Gotzen L, Haas N, Hütter J, Köller W (1978) Die Bedeutung der Fibula für die Stabilität der Plattenosteosynthese an der Tibia. Unfallheilkd 81:409–416
2. Lambert KL (1971) The Weight-Bearing Function of the Fibula. J Bone Joint Surg 53-A: 507–513

Die Fibula-pro-Tibia-Operation, eine alternative Methode zur Sanierung infizierter Defektpseudarthrosen der Tibia?

P.J. Meeder und K. Weise

Berufsgenossenschaftliche Unfallklinik, Rosenauer Weg 95, D-7400 Tübingen

Die von Hahn 1884 angegebene und von Brandes 1913 modifizierte Methode einer Ersatzplastik bei angeborenen oder erworbenen Tibiadefekten wird heute entweder nach ihren beiden Autoren Hahn-Brandessche Operation oder im Hinblick auf ihre Funktion Fibula-pro-Tibia-Operation genannt. Seit den Erstveröffentlichungen sind zahlreiche Modifikationen angegeben worden, um eine Nekrose des zur Defektheilung benutzten Wadenbeines zu vermeiden und um eine raschere Einheilung zu erzielen.

In den Jahren 1968 bis 1978 ist in der Berufsgnossenschaftlichen Unfallklinik Tübingen bei 18 Patienten – 15 Männer und 3 Frauen im Alter von 15-65 Jahren – 19mal eine Fibula-pro-Tibia-Operation vorgenommen worden. Alle Patienten wiesen eine infizierte Defektpseudarthrose mit einem mindestens 1 cm langen, knöchernen zirkulären Defekt auf bei ungünstigen Weichteilverhältnissen, wie ausgedehnten Narben, zahlreichen Fistelbildungen oder großen Weichteildefekten.

Mit Ausnahme einer geschlossenen Tibiafraktur und eines geschlossenen Unterschenkelbruches ersten Grades haben bei allen Patienten drittgradig offene Unterschenkelfrakturen mit ausgedehnten Weichteildefekten vorgelegen. Die Erstversorgung erfolgte 18mal im Sinne der Schaffung übungsstabiler Osteosynthesen. Hierzu wurden im einzelnen 12 Platten-

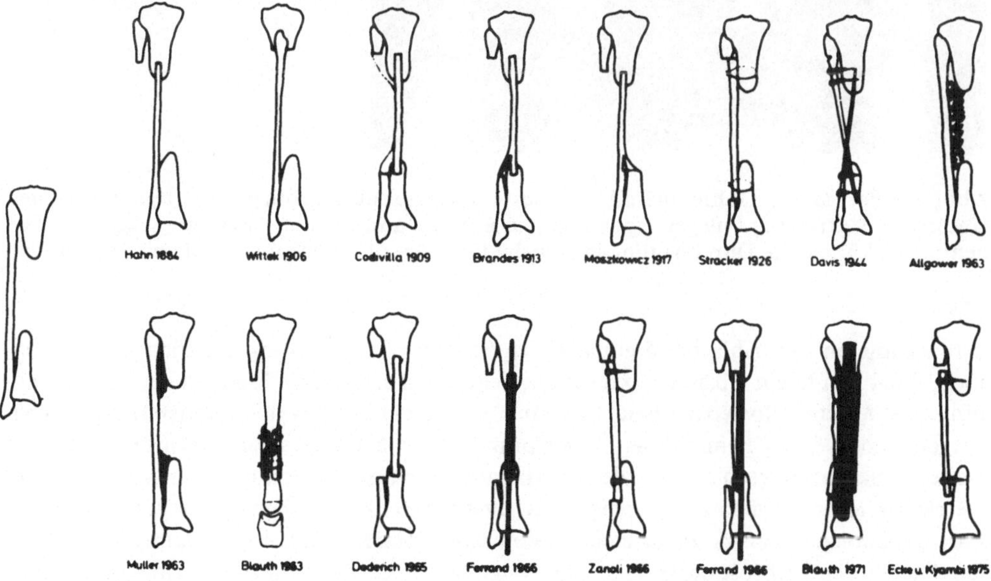

Abb. 1. Modifikationen der Fibula-pro-Tibia-Operation (Nach W. Blauth, O. v. Törne 1978)

Hefte zur Unfallheilkunde, Heft 157
Zusammengestellt von J. Poigenfürst

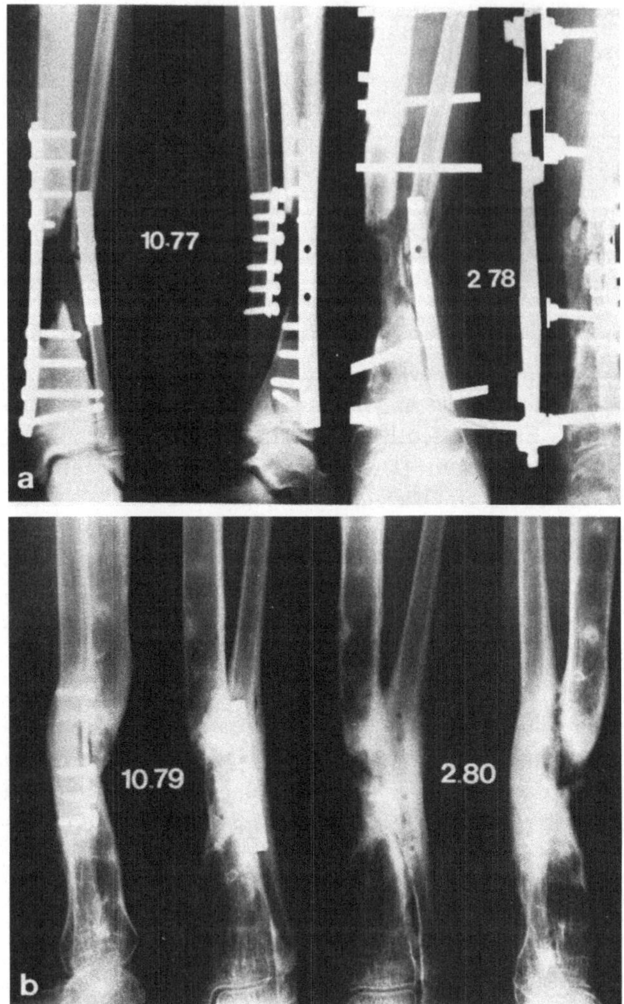

Abb. 2. a Pat. M.S. 15 Jahre, männl., infizierte Defektpseudarthrose nach drittgradig offener Unterschenkelfraktur; Anlegen eines Fixateur externe und autologe Spongiosaplastik, **b** Zunehmende knöcherne Durchbauung bei Ausbildung einer breiten tibio-fibularen Synostose

osteosynthesen der Tibia bei dreimaliger zusätzlicher Stabilisierung der Fibula vorgenommen, 4mal wurde ein Fixateur externe angelegt, 2mal erfolgte im Rahmen der Erstbehandlung eine Marknagelosteosynthese und 1mal wurde ein konservativer Behandlungsversuch vorgenommen. Nach Fehlschlagen dieser primären Behandlungsmaßnahmen und Scheitern weiterer Sanierungsversuche wurde die Hahn-Brandessche Operation 15mal in Höhe des Defektbereiches mit dem Ziel durchgeführt, eine breite tibio-fibulare Synostose durch großflächige Spongiosaplastik zu erreichen. Von einer lateralen Incision proximal und distal der Defektpseudarthrose legte man das Wadenbein frei, das Periost der Tibia und Fibula wurde vorsichtig abgeschoben und die autologe Spongiosa in das Spatium interosseum eingebracht. Die Stabilisierung des Unterschenkels erfolgte 14mal durch einen Fixateur externe

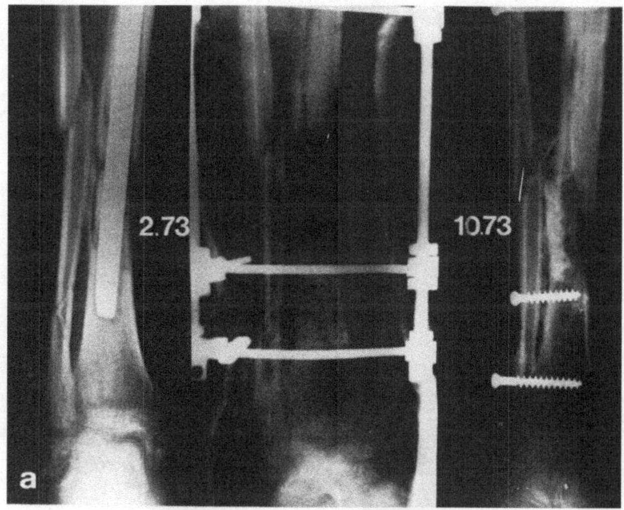

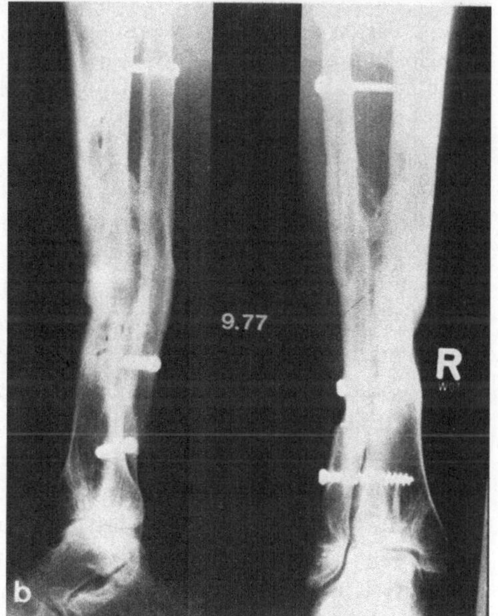

Abb. 3. a Pat. B.B., 27 Jahre, männl., infizierte Defektpseudarthrose nach primärer Marknagelung einer drittgradig offenen Unterschenkelfraktur, beginnende knöcherne Konsolidierung nach Fibula-pro-Tibia-Operation, **b** Vollständige knöcherne Ausheilung bei reizlosen Weichteilen

und 1mal durch eine Plattenosteosynthese der Tibia von dorsal. Viermal wurde bei einer Fibula-pro-Tibia-Operation eine Spongiosaplastik im oberen und unteren Drittel des Wadenbeines mit Verschraubung des Wadenbeines durch isolierte Zugschrauben außerhalb des Pseudarthrosenbereiches vorgenommen. Eine Osteotomie der Fibula erfolgte nicht. Bei diesen Patienten konnte man 3mal auf eine weitere äußere oder innere Stabilisierung verzichten, 1mal wurde ein Fixateur externe zusätzlich notwendig.

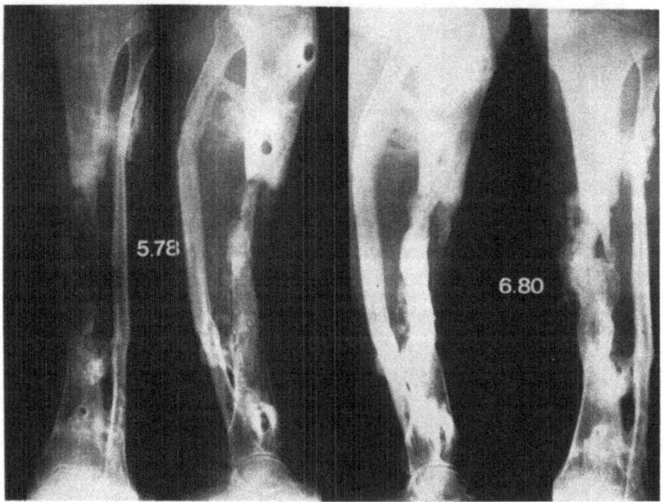

Abb. 4. Pat. M.S., 32 Jahre, weibl., nach Fibula-pro-Tibia-Operation und weiteren autologen Spongiosaplastiken ist der Defekt der Tibia knöchern überbrückt und die untere Extremität im Unterschenkeschienenschellenapparat voll belastbar

Eine Einheilung der Spongiosatransplantate und eine knöcherne Brückenbildung ist bei allen Patienten eingetreten. Je nach Länge der Defektstrecke und je nach Infektlage sind bei 15 der 19 so operierten Extremitäten weitere operative Maßnahmen erforderlich geworden. So z.B. 15 Spongiosatransplantationen zur Auffüllung der Tibiadefekte, 9 ausgedehnte Sequestrektomien mit entsprechenden Fistelrevisionen, 6 Haupttransplantationen bzw. Verschiebelappenplastiken und 3 sekundäre Plattenosteosynthesen der Tibia und 1 der Fibula. Einen entlastenden Unterschenkel-Schienenschellenapparat haben 14 Patienten erhalten und ihn einmal bis zu einem Jahr tragen müssen, die übrigen zehn bis zu 2 Jahren, bei drei Patienten wird ein Unterschenkel-Schienenschellenapparat noch getragen. Eine klinische und röntgenologische vollständige knöcherne Heilung bei intakten Weichteilverhältnissen ist bei 14 Patienten festzustellen, 2mal bestehen bei vollständiger knöcherner Ausheilung blande Fisteln und bei 3 Patienten ist der knöcherne Defekt noch nicht so weit strukturiert, als daß der Unterschenkel-Schienenschellenapparat abgebaut werden könnte, weiterhin bestehen bei diesen 3 Patienten zweimal noch eine Fistelung. Man konnte durch die Fibula-pro-Tibia-Operation als letzten Ausweg stets eine belastungsfähige Extremität erreichen und in zahlreichen Fällen die Amputation vermeiden.

Der Wert der Hahn-Brandesschen Operation wird darin gesehen, daß sie mit verhältnismäßig geringem operativen Aufwand einen ersten entscheidenden Schritt zur Sanierung einer Defektpseudarthrose der Tibia darstellen kann. Eine osteoplastische Potenz zur Ausheilung einer Defektpseudarthrose im Sinne der Induktion einer Knochenneubildung ist unseres Erachtens nicht anzunehmen. Eher erscheint es wahrscheinlich, daß es über die Zunahme der Stabilität und der Verminderung des Infektes zu einer Erholung schlecht durchbluteter Fragmente und zu einem besseren Einheilen der autologen Spongiosatransplantate kommt. Die Fibula-pro-Tibia-Operation kann aber in aussichtlos erscheinenden Situationen als eine brauchbare Alternative, – gleichsam als letzter Versuch – vor der Amputation empfohlen werden. Die bewährten übrigen operativen Maßnahmen der septischen Chirurgie können dann mit Aussicht auf Erfolg angeschlossen werden. Eine begleitende orthopädietechnische Versorgung mit Unterschenkelschienenapparaten ist meist erforderlich. Unverändert bleibt festzustellen, daß die Heilung von Defektpseudarthrosen, wie Hahn 1884 schreibt, weiterhin „zu den schwierigen Aufgaben der Chirurgie gehört".

Literatur

1. Blauth W, Törne O v (1978) Die Fibula-pro-Tibia-Fusion (Hahn-Brandes-Plastik) in der Behandlung von Knochendefekten der Tibia. Z Orthop 116:20–26
2. Brandes M (1920) Zur Heilung größter Tibiadefekte. Dtsch Z Chir 155:312
3. Campanacci M, Zanoli S (1966) Double Tibio-Fibular Synostosis (Fibula pro Tibia) for Non-Union and Delayed Union of the Tibia. J Bone Joint Surg 48-A:44
4. Dederich R (1965) Die Fibula-pro-Tibia-Operation. Z Orthop 100:497
5. Hahn E (1884) Eine Methode, Pseudarthrosen der Tibia mit großem Knochendefekt zur Heilung zu bringen. Zbl Chir 21:337
6. Immenkamp M, Schramm W (1970) Knöcherne Brückenbildung mit einem speziellen Verfahren nach abgeklungener Knochenentzündung. In: Hierholzer G, Rehn J (Hrsg) Die posttraumatische Osteomyelitis. Schattauer, Stuttgart New York
7. Walcher K (1972) Zur Defektüberbrückung bei der posttraumatischen und postosteomyelitischen Pseudarthrose. Act Traumatol 2:169–172

Die temporäre Verkürzung mit dem Fixateur externe bei Defekt-Infektpseudarthrosen der unteren Extremität

R. Tiedtke, R. Rahmanzadeh und F. Hahn

Abteilung für Unfall- und Wiederherstellungschirurgie, Klinikum Steglitz der Freien Universität Berlin, Hindenburgdamm 30, D-1000·Berlin 45

Die 16jährige Patientin verunfallte am 12.8.1979 als Beifahrerin auf dem Motorrad ihres Freundes. Sie zog sich hierbei u.a. eine drittgradig offene Unterschenkelfraktur links zu. Die Fraktur wird primär operativ versorgt und mit einer schmalen DC-Platte stabilisiert. Die Weichteile lassen sich spannungslos verschließen (Abb. 1).

Aufgrund der unfallbedingten Weichteilquetschungen kommt es innerhalb der nächsten Tage zu ausgedehnten Weichteilnekrosen, nach Wochen zu Infekt und Knochensequester (Abb. 2).

Neun Wochen nach dem Unfall sind Infekt und Weichteilnekrosen soweit vorangeschritten, daß wir nach Entfernung der Platte ein großzügiges Debridement mit Resektion des avitalen Knochens durchführen müssen. Es resultiert ein großer Weichteildefekt, der plastisch nicht zu decken ist (Abb. 2b).

Hefte zur Unfallheilkunde, Heft 157
Zusammengestellt von J. Poigenfürst

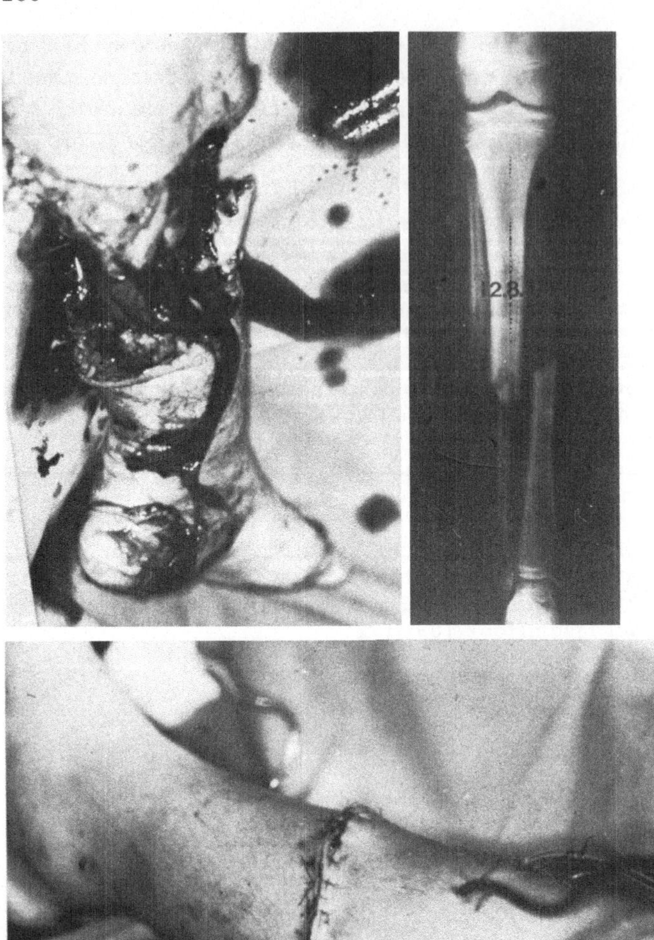

Abb. 1

Wir entschlossen uns daher in diesem Falle zu einer temporären Verkürzung des Unterschenkels, um den stabilisierten Knochen wenigstens mit teilweise erhaltenen Weichteilen decken zu können (Abb. 3).

Nach mehreren Hauttransplantationen kommt es zu einer Ausheilung des Infektes und Erholung der verbliebenen Weichteile. Jetzt begannen wir den Unterschenkel täglich mit Unterbrechungen um Millimeter zu verlängern (Abb. 4).

Die Beinlänge kann durch diese Verlängerung bis auf 1/2 cm wiederherstellt werden. Eine für später vorgesehene Spongiosaplastik war erstaunlicher Weise nicht notwendig, da der Knochen aus eigener Kraft den Substanzdefekt überbrückt hat.

Aus dem vorgestellten klinischen Fallbeispiel ersehen Sie eine Behandlungsmöglichkeit, die wir bei Defekt-Infektpseudarthrosen in Erwägung ziehen. Im Rahmen der vorgegebenen

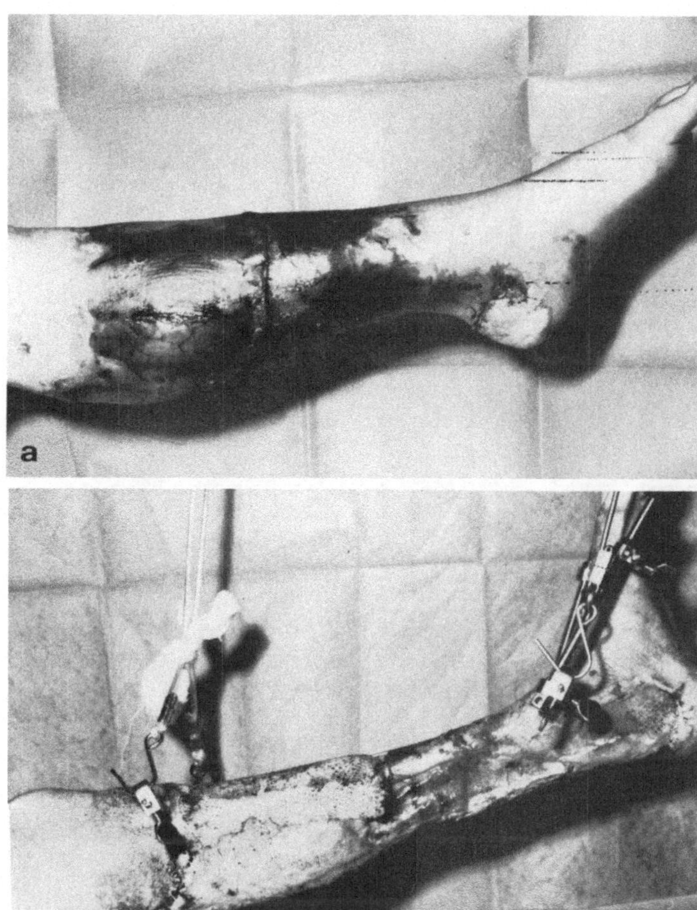

Abb. 2a, b

Definitionen ist zu ergänzen, daß wir hierzu auch – wie Professor Tscherne 1979 bereits erwähnt – jene infizierten Frakturen mit Defekten zählen, bei denen ohne chirurgische Maßnahmen aufgrund allgemeiner Erfahrungen mit einer knöchernen Konsolidierung nicht gerechnet werden kann. Ausgedehnte Weichteilschäden – bedingt durch chronischen Infekt oder Unfall – erlauben keine Deckung der versorgten Fraktur oder des Defektes. Bei diesen teilweise über Monate und Jahre behandelten Patienten führen wir ein ausgedehntes Weichteildebridement mit Sequestrotomie durch.

Der Hohlraum, der hierdurch entsteht, wird temporär verkürzt. Dieses erscheint für die Infektbeherrschung via bessere Durchblutung und Verkürzung der Diffusionsstrecken günstig. Zusätzlich können Gentamycin-Ketten eingelegt werden.

Der Verlängerungsapparat nach Wagner dient diesem Vorgehen neben dem dreidimensionalen Fixateur externe sowohl an Ober- als auch Unterschenkel in hervorragender Weise.

Nach Abheilung des Infektes mit Stabilisierung der Weichteile wird durch langsames tägliches Aufdehnen von 1 bis 2 mm die normale oder tolerierbare Länge wiederhergestellt. Danach erfolgt im 2. Eingriff unter Belassung des äußeren Spanners ausführliche autologe Spongiosaplastik und evtl. zusätzliche innere Schienung.

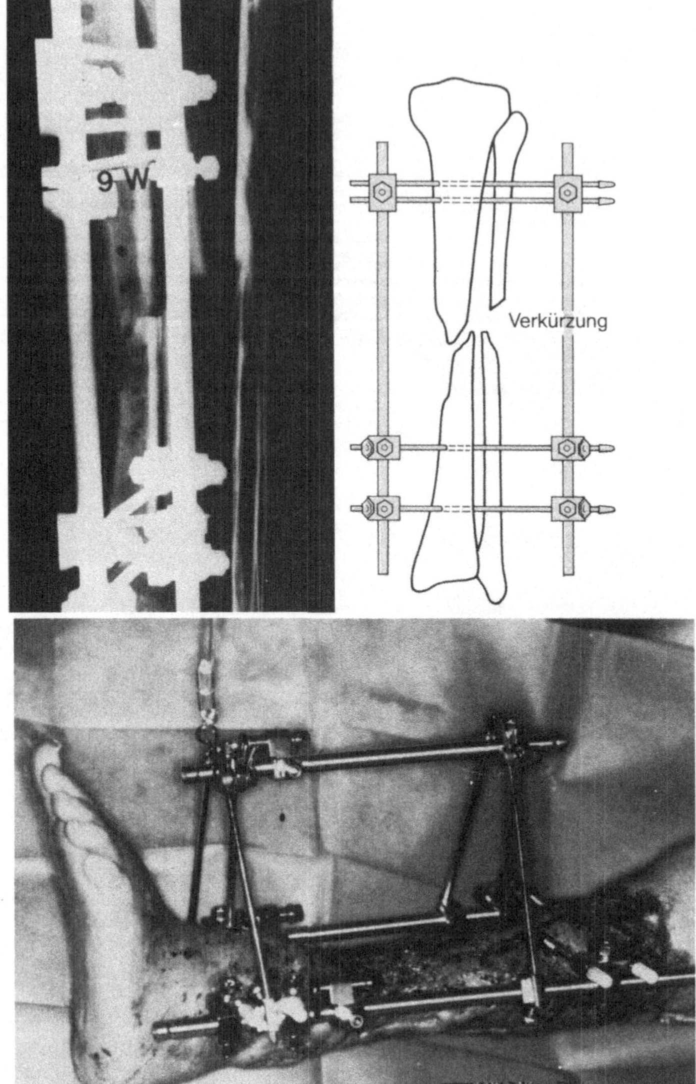

Abb. 3

Sie sehen dieses Vorgehen an einem klinischen Fallbeispiel auf den folgenden Abbildungen. Auf dem ersten Bild ist der klinische Befund eines vollständig deformierten instabilen Unterschenkels mit einem chronischen Infekt zu sehen (Abb. 5a). Bakteriell handelt es sich hierbei um Staphylococcus aureus, wobei der Patient nach dem Unfall bisher 1 1/2 Jahre mit den üblichen Standardmethoden in verschiedenen Kliniken behandelt wurde. In den nachfolgenden Röntgenbildern sind auf der linken Seite die Trümmerfrakturen zu sehen (Abb. 5b). Nach Excision der infizierten Weichteile und Entfernung der avitalen Knochensequester wird der Unterschenkel durch den Fixateur externe nach Wagner stabilisiert und temporär verkürzt. Das Röntgenbild im mittleren Teil entspricht diesem Zustand. Nach Abheilung der Weichteile und Ausheilung des Infektes verlängern wir lang-

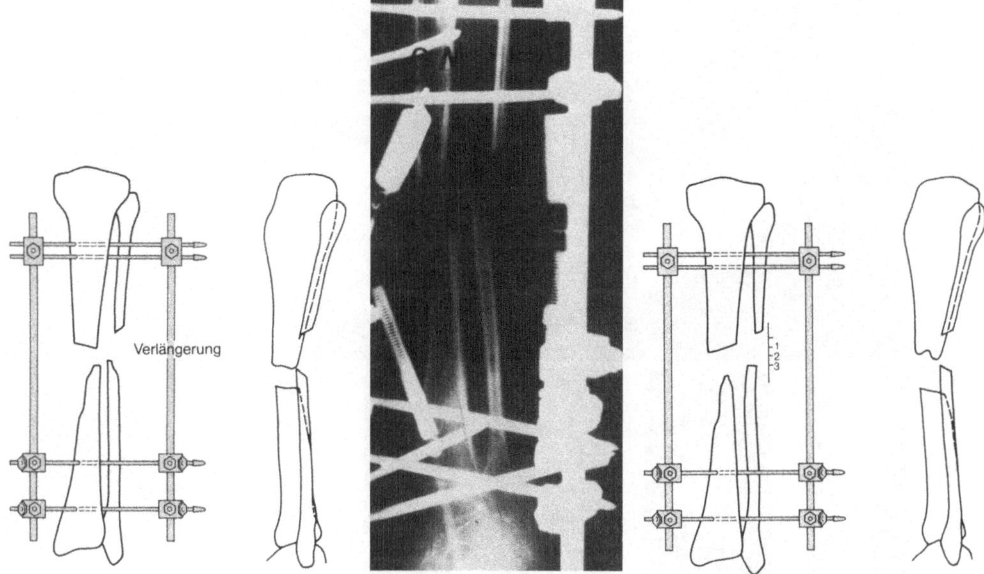

Abb. 4

sam den Unterschenkel und können ihn dann nach fast vollständig wiederhergestellter Beinlänge erneut operieren. Auf der rechten Seite ist zu erkennen, daß der Defekt mit autologer Spongiosa und innerer Schienung versorgt wird. Im weiteren Verlauf ist es zu einer knöchernen Konsolidierung der Fraktur gekommen. In den beiden letzten Abbildungen sind auf der linken Seite der Wagnersche Apparat und auf der rechten Seite das klinische Bild, nach Entfernung desselben zu sehen (Abb. 5a, d).

Selbstverständlich ist auch dieses Vorgehen mit den selben Risiken belastet, die die Therapie der Defekt-Infektpseudarthrose mit sich bringt. Wir haben nach diesen Überlegungen bisher in den Jahren 1975 bis 1980 sieben Patienten mit folgenden Ergebnissen behandelt: 2 Verletzte sind vollständig wiederhergestellt, 2 sind infektfrei und verlängert, 1 Patient ist noch verkürzt mit stabilen und infektfreien Weichteilverhältnissen, 2 Patienten sind amputiert worden.

Die Defekt-Infektpseudarthrose ist nach wie vor ein therapeutisches Problem. Lokale Durchblutungsstörungen werden durch Infekt und Weichteilnekrosen verstärkt. Der Defekt als biologisch inaktive Zone mit Knochensequester oder als Substanzverlust macht eine Heilung unmöglich. Eine radikale Entfernung von avasculären Knochen und Weichteilgewebe sind notwendig. Die Wiederherstellung der Mikrovascularisation ist Voraussetzung zur Ausheilung des Infektes. Sie kann erreicht werden, indem wir den vitalen Knochen mit gesunden Weichteilen decken. Dieses Vorgehen ist durch eine temporäre Verkürzung möglich. Eine Wiederherstellung der Extremität kann nach manchen erfolglosen Eingriffen erreicht werden. In der nachfolgenden Abb. 6 wird noch einmal schematisch dieses Vorgehen dargestellt.

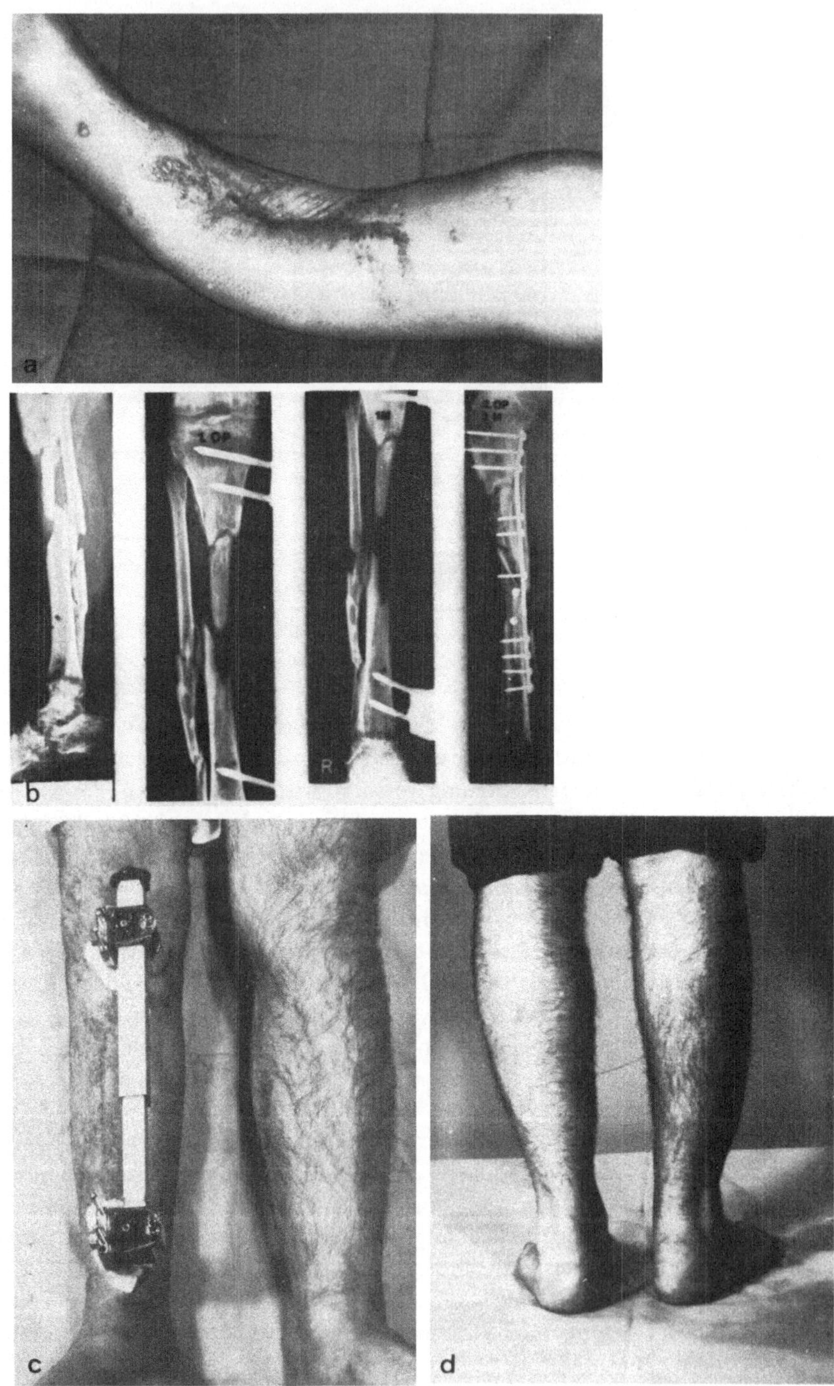

Abb. 5a–d

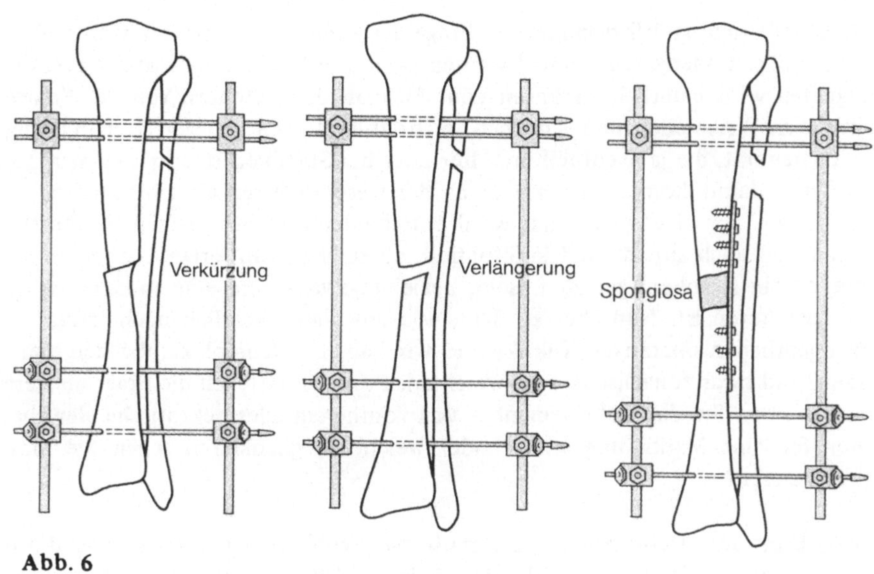

Abb. 6

Literatur

Plömer J, Tscherne H, Goltz N, Muhr G (1979) Ätiologie, Therapie und Ergebnisse bei 69 infizierten Pseudarthrosen. Hefte Unfallchir III, S 171

Psister U (1976) Stabilisierung infizierter Frakturen und Pseudarthrosen. Münchner Med Wochenschr 118:1227

Burri C (1974) Posttraumatische Osteitis. Huber, Bern Stuttgart Wien

Diskussion der Vorträge von L. Kinzl bis R. Tiedtke, S. 237–265

Jungbluth, Hamburg: Herr Tiedtke, herzlichen Dank für diese interessanten und vor allen Dingen wohl auch innovierenden Ausführungen, die uns sicher noch bewegen werden. Dank auch allen anderen Referenten für den guten Überblick, den Sie uns gewährleistet haben. Nun, anknüpfend an die Ausführungen von Herrn Berger und das letzte Beispiel, das er gezeigt hat, mit der Verkürzung dieser Extremität, muß man doch noch einmal die Frage nach den Indikationen zu derartigen, ausgedehnten Eingriffen an den Weichteilen und am Knochen stellen, denn man muß immerhin damit rechnen, daß der Zeitraum solcher Rekonstruktionen nahezu ein Jahr, oft aber auch weit darüberhinaus dauert und als Alternative stellt sich natürlich immer die Frage der Amputation mit der eventuell ein besseres funktionelles Endergebnis erreicht werden kann. Die Indikation zu solchen rekonstruktiven Eingriffen wird natürlich abhängen vom Ausmaß des Defektes, von der Schwere der Infektion an Weichteilen und Knochen, nicht zuletzt auch von der Durchblutungssituation der Extremität, die ja eventuell im Alter oder bei Stoffwechselerkrankungen schlecht sein kann und damit komme ich auf einen der wesentlichsten Gesichtspunkte, nämlich das Lebensalter. Ich glaube, daß das wohl entscheidend ist bei solchen Rekonstruktionsversuchen und auch auf die soziale Situation, ob es überhaupt erlaubt ist einen Patienten so lange an ein Krankenlager zu fesseln, beziehungsweise ihm eine so lange Arbeitsunfähigkeit zuzumuten ist. Nun aber zu dem, was uns wahrscheinlich noch immer interessiert, zur eigentlichen operativen Taktik, und wir haben ja Komplexe, die sich hier von selbst bilden, und zwar zunächst zu den Weichteilen und da hätte ich die Frage an Herrn Kinzl – wie betreiben Sie das Debridement – von vornherein alles nekrotische Gewebe abtragen, geben Sie eine Markierung vorher oder welche Möglichkeiten sehen Sie, das näher zu differenzieren?

Kinzl, Ulm: Das Debridement, das muß man wohl betonen, wird ohne Blutdruckmanschette gemacht, also bei durchblutetem Bein, so daß man sieht, wo die Grenze der Nekrose oder der avitalen Struktur liegt. Radikales Debridement am Weichteil als auch am Knochen. Wir markieren nicht, machen keine Blaufärbung.

Jungbluth, Hamburg: Noch eine Frage. Was machen Sie mit Sehnenstrukturen? Beispielsweise am Unterschenkel mit der Gastrocneminussehne beziehungsweise mit den Extensorensehnen, wenn diese freiliegen, resezieren Sie sie von vornherein oder versuchen Sie sie auch zu erhalten? Wir sehen ja häufig Granulationen aufschießen, die uns ermöglichen, diese Sehnengebilde, die sonst oft sehr schwer zu ersetzen sind, zu erhalten.

Kinzl, Ulm: Man muß da unterscheiden. Es gibt Sehnenstrukturen, die total zerstört sind. Die muß man resezieren. Aber wenn irgendwie noch eine Hoffnung ist dafür, und man hat das doch nach einiger Zeit im Gefühl, dann wird auf jeden Fall erhalten, und zwar mit dem, was ich gezeigt habe – unter feuchter Wärme, Aufbringen mehrmals am Tage, bilden sich Granulationen auch über solchen Strukturen. Also im Zweifelsfall lieber erhalten als resezieren, aber es gibt durchaus auch Situationen, wo man sie resezieren muß.

Kuderna, Wien: Darf ich noch eine Frage an Sie stellen? Es ist ja doch oft so, daß man primär eigentlich nicht genau abschätzen kann, was nun alles zugrunde gehen wird an Gewebe und was nicht. Wann würden Sie den Zeitpunkt einer zweiten Revision, eines neuerlichen Debridements ansetzen?

Kinzl, Ulm: Wir sprachen ja über Defektpseudarthrosen und die kommen ja nun nach 3, 4 Monaten zu uns, ich glaube, dann ist schon ein gewisses Endstadium erreicht. Die Sequestrierung ist schon so weit fortgeschritten, daß Sie das primär in etwa abschätzen können. Wenn sich dann nach dem Debridement zusätzliche Schädigungen einfinden, dann würde ich sagen nach 14 Tagen den Patienten nochmals operieren, aber in der Regel können Sie das für meine Begriffe bei dem Ersteingriff absehen.

Jungbluth, Hamburg: Sind noch Fragen an Herrn Kinzl zu diesem Thema? Wenn das nicht der Fall ist, darf ich noch vielleicht Herrn Berger nochmal ansprechen, wo wir schon einen plastischen Chirurgen unter uns haben. Ich habe ein Bild gesehen von Ihnen, bei dem Sie auf eine solche Sehnenstruktur, die doch offensichtlich in ihren oberflächlichen Schichten nekrotisch war, später oder unmittelbar hinterher transplantiert haben. Die Frage ist überhaupt: Wie soll man zeitlich vorgehen beim Ersatz des Gewebes; welche Aussichten bilden die einzelnen Transplantationsmöglichkeiten in den einzelnen Phasen der Durchblutung, und zwar sowohl beim infizierten, frischen Infekt mit großem Weichteil- und Knochenschaden, wie auch beim chronischen Infekt, beziehungsweise bei Osteomyelitis mit großen Defekten?

Berger, Wien: Von den primären Schäden ausgehend glauben wir, daß es am besten wäre, jetzt abhängig von der Lokalisation natürlich, und dem Trauma primär, überhaupt erstens einmal von plastisch-chirurgischer Seite her nicht zu versuchen irgend einen Verschluß zu erzwingen – wie ja schon vorher erwähnt wurde –, da man dadurch die Schädigung nur noch vergrößern kann. Wie sehr schön auch in Bildern gezeigt wurde, könnte man entweder Kunsthaut verwenden – primär schon, um in den ersten Stunden oder Tagen über einen weiteren Entschluß hinwegkommen zu müssen, oder auch, wenn eine Hautbank zur Verfügung steht. Idealer wäre natürlich noch Fremdhaut, um einen biologischen Verband zu haben. Das ist auch die Frage, zum Beispiel auf offenliegenden Sehnen, wo man sich noch nicht entscheiden kann, ob sie überleben werden oder nicht. Denn ich glaube, daß die Vitalfärbung bei Schwerverletzten, am Anfang jedenfalls, größere Probleme bieten würde und wir verzichten da schon darauf. Von der Seite einer primären Lappenplastik, um diese Frage abzuschließen, ist es sicher so, daß, wenn die Allgemeinsituation es zuläßt und wenn es natürlich auch organisatorisch möglich ist, weil das ja die Operation oft sehr verlängert, man von unserer Seite aus einen dementsprechenden Verschluß anstreben sollte, das heißt aber selbstverständlich nur dann, wenn man Klarheit darüber hat, wie groß der Defekt ist, um nicht hier einen Lappen, eventuell sogar wie es manchmal gezeigt wird, einen freien Lappen einzusetzen, der dann später gar nicht das bieten kann, weil er einfach in nicht gesundem Gewebe angebracht wurde. Sekundär halten wir uns an und für sich an die Absprache eben mit der Unfallchirurgie. In dem Moment, wo die Frage an uns herangetragen wird, daß der Knochen oder die Lokalsituation eine dementsprechende Weichteildeckung oder Wiederherstellung des Weichteilmantels erfordert. Ich glaube schon, daß man zu den mikrovasculären Methoden ein größeres Vertrauen haben kann, was die Haut und die Muskeln betrifft. Das ist die jetzige Erfahrung; bis jetzt ist ja noch vieles in fluß. Wenn man nämlich ausgedehnte, lange Stiele hat, wie den latissimus dorsi-Lappen, zum Beispiel, kommt man sehr gut aus dem infizierten Gewebe weit weg und kann den sehr weit her, auch mit Veneninterponaten gut anschließen. Was auch einmal hier gezeigt wurde, im Hinblick auf freie Transplantation mit mikrovasculärem Anschluß bei infizierten Knochenerkrankungen. Es ist sicher jetzt so, daß die Erfahrung auch international eher negativ ist – eben wie im Innsbrucker Fall gezeigt wurde – daß die Osteomyelitis dann im frei transplantierten Fibulateil sehr oft später wieder auftritt oder weitergeht und das umsonst ist. Aber von der Weichteilseite her, also Muskeln würden sicher von unserer Seite her eine gute Indikation darstellen.

Jungbluth, Hamburg: Ist es so, daß der freie Spalthautlappen einerseits aber auch die gestielten Fernlappen nicht eine gewisse Durchblutungssituation des Gewebes, des Grundes praktisch, erfordern? Daß also deren Transplantation relativ frühzeitig, nämlich in einem Granulationsstadium, in einem gefäßreichen Stadium, noch erfolgen sollte und nicht erst im ausgebrannten Narbenstadium, während doch für die mikrovasculären Anschlüsse, die ja doch ihre Durchblutung praktisch mitbringen, das keine Rolle spielt. Sind die nicht eher prädestiniert für eine spätere Versorgung?

Berger, Wien: Das stimmt sicher, daß die mikrovasculär gestielten Lappen eben den Vorteil noch bringen, daß sie eine eigene, noch eine vermehrte Durchblutung bringen und nicht den Boden dazu benötigen. Es ist sicher so, daß eben daher auch in unseren Händen jetzt die klassischen Plastiken, Lappenplastiken, etwas zurückgehen, weil sie eben ja den Boden noch benötigen, wo man sie hin verpflanzt. Nur eines darf man bei den freien Lappen nicht vergessen, der freie Lappen behält sehr lange seinen definierten Gefäßstiel, so daß man immer wieder sagen muß, gerade in den unteren Extremitäten, wenn man ihn später korrigieren will, dann ist natürlich die Cross-Leg-Plastik oder der Rollappen kein Problem. Aber der freie Lappen, an dem darf man nie vergessen woher der Stiel kam, wo er angeschlossen ist, sonst kann man nämlich noch, wie gezeigt, auch noch nach 1 oder 2 Jahren wieder eine Teilnekrose erleben.

Kinzl, Ulm: Aber es ist doch so, wenn Sie diese ausgebrannte Osteomyelitis ansprechen und hier Vascularität hineinbringen, was am besten eben mit einem Muskellappen zu machen ist, den Sie präparieren und in die Defekt einschlagen. Wir hatten eben bisher immer Angst vor dem mikrovasculären Anschluß im Infekt, und da haben wir diesen gut durchbluteten Muskellappen genommen, eingeschlagen und gesehen, daß der nicht unbedingt dieses Lager braucht, das Sie postulieren. Er bringt es mit hinein und dann decken Sie mit Spalthaut, und dann haben Sie den Defektverschluß.

Berger, Wien: Ja, Sie haben recht. Sicher ist der klassische Muskellappen der myocutane Lappen, ein ausgezeichneter Lappen, nur bei den Fällen, die wir hauptsächlich zu sehen bekommen, ist er meistens nicht verwendbar, weil eben solche Defekte bestehen, die dann das Eingreifen oder den Einsatz von mikrovasculären Methoden oder ausgedehntere Methoden notwendig machen. Aber der myocutane und der Muskellappen ist sicher etwas ausgezeichnetes.

Jungbluth, Hamburg: Wieviele Fehlerfolge habt Ihr beim myocutanen Lappen gesehen? Wir haben etwa in der Hälfte der Fälle schlechte Resultate gehabt und da muß ich sagen, kann der myocutane Lappen eventuell die weitere Behandlung sehr beeinträchtigen. Wir sind zurückhaltend in der Indikationsstellung geworden und müssen sagen, daß wir doch etwas vorsichtig geworden sind.

Burri, Ulm: Es kling unglaubhaft, aber wir haben bisher nicht sehr viele Fälle. Wir haben keinen Mißerfolg gesehen. Die Indikation ist natürlich von der Lokalisation abhängig. Es gibt gute und es gibt schlechte Lokalisationen für den Muskel-Haut-Lappen. Was ich Sie fragen wollte, Herr Berger, im akuten putriden Infekt machen Sie diese Fern-Plastik?

Berger, Wien: Im akuten Infekt – nein.

Burri, Ulm: Wie muß der Grund beschaffen sein bis Sie es tun? Wie lange dauert es dann? Wir haben einen Defekt mit freiliegender Tibia im distalen Drittel beispielsweise und der Knochen liegt auf 10 cm^2 frei und es ist eine akute eitrige Sekretion. Wielange brauchen Sie, bis Sie zu diesem Vorgehen greifen? Wir habe ja gehört, die Zeitfrage ist ganz entscheidend.

Berger, Wien: Bitte in dieser Zeitfrage ist es natürlich selbstverständlich – es sind wenige Fälle, die wir bis jetzt mit dem freien Lappen hier behandelt haben – haben wir uns immer mit der Unfallchirurgie abgesprochen und von uns aus gesehen, darf natürlich keine Sekretion mehr vorhanden sein und es soll uns von der Unfallseite her die größte Sicherheit gegeben werden, daß keine Sequester mehr darunter vorhanden sind, denn sonst ist, auch wenn man ihn noch so weit weg anschließt, ja sicher Teilnekrose zu erwarten. Nur habe ich gemeint, der Lappen ist doch in einer Richtüng recht sicher, wenn ich möglichst weit weggehe vom infizierten Gebiet, kann ich doch eine relativ sichere Hautdeckung damit erreichen.

Burri, Ulm: Sicher, aber in den meisten Fällen haben wir zu diesem Zeitpunkt, den Sie ansprechen, bereits Granulationen und da genügt bei mir Spalthaut.

Berger, Wien: Über die Spätphase haben wir ja gesprochen. Dann zu sanieren ist für uns natürlich das einfachste. Aber sanieren, von unserer Seite aus, sollte man es später dann schon immer, weil knochenadhärente Narben ja doch auf Dauer Schwierigkeiten machen.

Jungbluth, Hamburg: Danke, Herr Berger. Ich glaube, da sind wir einig. Ich glaube, daß der Spalthautlappen beziehungsweise Muskellappen noch das sicherste Mittel ist und vor allen Dingen am wenigsten aufwendige, das uns ja an sich nichts wegnimmt an der späteren Versorgung. Aber ich glaube wir sollten jetzt zum Knochendefekt übergehen, und zunächst eine Frage an Herrn Fasol: Wie weit betreiben Sie das Debridement? Nehmen Sie den nekrotischen Knochen, gerade bei einem drohenden, großen Defekt, auf einmal in einer großen Sitzung primär, sehr radikal, wie das oft angesprochen wurde während des heutigen Tages, weg oder gehen Sie doch protrahiert vor und versuchen Sie Anteile der Corticalis, die zunächst vielleicht nekrotisch erscheinen, vielleicht auch aus der Durchblutung ausgeschlossen sind, mit in die Rekonstruktion aufzunehmen?

Fasol, Wien: Hier liegt, glaube ich, die große Schwierigkeit in der Behandlung überhaupt, weil es, glaube ich, schon von großer Bedeutung ist, daß man nach Möglichkeit beim ersten Eingriff radikal genug ist. Gerade deswegen, weil jeder weitere Eingriff, abgesehen von der Dauer der Behandlung und der psychischen Belastung für den Patienten, ja doch auch eine weitere Schädigung der Weichteile mit sich bringt. Und hier liegt eben in der Radikalität das Problem. Wenn wir von vornherein Grund zur Annahme haben, daß sich in diesem Fall die Resektion einer größeren Strecke nicht vermeiden lassen wird, bedienen wir uns der Vitalfärbung, obwohl wir ja damit auch nicht richtig glücklich sind. Wir machen es auch nur dann, wenn wir die entsprechenden räumlichen Verhältnisse haben, das heißt, daß wir den Patienten von den anderen Patienten isolieren können, und haben damit bei den großen Defekten, glauben wir, die Rezidiveingriffe doch deutlich senken können. Ich würde bei einem kleinen osteomyelitischen Herd, wo es also nur darum geht da ein Minimaldebridement wahrscheinlich durchführen zu müssen, sicher nicht vitalfärben.

Jungbluth, Hamburg: Wir machen das so, daß wir an den Hauptfragmenten hin und wieder schon Durchbohrungen versuchen, um eine entsprechende Granulation herbeizuführen und eine Revitalisierung des Knochens. Ich glaube, die Ulmer machen das auch in großem Umfang. Wir sehen dadurch auch häufig eine enorme induktive Wirkung in der Osteogenese auf das umliegende Material, auf das umliegende Lager, das man dann eventuell mit Spongiosa verstärken kann.

Fasol, Wien: Ich glaube nur, wenn ich das noch sagen darf, die Beurteilung allein ohne die Färbung, die Beurteilung allein jetzt, ob ein Teil eines Knochens noch vital ist, aus der Tatsache abzuleiten, daß bei der Sequestrotomie dort Blut austritt oder keines, ist, glaube ich, kein ausreichend sicheres Kriterium dafür, daß der Knochen vital ist oder nicht. Und hier liegt ein Teil der Schwierigkeiten.

Jungbluth, Hamburg: Ich meinte nicht, daß der Knochen vital sein müßte, sondern ich meine auch, daß er in gewisser Weise revitalisiert werden kann, beispielsweise durch einen Granulationspfropf der aus der Markhöhle kommt. Ich glaube, das proximale Fragment ist ja wohl erfolgversprechender als die distalen Fragmente und die Trümmerzone.

Jost, Ljubljana: Zur Weichteilproblemdiskussion möchte ich erwähnen, daß wir bei uns in Ljubljana schon zwei Jahre lang bei größeren Hautdefekten, bei frischen offenen Unterschenkelfrakturen Freigewebstransfer mit Mikrogewebsanschluß primär mit großem Erfolg durchgeführt haben. Wir hatten 40 Fälle. Damit erzielen wir neben der Infektionsverhinderung auch bessere Durchblutungsverhältnisse in diesem schlecht vasculierten Gebiet.

Jungbluth, Hamburg: Ich habe vielleicht noch eine Frage an Herrn Brandmair. Sie propagieren bei dem großen Knochendefekt auch die offene Spongiosaplastik. Ich halte das für etwas gefährlich. Wir brauchen bei einem ausgedehnten Knochendefekt ja außerordentlich viel Spongiosa und sollten wir nicht gerade in dieser Situation vorsichtig mit diesem Material umgehen und nicht versuchen, irgend einen anderen Weg zu suchen. Sei es Anlagerung an die Membrana interossea um eben den Verlust von Spongiosa zu vermeiden. Oder haben Sie Erfahrungen mit der Verwendung von homologem Spongiosamterial bei ausgedehnten Defekten?

Brandmair, München: Homologes Material verwenden wir nicht. Bei ausgedehnten Defekten sind wir absolut der Meinung, daß man die Spongiosa auf verschiedene Art und Weise anlagern sollte. Sowohl über die tibio-fibuläre Verblockung, wie auch von vorne in den großen Defekt. Also beide Möglichkeiten der Spongiosaplastik im offenen wie im geschlossenen System. Nicht die alleinige offene Spongiosaplastik bei ausgedehnten Defekten.

Jungbluth, Hamburg: Danke sehr. Ich werde gemahnt, daß wir zum Abschluß kommen müssen und darf allen Rednern, und Ihnen für Ihre Aufmerksamkeit recht herzlich danken.

H. Materialübersichten und interessante Beobachtungen

Die Behandlung von 727 infizierten Frakturen in 25jährigem Krankengut

J. Bauer, J. Andrasina und M. Tomas

Abteilung für Unfallchirurgie des Fakultätskrankenhauses, Rastislavova 53, CSSR-Kosice

Die Osteomyelitis ist seit Menschengedenken bekannt. Man findet darüber Beweise an Knochen des Urmenschen aus Jawa. Über Ursachen und Therapieprinzipien wurden so manches Vorgehen, wenngleich nicht selten mit Fragezeichen, erwogen.

In der Abteilung für Unfallchirurgie des Fakultätskrankenhauses in Kosice konnten wir leider erkennen, daß die Osteomyelitis erst mit dem Ableben des Probanden endet, wenngleich wir im Therapieverfahren alle zeitlich gerechtfertigten Vorgehen übten.

Ähnlich wie auf anderen Gebieten ist auch bei der Knochenentzündung die Vorbeugung maßgebend. Sie besteht darin, daß wir durch konservatives oder erwogenes operatives Vorgehen den Knochenschaden reparieren. Eine einwandfreie Reposition und perfekte Ruhigstellung steht hier im Vordergrund. Schon Ambrois Parre erkannte die Schädlichkeit eines protrahierten Heilungsverfahrens infizierter Knochen. Die Ära der Antibiotica trug grundsätzlich zur Heilung nach Etiopathogenese bei. Heute wissen wir, daß man Antibiotica allein in der Therapie weder unter- noch überschätzen darf.

Eine maßgebende Wende in der Therapie der Knochenentzündung brachten klinische Ergebnisse von Matti, Mowlem, Coleman, Brigge, Burri und Schweiberer, die autologe Knochenspäne in das Therapieverfahren einführten.

Die Therapie der Knochenentzündung jeder Art und jedes Alters kann konservativ, operativ oder in Kombination beider Verfahren eingeleitet werden. Maßgebend dabei ist der akutelle Stand der Erkankung, wobei man nicht selten von routinemäßigen Schemen und Gewohnheiten abweichen muß.

Wir bestreben bei der Osteomyelitis

1. die Erhaltung der optimalen Funktionsbeschaffenheit der gegebenen Region, besonders die Bewegungsfähigkeit der naheliegenden Gelenke,
2. Wiederherstellung der Knochenkontinuität,
3. Heilung des Infektes,
4. Wiederherstellung der Weichteile, bzw. der Hautdecke.

Wir akzentuieren hauptsächlich die vorrangige und unverzügliche Erneuerung der Skeletkontinuität, wobei man gleichzeitig die Heilung des Infektes mit allen zugänglichen Mitteln anstreben muß.

Vom chirurgischen Standpunkt aus erstreben wir die Beseitigung nekrotischen Gewebes und der Sequester mit entsprechender Absaugdrainage, nach welcher sich die antibiotische und Immunotherapie durchsetzen kann. Dieses Vorgehen, sowie die stabile Osteosynthese können heute als Grundprinzip der Knochenentzündungstherapie betrachtet werden.

Hefte zur Unfallheilkunde, Heft 157
Zusammengestellt von J. Poigenfürst

Man kann hier keinesfalls ohne operatives Vorgehen nur mit Antibiotica allein einen befriedigenden Therapieerfolg erreichen.

Hautdefekte werden so schnell wie möglich gedeckt. Vorhandene Granulationen werden gefördert; sie werden zeitlich mit dermoepidermalen Transplantaten gedeckt.

Wo ein einziger operativer Eingriff nicht ausreicht, werden zur rechten Zeit weitere – radikale oder konservative – erwogen.

In der Abteilung für Unfallchirurgie des Fakultätskrankenhauses in Kosice wurden in den Jahren 1955–1979 727 Patienten mit Osteomyelitis behandelt. Die Aufteilung und Ergebnisse der Nachuntersuchung von 410 Patienten sind der Tabelle 1 und 2 zu entnehmen.

Tabelle 1. Einteilung der Verletzungsarten n = 727

A. Primär geschlossene Fraktur	
Grad I:	28
Grad II:	102
B. Primär offene Fraktur	
Grad I:	136
Grad II:	197
Grad III:	264

Tabelle 2. Nachuntersuchte Probanden: 410

A.	147
B.	45
C.	43
D.	59
E.	70
F.	46

Über die Versorgung von 121 infizierten Pseudarthrosen

J. Bauer, J. Andrasina und J. Jurik

Abteilung für Unfallchirurgie des Fakultätskrankenhauses, Rastislavova 53, CSSR-Kosice

Pseudarthrosen kann man in zwei Gruppen einteilen, nämlich in

1. vitale Pseudarthrosen; sie sind biologisch aktiv und können meistens durch exakte Stabilisierung geheilt werden;

Hefte zur Unfallheilkunde, Heft 157
Zusammengestellt von J. Poigenfürst

2. avitale Pseudarthrosen; sie brauchen eine biologische Stimulation und meistens auch Defektauffüllung mit Spongiosa. Zu dieser Gruppe gehört die nekrotische, die defekte und die atrophische Pseudarthrose.

Wir kontrollierten auf unserer Arbeitsstätte 121 Pseudarthrosen je nach Art der Erstbehandlung. Es waren
50 Patienten ohne Osteosynthese,
8 Patienten mit stabiler Osteosynthese,
26 mit instabiler Osteosynthese,
37 mit Pseudarthrosendefekt.

Ursache infizierter Pseudarthrosen sind infizierte offene Knochenbrüche, infizierte Osteosynthesen oder andere Eingriffe am Knochen.

Die infizierte Pseudarthrose gestaltet sich als Wirkungsergebnis des Infektes und der Stabilität der Fragmente. Darum postulieren wir bei ihrer Behandlung an erster Stelle die Stabilisation der Pseudarthrose mit gleichzeitiger Entfernung von Sequestern, Drainage und Antibioticaapplikation.

Diese allgemein anerkannten Prinzipien wurden auf unserer Arbeitsstätte immer respektiert. Die Art der Stabilisation wählen wir bei jedem Behandelten individuell. Meistens war es eine Osteosynthese durch einen äußeren Fixateur, Decortication und Spongiosaplastik. Diese Behandlung wurde mit Antibiotica, je nach Ergebnis der Kultur und Empfindlichkeit, ergänzt. In geeigneten Fällen leiteten wir auch eine Spüldrainage ein.

Bis zur Zeit wurden 80 Patienten der besprochenen Gruppe, die auf diese Art behandelt wurden, nach 12 Monaten nachuntersucht. Die Patientenzahlen und Ergebnisse sind folgende:
20 ohne röntgenologischen Befund,
14 ohne klinischen Befund, röntgenologisch Sequester sichtbar,
17 mit lokaler Entzündung, bei geheilter Fraktur,
12 mit Fistel bei geheilter Fraktur, unabhängig vom übrigen RTG Befund,
12 mit Fistula persistens, unabhängig vom übrigen RTG Befund,
5 ohne RTG Heilung oder mit Zeichen einer „Gewebeunruhe", vom momentanen klinischen Bilde unabhängig.

Tabelle 1. Pseudarthrosen: 121

A. ohne Osteosynthese:	50
B. mit stabiler Osteosynthese:	8
C. unstabiler Osteosynthese:	26
D. Defektpseudarthrose:	37

Tabelle 2. Nachuntersuchte Probanden: 80

A.	20
B.	14
C.	17
D.	12
E.	12
F.	5

Das gezielte therapeutische Vorgehen bei chronischen Knocheninfekten

T. Salacz[1], J. Manninger[2], S. Frenyó[3], J. Nemes[4] und V. Kárpáti[5]

[1] Rath Gy. u. 16., H-1430 Budapest XII
[2] Zentralinstitut für Traumatologie Ungarn, Mezo Imre Ut. 17., H-1430 Budapest VIII
[3] Zentralinstitut für Traumatologie Ungarn, Baross u. 23–25, H-1450 Budapest VIII
[4] Cimbora u. 20., H-1430 Budapest XIII
[5] Gozhajo u. 5., H-Kecskemet

Die septische knochenchirurgische Abteilung des Zentralinstitutes für Traumatologie mit 46 Betten arbeitet seit 1978 in einem früheren TBC Sanatorium 100 km von Budapest entfernt, am Fuße des höchsten Berges Ungarns. Der 700 m hoch liegende Platz mit guter Luft und ruhiger Umgebung sichert den entsprechenden psychischen Zustand für die lang anhaltende Behandlung. Den Patienten stehen außer der schönen Umgebung auch Fernsehen, Bibliothek und Klubunterhaltung zur Verfügung.

Diese Abteilung übernimmt von den meisten traumatologischen Abteilungen des Landes deren chronische septische Fälle, behandelt sie bis zur Heilung und rehabilitiert sie. Diese Organisation hat mehrere Vorteile: einerseits geschieht die Behandlung nach einheitlichen Prinzipien und Methoden, andererseits erhält das Zentralinstitut einen Überblick über das Niveau der traumatologischen Versorgung im ganzen Land, drittens können Ärzte in der modernen Therapie der septischen Fälle ausgebildet werden. Schließlich ergibt sich auch die Möglichkeit, daß neue Methoden (Arzneimittel, Antibiotica, ihre Glycerintransportmittel), an einem großen Patientenmaterial aufgrund einheitlicher Anschauung ausprobiert, bewertet und empfohlen werden können. Herr Professor Willenegger hat bei seinem Besuch gerade darin eine so große Bedeutung gesehen, daß er auch die eventuelle Zusammenarbeit mit der AO International aufgeworfen hat.

Für das dort arbeitende Personal bedeutet aber der Umstand, daß die Abteilung weit vom Zentralinstitut und anderen Krankenhäusern entfernt ist, eine gesteigerte Aufgabe und Inanspruchnahme. So sind die dort arbeitenden 4 Ärzte gezwungen, sich über die chirurgischen Probleme der septischen Komplikationen hinaus mit allen Aspekten dieser zu beschäftigen. Vor der geplanten Operation ist es notwendig, die allgemeinen Folgen der Sepsis zu klären und zu kurieren, Gerinnungsstörungen, Hypoproteinämie müssen ausgesiebt, der Elektrolythaushalt muß in Ordnung gebracht, bakteriologisches Bild und Resistenz gegenüber den Antibiotica müssen geklärt werden. In der postoperativen Periode müssen die Patienten regelmäßig kontrolliert werden, den postoperativen Komplikationen vorbeugend, da keine separate Intensivabteilung besteht. Endlich führen diesselben Ärzte auch die Fürsorge und Rehabilitation der Patienten durch.

In den 2,5 Jahren wurden auf der Abteilung 662 septische Knochenkomplikationen behandelt, die meisten waren Komplikationen der Osteosynthese bzw. vereiterte Hüftgelenksendoprothesen.

Im allgemeinen folgen wir als Routineverfahren den AO Prinzipien. Bei der Behandlung einiger Fälle wichen wir aber von diesen Normen ab, wozu uns die Worte von Herrn Professor Willenegger den Mut gaben: es gibt kein Standardverfahren, nur ein Standardprinzip der Behandlung.

Hefte zur Unfallheilkunde, Heft 157
Zusammengestellt von J. Poigenfürst

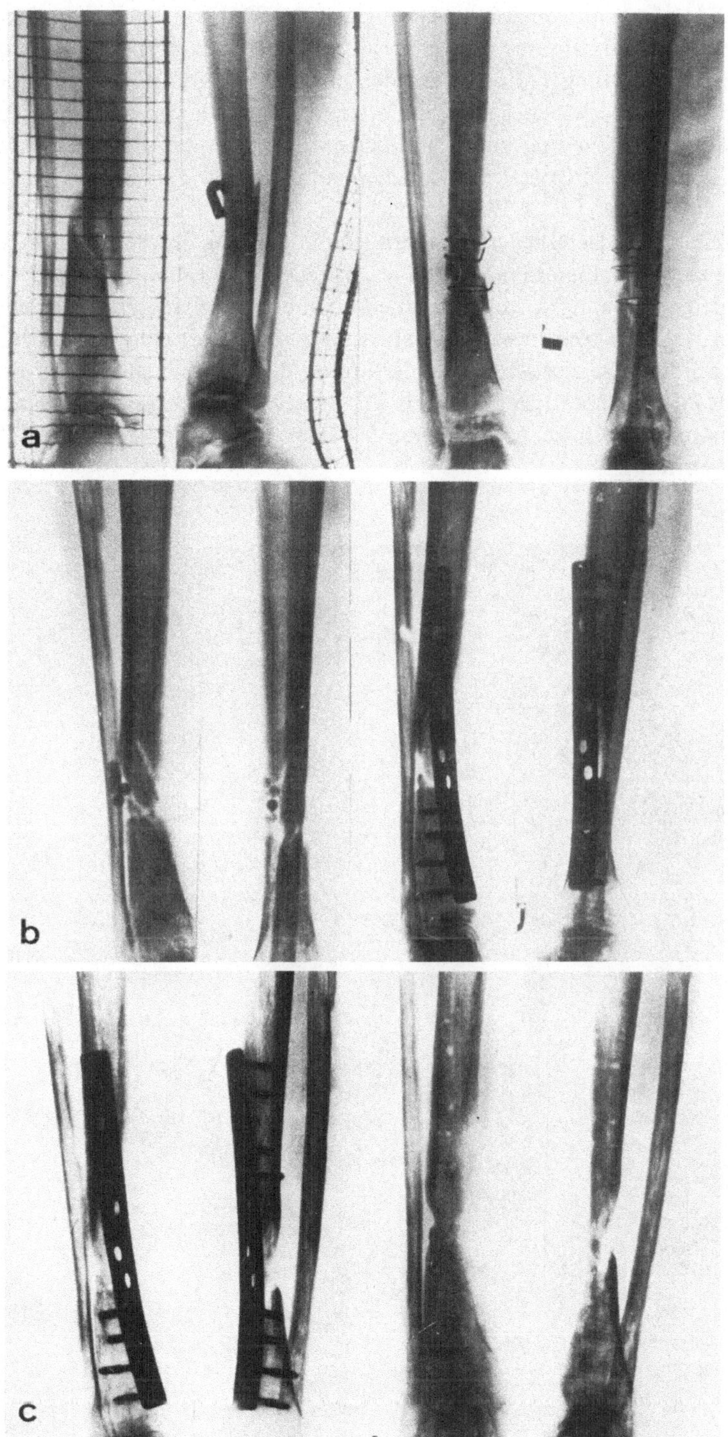

Abb. 1a–c

Außer der routinemäßigen Anwendung des Fixateur externe suchten wir wegen der bekannten Komplikationen eine alternative Lösung. Als atypische Lösung versuchten wir die offene Verplattung (Abb. 1), zu der uns die Erfahrung und persönliche Mitteilung von Herrn Professor Willenegger inspirierten. Unser Ziel war die gleichzeitige, an einer Stelle geschehende Sicherung von Stabilität und Drainage, bei Unversehrtheit des Kreislaufes in der Hälfte, einem Drittel des Knochenumfanges und mit Eingriff nur in dem kranken vernarbten Gebiet. Ca. 3 Wochen nach der Operation sahen wir die schnelle Granulation, Auffüllung des Defektes und wesentliche Minderung des Sekretes. In einem Jahr wandten wir dieses Verfahren in 12 Fällen an, 4 Fälle heilten, bei einem war diese Behandlung ein Mißerfolg, die übrigen stehen zur Zeit noch in der Behandlung. Eine endgültige Meinung zu dieser Methode können wir noch nicht sagen, die Unterschung ist noch nicht abgeschlossen.

Auch bei den septischen Pseudarthrosen des Femur benutzen wir lieber die Verplattung (Abb. 2). Für wesentlich halten wir ein radikales Debridement und das Sichern zuverlässiger Drainage-Verhältnisse. Von unseren 6 Fällen sind 2 schon geheilt, die Platten wurden noch nicht entfernt.

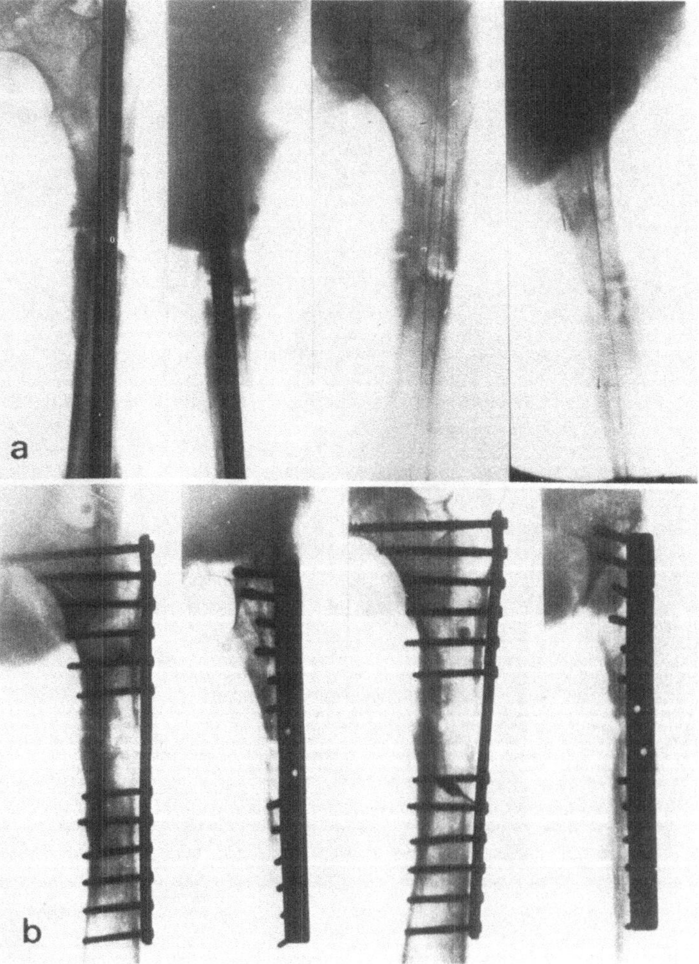

Abb. 2a, b

Das schwerste Material bilden die infizierten Hüftgelenkendoprothesen. Bisher haben wir 17 Patienten mit septische Hüftgelenksendoprothese behandelt, 6 von ihnen sind gestorben. Die durchschnittliche Zahl der stationären Pflegetage betrug 160, das ist sehr hoch. Bei der kritischen Analyse unseres Materials konnten wir als Negativum feststellen, daß die radikale Freilegung spät geschah und noch später die Entfernung der Prothese, im Durchschnitt 11,5 Monate nach Auftreten der ersten Infektionssymptome. Bei den Verstorbenen erfolgte die erste adäquate Freilegung frühestens 2 Monate nach Auftritt der Infektion.

In mehr als der Hälfte dieser Fälle (in 9 Fällen) war das Ergebnis der bakteriellen Untersuchung des Sekretes steril, wo die Progression der septischen Komplikation die Entfernung der Prothese unzweifelhaft macht.

Bei großen Höhlen verfolgten wir ihren Verschluß mit Kontrastmittel, das der Spülflüssigkeit beigesetzt wurde.

Es wäre noch verfrüht, von den neu eingeführten Verfahren der seit 2,5 Jahren funktionierenden Abteilung endgültige Schlußfolgerungen zu ziehen. Soviel können wir auf jeden Fall aus unseren eigenen Erfahrungen schließen, daß sich die ungarische Traumatologie noch nicht ganz der Wichtigkeit des Zeitfaktors bei der Behandlung von septischen Komplikationen bewußt sind. Dazu ist noch eine weitere Änderung der Ansichten notwendig. Wir sind der Meinung, daß wir mit der konzentrierten Behandlung der septischen Fälle an einem Ort auf dem richtigen Weg sind, wo aufgrund einheitlicher Prinzipien und Verfahren das gleiche Team sowohl die Behandlung als auch die Fürsorge ganz bis zur Rehabilitation durchführt.

Zum Phänomen des Spontanverschlußes von osteomyelitischen Fisteln nach Kontrastmittelfüllungen

E. Egkher und H. Spängler

II. Universitätsklinik für Unfallchirurgie (Vorstand: Prof. Dr. H. Spängler), Spitalgasse 23, A-1090 Wien

Einleitung

Zur Darstellung von osteomyelitischen Fistelgängen und -höhlen wird an unserer Klinik ausschließlich ein trijodiertes wasserlösliches Röntgenkontrastmittel in 70% oder 76% Lösung verwendet.

Unter Anwendung dieser Substanzen ist es oft, insbesondere nach wiederholter Kontrastdarstellung der Fistelgänge, zum Spontanverschluß dieser Höhlen ohne weiterer Therapie gekommen.

Hefte zur Unfallheilkunde, Heft 157
Zusammengestellt von J. Poigenfürst

Diese Beobachtung veranlaßte uns nach einem Kausalzusammenhang zwischen der Kontrastmittelinjektion und dem Fistelverschluß zu suchen.

Die Angaben in der Literatur sind sehr spärlich, außerdem wird hier in den meisten beschriebenen Fällen das Kontrastmittel nur als diagnostisches Hilfsmittel angesehen und der spontane Fistelverschluß lediglich als Zusatzbefund erwähnt.

Krankengut und Methodik

Um zu diesem Phänomen eine Aussage machen zu können, haben wir aus unserem unfallchirurgischen Krankengut 8 entsprechende Fälle mit bestehender chronischer Fistelung ausgesucht und einer Serie von Fistelfüllungen mit Kontrastmittel nach einem vorher vereinbarten Schema unterzogen (Tabelle 1).

Zu dieser Untersuchung wurden nur solche Patienten herangezogen, bei denen alle üblichen Sanierungsmaßnahmen wie entsprechende Stabilisierung von Pseudarthrosen, Spongiosaplastiken, wiederholtes Ausräumen von osteomyelitischen Höhlen, Entfernung von Sequestern und Dauerspülungen vorausgegangen waren. Zur Primärversorgung der Verletzung wurde bei all diesen Patienten eine Osteosynthese durchgeführt (Tabelle 2). Außerdem wurde nach Auftreten der ersten Infektionszeichen und während den anschließend notwendigen Eingriffen, entsprechend dem bakteriellen Befund und dem Antibiogramm, Antibiotica verabreicht (Tabelle 3). Der osteomyelitische Prozeß bestand bei diesem Patientengut vor unserem Untersuchungsbeginn durchschnittlich zwischen 1,5 und 5 Jahren (Tabelle 4).

Zur Einbringung des Kontrastmittels in die Fistelgänge wurde ein mandrinloser Venflon verwendet. Es gelingt damit, ohne Verletzungsgefahr, bis an den Grund des Fistelganges vorzudringen und so das Kontrastmittel entsprechend am tiefsten Punkt zu plazieren. Die Instillation erfolgte jeweils unter Bildwandlerkontrolle und entsprechenden sterilen Kautelen. Der Verlauf wurde täglich kontrolliert und aufgezeichnet. Auf etwaig auftretende Komplikationen hinsichtlich einer Unverträglichkeitsreaktion auf das Jodpräparat wurde geachtet.

Tabelle 1. Alter- und Geschlechtsverteilung unseres Patientengutes und Verletzung die zur Osteomyelitis führte

Pat. Nr.	Diagnose	Alter	Geschlecht
1	Unterschenkelfr. li.	32 A	Männl.
2	Tibiakopffr. re.	48 A	Männl.
3	Bimalleolarfr. u. hint. Dreieck re.	52 A	Männl.
4	Unterschenkelfr. re. offen	44 A	Männl.
5	Unterschenkelfr. re.	47 A	Männl.
6	Unterschenkelfr. li.	49 A	Weibl.
7	Unterschenkelfr. li. distal, offen	42 A	Männl.
8	Unterschenkelfr. li. distal	39 A	Männl.

Tabelle 2. Die erforderlichen Primäreingriffe und Sekundäreingriffe nach Auftreten der Infektion

Pat. Nr.	Primäreingriff	Sekundäreingriff
1	Marknagelung	Incision 4x, Sequesterentf. 1x, Dauerspülung 2x
2	Verschraubung	Sequesterentfernung 3x, Dauerspülung 2x
3	Verplattung	Wundrevision 4x, Sequesterentf. 2x, Dauerspülung 2x
4	Marknagelung	Fixateur ext., Verschiebelappen, Fibulaspan, Sequesterentfernung 3x, Spongiosaplastik 3x
5	Marknagelung	Sequesterentfernung 1x, Spongiosaplastik 2x Dauerspülung 1x
6	Verplattung	Wundrevision 2x, Dauerspülung 2x, Sequesterentf. 1x
7	Verplattung	Wundrevision 3x, Sequesterentf. 2x, Dauerspülung 2x Spongiosaplastik 3
8	Verplattung	Wundrevision 2x, Sequesterentf. 4x, Spongiosapl. 4x Fibulaspan 1x, Dauerspülung 4x

Tabelle 3. Die jeweils erhobenen bakteriellen Befunde und die entsprechend durchgeführte Antibioticatherapie

Pat. Nr.	Bakterieller Befund	Antibioticatherapie
1	Kein Wachstum	Penicillin G, Ampicillin, Gentamycin, Doxycyclin
2	St. aureus, Pseudomonas aer., Pyocyaneus	Carbenicillin, Cefalexin
3	St. aureus, Proteus mirabilis	Penicillin G, Ampicillin, Gentamycin, Cefazolin, Cefradin
4	Pyocyaneus, Enterococc. E. coli, Aerobacter aer., Proteus	Penicillin G, Ampicillin, Gentamycin, Carbenicillin, Cefalexin, Cefradin, Oxacillin, Doxycyclin, Lincomycin
5	St. aureus	Cefalexin
6	St. aureus, Proteus	Penicillin G, Ampicillin, Gentamycin, Cefalexin, Cephalotin
7	St. aureus	Cefalexin, Cephalotin
8	St. aureus, Beta-haem. Strept.	Trimoxacol, Tombramycin, Cefalexin

Die ersten beiden Spülungen wurden innerhalb einer Woche verabreicht, die weiteren in einem wöchentlichen Abstand bis zum Fistelverschluß. Die Höchstzahl lag bei 8 Füllungen (Tabelle 4). Während dieser Zeit wurden außer täglichen Verbandwechseln keine weiteren therapeutischen Maßnahmen durchgeführt.

Ergebnisse

Bei 7 Patienten kam es zu einem endgültigen Verschluß der sonst therapieresistenten posttraumatischen osteomyelitischen Fistelgänge. Der Beobachtungszeitraum nach endgültigem Fistelverschluß beträgt ein- bis zweieinhalb Jahre. Bei einem Patienten dieser Gruppe liegt

Tabelle 4. Dauer des osteomyelitischen Prozeßes vor der ersten systematisch durchgeführten Kontrastmittelspülung und die erforderliche Anzahl der Instillationen bis zum Fistelverschluß

Pat. Nr.	Dauer der Fistelung	Anzahl der Injektionen
1	1,5 A	3
2	4,5 A	6
3	1,5 A	4
4	5 A	7
5	2 A	4
6	1,5 A	5
7	1,5 A	(8)
8	3 A	(8)

der Fistelschluß erst 6 Wochen zurück, das endgültige Ergebnis muß noch abgewartet werden.

Bei einem weiteren Patienten – es bestanden hier insgesamt 4 stark sezernierende Fistelöffnungen – ist die Sekretion beträchtlich zurückgegangen. Zur Zeit besteht noch ein Fistelgang.

Erwähnenswert ist außerdem, daß eventuelle Weichteilaffektionen oft schon nach den ersten Fistelfüllungen rasch abklingen.

Die Resorptionsgeschwindigkeit des Kontrastmittels aus den Fistelgängen nimmt von der ersten Fistelfüllung zu den folgenden stark zu (von bis weit über eine Stunde bei der ersten Injektion auf oft nur einige Minuten bei der letzten).

Diskussion

Infolge der kleinen Fallzahl und der lediglich empirischen Verlaufskontrolle bedarf es zweifellos noch genauerer pharmakologischer, histologischer, histochemischer und immunologischer Untersuchungen um dieses Phänomen genauer abklären zu können. Diesbezügliche Untersuchungen laufen zur Zeit noch weiter.

Eine Erklärung dieser Erscheinung kann aufgrund unserer Beobachtungen jedoch zur Diskussion gestellt werden: Als Ursache für die zunehmende erhöhte Resorptionsgeschwindigkeit des Kontrastmittels aus den Fistelgängen und Fistelhöhlen nach oftmaliger Fistelfüllung kann eine verbesserte Durchblutung des umgebenden Gewebes verantwortlich gemacht werden. Die erhöhte Durchblutung kann neben einem gewissen Spüleffekt zu einer Reinigung, zu einer Verstärkung der Abwehrlage und dadurch zu einer Fistelheilung führen.

Zusammenfassung

Anhand von acht ausgewählten Patienten mit chronischen posttraumatischen osteomyelitischen Fisteln wird die Wirkung von wasserlöslichen trijodierten Kontrastmitteln nach Spülung untersucht.

Literatur

Ekelund L (1971) Spontaneous closure of arteriovenous fistulae following percutaneous renal biopsy. Act Radiol Diagn 11:281–294

Fromm H, Habel J (1965) Angiographischer Nachweis eines sackförmigen Aneurysmas als Ursache einer spontanen Carotis-Sinus-cavernosus-Fistel und Spontanheilung dieser Fistel nach Angiographie. Nervenarzt 36:170–172

Jeffery R (1973) Spontaneous Delayed Closure of Postangiographic Femoral Artery Aneurysms. J Amer Med Ass 223, 3:327–328

Rosemeyer E (1973) Beobachtungen über Spontanverschlüsse von Fisteln nach Kontrastdarstellung. Arch Orth Unfallchir 76:242–247

Adjuvante Therapie bei chronischer Osteomyelitis mit Debrisorb

H. Hertz und O. Wruhs

I. Universitätsklinik für Unfallchirurgie, Alser Straße 4, A-1090 Wien

Die Weichteilverhältnisse spielen bei der Behandlung der akuten und chronischen Osteomyelitis eine wichtige Rolle. Eine der Voraussetzungen für die Ausheilung der Osteomyelitis ist die Sanierung von stark sezernierenden Fisteln und Fistelhöhlen. Starke Sekretion und schmierig belegter Wundgrund bieten einen guten Nährboden. In den letzten zwei Jahren begannen wir als zusätzliche Maßnahme bei akuter und chronischer Osteomyelitis „debrisorb" einzusetzen. Die Priorität chirurgisch operativer Eingriffe wie radikales Debridement und Sequestrotomie bleibt selbstverständlich unangetastet.

Die verwendete Substanz ist ein Streupulver aus spärischen porösen Partikel, die im trockenen Zustand einen Durchmesser von 0,1–0,3 mm haben. Diese Partikel bestehen aus einem dreidimensionalen Netz von Dextranpolymeren, die wegen ihres hohen Gehaltes an Hydroxylgruppen sehr hydrophil sind.

Sekret und Detritus werden sowohl durch die Saugwirkung der Dextranpyomere selbst, als auch durch die Capillarwirkung der Zwischenräume aufgesogen.

Da auch Fibrinogen absorbiert wird, kann es nicht zu einem Verkrusten der Wunde kommen.

In unserem Krankengut von 11 Patienten haben wir bei starker Sekretion zweimal täglich den Verband gewechselt, sodaß immer noch unverbrauchtes Debrisorb an der Wundoberfläche vorhanden war. Das Streupulver wird in einer Dicke von etwa 3 mm aufgetragen. Eine Salbenabdeckung des Wundrandes verhindert ein Abrieseln des Pulvers und schützt gleichzeitig den gesunden Wundrand. Bei jedem Verbandwechsel werden die Wunden mit steriler Ringerlösung gespült. Durch die Absorption von Flüssigkeit und Exsudat kommt es zur Reinigung des Wundgrundes. Zuzüglich wird das Wundödem vermindert, dement-

Hefte zur Unfallheilkunde, Heft 157
Zusammengestellt von J. Poigenfürst

sprechend kommt es auch zu einer Reduzierung des Gewebedruckes. Neues Granulationsgewebe kann nun auf Grund der verbesserten Durchblutungsverhältnisse leichter entstehen.

Exemplarisch werden im Folgenden einige Behandlungsabläufe gezeigt:

Eine 24jährige Patientin mit posttraumatischer Osteomyelitis nach operativ versorgten Unterschenkelfrakturen beidseits.

Nach monatelanger Fistelung neuerliche stationäre Aufnahme. Es bietet sich dieses Bild: bis zum Knochen reichender Fistelgang, dessen Grund schmierig belegt ist und reichlich Sekretion zeigt.

Nach wenigen Tagen Debrisorb-Behandlung deutliche Granulationstendenzen und Reinigung des Ulcusgrundes.

Dieses Bild nach 12 Tagen zeigt breiten Granulationssaum und Re-epithelisierungstendenz.

Der andere Unterschenkel zeigt zwei kleinere Fisteln, welche stark sezernieren. Am Grund der Ulcera reichlich eitriges Sekret.

Nach 14 Tagen sind die Fisteln frast völlig mit Epithel überzogen. Im Zentrum kaum sezernierendes Granulationsgewebe.

Ein 23jähriger Bauarbeiter 10 Tage nach der Verletzung mit einer Kreissäge. Trümmerfraktur der Mittelphalanx und Strecksehnenverlust.

Nach einer Woche Debrisorb-Behandlung ist das collaterale Ödem weitgehend zurückgegangen. Der Wundgrund ist gereinigt, zirkuläre Epithelvermehrung.

Ein 40jähriger Patient mit einer Menschenbißwunde, welche infiziert ist. Der Processus unguicularis ist frakturiert.

Der Patient kam verspätet zur Erstbehandlung, wobei die Wunde beträchtliche Entzündungszeichen bot.

Nach Ruhigstellung und offener Wundbehandlung gingen die Entzündungszeichen nur teilweise zurück, das beträchtliche Ödem besteht weiterhin.

Unter Debrisorb-Behandlung kommt es zu einer deutlichen Volumsabnahme der Endphalanx, sowie zu einer Reinigung und Verkleinerung des Substanzdefektes.

Zusammenfassend kann gesagt werden, daß durch die absorbierende Wirkung von Debrisorb eine Reinigung des Wundgrundes und durch die Verringerung des collateralen Ödems, eine wesentliche Zirkulationsverbesserung und damit günstigere Bedingungen für die Infektabwehr und Heilung geschaffen werden.

Der Ermüdungsbruch – Komplikation nach infizierten Frakturen

H.-J. Oestern und S. Behfar

Unfallchirurgische Klinik der Medizinischen Hochschule, Karl-Wiechert-Allee 9, D-3000 Hannover 61

Der Ermüdungsbruch nach infizierten Frakturen ist Folge eines Mißverhältnisses von Belastbarkeit und Belastung des durch den Infekt geschwächten Knochens. In der Anamnese findet sich kein adäquates Trauma. Dagegen ist die Ursache der Primärfraktur immer ein

Hefte zur Unfallheilkunde, Heft 157
Zusammengestellt von J. Poigenfürst

entsprechendes Trauma. Unter diesem Aspekt wurden in unserem Krankengut die erneuten Brüche von Patienten mit posttraumatischen Knocheninfekten analysiert.

Patientengut

Vom 1.1.1972–31.12.1979 wurden in der Unfallchirurgischen Klinik der Medizinischen Hochschule Hannover bei 19 Patienten 24 Brüche nach infizierten Frakturen beobachtet. 20mal handelte es sich um Ermüdungsbrüche, davon 4 Zweit- und 1 Drittermüdungsbruch. Bei 4 Patienten lag die Frakturlinie bei adäquatem Trauma in der ursprünglichen Bruchlinie, d.h. es handelte sich um Refrakturen.

Hauptlokalisation war der Unterschenkel mit 11 Ermüdungsbrüchen und 2 Refrakturen. Am Oberschenkel wurde bei 3 Patienten ein Ermüdungsbruch und zweimal eine Refraktur, am Unterarm 1 Ermüdungsbruch beobachtet.

Zeitpunkt des Ermüdungsbruches

Betrachtet man den zeitlichen Abstand von der Primär- zur Zweitfraktur, so fällt auf, daß 8 Patienten bereits vor Ablauf des 1. Jahres nach der Verletzung einen Ermüdungsbruch erlitten hatten. Bei 3 Patienten trat die erneute Fraktur vor Metallentfernung, bei 14 Patienten innerhalb des ersten halben Jahres nach Metallentfernung auf (Tabelle 1).

Die Ermüdungsbrüche wurden nach 6 Platten und 2 Fixateur-externe-Osteosynthesen beobachtet. Bei weiteren 5 Patienten waren mehrere und verschiedene Osteosyntheseverfahren vor Auftreten des Ermüdungsbruches zur Anwendung gekommen (Tabelle 2).

Therapie

Die Behandlung des Ermüdungsbruches muß von 2 Voraussetzungen ausgehen:

1. Die Instabilität fördert bei den minderdurchbluteten und geschwächten Knochen die Resorption und
2. die Instabilität kann zu einem erneuten Aufflackern des Infektes führen.

Daraus ergibt sich als oberstes Behandlungsprinzip eine exakte Stabilisierung. Diese Ruhigstellung kann bei kleineren Fissuren mit Gipsverband durchgeführt werden, in den übrigen Fällen ist insbesondere am Unterschenkel die Stabilisierung mit Fixateur externe ohne Eröffnung der zumeist nur wenig verschobenen Fraktur anzustreben.

Entsprechend diesen Prinzipien wurde am Unterschenkel der Ermüdungsbruch 3mal mit Oberschenkelgipsverband ruhiggestellt und 10mal mit Fixateur externe stabilisiert (Abb. 1).

Am Oberschenkel und Unterarm wurde jeweils erneut eine Plattenosteosynthese durchgeführt. Nur bei 4 Patienten wurde der Bruch eröffnet, Sequester entfernt und eine autologe Spongiosaplastik angelegt.

Nachuntersuchungsergebnisse

16 der 19 Patienten konnten durchschnittlich 21 Monate nach dem letzten Ermüdungsbruch bzw. der Refraktur nachuntersucht werden.

Tabelle 1. Zeitpunkt der Ermüdungsbrüche bzw. Refrakturen in Relation zur Primärfraktur und zum Zeitpunkt der Metallentfernung

Zeitpunkt der Ermüdungsbrüche:	
Unter 1 J. n. Primärfraktur	8
1–2 J. n. Primärfraktur	4
2–3 J. n. Primärfraktur	6
Über 4 J. nach Primärfraktur	1
Auftreten der Ermüdungsbrüche	
Vor Metallentfernung	(N = 3)
bis 2 Wochen nach Metallentfernung	(N = 3)
bis 12 Wochen nach Metallentfernung	(N = 7)
bis 6 Monate nach Metallentfernung	(N = 4)
bis 1 Jahr nach Metallentfernung	(N = 2)

Tabelle 2. Osteosynthesformen vor Auftreten des Ermüdungsbruches

Therapie vor US-Ermüdungsbruch:	
Plattenosteosynthese	(N = 6)
Fixateur externe	(N = 2)
Platte und Fixateur externe	(N = 3)
Marknagel und Fixateur externe	(N = 1)
Marknagel, Platte, Fixateur externe	(N = 1)

Funktion

Unter den Oberschenkel- und Unterschenkelermüdungsbrüchen fand sich eine seitengleiche Streckung im Kniegelenk bei 13 Patienten, eine uneingeschränkte Beugung bei 9 Verletzten. Drei Patienten hatten ein Beugedefizit bis 20°, einer ein Streckdefizit bis 20°. Ein Beugedefizit über 20° wurde bei 2 Patienten beobachtet.

Die Beweglichkeit im oberen Sprunggelenk war bei 12 Patienten (Plantarflexion) und bei 7 Verletzten (Dorsalextension) seitengleich. Vier Patienten hatten eine Einschränkung der Beweglichkeit bis 20°. Bei 2 Patienten bestand eine unfallbedingte Peronaeusparese.

Die Beinlänge war bei 9 Patienten seitengleich, 4 hatten eine Beinverkürzung bis 2 cm und in 2 Fällen bestand eine Verkürzung des verletzten Beines über 2 cm.

Röntgenergebnis

Alle Frakturen waren innerhalb von 3 Monaten knöchern verheilt. Am Ober- bzw. Unterschenkel fanden sich bei 8 Patienten keine Achsenfehler, bei 6 Patienten bis 10° und nur bei einem Patienten mit einem Unterschenkelermüdungsbruch bestand eine Valgusfehlstellung von 12°.

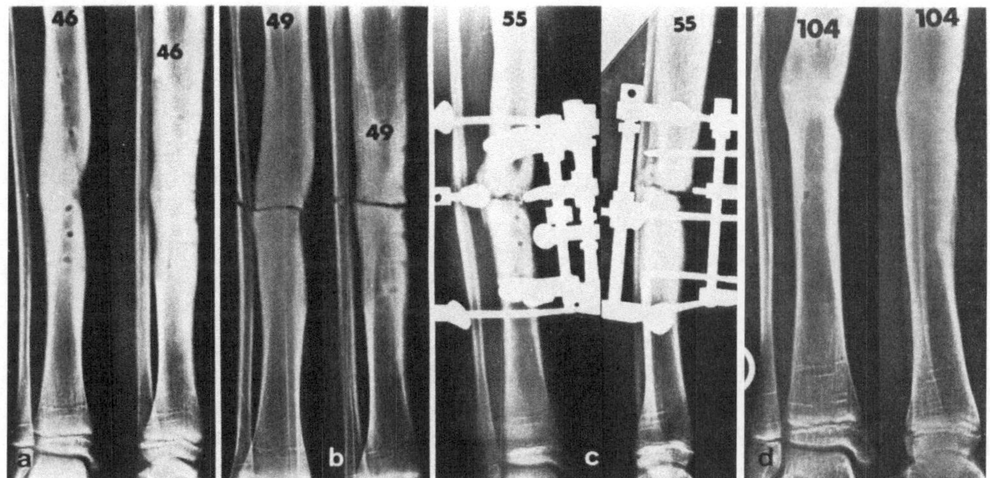

Abb. 1a–d. K.K., 9 J.: Drittgradig offene Unterschenkelfraktur, primäre dorsal angelegte Plattenosteosynthese, nach 4 Wochen Infekt mit Fistelbildung, Belassen der Platte. Nach 46 Wochen Metallentfernung (**a**). Drei Wochen später Begatelltrauma mit Ermüdungsbruch (**b**). Stabilisierung mit Fixateur externe (**c**). Ausheilungsergebnis 104 Wochen nach Primärfraktur (**d**)

Nachbehandlung

Aufgrund der Minderdurchblutung und Schwächung des Knochens durch den Infekt wurde nach Entfernung der Metallimplantate eine Orthese für durchschnittlich 15 Monate getragen.

Zusammenfassend erfordert gerade der Ermüdungsbruch beim Infekt nach einer Osteosynthese ein sehr differenziertes Vorgehen, wobei das oberste Prinzip für eine rasche Frakturheilung und zur Vermeidung eines erneuten Aufflackerns des Infektes eine stabile Osteosynthese darstellt.

Refrakturen nach Spongiosaplastik

E. Sander

Chirurgische Klinik der Martin-Luther-Universität, Traumatologische Abteilung, Leninallee 16, DDR-4010 Halle

Die Behandlung einer septischen Defektpseudarthrose bleibt vom Einbau der autologen Spongiosa an bis zu ihrer vollständigen strukturellen Integration problematisch. Da die Revascularisierung der Spongiosa nicht nur wegen des Infektes sondern aus Gründen der gefäßarmen narbigen Weichteilsituation verzögert stattfindet, wird auch der osteoinduktive Effekt der Spongiosa erheblich herabgesetzt. Ein weiterer Nachteil liegt außerdem in der Tatsache, daß die Stabilisatoren nicht immer bis zur Ausbildung des tragfähigen Lamellenknochens in situ belassen werden können – letzteres wegen Lockerung des Metallimplantates bei rezidivierenden Weichteilphlegmonen mit sezernierender Fisteleiterung. Hinzukommen eine Dystrophie des gesamten Knochens und die Defekte, die durch die Verankerung vorangegangener Zweit- bzw. Drittosteosynthesen gesetzt wurden und eine erneute metallische Stabilisierung sehr erschweren oder unmöglich machen.

Für gewöhnlich sind aber in diesem Stadium die Fragmente durch ossäre Überbrückung so weit fixiert, daß eine Weiterbehandlung zunächst im Gipsverband und je nach Röntgenbefund in einem Schienen-Hülsenapparat oder einer Gießharzhülse erfolgen kann. Leider sind die Patienten in dieser Behandlungsphase mitunter uneinsichtig, überschreiten die zulässige Belastung und tragen nicht immer ihren Hülsenapparat. So bleibt es von Fall zu Fall nicht aus, daß das betroffene Knochensegment der zu starken Belastung nicht standhält und im ehemaligen Transplantatbereich refrakturiert.

Auf der anderen Seite wird auch das Röntgenbild mitunter falsch gedeutet. Zu bedenken ist, daß die Aufnahme nur den Mineralisationsgrad der knöchernen Überbrückung erfaßt, aber nicht die Feinstruktur des neuen Knochengewebes, auf die es in Hinsicht der Belastbarkeit in erster Linie ankommt.

An unserem Patientengut von 42 septischen Tibiadefektpseudarthrosen konnten wir beobachten, daß es auf diese Weise in 7 Fällen nach inadäquaten Traumen zur Refraktur kam. Die Entfernung der Stabilisatoren lag 4–14 Monate zurück; nach Aussage des Röntgenbildes hatte in jedem Fall eine scheinbare Konsolidierung stattgefunden. Röntgenologisch zeichnete sich die Frakturlinie nicht in der Grenzzone zwischen Spongiosa und Corticalis, sondern im ehemaligen Transplantatbereich ab (Abb. 1, 2).

Bei der Auswertung des jeweiligen Therapieweges und Lokalbefundes fiel auf, daß für dieses Ereignis bestimmte einheitliche Voraussetzungen vorlagen:

1. die Anwendung offener Spongiosaplomben,
2. die vorzeitige Entfernung der metallischen Stabilisatoren und
3. trophisch stark gestörte Weichteile über der medialen Tibiafläche mit ausgedehnten gefäßarmen Narbenflächen.

Alle Anzeichen sprachen dafür, daß hier die Vascularisierung der Spongiosa nur im Sinne einer Vita minima stattfand, was für die gesamten Vorgänge des funktionellen Umbaus während der Belastungsphase *nicht* ausreichend ist.

Hefte zur Unfallheilkunde, Heft 157
Zusammengestellt von J. Poigenfürst

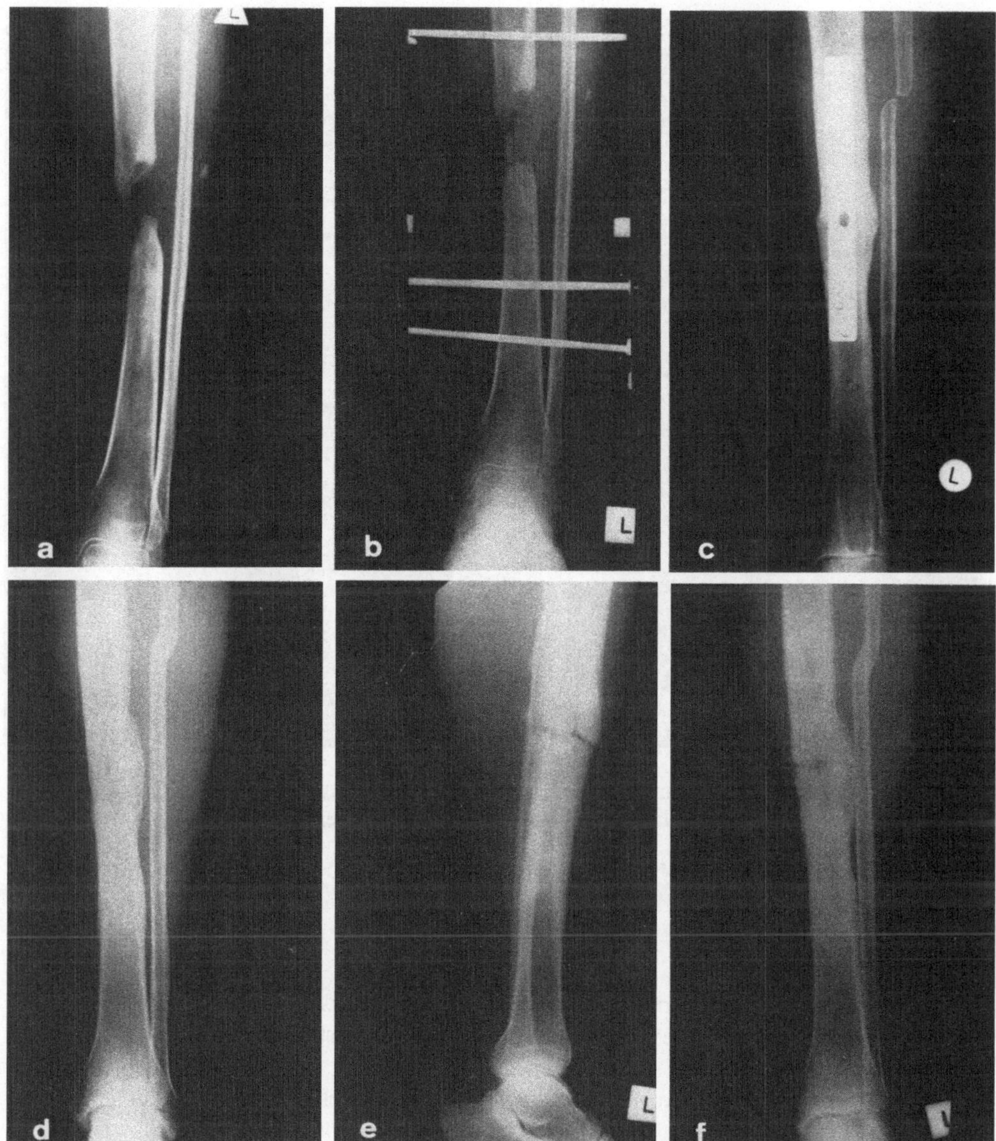

Abb. 1. a W.U.: Septische Tibiadefektpseudarthrose; **b** Spongiosatransplantat und Fixateur externe; beginnende Überbrückung, **c** Konsolidierung nach Zweitosteosynthese und erneuter Spongiosaplastik, **d** Knöcherne Ausheilung, **e, f** Refraktur 6 Monate nach Metallentfernung

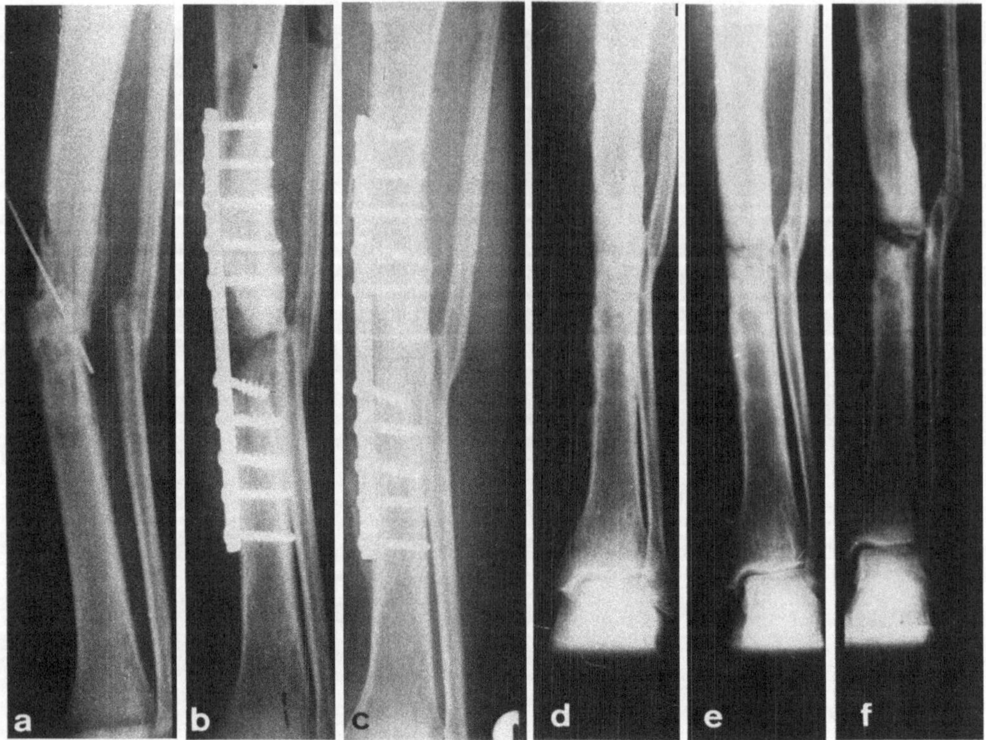

Abb. 2. a S.E.: Infizierte Pseudarthrose nach offener US-Fraktur II° (unzulängliche Osteosynthese), **b** Zustand nach Plattenosteosynthese und offener Spongiosaplombe, **c** Konsolidierung 7 Monnate post-op., **d** Knöcherner Durchbau der Pseudarthrose; klinisch keine Fistelbildung, **e** Refraktur 6 Monate nach Metallentfernung; Fistelbildung, **f** Sequestrierung des Spongiosatransplantates

Für den Behandlungsplan muß daraus gefolgert werden, daß im Vordergrund der Überlegungen weniger mechanische als vielmehr biologische Aspekte stehen sollten. Es empfiehlt sich deshalb, schon frühzeitig – natürlich nach Beherrschung des Infektes und noch vor der statischen Belastung – sein Augenmerk auf weichteilplastische Maßnahmen zu lenken, die einer Verbesserung der invasiven Vascularisierung weitestmöglich Rechnung tragen. Das insbesondere in den Fällen, bei denen offene Spongiosaplomben implantiert wurden!

Nach unseren Erfahrungen eignet sich hierfür die gestielte Lappenplastik – und zwar vorrangig die Cross-leg-Plastik, die sich den Erfordernissen gut anpaßt.

Neue Perspektiven eröffnen vermutlich die zwar sehr zeitaufwendigen aber erfolgversprechenden mikrochirurgischen Maßnahmen.

Die posttraumatische Osteomyelitis im Kindesalter

E. Jonasch

Unfallchirurgische Abteilung, Kursdorfer Straße 50, DDR-7144 Schkeuditz-Leipzig

Die posttraumatische Osteomyelitis im Kindesalter läßt sich am besten nach ihren Entstehungsmöglichkeiten in 3 Gruppen einteilen:

1. Beim Unfall kommt es zu einer offen Verletzung des Knochens mit anschließender Infektion,
2. die postoperative Osteomyelitis und
3. beim Unfall kommt es weder zu einer offenen Knochen- noch Hautverletzung z.B. nach Kontusionen und Distorsionen und später trotzdem zu einer Osteomyelitis.

Diese Form der posttraumatischen Osteomyelitis bietet sowohl in der Erkennung, als auch in versicherungsrechtlicher Hinsicht Schwierigkeiten. Sie ist vor allem bei Kindern zu beobachten, wobei das männliche Geschlecht bevorzugt ist. Das Entstehen einer posttraumatischen Osteomyelitis *ohne* Verletzung der Haut wird von einigen Autoren überhaupt abgelehnt, da bei ihren Fällen ein sicheres Unfallereignis nicht nachgewiesen und keine sicheren Zeichen für eine Verletzung überhaupt gefunden werden konnte. Sie sprechen daher von einer akuten hämatogenen Osteomyelitis.

Von den von anderen Autoren vertretenen Theorien über die Entstehung einer Osteomyelitis ohne offene Verletzung der Haut – es gibt einige – dürfte wohl die am zutreffendsten sein, daß es infolge Durchwanderung der sonst apathogenen Hautkeime zu einer Infektion des durch die Distorsion oder Kontusion bedingten Hämatoms kommt.

Klinisch stehen zuerst der Schmerz und die Schwellung durch die Kontusion oder Distorsion im Vordergrund. Erst im Verlauf von einigen Tagen sieht man, daß die Schwellung nicht abklingt, daß die Hauttemperatur deutlich erhöht bleibt, daß es schließlich zu einer umschriebenen Rötung der Haut und zur Fluktuation kommt. Es treten septische Temperaturen auf. Blutsenkung und Leukocytenwerte sind deutlich erhöht. Erst dann wird in den meisten Fällen die richtige Diagnose gestellt.

Die am Tage des Unfalls angefertigten Röntgenaufnahmen sind immer negativ. Zu den ersten Veränderungen im Röntgenbild kommt es frühestens nach einer Woche, in der Regel erst nach 3–4 Wochen. Therapeutisch kommt nur die Incision und die Ausräumung des nekrotischen Gewebes in Frage. Allgemeingaben von Antibiotica allein ohne chirurgische Behandlung sind in der Regel erfolglos.

Ich wollte mit diesem Beitrag auf eine seltene Form der Osteomyelitis hinweisen.

Hefte zur Unfallheilkunde, Heft 157
Zusammengestellt von J. Poigenfürst

Behandlungsgrundsätze der posttraumatischen Osteomyelitis bei Hämophilen

H. Lehfuß[1], H. Niessner[2] und J. Poigenfürst[3]

[1] Fockygasse 22, A-1120 Wien
[2] I. Medizinische Universitätsklinik, Lazarettgasse 14, A-1090 Wien
[3] I. Universitäts-Klinik für Unfallchirurgie, Alser Straße 4, A-1090 Wien

Zweck der kurzen Mitteilung ist es darzulegen, daß bei Zusammenarbeit von Blutgerinnungsfachleuten und Traumatologen schwere unfallchirurgische Situationen und Komplikationen wie z.B. eine Osteomyelitis auch beim Hämophilen mit gutem Erfolg behandelt werden können.

Die Behandlungsgrundsätze gliedern sich in 2 Sparten:

1. muß der Patient während der gesamten Behandlungsdauer den fehlenden Gerinnungsfaktor betreffend überwacht und gegebenenfalls substituiert werden.
   Das Ziel der Substitution eines Gerinnungsfaktors ist nicht nur die Verhinderung der Blutung oder Nachblutung, sondern auch Verhinderung einer Bruchheilungsstörung oder Wundheilungsstörung, weil ja Fibrin nicht nur zur Blutgerinnung sondern auch zur Narbenbildung und Callusbildung von Nöten ist.
2. Bedarf es besonderer Sorgfalt bei der Durchführung der chirurgischen Maßnahmen.

Prinzipiell kann beim gerinnungsmäßig überwachten bzw. substituierten Patienten jede chirurgische Methode wie beim Gesunden angewendet werden.

Es wird aber eine besonders sorgfältige intraoperative Blutstillung durchzuführen sein und bei der Naht darauf zu achten sein, daß die Wundflächen besonders exakt aneinander zu liegen kommen.

Zwecks Erreichung eines besonders dichten Wundverschlusses bedienen wir uns einer Nahttechnik, die noch zu beschreiben sein wird. Das bisher gesagte soll an einem Fall erläutert werden (s. Zeit-Tabelle, Abb. 1).

Ein 43jähriger Mann erlitt im Juni 1974 einen Pkw-Unfall und wurde wegen eines Oberschenkelbruches links zunächst extendiert und im August 1974 gegipst.

Ihm selbst war eine Gerinnungsstörung bekannt und er hat davon auch im primär behandelnden Krankenhaus Mitteilung gemacht.

Wegen mangelnder Callusbildung wurde September 1974 die gedeckte Marknagelung durchgeführt. Es kam zu einer Infektion, weswegen im Dezember 1974 incidiert werden mußte. Es entwickelte sich eine septische, fistelnde, straffe Pseudarthrose trotz allerdings zu dünnem Marknagel, die bis zur Aufnahme an der Klinik bestand.

Im auswärtigen Krankenhaus wurde keinerlei Substitution durchgeführt, allerdings lokal und allgemein mit verschiedenen Antibiotica behandelt.

Im Mai 1976 erfolgte die Übernahme an die Klinik. Nach Beginn der Substitution mit Faktor VIII (Kryobolin) und nach antibiotischer Vorbehandlung wurden im August 1976 der Marknagel entfernt, der Markraum ausgeräumt, PMMA-Ketten eingelegt und eine äußere Fixation mit Wagner-Apparat durch 6 Monate vorgenommen.

Nach Entfernung des Wagner-Apparates wurde zunächst mit Vorderarmstützkrücken teilentlastet. Seit Dezember 1978 belastet der Patient voll. Er hat inzwischen mit ortho-

Hefte zur Unfallheilkunde, Heft 157
Zusammengestellt von J. Poigenfürst

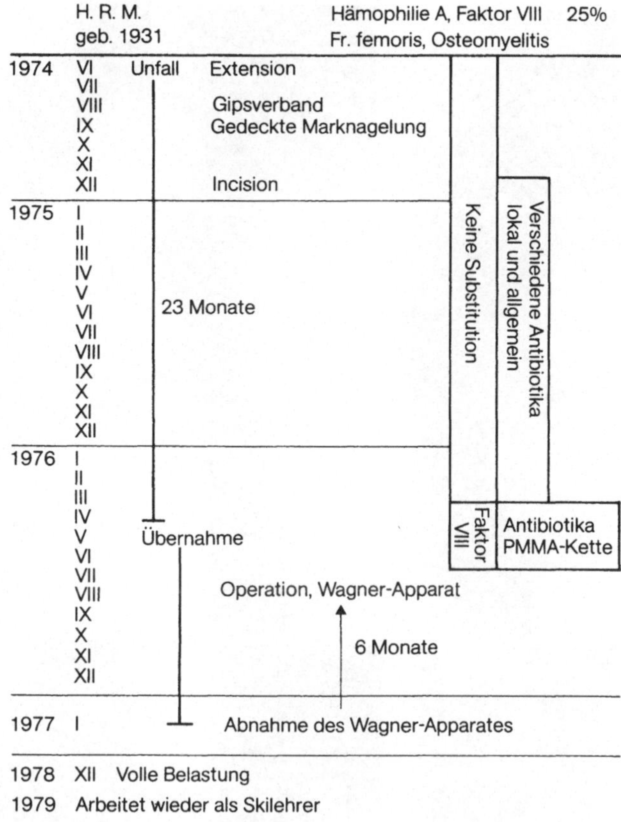

Abb. 1

pädischem Schuh und Verkürzungsausgleich seinen Beruf als Skilehrer wieder aufgenommen (Abb. 2).

Nun zur Nahttechnik, wie sie bei chirurgischer Versorgung von Hämophilen an der I. Universitätklinik für Unfallchirurgie in Wien angewendet wird (Schema, Abb. 3).

Um eine exakte flächenhafte Verbindung der Wundflächen zu erreichen, werden ähnlich wie bei der Platzbauchprophylaxe und bei anderen bekannten Stütznahttechniken tiefgreifende Nähte mit kräftigem Nahtmaterial gelegt.

Um das Einschneiden der Nähte durch die Haut zu vermeiden, werden die Nähte außerhalb der Haut entweder durch Gummischläuche oder über Plättchen geführt oder über Gazebauschen geknüpft.

Solche Stütznähte müssen in mehreren Etagen übereinander angelegt werden, damit eine flächenhafte Wundadaptation in allen Tiefen gewährleistet ist.

Die Nähte sollen bei Anwendung nicht resorbierbaren Materials 3 Wochen belassen werden und bei Verwendung von resorbierbaren Nähten sollen diese eine Halbwertzeit von 15 Tagen haben.

Noch ein Wort zur gerinnungsmäßigen Betreuung Subhämophiler, was im geschilderten Fall bei einem Faktor VIII von 25% der Fall war.

Es ist inzwischen ein synthetisches Mittel (noch nicht registriertes Vasopressinderivat – DDAVP) entwickelt worden, das ohne Substitution den Faktor VIII-Grundspiegel auf das

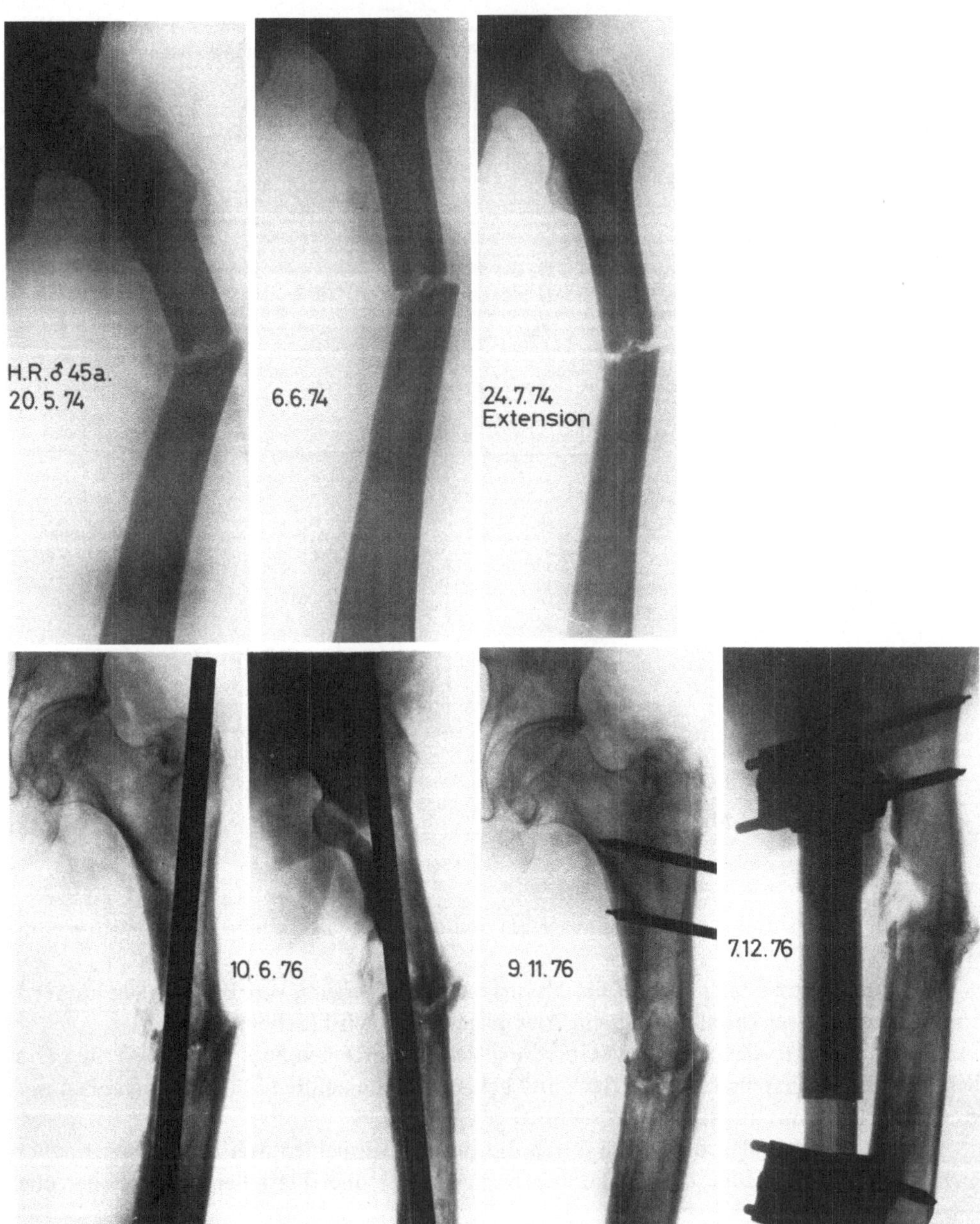

Abb. 2a, b

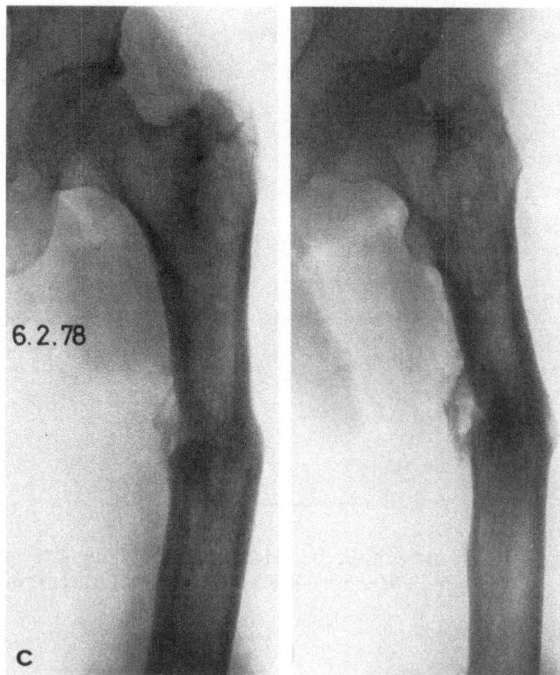

Abb. 2c

ca. Drei- bis Vierfache erhöht. Dies reicht natürlich zur Behandlung einer schweren Hämophilie mit Faktor VIII unter 1% nicht aus, weil die Verdreifachung des Spiegels nur unwesentlich über 1% führen würde. Bei Subhämophilen aber mit einem Faktor VIII-Spiegel von beispielsweise 25% reicht die Anhebung des Spiegels auf ca. 75% für Knochenbruch- und Wundheilung natürlich aus.

Zusammenfassend kann gesagt werden, daß bei Zusammenarbeit einer Gerinnungsabteilung mit einer traumatologischen Abteilung mit entsprechender Substitution bzw. Überwachung der Gerinnungssituation sowie Anwendung chirurgischer Sorgfalt und Beachtung spezieller technischer Richtlinien auch beim Hömophilen eine septische Pseudarthrose eines langen Röhrenknochens erfolgreich behandelt werden kann.

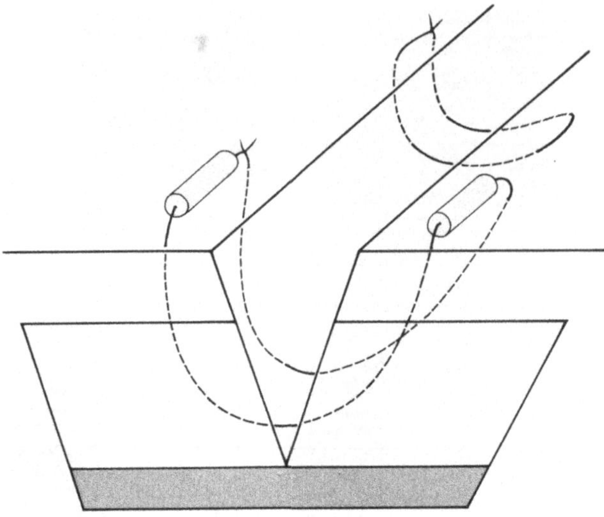

Abb. 3. Nahttechnik bei Hämophilie. Nahtmaterial: Stärke 1–2 (0,4–0,5 mm). **a** Nicht resorbierbar: 3 Wochen. **b** Resorbierbar, Halbwertzeit 15 Tage

Diskussion der Vorträge von J. Bauer bis H. Lehfuß, S. 271–294

Russe, Innsbruck: Sind Anfragen zu den Referaten? Vielleicht fassen wir die ersten drei zusammen – aus Kosice und Budapest über die infizierten Frakturen, infizierten Pseudarthrosen und gezieltes therapeutisches Vorgehen bei chronischen posttraumatischen Knocheninfektionen. Will jemand dazu sprechen? Wenn dies nicht der Fall ist, dann zum Vortrag Egkher, Spängler – Spontanverschluß durch Kontrastmittelfüllungen. Im Wettlauf mit der Zeit ist da scheinbar der Sieg errungen.

Titze, Graz: Ich habe eine Frage an Herrn Egkher. Er beschreibt den spontanen Fistelverschluß nach Kontrastmitteldarstellung. Ich wollte ihn fragen, ob er das nur auf bestimmte Kontrastmittel hin gesehen hat oder welches Kontrastmittel im konkreten Fall verwendet wurde und zum Fistelverschluß letztlich geführt hat.

Egkher Wien: Ich wollte keine Firmennamen nennen, aber wir verwenden normalerweise Conray oder Urographin zur Röntgenkontrastdarstellung.

Titze, Graz: Haben Sie das auf beide Mittel gleichermaßen beobachtet?

Egkher, Wien: Wir haben zuerst lange Zeit Urographin verwendet und in der Folge dann Conray und es ist auf beide Mittel ein ähnliches Phänomen aufgetreten.

Russe, Innsbruck: Sonstige Anfragen oder Beobachtungen?

Schwaiger, Häring: Was haben während der Verlaufszeit die labormäßigen und radiologischen oder szintigraphischen Kontrollen ergeben?

Egkher, Wien: Szintigraphische Untersuchungen haben wir nicht gemacht. Wir haben jetzt sowohl bakteriologische Abstriche, als auch Senkungen, als auch Leukocytenzählungen gemacht, die im Verlauf in keiner Weise eine Signifikanz gezeigt haben. Es waren die Werte so unterschiedlich, daß man sie nicht verwerten konnte.

Russe, Innsbruck: Sonst eine Anfrage? Anfragen zu den Vorträgen Behfar und Sander: Refraktur infizierter Defektpseudarthrose, Refraktur Spätfolge infizierter Frakturen?

Klemm, Frankfurt: Refrakturen nach Aufbau infizierter Defektpseudarthrosen sieht man ja relativ häufig. Der Patient, der mit einer solchen Refraktur dann wieder in Behandlung gelangt, ist natürlich bestürzt darüber, daß jetzt wieder eine Refraktur eingetreten ist und er hat die Vorstellung, daß nun wieder der gleiche lange Behandlungszeitraum auf ihn zukommt, wie bei der Erstfraktur. An sich ist der Verlauf nach Refraktur ja sehr günstig. Man kann fast die Patienten zur Refraktur beglückwünschen, weil erfahrungsgemäß nach einer solchen Refraktur ein ganzer Schub an Knochenneubildung wieder einsetzt und man braucht eigentlich nur eine relativ einfache Stabilisierung mit dem Fixateur externe um eine knöcherne Konsolidierung innerhalb von drei Monaten zu erzielen. Und die dann gewonnene Stabilität ist bei weitem höher als die ursprüngliche. Ich persönlich habe also zum Beispiel nie eine Refraktur nach der Refraktur gesehen. Das ist eine Beobachtung, daß eigentlich die Refraktur dann nochmals eine Neubildung bringt und letztendlich ein günstiges Ereignis ist.

Russe, Innsbruck: Herr Behfar möchte ich fragen: Unterarmrefraktur war das Elle oder Speiche?

Behfar, München: An der Speiche.

Russe, Innsbruck: Sonst sehen wir eher die Refraktur an der Elle. Sonst eine Anfrage an Behfar und Sander?

Ecke, Gießen: Es war mir sehr interessant von Herrn Sander zu hören, daß man mehr auf die Umgebung des Knochens achten soll. Das haben wir auch getan. Aber es ist ja ein Zustand der zur Refraktur führt, wo die Knochenregeneration im ehemaligen Frakturbereich leergebrannt ist. Es bietet sich über Monate hinweg nichts neues. Das führt dann auch dazu, daß die Berufsgenossenschaften die Patienten nach zwei Jahren zur Plattenentfernung schicken, und man kann es den Bildern ansehen – ich habe es auch diesem einen Bild von Herrn Behfar angesehen – daß sich da eine Linie in dem Knochen zeigte, nämlich haargenau an der Stelle, wo später die Fraktur auftrat. Das geht bei unseren Bildern ganz ähnlich. In diesen Fällen gehen wir so vor, daß wir zwar die Platte entfernen, aber einen cortico-spongiösen Span subperiostal über die ganze Länge des gefährdeten Gebietes hinweglegen, mit zwei kleinen Schrauben fixieren, die dann belassen bleiben.

Russe, Innsbruck: Ein sehr sicheres Vorgehen. Andere Anfragen zu diesen beiden Vorträgen?

Hellinger, Dresden: Ich glaube, man kann Herrn Klemm nicht ganz folgen, wenn er sagt, daß die Refraktur als pathologische Fraktur, es ist ja meist ein inadäquates Trauma, ein glückliches Ereignis sei. Man kann ihm nur folgen, wenn man zustimmt, und das bestätigen auch meine Erfahrungen nach den Beinverlängerungen, daß die Heilungstendenz außerordentlich gut ist, weil natürlich eine sehr rege osteogenetische Tätigkeit im Remodelling von Lamellenknochen zum Röhrenknochen vorliegt.

Russe, Innsbruck: Danke schön. Das ist richtig. Also zumindest nicht so ungünstig wie es der Patient annimmt. Nun zum Vortrag Jonasch – Osteomyelitis. Sicher eine besondere Problematik.

Klemm, Frankfurt: Es wird ja hier von Herrn Jonasch beschrieben die traumatische Genese einer hämatogenen Osteomyelitis. Ich möchte da gewisse Bedenken anmelden, denn in der gutachterlichen Praxis, gerade bei den Berufsgenossenschaften in Deutschland, wo ja nun auch Schülerunfälle, Kindergartenunfälle usw. versichert sind, kommt das sehr häufig vor, daß man mit dieser Fragestellung konfrontiert wird und wenn man die Literatur kennt, und wenn man die Fälle dann einzeln analysiert, dann ist es doch eigentlich immer so, daß das traumatische Ereignis eigentlich die Gelegenheitsursache war, um die sich ausbildende hämatogene Osteomyelitis schmerzhaft bewußt werden zu lassen. Das heißt, die war in Entstehung und dann genügt eben einfach beim Turnen oder irgend etwas, ein leichtes Anstossen und das Kind kommt nach Hause, hat eine Schwellung, das ist keine Kontusion, das ist bereits sich ausbildende Osteomyelitis.

Russe, Innsbruck: Das ist eine sehr richtige Bemerkung. Also man wird ganz besonders vorsichtig sein. Es werden sicher nur ganz besonders seltene Fälle sein und wir werden ganz besonders darauf eingehen müssen, wie das Trauma eben gewesen ist. Nicht nur gerade eine Gelegenheitsursache oder überhaupt aus dem Kausalbedürfnis der Menschen zu erklären, daß ein Unfall angegeben wird.

Beck, Feldkirch: Ich glaube, das könnte man sehr gut differenzieren, wenn man in solchen Fällen eine Szintigraphie machen würde. Dann ist die zu diesem Zeitpunkt, nämlich zum Zeitpunkt des Traumas, positiv, dann ist es mit Sicherheit eine hämatogene Osteomyeltis. Ist sie aber zum Zeitpunkt des Traumas negativ, kann es sich noch nicht um eine Osteomyelitis gehandelt haben.

Russe, Innsbruck: Nur kommen eben leider diese Patienten erst Tage oder Wochen nachher und dann ist es halt schwierig.

Szyszkowitz, Graz: Ich möchte auch einen Fall bei einem Erwachsenen beisteuern, der sich den Tibiakopf angeschlagen hat und ein Hämatom bekam, das wahrscheinlich subperiostal war, jedenfalls scharf abgegrenzt, und als er dann 4 Tage später kam, da war es schon etwas abgeflacht, und da hat sich dann ein Infekt ausgebildet. Er hat ein massives Trauma angegeben, es ist noch nicht versicherungsrechtlich geklärt, aber es scheint doch so, daß da ein direkter Zusammenhang war.

Russe, Innsbruck: Es ist immer noch die Möglichkeit nicht des aut – aut sondern des et – et. Es kann auch zeitlich zusammentreffen und das ist dann besonders schwierig, aber wenn man den Patienten früh bekommt, kann sicher die Szintigraphie viel helfen.

Jahna, Wien: Ich möchte vor allem auf die Gefahr in großen Ambulanzen hinweisen, die immer wieder auftritt. Also, wenn da hundert Leute an einem Tag durchgehen, dann ist in einem Unfallkrankenhaus zum Beispiel, natürlich auch vom Arzt her das Kausalitätsdenken da. Das heißt, es kommt ein Kind und die Mutter sagt nur es hat Schmerzen im Vorderarm. Da wird gleich die Anamnese konstruiert und es wird gesagt, ja wahrscheinlich ist es gefallen und so entwickelt sich das dann, daß eigentlich ein Unfall gar nicht vorhanden war. Also das haben wir immer wieder gesehen, wenn man dann ganz genau sekundär nachgeforscht hat, hat die Mutter gesagt, vielleicht ist es gestürzt, aber sicher kann ich es nicht sagen.

Russe, Innsbruck: Ja, ich glaube das ist wirklich ganz wichtig, daß das wirklich nur ganz einzelne Ausnahmefälle sein können. Wir müssen aus Zeitgründen abschließen. Nun zum Vortrag Lehfuß – Hämophile – keine Wortmeldungen?

Dann können wir die Pause ansagen, die bis 9 Uhr laufen soll.

I. Die Infekt-Pseudarthrose

Die infizierte Tibia-Pseudarthrose

H. Ecke, Chr. Neubert und R. Jander

Unfallchirurgische Klinik des Zentrums für Chirurgie der Justus-Liebig-Universität Gießen, D-6300 Gießen

Es sind in erster Linie Verkehrsunfälle und deshalb in der Hauptsache Verletzungen der unteren Extremität, die drittgradig offene Knochenbrüche mit schweren Weichteilschäden hervorrufen (Tabelle 1, 2). Vielfach handelt es sich um früher so bezeichnete Erhaltungsversuche. Ausgedehnte Weichteilzerstörungen und im ersten Moment nicht immer zu klärende Situationen, ob bei der operativen Revision erhaltene Weichteile noch eine aus-

Tabelle 1. Unfallarten von 78 Patienten mit operativ behandelten Pseudarthrosen (1975–1979)[a]

Verkehr	59
Häuslich	10
Arbeit	7
Sport	2

[a] Unfallchirurgie Gießen

Tabelle 2. Pseudarthrosen 1975–1979[a]

Gesamtzahl:	78
davon 33 offene Frakturen und 24 Trümmerbrüche	
Lokalisation der Pseudarthrosen	
Oberarm	4
Ulna	1
Radius	4
Unterarm	6
Schenkelhals	5
Oberschenkel	13
Unterschenkel	45

[a] Unfallchirurgie Gießen

Hefte zur Unfallheilkunde, Heft 157
Zusammengestellt von J. Poigenfürst

Tabelle 3. 78 Pseudarthrosen (1975–1979)[a]

33mal	2° und 3° offene Frakturen
24mal	Trümmerfrakturen
19mal	Infektpseudarthrosen
27mal	auswärts vorbehandelt
Gesamtzahl der Operationen vor der entscheidenden Behandlung = 92	

[a] Unfallchirurgie Gießen

reichende Durchblutung aufweisen, führen nur allzu leicht zur Belassung untergehenden Gewebes und damit auch erstklassiger Nährböden für Keime. Als Folgen treten in der Regel tiefgreifende Infektionen auf, die auch den Knochen mit erfassen. Weiterhin finden wir auch heute noch – wenn auch weniger als früher – tiefreichende Knocheninfektionen nach aseptischen Osteosynthesen (Tabelle 3). Sie alle führen nicht selten zum Darniederliegen

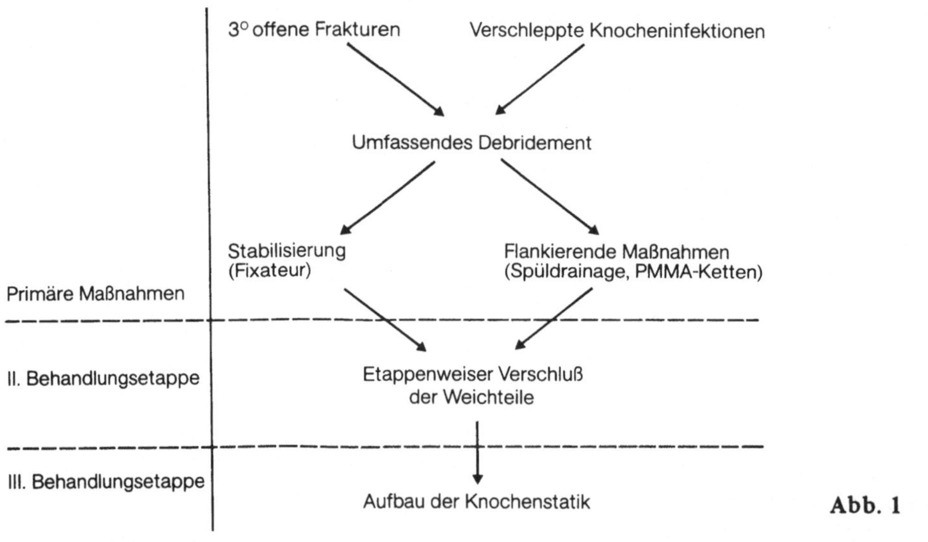

Abb. 1

Abb. 2a–e. Teilabbildung **a** zeigt den primär versorgten drittgradig offenen Biegungsbruch des linken Unterschenkels 1 Monat nach dem Unfall. Es bildete sich eine Infektion, die zur Plattenlockerung führte und 6 Monate nach dem Unfall zur Entfernung der Plattenosteosynthese Anlaß gab, **b** zeigt die ausgiebige Sequesterotomie und die Stellung des Unterschenkels mit dem äußeren Spanner sowie 20 Monate nach dem Unfall die Fibula-pro-Tibia-Operation in der ersten Knochenregeneration. Es ist zu beachten, daß die Fibula keinerlei Abbauerscheinungen zeigt, **c** zeigt eine zunehmende Regeneration in den einzelnen Monaten und nach 42 Monaten eine reguläre Wiederherstellung der Knochenstatik. Auch jetzt ist die Fibula noch separat und voll durchblutet.

Die Teilabbildungen **d** und **e** zeigen die Funktion des linken Unterschenkels 4 Jahre nach der Fibula-pro-Tibia-Operation. Eine Verkürzung oder eine sonstige Einbuße ist in diesem Bereich nicht eingetreten.

Es wurden 23 Fibula-pro-Tibia-Operationen mit Erfolg durchgeführt.

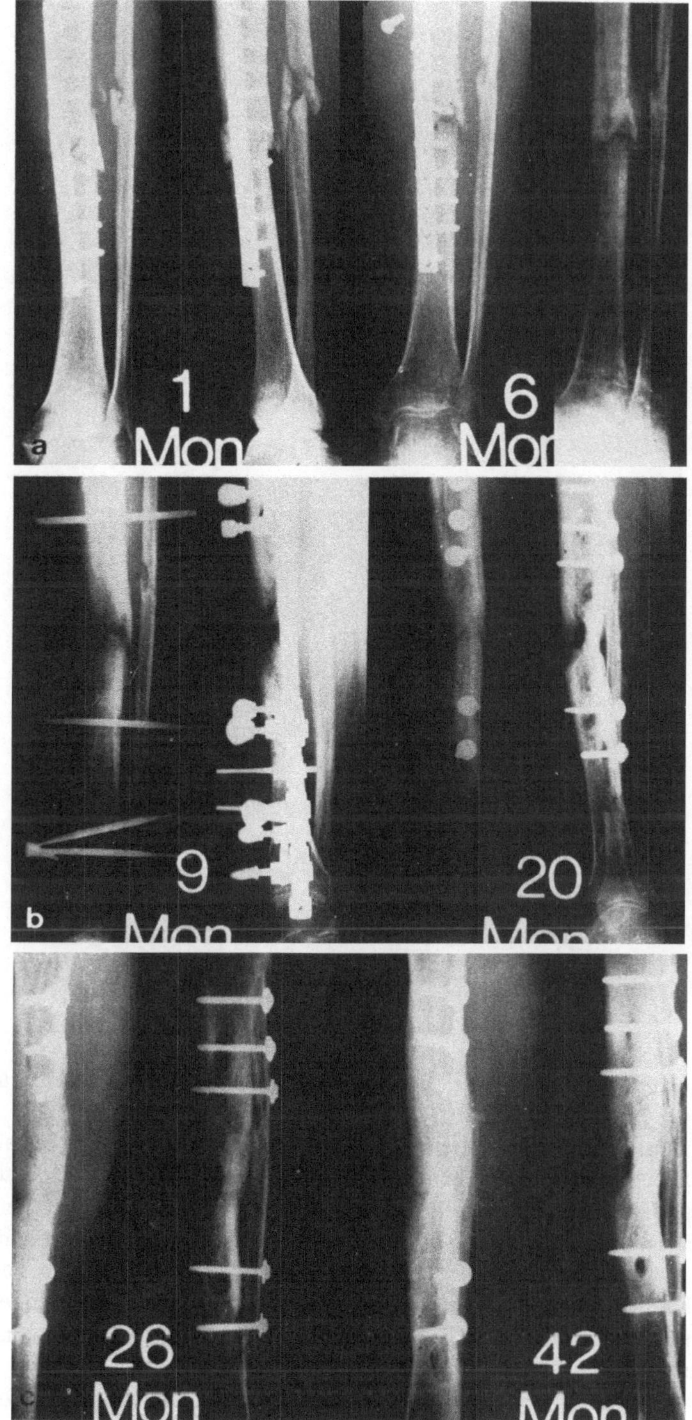

Abb. 2a–c

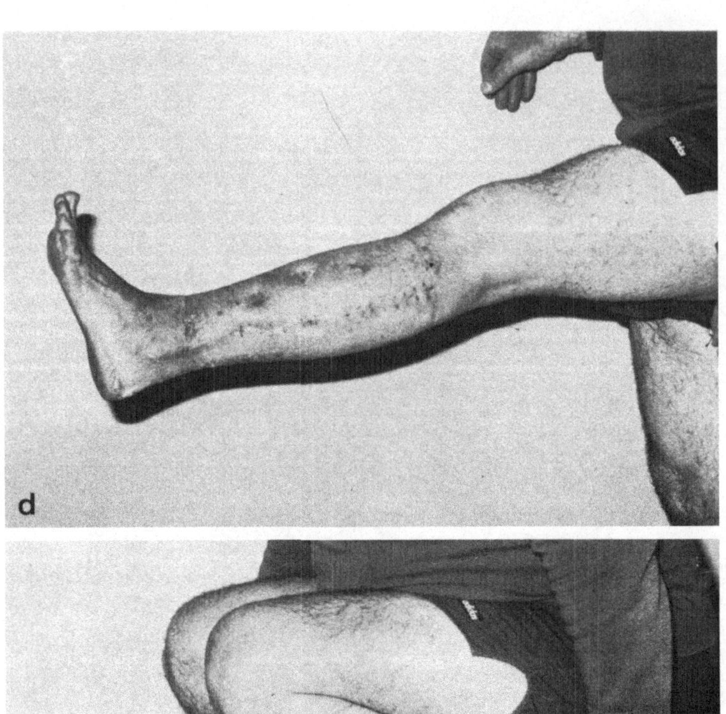

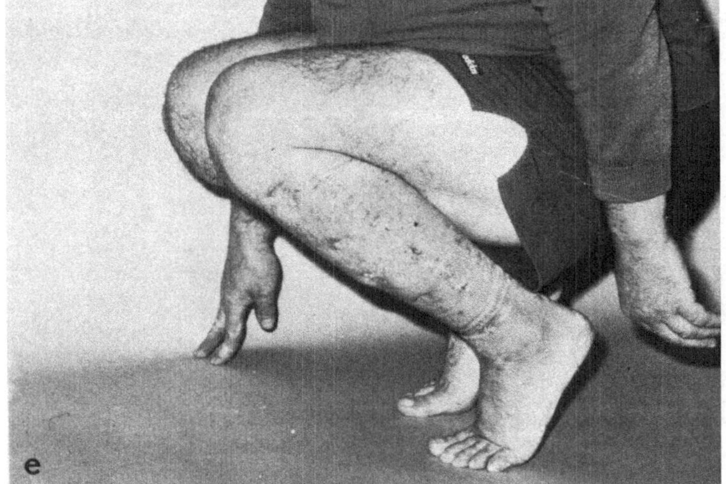

Abb. 2d, e

der Knochenregeneration, zur Bildung bradytrophen Narbengewebes und zur Infektpseudarthrose.

Die durch zahlreiche Behandlungsfälle ermittelte Gleichung: Instabilität + Infektion = langdauernder und tiefreichender Weichteil- und Knochenprozeß und nicht selten als Schlußpunkt die Amputation, hat gerade hierbei ihre Gültigkeit behalten. Oberstes Behandlungsprinzip ist es also, die als Summanden aufgeführten Ursachen dieser Gleichung zunächst durch eine gründliche Revision unter Entfernung allen nekrotischen Gewebes und sekundär durch eine Stabilisierung, aber auch durch flankierende Maßnahmen zu beseitigen, um ein unbegrenztes Leiden oder die unnötige Opferung einer wertvollen Gliedmaße zu vermeiden.

Auf der anderen Seite muß man realisieren, daß heute *zu viele Gliedmaßenabschnitte zu lang erhalten werden,* wobei die Entscheidung, ob man einem Patienten eine Gliedmaße, – bei der eine weitgehende Defektheilung zu erwarten ist, – noch erhalten soll oder nicht, wohl zu den schwierigsten Entscheidungen der Unfallchirurgie überhaupt gehört. Irrtümer hierbei führen einerseits zum Verlust von Gliedmaßen, die fachgerecht behandelt noch wertvolle Dienste zur Funktion beitragen können, andererseits aber auch zu langdauerndem Siechtum. Selbst die richtige Entscheidung zur Erhaltung macht eine langwierige Behandlung notwendig (Abb. 1).

Eckpfeiler dieser Therapie sind:

- eine ausgiebige Revision von Weichteilen und Knochen unter radikaler Entfernung des Herdgewebes,
- eine Stabilisierung der Hauptfragmente, am bestem mit dem Fixateur, unter dessen Schutz gewissermaßen die Weichteilheilung solide erfolgen muß.

Danach kann man bei liegendem Fixateur durch eine ausgedehnte Transplantation spongiöser Knochenspäne oder corticospongiöser Späne anschließend ohne Längenverlust zu einem Schluß der Knochenlücke kommen. Das braucht Zeit. Nicht selten wird man deshalb auf ein anderes Verfahren umsteigen müssen. Hierzu gehören Plattenosteosynthesen, wobei man unter Umständen einmal eine Fistel in Kauf nehmen muß und die Auffüllung des Defektes mit Knochenspänen, weiterhin in geeigneten Fällen auch Überbrückungsplastiken zwischen Wadenbein und Schienbein quer über die Membrana interossea hinweg und schließlich die Fibula-pro-Tibia-Operation von Hahn und von Brandes konzipiert und später modifiziert von Campanacci und Zanoli sowie Schramm und uns, die bei uns wesentlich bessere Ergebnisse zeigte, als ihr Ruf vermuten läßt (Abb. 2).

Wenn man auch vor den Unterschieden der oberen zur unteren Extremität die Augen nicht verschließen kann und die Unterschiede, die im wesentlichen in der Statik, aber auch einmal in der regionalen Durchblutung zu sehen sind, vor Augen haben sollte, so gilt für alle Infektpseudarthrosen die gleiche Grundregel: Revision von erkranktem Knochen- und Weichteilgewebe, Immobilisierung durch den Fixateur, Ausheilung der Weichteile mit oder ohne plastische Maßnahmen und danach Wiederaufbau des Knochens. Gerade in den letzten Jahren hat es sich gezeigt, daß der Fixateur, auch am Unterarm und sogar im Bereich des Handgelenkes und der Mittelhand, hierfür wesentliche Beiträge zu leisten vermag.

Die Therapie der infizierten Pseudarthrose

R. Reschauer, W. Seggl und R. Szyszkowitz

Department für Unfallchirurgie der Universitäts-Klinik für Chirurgie, Auenbruggerplatz 14, A-8036 Graz

Um eine Aussage bezüglich des therapeutischen Wertes der verschiedenen Behandlungsverfahren bei der infizierten Pseudarthrose machen zu können, haben wir das Krankengut unserer Klinik von 1974–1978 nachuntersucht und unter Berücksichtigung des jeweiligen

Hefte zur Unfallheilkunde, Heft 157
Zusammengestellt von J. Poigenfürst

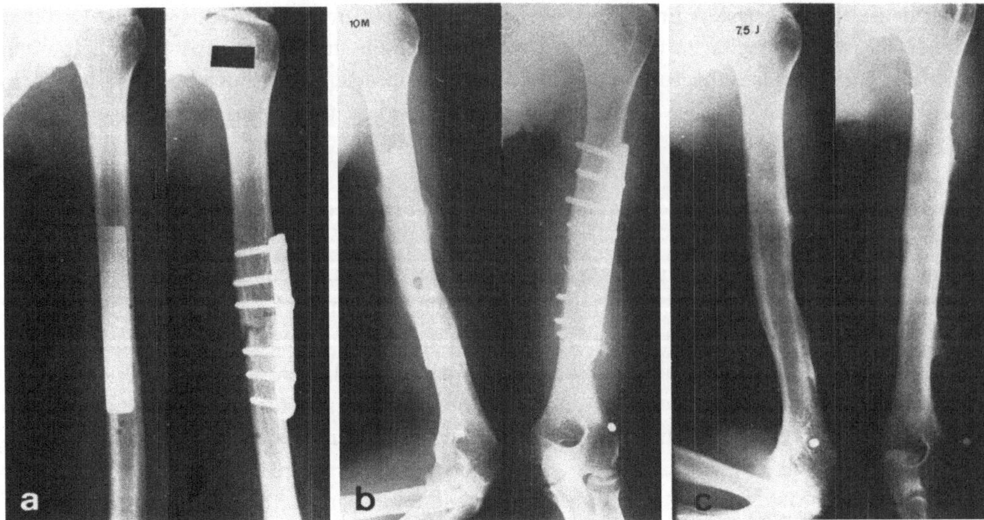

Abb. 1. a Infizierte Oberarmschaftpseudarthrose, **b** Konsolidierung 10 Monate nach Reosteosynthese und Spongiosaanlagerung, **c** nach 7,5 Jahren Metallentfernung, keine Infektzeichen

Verfahrens aufgeschlüsselt. Aufgenommen in diese Statistik wurden auch jene Patienten, bei denen zwischen 1970–1973 eine sogenannte septische Marknagelung wegen einer infizierten Pseudarthrose durchgeführt wurde, um auch darüber eine Aussage geben zu können. Es wurden insgesamt 37 infizierte Pseudarthrosen erfaßt, 1 fand sich am Oberarm, 4 am Unterarm, 12 am Oberschenkel und 20 am Unterschenkel (Abb. 1).

Die Art der Primärfrakturen geht aus der Tabelle 1 hervor. Bei der Primärversorgung wurden die Plattenosteosynthese 25mal, eine Marknagelung 5mal, eine Cerclage 4mal und eine Gipsruhigstellung 3mal durchgeführt.

Bei 6 Patienten wurde im Rahmen der Pseudarthrosenbehandlung eine konservative Therapie mittels Gipsruhigstellung vorgenommen. Einmal wurde bei liegendem Wagner-Apparat am Oberschenkel wegen einer zusätzlichen Unterschenkelfraktur ein Gips angelegt, was zur Konsolidierung der Frakturen führte. In 2 Fällen wurde nach frühzeitiger Metall-

Tabelle 1

Primärfrakturen	Offen I°	II°	III°	Geschlossen	Summe
Humerus	–	1	–	–	1
Ulna	1	–	–	–	1
Radius	–	1	–	–	1
Radius und Ulna	–	–	1	1	2
Femur	2	2	–	8	12
Tibia	4	3	7	6	20
Insgesamt		22		15	37

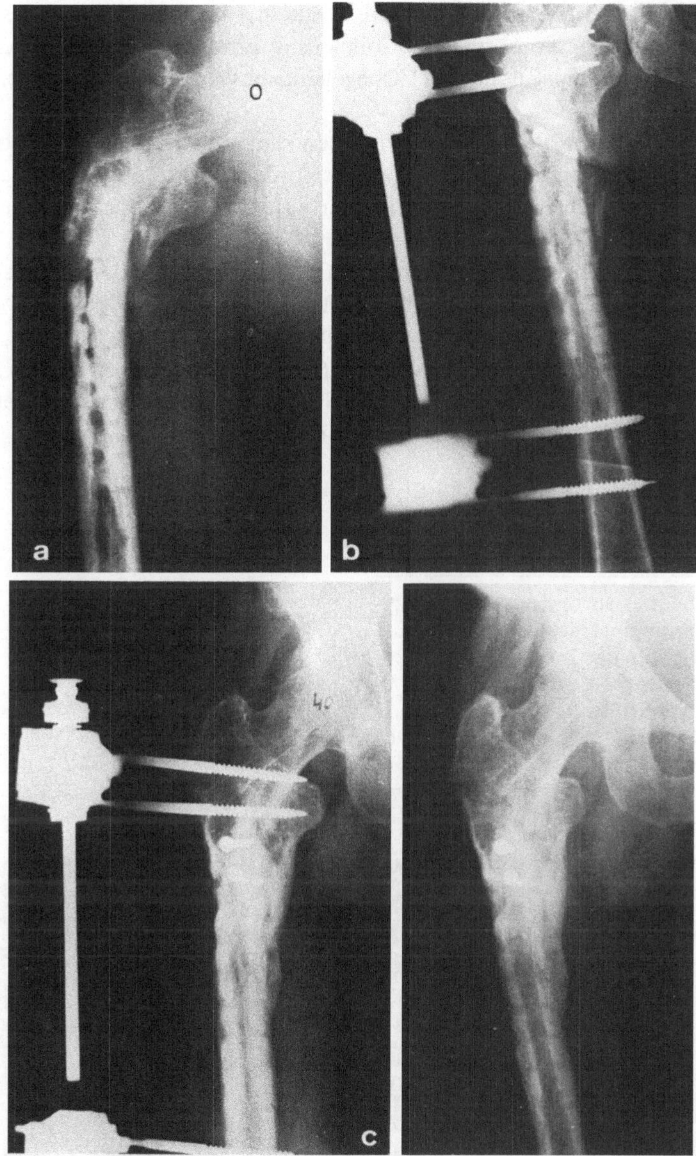

Abb. 2. **a** Subtrochantäre infizierte Oberschenkelpseudarthrose, **b** Stabilisierung mit Wagner-Apparat und Zugschrauben, **c** knöcherner Durchbau, Infektabheilung 13 Monate später

entfernung bei noch nicht vollständiger Konsolidierung bis zur Ausheilung ein Gips angelegt. In 3 Fällen von Ermüdungsfrakturen konnte erst nach Gipsabnahme und Anlegen eines Fixateur externe eine Konsolidierung erreicht werden.

Fünfmal wurde eine septische Marknagelung durchgeführt. In 2 Fällen kam es dabei zur Konsolidierung, während bei einem Patienten erst nach Nagelwechsel der Durchbau erzielt werden konnte. Einmal wurde erst nach Entfernung des Nagels und Anlegen eines Fixateur externe eine Konsolidierung erreicht, während in einem anderen Fall wegen Markraumphlegmone mit Kniegelenkempyem und beginnender Sepsis amputiert werden mußte.

Bei den 10 Plattenosteosynthesen kam es in 7 Fällen zum knöchernen Durchbau; einmal war allerdings ein Plattenwechsel erforderlich. In 2 Fällen wurde das Verfahren gewechselt, in dem einmal auf einen Fixateur externe und einmal auf einen Marknagel übergegangen wurde.

Ein Wagner-Apparat kam am Oberschenkel 5mal zur Anwendung mit nachfolgendem knöcherner Durchbau in allen Fällen. Einmal mußte jedoch letzterer wegen eines Infektes im Bereich der Schanzschen Schraube neu angelegt werden (Abb. 2).

Der Fixateur externe wurde 16mal verwendet, wobei es in sämtlichen zur Ausheilung kam. Dreimal war ein einmaliger und einmal ein zweimaliger Steinmann-Nagelwechsel aufgrund eines lokalen Infektes erforderlich.

Tabelle 2. Zusatzeingriffe

Sequestrotomie	29
Spongiosaplastik	25
Spül-Saug-Drainage	20
Septopal-Kette	9
Amputation	1
Spalthaut	6
Cross-leg	1

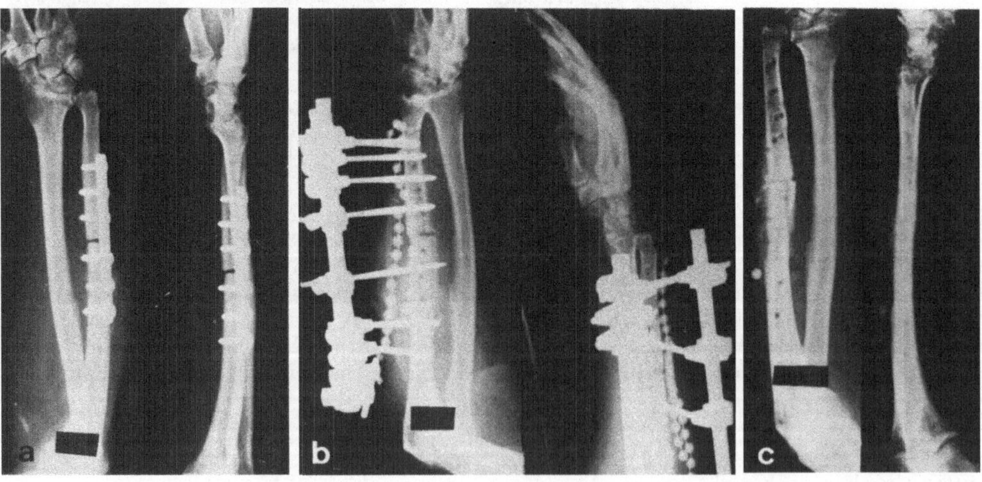

Abb. 3. a Infizierte Ulnapseudarthose mit Längsfissur des distalen Fragmentes, **b** Zustand nach Revision, Einbringen einer Septopal-Kette und Stabilisation mit einem Fixateur externe, **c** keine Infektzeichen und knöcherner Durchbau nach sekundärer Spongiosaanlagerung

Neben den stabilisierenden Eingriffen waren zahlreiche Zusatzeingriffe – die in der Tabelle 2 aufgeschlüsselt sind – notwendig. Im Durchschnitt waren zur Sanierung der Pseudarthrose drei Eingriffe erforderlich. In zwei Fällen waren jedoch sieben sekundäre Eingriffe nötig. Zur Durchführung der Operationen mußten die betroffenen Patienten ein bis fünf stationäre Aufenthalte auf sich nehmen, wobei die Aufenthaltsdauer zwischen 1 und 6 Monaten variierte (Abb. 3).

Vor jedem operativen Eingriff wurde eine Bestimmung der Keime durchgeführt, an die sich eine antibiotische Abdeckung perioperativ über einen Zeitraum von ca. 2 Wochen anschloß. Bei den 37 nachuntersuchten Patienten war in 36 Fällen die Fraktur konsolidiert. Einmal war amputiert worden. Eine achsengerechte Stellung fand sich 30mal, eine Fehlstellung in 6 Fällen. Bei weiteren 6 Patienten bestand zum Zeitpunkt der Nachuntersuchung eine Fistel.

Abschließend möchten wir festhalten, daß das Behandlungsziel bei der infizierten Pseudarthrose in Wiederherstellung der knöchernen Kontinuität und Sanierung des Infektes liegt. Als Therapie der Wahl bietet sich nach Debridement die Stabilisierung mit Platte, Wagner-Apparat oder Fixateur externe an.

Literatur

Blömer J et al (1979) Ätiologie, Therapie und Ergebnisse bei 69 infizierten Pseudarthrosen. Unfallchir 5, 3:171–179

Meinhardt U et al (1975) Behandlung von Infektpseudarthrosen des Unterschenkelschaftes. Zbl Chir 100:689–695

Pfister (1976) Stabilisierung infizierter Frakturen und Pseudarthrosen. Münch Med Wschr 118 (Nr 39)

Schmelzeisen H et al (1979) Infektpseudarthrose des Tibiaschaftes. Klinische Studie an 252 Fällen. Akt Traumatol 9:57–63

Schmelzeisen H et al (1975) Infizierte Tibiaschaftpseudarthrose. Behandlung und Ergebnisse. Arch Orthop Unfall-Chir 82:337–348

Die Bedeutung der Stabilisierung bei der infizierten Pseudarthrose

W. Noack und I. Winter

Orthopädische Klinik und Poliklinik der Freien Universität im Oskar-Helene-Heim, Clayallee 229, D-1000 Berlin 33

Infizierte Pseudarthrosen entstehen überwiegend als Folge

1. konservativ behandelter offener Frakturen,
2. operativ behandelter offener Frakturen,
3. operativ behandelter geschlossener Frakturen.

Hefte zur Unfallheilkunde, Heft 157
Zusammengestellt von J. Poigenfürst

Die Behandlung der infizierten Pseudarthrosen hat innerhalb des letzten Jahrzehnts einen entscheidenden Wandel erfahren. Die konventionell-klassische Behandlung mit der Priorität der Infektionsbekämpfung und sekundärer Stabilisierung wurde durch die sogenannte aktive oder moderne Behandlung, bei der die Stabilisierung Vorrang hat, abgelöst.

Die Bedeutung der Stabilität liegt zunächst darin, daß mechanische Kräfte an der Pseudarthrose ausgeschaltet werden. Dadurch werden zusätzliche Weichteilschädigungen vermieden und die lokalen Durchblutungsverhältnisse gebessert. Weiterhin entstehen günstige Voraussetzungen für die körpereigene Infektabwehr, die die Infektion begrenzt und es werden die Voraussetzungen für eine knöcherne Heilung geschaffen.

Grundsätzlich kommen für die Stabilisierung direkte, interne Verfahren mit Platte oder Nagel und indirekte, externe Verfahren mit dem Fixateur externe, in Frage. Besonders geeignet sind aber die Operationsverfahren, die eine maximale Stabilität bei Verwendung minimalen Osteosynthesematerials herstellen. Diese Forderungen werden derzeit weitgehend durch den Fixateur externe erfüllt.

Abhängig von der Lokalisation und der Beschaffenheit der Pseudarthrose (z.B. Defektpseudarthrose) kann er als Rahmenfixateur, Klammerfixateur oder in Kombination beider Verfahren als dreidimensionaler Fixateur angelegt werden. In seiner Funktion als Stillhaltefixateur wirkt er bei der Defektpseudarthrose einer Verkürzung entgegen, während er unter Erzeugung von Kompression angelegt, den knöchernen Durchbau von Pseudarthrosen erleichtert.

Vordringliche und flankierende Maßnahmen wie Debridements, lokale Einlagerungen von Gentamycin-PMMA-Ketten, Spongiosaplastiken und plastische Hautdeckungen können einfach durchgeführt werden. Die infektferne Lage des Osteosynthesematerials ist besonders günstig, weil bei den durchzuführenden Maßnahmen der ständige Kontakt mit dem Osteosynthesematerial vermieden wird.

Wegen der Vorteile dieses Verfahrens und der Bedeutung der Stabilität bei der Behandlung der infizierten Pseudarthrose findet der Fixateur externe in der Orthopädischen Universitätsklinik im Oskar-Helene-Heim, Berlin, breite Anwendung.

Er wird angelegt bei infizierten Pseudarthrosen

1. nach primär konservativer Behandlung,
2. nach primär operativer Behandlung, wenn das Osteosynthesematerial gelockert ist und aus diesem Grunde entfernt werden mußte und
3. auch in den Fällen, wo Marknägel zwar noch Stabilität garantieren, man aber annehmen muß, daß dadurch die Infektion unterhalten und der knöcherne Durchbau verhindert wird.

Konkret gesagt: Wir belassen den stabilisierenden Marknagel trotz Infekt, wenn innerhalb eines absehbaren Zeitraums Zeichen dafür existieren, daß eine knöcherne Frakturheilung erfolgt. Bleibt diese jedoch aus oder treten zusätzlich Fisteln an der Nageleinschlagstelle sowie Osteolysen mit Fistelbildung im Verlauf des Knochens auf, so entfernen wir den Marknagel und stabilisieren ebenfalls mit dem Fixateur externe.

Ein differenzierendes Vorgehen ist notwendig, wenn die Infektpseudarthrosen sicher durch eine liegende Platte stabilisiert werden. In der Regel belassen wir die Platte, wenn diese eine gute Weichteildeckung hat (z.B. infizierte Tibiapseudarthrose mit Weichteildefekt an der Tibiakante und dorsal liegender Platte). Liegt die Platte frei, gewährt aber dennoch ausreichende Stabilität, so wird die Platte ebenfalls zunächst belassen. Unter Durchführung flankierender Maßnahmen wird auch hier in zahlreichen Fällen eine Ausheilung der Infektion und eine knöcherne Überbrückung der Pseudarthrose erreicht. Nur wenn bei ausbleibender knöcherner Konsolidierung sich die Infektion ausweitet, wird die Platte entfernt und durch einen Fixateur externe ersetzt. Dadurch wird neben der Infektsanierung auch der Weichteilschluß erheblich erleichtert.

Nur in Ausnahmefällen, d.h. bei entsprechender Lokalisation oder wenn es aus anderen Gründen unmöglich ist, eine äußere Fixierung durchzuführen, führen wir bei infizierten Pseudarthrosen eine Plattenosteosynthese aus.

Im folgenden soll die Bedeutung der Stabilisierung anhand von 2 Fällen demonstriert werden.

Fall 1: H.M. 21jähriger Patient, der im August 1979 einen Motorradunfall erlitt und sich dabei eine offene Unterschenkelfraktur 3. Grades rechts zugezogen hatte. Nach Einlieferung in ein Krankenhaus wurde dort die Plattenosteosynthese durchgeführt (Abb. 1). Im Oktober 1979 Verlegung ins Oskar-Helene-Heim mit einer infizierten Defektpseudarthrose und Fehlstellung (Abb. 2). Da die Platte stabilisierte, wurde sie belassen und ein ausgedehntes Debridement durchgeführt. Anschließend wurde eine Deckung mit Epigard vorgenommen. Danach Ausheilung der Infektion sowie zunehmende Wundheilung (Abb. 3). Im Dezember 1979 beginnende Lockerung der Platte und sistierende Wundheilung. Daraufhin Entfernen der Metallimplantate, Anlegen eines dreidimensionalen Fixateur externe, Achsenkorrektur der Fehlstellung, Spongiosaplastik und Hautdeckung (Abb. 4). Im März 1980 Entfernung des äußeren Spanners nach weitgehendem knöchernem Durchbau der Pseudarthrose und Reverdin-Plastik im Bereich des noch verbliebenen Hautdefekts. April 1980 Entlassung.

Fall 2: R.L. 67jähriger Patient, der im Januar 1977 bei einem Verkehrsunfall eine Unterschenkelfraktur rechts erlitt. Die Primäversorgung erfolgte mit einem zu dünnen Küntscher-Nagel alio loco (Abb. 5). Wegen bestehender Pseudarthrose mit erheblichen Schmerzen im Juni 1979 in unserer Klinik nach Materialentfernung Reostosynthese mit dickerem AO-Nagel (Abb. 6). Ende Juli 1979 Auftreten eines Infekts mit starker Sekretion und mehreren Fisteln. Zunächst Debridement und Anlegen einer Saug-Spül-Drainage. Im August 1979

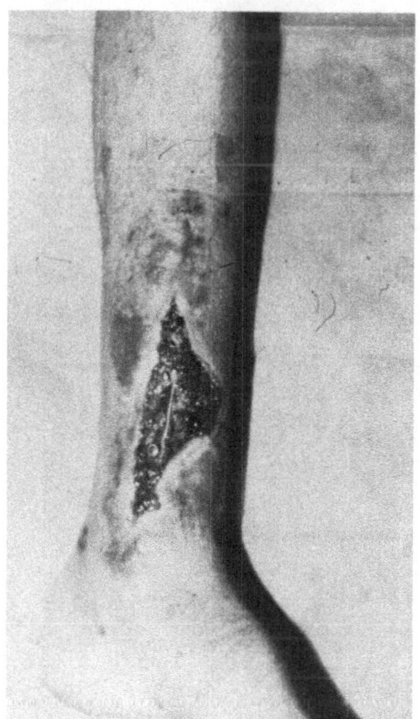

Abb. 1

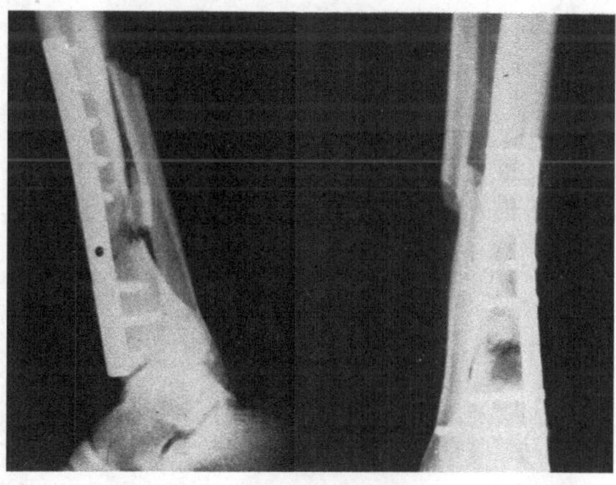

Abb. 2

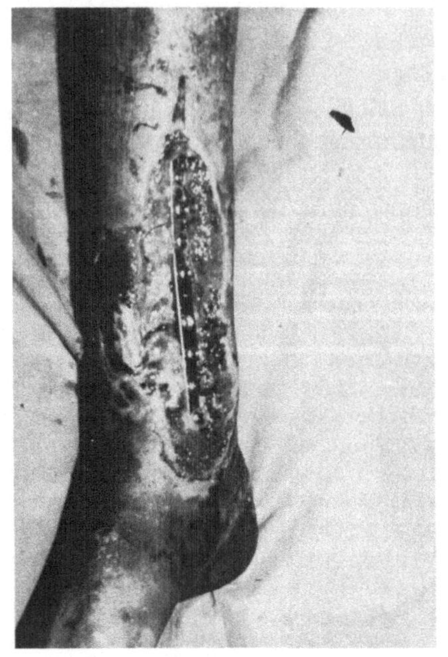

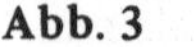

Abb. 3

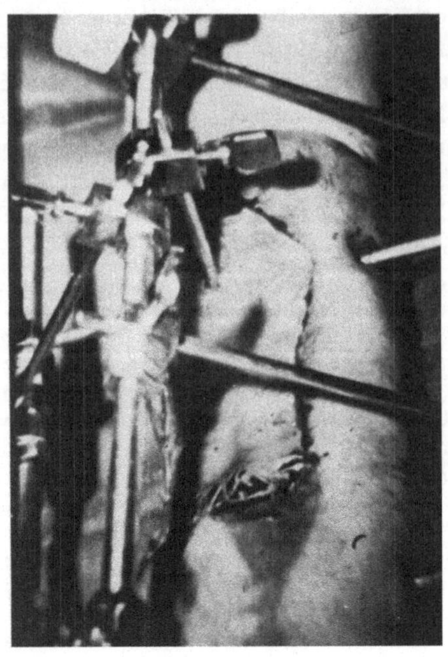

Abb. 4

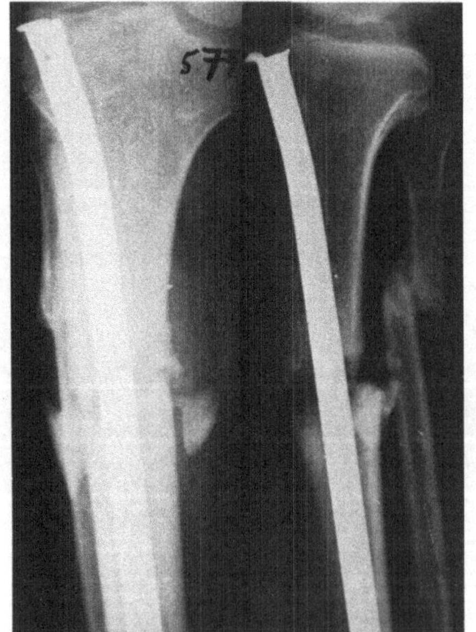

Abb. 5

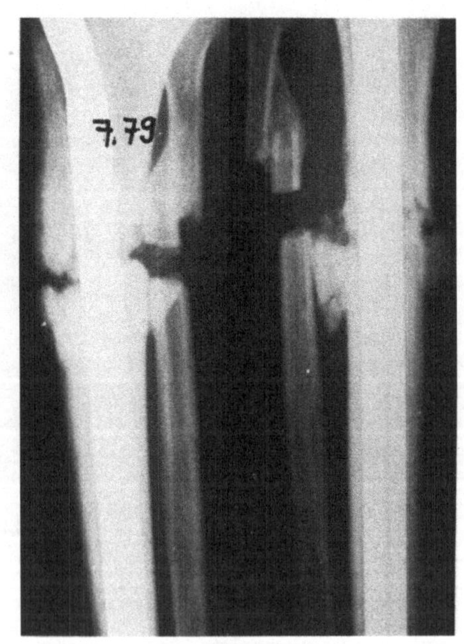

Abb. 6

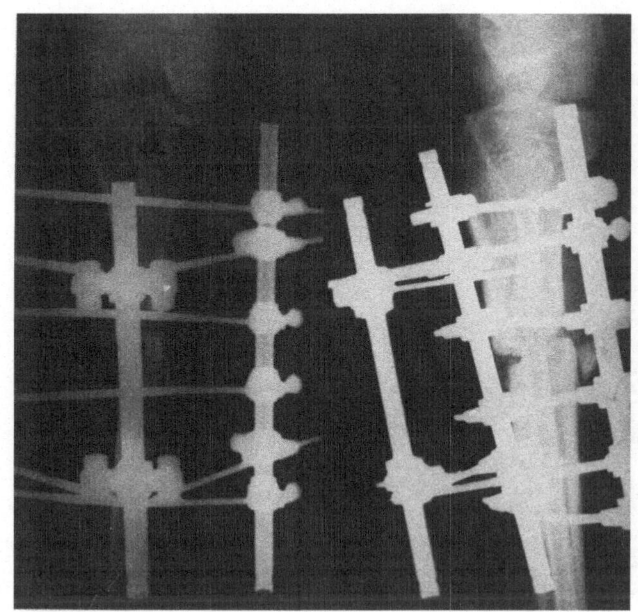

Abb. 7

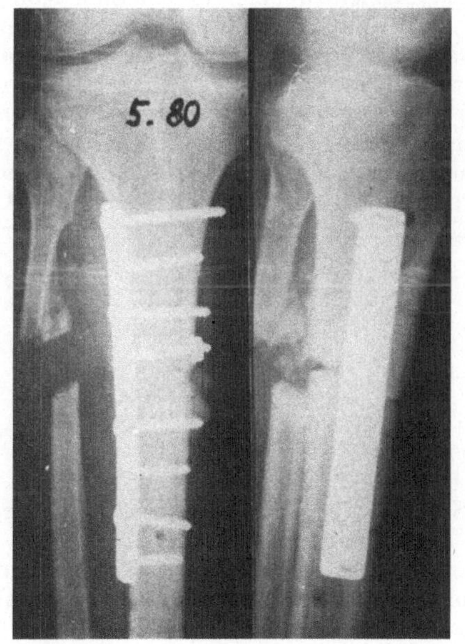

Abb. 8

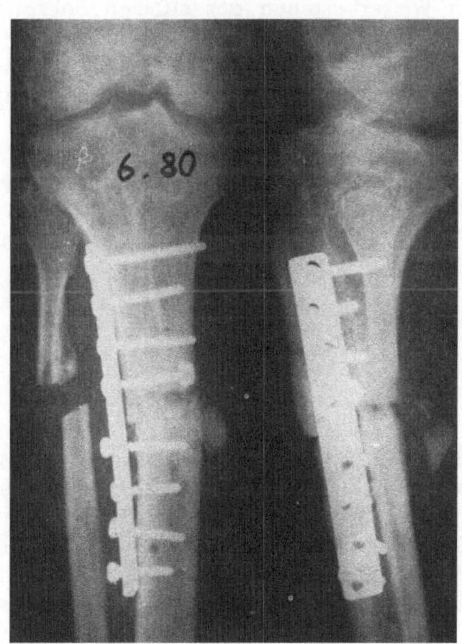

Abb. 9

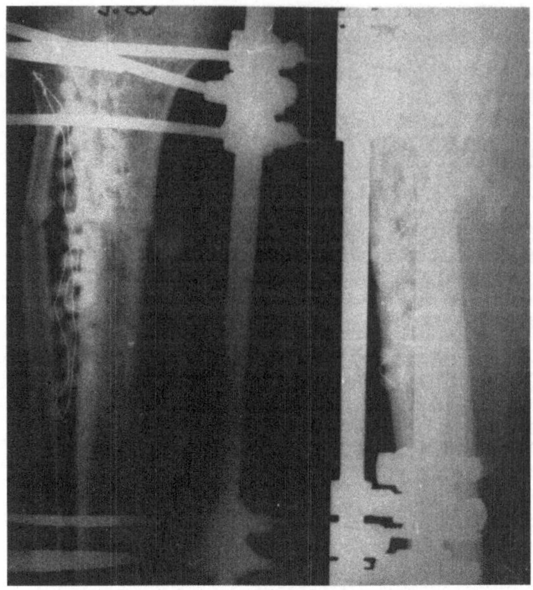

Abb. 10

nach Weiterbestehen der eitrigen Sekretion und Ausbleiben einer knöchernen Konsolidierung (im Röntgenbild) Nagelentfernung, Debridement und Stabilisierung mit dreidimensionalem Fixateur externe (Abb. 7). Danach Ausheilung der Infektion ohne weitere Maßnahmen außer der Wundpflege. Im Januar 1980 Entfernung des Fixateur externe und Anlegen eines Sarmiento-Gipses. Im Mai 1980 wegen weiterbestehender Pseudarthrose Plattenosteosynthese mit DC-Platte (Abb. 8). Im August 1980 Lockerung der Platte mit Zeichen einer erneuten Infektion und Fistelbildung (Abb. 9). Daraufhin Plattenentfernung, Debridement, dreidimensionaler Fixateur externe und Gentamycin-PMMA-Ketten (Abb. 10). Jetzt geschlossene Hautverhältnisse, keine Zeichen einer Infektion. Geplanter Eingriff: Spongiosa-Plastik.

Literatur

1. Burri C (1974) Posttraumatische Osteitis. Huber, Bern Stuttgart Wien
2. Weber BG, Cech O (1973) Pseudarthrosen. Huber, Bern Stuttgart Wien, S 53–62
3. Pseudarthroses and their treatment. 8th Int. Symp. on Topical Problems in Orthopedic Surgery, Luzern (Schweiz) (1979) Chapchal G (ed). Thieme, Stuttgart
4. Plastische und Wiederherstellungschirurgie bei und nach Infektionen. 15. Jahrestagung der Deutschen Gesellschaft für Plastische und Wiederherstellungschirurgie. Oktober 1977 in Murnau (1980) Probst J (Hrg). Springer, Berlin Heidelberg New York

Überlegungen und eigene Erfahrungen zum Problem der Stabilisierung infizierter Pseudarthrosen

H. Martinek und U. Kroitzsch

II. Universitäts-Klinik für Unfallchirurgie, Spitalgasse 23, A-1090 Wien

An unserer Klinik wird der Stabilisierung infizierter Pseudoarthrosen mit äußeren Fixationsmethoden absoluter Vorrang eingeräumt und wir möchten hier unsere Erfahrungen vorstellen, die wir mit dem äußeren Spanner dabei gemacht haben.

Die Vorteile des Spanners bei dieser Indikation sind augenscheinlich:

1. Er ist das einzige Osteosyntheseverfahren, das auch bei schlechtesten Hautverhältnissen in Frage kommt. Wir legen jedoch großen Wert darauf, die Steinmann-Nägel und Schanzschen Schrauben durch möglichst gesunde Haut ein- bzw. austreten zu lassen. Hautspannungen an Nagelein- und -austrittsstellen müssen durch kleine Incisionen korrigiert werden, um infektgefärdete Hautnekrosen, die durch Übergreifen auf den Knochen zu frühzeitiger Nagellockerung führen können, zu vermeiden.
2. Er bietet als einzige Osteosynthese die Möglichkeit, den infizierten Knochen metallfrei zu halten. An dieser Stelle soll die Bedeutung einer primär bei der Spannermontage durchgeführten radikalen Entfernung nekrotischer Knochenanteile deutlich gemacht werden. Die beiden zentral liegenden Steinmann-Nägel sollen nämlich zur besseren Stabilisierung möglichst nahe der Pseudarthrose, jedoch schon in absolut gesundem Knochen liegen. Die Vitalfärbung mit Disulphinblau kann in diesen Fällen bei der Erkennung des avitalen Knochens wertvolle Hilfe leisten.
3. Obwohl der Kontakt zwischen Metall und Knochen nur auf die Durchtrittsstellen der Steinmann-Nägel beschränkt ist, kann bei richtiger Montage mit einer ausreichenden Stabilität gerechnet werden.
4. Gelegentlich ist man für die Möglichkeit der sekundären Korrektur von Achsen- bzw. Drehfehlern sehr dankbar, die besonders beim Hoffmann-Spanner in idealer Weise gegeben ist.
5. Falls sich Knochen im Pseudarthrosenbereich später als avital erweisen sollte, besteht bei Stabilisierung mit äußeren Spannern die Möglichkeit, diese Knochenanteile ohne Änderung der Osteosynthese und ohne wesentlichen Stabilitätsverlust zu entfernen. Ausgedehnte Resektionen sind ohne Spannerkorrektur aber nicht möglich, da, wie schon erwähnt, die zentralen Steinmann-Nägel zur besseren Stabilität möglichst nahe dem Pseudarthrosenspalt liegen sollten.

Neben diesen wesentlichen Vorteilen sind aber auch einige Nachteile dieser äußeren Stabilisierung gegenüber anderen Fixationsmethoden zu vermerken:

1. das Röntgenbild ist durch ausgedehnte Metallüberlagerungen manchmal nur schwer zu beurteilen.
2. Der Fixateur externe weist doch ein beträchtliches Gewicht auf, das bei der meist notwendigen langen Behandlungsdauer älteren oder schwächeren Patienten zu schaffen machen kann.

Hefte zur Unfallheilkunde, Heft 157
Zusammengestellt von J. Poigenfürst

Tabelle 1

	AO	Hoffmann
Festigkeit	++	+
Korrekturmöglichkeit	mäßig	sehr gut
Gewicht bei typ. Montage	0,90 kg	2,30 kp

3. Die Steinmann-Nägel zeigen etwa ab der 8. Behandlungswoche eine zunehmende Lockerungstendenz, wodurch die Stabilität des Systems gefährdet und Korrekturen der Steinmann-Nägel notwendig werden können.

In Tabelle 1 sind die an unserer Klinik üblichen Systeme äußerer Spanner in Bezug auf Festigkeit, Korrekturmöglichkeit und Gewicht gegenübergestellt. Wegen seines besseren ‚Handlings' und auch der idealen Korrekturmöglichkeit von Achsen- und Drehfehlern bevorzugen wir den Hoffmann-Spanner. Es ist jedoch zu berücksichtigen, daß insbesondere bei fehlender interfragmentärer Kompression (z.B. bei Defektpseudarthrosen) der AO Spanner infolge der hier gegebenen Möglichkeit des dreidimensionalen Aufbaues mit zeltförmiger Verspannung den Hoffmann-Spanner an Stabilität doch deutlich übertrifft (Abb. 1).

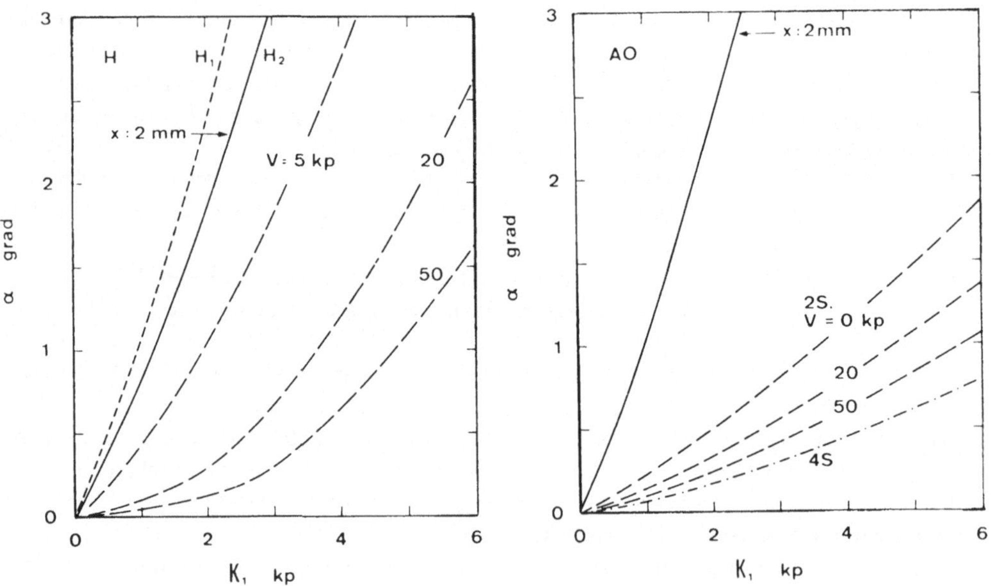

Abb. 1. Graphische Darstellung der experimentell ermittelten Stabilität von Hoffmann-Spanner (Doppelrahmenkonstruktion) und AO-Spanner (zeltförmiger Aufbau mit Schanzschen Schrauben). V = interfragmentäre Kompression, S = Anzahl der Schanzschen Schrauben, H_1 = einfacher Rahmen, H_2 = Doppelrahmen, α = Achsenabknickung im Pseudoarthrosenbereich in Winkelgraden, K_1 = auf das distale Fragment einwirkende Biegekraft in kp

Unserer Meinung nach kann ein sachgemäß angelegter und sorgfältig gepflegter Fixateur einen wesentlichen Beitrag zur Ausheilung einer infizierten Pseudarthrose in einem vertretbaren Zeitraum ohne wesentlichen Funktionsverlust leisten.

Literatur

Egkher E, Martinek H, Wielke B (1980) How to Increase the Stability of External Fixation Units. Mechanical Tests and Theoretical Studies. Arch Orthop Traumat Surg 96:35

Weber WG, Cech O (1973) Pseudarthrosen. Huber, Bern Stuttgart Wien

Witt AN, Jäger M, Wirth C (1978) Treatment of infected and noninfected pseudoarthroses of the diaphysis. Reconstr Surg Traumat 16:14

Infektpseudarthrosen des Oberschenkelschaftes

K. Weise und H. Schmelzeisen

Berufsgenossenschaftliche Unfallklinik Tübingen, Rosenauer Weg 95, D-7400 Tübingen

Als Ursachen für das Auftreten einer Infektpseudarthrose des Oberschenkelschaftes kommen nur in ca. 1/3 der Fälle primär offene Frakturen mit mehr oder weniger ausgedehnter Schädigung des Weichteilmantels in Betracht. In einer Reihe von Fällen konnten in unserem Krankengut folgende Gründe für das Auftreten einer solchen schwerwiegenden Komplikation festgestellt werden:

1. Übetriebenes Herauslösen der Fragmente aus ihrem Weichteilverband im Rahmen der Erstversorgung von Trümmerfrakturen sowie deren Denudierung und dadurch resultierende gefährdete Durchblutung im Interesse einer falsch verstanden Röntgenkosmetik.
2. Fehlerhafte Osteosynthesen mit zu kurzer Platte bei fehlender medialer Abstützung und Anhäufung von Osteosynthesematerial im Bereich der Trümmerfraktur.
3. Falsche Indikationsstellung; z.B. Plattenosteosynthese bei geschlossener Querfraktur in Schaftmitte, welche nach unserer Ansicht eine klare Indikation für die intramedulläre Stabilisierung darstellt.

Zur Behandlung der Infektpseudarthrosen am Femur stehen nach unserer Ansicht drei Stabilisierungsverfahren zur Verfügung:

1. Die überbrückende Platte mit möglichst wenig Osteosynthesematerial im infizierten Pseudarthrosenbereich; sie stellt das bei uns am häufigsten geübte Verfahren dar.
2. Die äußere Fixation mit Wagner-Apparat bzw. Rohrsystem beim massiven Infekt oder 1- bis 2-dimensional als Übergangslösung bei in knöcherner Durchbauung begriffenen

Hefte zur Unfallheilkunde, Heft 157
Zusammengestellt von J. Poigenfürst

Pseudarthrosen, um möglichst früh sämtliches Metall aus dem Infektbereich entfernen zu können.

3. Die Markraumnagelung als Ausnahmeindikation im blanden Infektstadium.

Als flankierende Maßnahmen müssen Sequestrektomie, Decortikation und Spül-Saug-Drainage im akuten sowie PMMA-Ketten im chronischen Stadium des Infektes angeführt werden. Von autologen Spongiosaplastiken zur Auffüllung eines Defektes bzw. Ausbildung einer medialen Abstützung ist großzügig Gebrauch zu machen. Dabei sollte darauf gesehen werden, daß die Spongiosa an der Medialseite des proximalen und distalen Fragmentes langstreckig zu liegen kommt. Die eingelegte Dauer-Saugdrainage muß bis zur Metallentfernung verbleiben. Ziel der Behandlung muß sein, die Infektion soweit zu beherrschen, daß reparative Vorgänge am Knochen, Osteolyse und Sequestrierung überwiegen.

In den Jahren 1969 bis Mitte 1980 sind in der BG-Unfallklinik Tübingen insgesamt 107 Patienten mit 109 Infektpseudarthrosen des Oberschenkelschaftes behandelt worden. 23 dieser Patienten stammten aus eigener Erstbehandlung, wobei es sich hier jedoch um teilweise breit offene Trümmerfrakturen mit schwerer Schädigung des Weichteilmantels handelte. 84 Patienten wurden erst nach mehr oder weniger langer auswärtiger Vorbehandlung zu uns überwiesen. Die Erstbehandlung war bei 11 Patienten konservativ durchgeführt worden, bei 98 Patienten erfolgte primär eine Operation. In ca. 2/3 der Fälle wurde zunächst mit Platte stabilisiert, Reosteosynthesen vor Beginn der Infektpseudarthrosenbehandlung in unserer Klinik wurden in weiteren 24 Fällen durchgeführt.

Im Rahmen der Behandlung der Infektpseudarthrosen mußten insgesamt 613 operative Eingriffe vorgenommen werden, das bedeuet durchschnittlich ca. 6 Eingriffe pro Femurschaft. Insgesamt 136 Stabilisierungen standen 21 Fälle gegenüber, in denen bei noch stabilem Osteosynthesematerial lediglich flankierende Maßnahmen, wie Sequestrektomie, Spül-Saug-Drainage und/oder autologe Spongiosaplastiken notwendig waren. In mehr als der Hälfte der Fälle genügte eine Stabilisierung, zwei bzw. drei Stabilisierungen waren 20- bzw. 7mal erforderlich.

Bei der ersten Stabilisierung wurden in 70,5% der Fälle die überbrückende Platte, meist eine mehr oder weniger lange Condylenplatte verwendet. Bei der zweiten Stabilisierung überwog die Platte mit 87,1% = 27 Fällen noch deutlicher. Marknägel kamen im Rahmen der Erststabilisierung in 9,6% zur Anwendung, die äußere Fixation wurde im Rahmen der Erststabilisierung in 17 Fällen, bei der zweiten Stabilisierung in 3 Fällen angelegt.

Interessant ist die Tatsache, daß bei der zweiten Stabilisierung meist entweder die Platte beibehalten, häufiger auch von der äußeren Fixation bzw. dem Marknagel auf eine Platte umgestiegen wurde. Die im Rahmen der Erststabilisierung beim massiven Infekt bzw. langstreckiger Sequestrierung verwendete äußere Fixation konnte im blanden Stadium des Infektes durch eine für die Nachbehandlung vorteilhaftere Platte ersetzt werden. Bei der dritten Stabilisierung wurden insgesamt 8mal die Platte und 2mal die äußere Fixation verwendet. Das Verfahren wurde in 8 Fällen beibehalten, in 2 Fällen gewechselt.

477 flankierende Maßnahmen mußten bis zum Behandlungsabschluß durchgeführt werden. 84 Sequestrektomien an 63 Femurschäften, 146 Spül-Saug-Drainagen in 76 Fällen, 153 autologe Spongiosaplastiken in 89 Fällen und 78 Weichteileingriffe in 46 Fällen wurden notwendig. An Keimen wurden vorwiegend Staphylococcus aureus, Pseudumonas aeruginosa und Escherichia coli nachgewiesen, in 40 Fällen lagen Mischinfektionen vor.

102 Patienten mit 104 Infektpseudarthrosen des Femurschaftes wurden nachuntersucht. Im Hüftgelenk lag eine freie oder endgradig eingeschränkte Funktion in 47,1% vor, knapp 80% der Fälle wiesen eine eingeschränkte Kniefunktion auf. Zwei Patienten waren im Ober-

schenkelbereich amputiert. 63,5% der Patienten wiesen Fistelfreiheit auf, 20 Fälle zeigten permanente Fisteln oder rezidivierende akute Infekte. Röntgenologisch waren knapp 80% der Fälle knöchern überbrückt, wobei 21 Patienten einen vorwiegend lateral gelegenen Defekt hatten. 17 Infektpseudarthrosen waren in knöcherner Durchbauung begriffen, je 2mal bestand die Pseudarthrose fort bzw. war amputiert worden.

Aus diesen Zahlen geht hervor, daß die oft langwierige Sanierung der Oberschenkelinfektpseudarthrosen mit häufig mehrfachen operativen Eingriffen bei konsequenter Behandlung hinsichtlich Funktion, Weichteilbefund und Röntgenbild in der überwiegenden Mehrzahl der Fälle von Erfolg gekrönt ist. Voraussetzung dafür ist eine intensive und engmaschige Überwachung des Patienten mit einer operativen „Politik der kleinen Schritte" bis zur endgültigen Ausheilung dieser schwer zu therapierenden Komplikation.

Zusammenfassung

Von 1969 bis 1980 wurden in der Berufsgenossenschaftlichen Unfallklinik Tübingen 109 Fälle von Infektpseudarthrosen des Oberschenkelschaftes behandelt. Insgesamt 613 operative Maßnahmen mußten durchgeführt werden; 136 Stabilisierungen, vorwiegend mit der überbrückenden Platte, seltener mit äußerer Fixation, waren notwendig. Marknagelungen stellten die Ausnahmeindikation dar. 477 flankierende Maßnahmen wie Sequestrektomien, Spül-Saug-Drainagen, autologe Spongiosaplastiken und Weichteileingriffe waren erforderlich. 104 Fälle wurden im Hinblick auf Weichteilbefund, Röntgenbild und Funktion nachuntersucht.

Summary

109 patients with infected pseudoarthroses of the femur were treated between 1969 and 1980. 613 surgical procedures were necessary. There were 136 osteosyntheses, mainly by means of plates and screws. Occasionally external fixation was applied. The least methode used was intramedullary nailing. 477 additional operations were necessary, such sequetrectomy, suction-irrigation drainage, autogenous cancellus bone grafting and minor procedures on the soft tissues. 104 patients were examined with regards to function, radiographic appearance and condition of soft tissues.

Literatur

1. Arens W (1970) Die operative Behandlung der Falschgelenkbildung der langen Röhrenknochen bei gleichzeitig bestehender fistelnder, chronisch-eitriger Osteomyelitis. Die posttraumatische Osteomyelitis. Int. Symp. Bochum 1969. Hierholzer G, Rehn J (Hrsg) Schattauer, Stuttgart New Yoek
2. Böhler L (1953) Die Technik der Knochenbruchbehandlung. Maudrich, Wien
3. Burri C (1974) Posttraumatische Osteitis. Huber, Bern Stuttgart Wien
4. Evrard J, D'Aubigne RM (1971) Traitement des pseudarthroses infectées de la diaphyse femorale. Rev Chir Orthop 57:527
5. Immenkamp M, Hierholzer G (1970) Die infizierte Pseudarthrose. Berg Unfallmed Tagung, Murnau

6. Müller KH: Indikationen, Komplikationen und Ergebnisse in der Behandlung infizierter Femur-Pseudarthrosen. Arch Orthop Traumat Surg 794:1–14
7. Plaue R (1974) Behandlung infizierter Pseudarthrosen, Behandlung der sekundär-chronischen Osteomyelitis. Bücherei Orthop 13:152
8. Richard R (1964) Le traitement des pseudarthroses diaphysaires infectées des membres. Rev Chir Orthop 50:51
9. Saxer U (1973) Zur Behandlung infizierter Pseudarthrosen. Hefte Unfallheilkd 114:301
10. Schmelzeisen H (1973) Behandlung und Ergebnisse bei infizierten Pseudarthrosen. Mschr Unfallheilkd 76:437
11. Walcher K (1972) Zur Defektüberbrückung bei der posttraumatischen und postosteomyelitischen Pseudarthrose. Act Traumatol 2:169
12. Weller S (1967) Behandlungsprinzipien von Pseudarthrosen. Chirurg 10:445
13. Willenegger H (1970) Klinik und Therapie der pyogenen Knocheninfektionen. Chirurg 41:215
14. Witt AN (1968) Die Defektpseudarthrose. Hefte Unfallheilkd 94:24

Möglichkeiten der Beinverlängerung an der unteren Extremität bei Pseudarthrosen

J. Hellinger

Orthopädische Klinik der Medizinischen Akademie „Carl Gustva Carus", Fetscherstraße 74, DDR-8019 Dresden

Durch die Fortschritte der stabilen Osteosynthese, hier zuletzt speziell der externen Fixation und der Alloarthroplastik, ist eine nicht ausgeheilte Pseudarthrose bzw. die Wiederherstellung der Funktion der Extremität in mehr oder minder stärkerem Maße eine Seltenheit. Speziell im Bereich der langen Röhrenknöchen gelingt es fast immer, die Kontinuitätsunterbrechung des Knochens zu beseitigen. An der unteren Extremität ist die dabei nicht selten durch primäre Substanzverluste, Therapiefehler oder Infektionen entstehende Extremitätenverkürzung gleichermaßen in ihrer negativen Wertigkeit als präarthrotische Deformität und kosmetisch störend, wegen der Notwendigkeit orthopädietechnischer Hilfsmittel, zu bewerten. Aus diesem Grunde erscheint es gerechtfertigt, in die Überlegungen zum Therapieplan sowohl aseptischer als auch septischer Pseudarthrosen, die mögliche Beinverlängerung mit einzubeziehen. Bei den Pseudarthrosen des Schenkelhalses ist die resultierende Beinverkürzung nicht selten durch die entsprechende Implantatwahl auszugleichen. Für die Pseudarthrosen im Bereich der distal gelegenen Skeletabschnitte des Ober- und Unterschenkels ist mit Hilfe der externen Fixation die Möglichkeit der primären Pseudarthrosendistraktion, der Pseudarthrosenkompression mit simultaner oder nicht simultaner benachbarter Distraktionsosteotomie und das interfragmentäre Shifting mit gleichzeitiger Beinverlängerung zu erwägen. Unabhängig, ob eine Infektion floride ist

Hefte zur Unfallheilkunde, Heft 157
Zusammengestellt von J. Poigenfürst

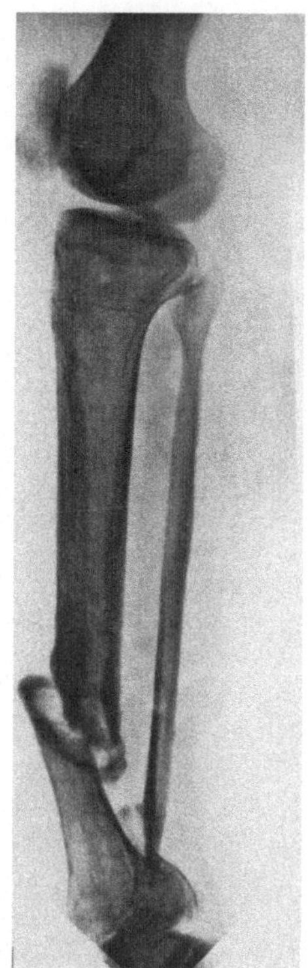

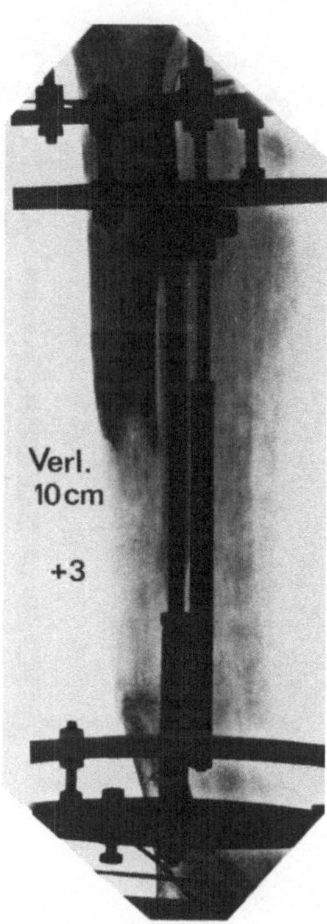

Abb. 1. (*Links*) Oligotrophe nicht floride septische Unterschenkel-Pseudarthrose mit 10 cm Beinverkürzung 4 Jahre nach dem Unfall (J.G. 7/78 ± 0 Unfall 74; BV 10 cm)

Abb. 2. (*Rechts*) 3 Monate nach Anlage des Doppelringsystems eines Kirschner-Draht-fixierten Kompressions-Distraktionsapparates mit 10 cm Distraktion und beginnender Ossifikation der Distraktionsstrecke

oder vorgelegen hat, kann dieses Verfahren sowohl bei septischen als auch aseptischen Pseudarthrosen angewandt werden. In den letzten 9 Jahren wurden bei 22 Pseudarthrosen des Ober- und Unterschenkels gleichzeitige Extremitätenverlängerungen bei der Beseitigung der Pseudarthrose mit vorgenommen. In 16 Fällen handelte es sich um septische und in 6 Fällen um aseptische Pseudarthrosen. Es waren jeweils 11 Ober- und Unterschenkelpseudarthrosen. 18mal kam die direkte Pseudarthrosendistraktion und 4mal die Pseudarthrosenkompressionsosteosynthese mit benachbarter Distraktionsosteotomie zur Anwendung. Bei den letzten Fällen handelt es sich auch um einen Fall des sogenannten Shifting. Die Beinverlängerungen betrugen zwischen 2 und 22 cm. Die Ausheilung der Pseudarthrosen erfolgte dabei bis auf einen Fall. In septischen Fällen konnte eine Infektsanierung erreicht werden. Neben der Verlängerung werden selbstverständlich alle Prinzipien der Pseudarthrosenbehandlung auf der Basis der szintigrafisch untermauerten Klassifikation von Weber und Cech angewandt. Aus den Ergebnissen, die auf eine Anregung von Ilisarow von 1963 zurückgehen, wird geschlossen, daß die Pseudarthrosendistraktion bzw. die Kompression mit simultaner Distraktionsosteotomie Verfahren sind, die in den Gesamttherapieplan bei den sich immer weiter verbessernden Möglichkeiten der externen Fixation eingeordnet werden müssen. Weitergehend wird gefolgert, daß die Distraktion

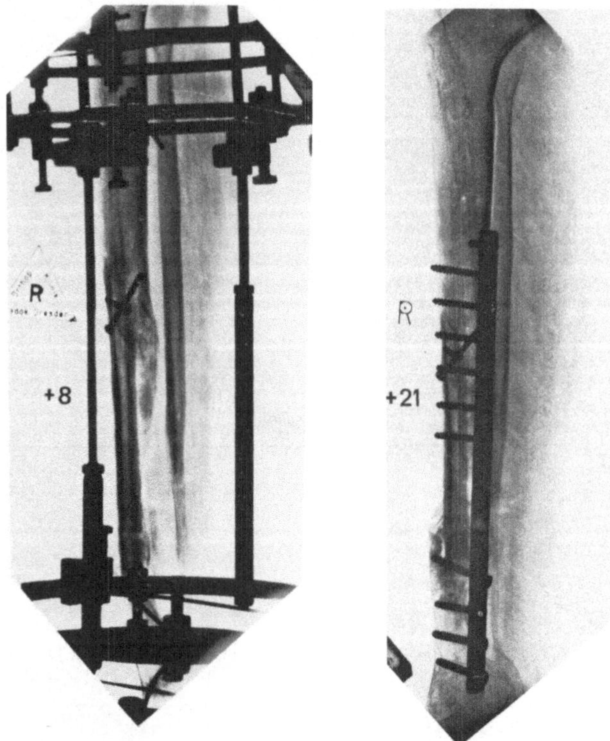

Abb. 3. (*Links*) Nach insgesamt 8 Monaten und zwischenzeitlicher autogener Fibulatransplantation bei liegendem Apparat

Abb. 4. (*Rechts*) Nach 21 Monaten, zwischenzeitlich war die Sekundärverplatten wegen Instabilität des Systems erfolgt, ist die Konsolidierung soweit fortgeschritten, daß der Patient teilbelastet

von Pseudarthrosen zeigt, daß Knochenwunden auch ohne Kompression bei biomechanisch wirksamer Immobilisation über desmale Knochenbildung heilen können. Dieses Behandlungsverfahren stellt ein anschauliches Beispiel für die mögliche Kombination von externer und interner Fixation bei der Heilung von Pseudarthrosen dar.

Die Behandlung infizierter Pseudarthrosen mit Fixateur externe und Gentamycin-PMMA-Kugeln/Ketten

V. Vecsei[1], K. Klemm[2] und G. Jenny[3]

1 I. Univ.-Klinik für Unfallchirurgie, Alser Straße 4, A-1090 Wien
2 Berufsgenossenschaftliche Unfallklinik, Friedberger Landstraße 430, D-6000 Frankfurt
3 Septische Abteilung, Centre de Traumatologie et d'Orthopedie de Strasbourg 10, Ave. Achille Baumann, F-67400 Illkirch-Grafenstaden

Einleitung

Die schwerwiegendste Komplikation nach einem Knochenbruch ist die septische Pseudarthrose.

Es besteht weitgehend Übereinstimmung dahingehend, daß die primäre Zielsetzung in der Behandlung derartiger Komplikationen die Herbeiführung der knöchernen Konsolidierung ist. Voraussetzung hierfür ist die Erzeugung einer mechanischen Ruhe auf der einen Seite, und eine lokale Herdsanierung auf der anderen [9].

Die Anwendung der in der Osteosynthese bewährten Implantate im infizierten Gebiet schwört bekanntermaßen zwei Gefahrenmomente herauf: das Aufflackern der Infektion und die Lockerung der Kraftträger.

Die Osteotaxis mit dem Fixateur externe hat sich, von Ausnahmen abgesehen, in den letzten Jahren als das ideale Verfahren in der Behandlung infizierter Frakturen und Pseudarthrosen auch im deutschen Sprachraum etabliert. Unter der Voraussetzung einer regelrechten Applikation ist die mechanische Festigkeit der angebotenen Systeme von äußeren Spannern auf Grund der klinischen Erfahrung zufriedenstellend (Abb. 1).

In der lokalen Behandlung ossärer Infekte hat sich Gentamycin-PMMA in der von Klemm inaugurierten Form der Kugeln und Ketten bewährt [1, 2, 3, 4, 7, 8].

Die Kombination beider Behandlungsverfahren bietet mannigfache Vorteile [3, 5, 6, 8].

Krankengut

An den Kliniken BG-Unfallklinik Frankfurt/Main, Centre de Traumatologie et d'Orthopedie de Strasbourg und I. Univ.-Klinik für Unfallchirurgie Wien haben wir dieses kombinierte Behandlungsverfahren im Zeitraum von 1976–1979 in 131 Fällen von septischen Pseudarthrosen angewandt. Diese waren 8mal am Oberarm, 7mal am Unterarm, 40mal am Oberschenkel und 76mal am Unterschenkel lokalisiert.

Der vereinheitlichte Therapieplan beinhaltet folgende Schritte:

1. Nekrektomie: nach Möglichkeit in Blutleere oder Blutsperre, falls nötig Vitalfärbung mit Disulphin blau. Entfernung der gelockerten Implantate.
2. Implantation von Gentamycin-PMMA-Kugeln/Ketten, Applikation eines Überlaufdrains und Hautverschluß. Falls aufgrund eines Hautdefektes ein Hautverschluß nicht möglich

Hefte zur Unfallheilkunde, Heft 157
Zusammengestellt von J. Poigenfürst

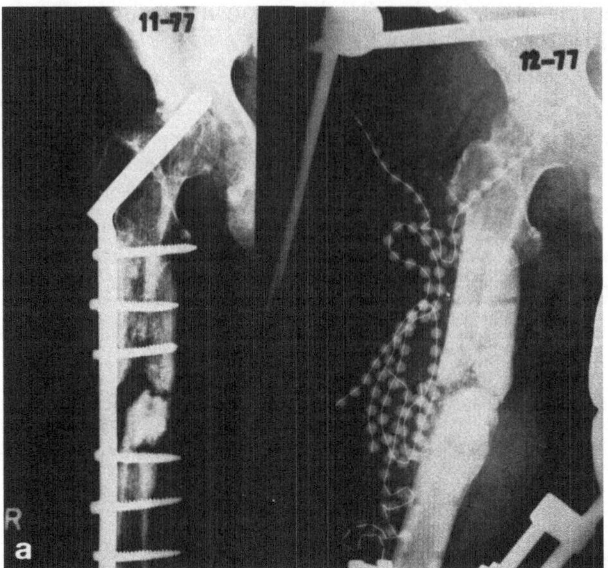

Abb. 1. a P.O. 23 Jahre, männlich. Aufnahme wegen infizierter Pseudarthrose des Oberschenkels rechts und Hüftgelenksempyem rechts nach Winkelplattenosteosynthese. Der Nagel hat den Kopf des Oberschenkels perforiert. Im Dezember 1977 Entfernung der infizierten Osteosynthesenteile und Sequesterotomie. Einlagerung von Gentamycin-PMMA-Ketten, Stabilisierung mit einem Fixateur externe

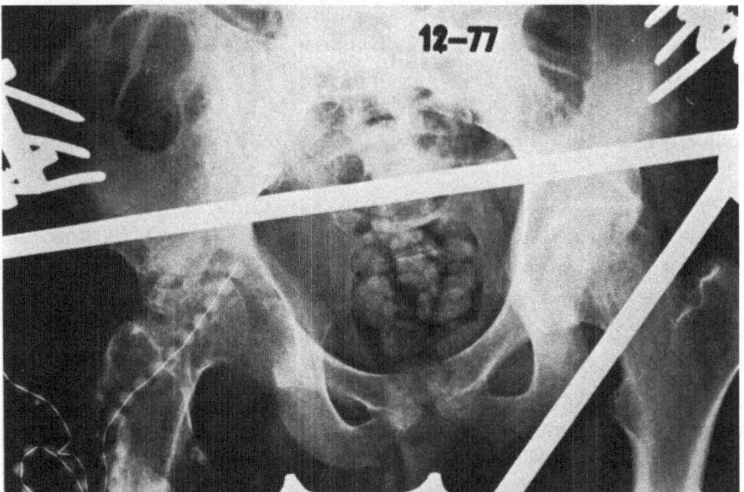

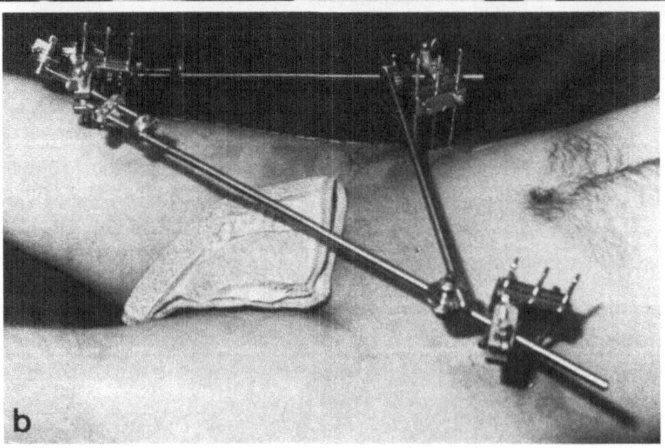

Abb. 1. b Der Fixateur wurde an beiden Beckenkämmen zur Ruhigstellung des rechten Hüftgelenks und zur Stabilisierung der Oberschenkelpseudarthrose proximal und wegen bei Behandlungsbeginn bereits bestehender Einsteifung des Kniegelenks rechts an der Vorderseite des Oberschenkels distal verankert

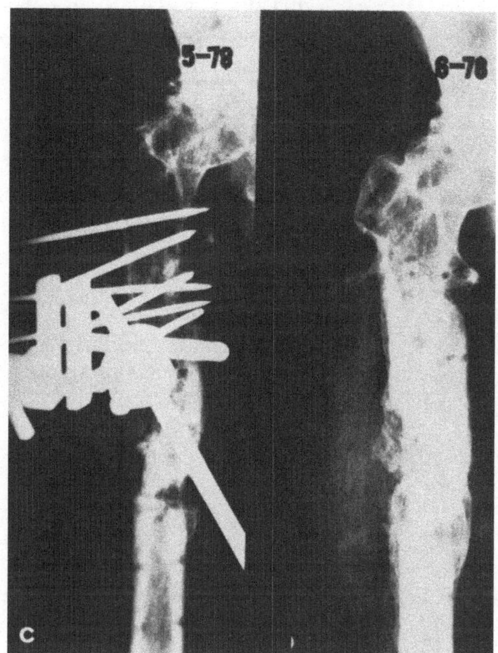

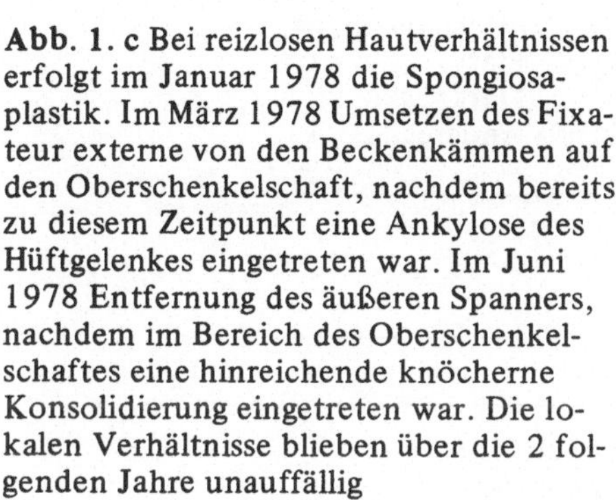
Abb. 1. c Bei reizlosen Hautverhältnissen erfolgt im Januar 1978 die Spongiosaplastik. Im März 1978 Umsetzen des Fixateur externe von den Beckenkämmen auf den Oberschenkelschaft, nachdem bereits zu diesem Zeitpunkt eine Ankylose des Hüftgelenkes eingetreten war. Im Juni 1978 Entfernung des äußeren Spanners, nachdem im Bereich des Oberschenkelschaftes eine hinreichende knöcherne Konsolidierung eingetreten war. Die lokalen Verhältnisse blieben über die 2 folgenden Jahre unauffällig

war, so wurde dieser zur Sicherung einer entsprechend hohen Gentamycin-Konzentration am Ort der Infektion mit Epigard erzielt.

3. Stabilisierung mit dem Fixateur externe in Form der erweiterten Rahmenkonstruktion oder in der dreidimensionalen Konstruktion.
4. Sekundäre Spongiosaplastik nach Infektberuhigung (Leukocytenzahl, Blutsenkungsgeschwindigkeit) in Kombination mit einer eventuell neuen Gentamycin-PMMA-Kugeln/Ketten-Anlagerung, den besonderen Verhältnissen und Ansprüchen des Einzelfalles entsprechend.
5. Eventuelle Maßnahmen zum definitiven Hautverschluß.

Ergebnisse

Die Geschlechts- und Altersverteilung, Unfall- und Frakturart, bzw. Primärversorgung, Ergebnisse und Komplikationen sind unter dem Gesichtspunkt der Lokalisation der infizierten Pseudarthrosen tabellarisch angeschlossen (Tabelle 1–9).

Liegedauer der Gentamycin-PMMA-Kugeln/Ketten war zwischen 1–4 Monaten, des Fixateur externe zwischen 3–22 Monaten.

Die *Bohrlochosteomyelitiden* an den Verankerungsstellen der Schanzschen Schrauben oder der Steinmann-Nägel waren in allen Fällen durch lokale Revision und Einlage von Gentamycin-PMMA-Ketten/Kugeln oder selbstgefertigten Stiften erfolgreich zu behandeln.

Um Refrakturen vorzubeugen, verordnen wir routinemäßig Schienenhülsenapparate. Trotz dieser Vorsichtsmaßnahme mußten wir, teilweise aus flüchtigem Fehlverhalten der Patienten, 5 Refrakturen hinnehmen, die alle sekundär konsolidierten.

Tabelle 1. Septische Pseudarthrosen – Oberarm (n = 8)

Geschlecht		Alter	
♂ 7		Ø 34 Jahre	
♀ 1			
Unfallart		*Frakturart*	
Fußgeher		6 geschlossen	
VU Zweirad	1	1 offen I–II°	
Auto	2	1 offen III°	
Kein VU	5		
Zeitraum zwischen Unfall und Behandlungsbeginn *F.E. + Gentamycin-PMMA*		*Primärversorgung*	
		Platte	7
		Marknagel	
		Anderes	1
Ø 5 Monate			

Tabelle 2. Ergebnisse – Oberarm

		N
Pseudarthrose geheilt	Infekt beruhigt	7
Pseudarthrose bestehend	Infekt beruhigt	1
Pseudarthrose geheilt	Infekt bestehend	
Pseudarthrose bestehend	Infekt bestehend	
	Amputation	
Komplikationen: Oberarm		
Bohrlochosteomyelitis	1	
Refraktur		

Tabelle 3. Septische Pseudarthrosen – Unterarm (n = 7)

Geschlecht		Alter	
♂ 6		Ø 35 Jahre	
♀ 1			
Unfallart		*Frakturart*	
Fußgeher	1	4 geschlossen	
VU Zweirad	1	2 offen I–II°	
Auto		1 offen III°	
Kein VU	5		
Zeitraum zwischen Unfall und Behandlungs-Beginn *F.E. + Gentamycin-PMMA*		*Primärversorgung*	
		Platte	6
		Marknagel	
		Anderes	1
Ø 8 Monate			

Tabelle 4. Ergebnisse – Unterarm

		N
Pseudarthrose geheilt	Infekt beruhigt	6
Pseudarthrose bestehend	Infekt beruhigt	1
Pseudarthrose geheilt	Infekt bestehend	
Pseudarthrose bestehend	Infekt bestehend	
	Amputation	
Komplikationen: Unterarm		
Bohrlochosteomyelitis		
Refraktur	1	

Tabelle 5. Septische Pseudarthrosen – Oberschenkel (n = 40)

Geschlecht		Alter	
♂ 33		Ø 33 Jahre	
♀ 7			
Unfallart		*Frakturart*	
Fußgeher	5	24 geschlossen	
VU Zweirad	13	12 offen I–II°	
Auto	13	4 offen III°	
Kein VU	9		
Zeitraum zwischen Unfall und Behandlungsbeginn *F.E. + Gentamycin-PMMA*		*Primärversorgung*	
		Platte	22
		Marknagel	8
		Anderes	10
Ø 14 Monate			

Tabelle 6. Ergebnisse – Oberschenkel (n = 43)

		N	%
Pseudarthrose geheilt	Infekt beruhigt	35	87,5
Pseudarthrose bestehend	Infekt beruhigt	1	2,5
Pseudarthrose geheilt	Infekt bestehend	1	2,5
Pseudarthrose bestehend	Infekt bestehend	3	7,5
	Amputation	3	
Komplikationen: Oberschenkel			
Bohrlochosteomyelitis	2		
Refraktur	2		

Tabelle 7. Septische Pseudarthrosen – Unterschenkel (n = 76)

Geschlecht		Alter	
♂ 64		Ø 35 Jahre	
♀ 12			
Unfallart		*Frakturart*	
Fußgeher	15	21 geschlossen	
VU Zweirad	18	27 offen I–II°	
Auto	11	28 offen III°	
Kein VU	32		
Zeitraum zwischen Unfall und Behandlungsbeginn *F.E. + Gentamycin-PMMA*		*Primärversorgung*	
		Platte	53
		Marknagel	11
		Anderes	12
Ø 11 Monate			

Tabelle 8. Ergebnisse – Unterschenkel

		N	%
Pseudarthrose geheilt	Infekt beruhigt	64	84,2
Pseudarthrose bestehend	Infekt beruhigt	2	2,6
Pseudarthrose geheilt	Infekt bestehend	5	6,6
Pseudarthrose bestehend	Infekt bestehend	5	6,6
	Amputation	5	
Komplikationen: Unterschenkel			
Bohrlochosteomyelitis	10		
Refraktur	2		

Tabelle 9. Ergebnisse (n = 131)

		N	%
Pseudarthrose geheilt	Infekt beruhigt	112	85,5
Pseudarthrose bestehend	Infekt beruhigt	5	3,8
Pseudarthrose geheilt	Infekt bestehend	6	4,6
Pseudarthrose bestehend	Infekt bestehend	8	6,1
	Amputation	8	6,1
Komplikationen			
Bohrlochosteomyelitis	13	9,9%	
Refraktur	5	3,8%	

Zusammengefaßt kann festgehalten werden, daß bei infizierten Pseudarthrosen durch die kombinierte Behandlung mit Fixateur externe und Gentamycin-PMMA-Kugeln/Ketten, konsequente lokalchirurgische Maßnahmen vorausgesetzt, an den drei Kliniken in 89,3% der Fälle Infektberuhigung und in 90,1% knöcherne Konsilidierung zu erzielen war. Dem steht eine Amputationsrate von 6,1% gegenüber

Literatur

1. Jenny G, Kempf I, Jaeger JH, Konsbruck R (1971) Die Verwendung von Gentamycin-PMMA-Kugeln bei der Behandlung von Knocheninfektionen. Rev Chir Orthop 491
2. Klemm K (1979) Indikation und Technik zur Einlage von Gentamycin-PMMA-Kugeln bei Knochen- und Weichteilinfektionen. In Burri C, Rüter A (Hrsg) Lokalbehandlung chirurgischer Infektionen. Huber, Bern, S 121–127
3. Klemm K, Contzen H, Lennert KH (1979) Gentamycin-PMMA-Kugeln bei Knochen- und Weichteilinfektionen – Ergebnisse aus der Berufsgenossenschaftlichen Unfallklinik Frankfurt/Main. In: Burri C, Rüter A (Hrsg) Lokalbehandlung chirurgischer Infektionen. Huber, Bern, S 128–132
4. Klemm K (1980) Die Behandlung abszedierender Knochen- und Weichteilinfektionen. In: Zenker R, Deuchner F, Schink W (Hrsg) Chirurgie der Gegenwart, Bd 4a. Urban & Schwarzenberg, München Wien Baltimore, S 1–14
5. Klemm K, Jenny G (1980) Traitement des Pseudarthroses infectées par fixateur externe et gentabilles. 7iemes Journées Internationales La Fixation Externe d'Hoffmann. Tagungsbericht. Diffino SA, Geneve, pp 101–109
6. Müller KH, Bierbach M (1979) Die lokale Antibiotikatherapie von Knochen- und Weichteilinfektionen mit Gentamycin-Kunststoffketten – Ergebnisse und Erfahrungen am „Bergmannsheil" Bochum. In: Burri C, Rüter A (Hrsg) Lokalbehandlung chirurgischer Infektionen. Huber, Bern, S 133–152
7. Vecsei V (1976) Die Behandlung der Osteomyelitis mit Gentamycin-PMMA-Kugeln und Ketten. Indikation – Technik – vorläufige Ergebnisse. Unfallchirurgie, Sonderheft Gentamycin-PMMA-Kette/Kugeln, S 39–43
8. Vecsei V (1979) Klinische Ergebnisse der Lokalbehandlung chirurgischer Infektionen mit Gentamycin-PMMA-Kugel/Ketten. In: Burri C, Rüter A (Hrsg) Lokalbehandlung chirurgischer Infektionen. Huber, Bern, S 153–157
9. Vecsei V, Klemm K (1979) Re-osteosynthesis of infected Pseudarthrosis of Femur and Tibia with Interlocking Nail. In: Chapchal G (ed) Pseudarthrosis and their Treatment. Thieme, Stuttgart

Erfahrungen mit dem Mini-Fixateur externe bei infizierten Pseudarthrosen an der Hand

H. Towfigh

Universitätsklinikum der Gesamthochschule Essen, Abteilung für Unfallchirurgie, Hufelandstraße 55, D-4300 Essen 1

Analog zum Fixateur externe zur Stabilisierung langer Röhrenknochen hat sich der Mini-Fixateur externe für bestimmte Indikationen in der Handchirurgie bewährt. Das gilt insbesondere für die Behandlung infizierter Pseudarthrosen.

Die Grundsätze der Pseudarthrosen-Behandlung:
Herdsanierung,
Defekterstatz,
Korrektur von Achsenfehlstellungen und
Stabilisierung
gelten auch am Handskelet. Besondere Probleme ergeben sich jedoch bei der Stabilisierung, weil die Weichteildeckung zur Verwendung stabiler Implantate häufig fehlt und Adaptations-Osteosynthesen mit K-Drähten zur Stabilisierung der häufigen Knochendefekte nach Ausräumung der Pseudarthrosen nicht ausreichen.

Der Fixateur externe bietet dagegen die Möglichkeit der zuverlässigen Stabilisierung auch kleiner Schaftfragmente und gelenknaher Defekte mit Korrektur von Achsenfehlstellungen und Kompression corticospongiöser oder spongiöser Interponate. Die vielfältigen Konstruktions-Möglichkeiten erlauben zusätzlich auch unabhängig von Weichteildefekten hautplastische Maßnahmen.

Die Montage des Fixateurs ist leicht und einfach und gelingt durch das parallele Einbringen zweier Knochennägel mit einer Führungsschablone. Nach Anbringen des Rahmens wird der zu fixierende Knochen in die gewünschte Stellung gebracht. Mit dem gleitenden Kugelgriff läßt sich zum Schluß die gewünschte Kompression oder Distraktion erreichen. Der Mini-Fixateur läßt sich in zahlreichen Variationsmöglichkeiten verwenden.

Der Mini-Fixateur ist indiziert:
1. bei Trümmerbrüchen mit schwerer Weichteilquetschung,
2. bei Pseudarthrosen, bei denen eine stabile Osteosynthese nicht möglich ist oder die infiziert sind und Defekte aufweisen, und
3. für Arthrodesen bei Gelenkempysem.

Vorteile des Mini-Fixateur sind:
1. Zuverlässige Stabilisierung nach gelenknahen Defekten,
2. Korrektur von Achsenfehlstellungen,
3. Kompression corticospongiöser Interponate,
4. Funktionsgerechte percutane Fixation unabhängig von Weichteildefekten.

Fallbericht 1: 20jähriger Bundeswehrsoldat mit offener Endgliedluxation IV. Finger rechts. Der Patient wurde 14 Tage nach dem Unfall mit Phlegmone re. Hand, ausgegangen vom IV. Finger, bei uns vorgestellt (Abb. 1). Stationäre Aufnahme. Nach Abklingen der fieberhaften

Hefte zur Unfallheilkunde, Heft 157
Zusammengestellt von J. Poigenfürst

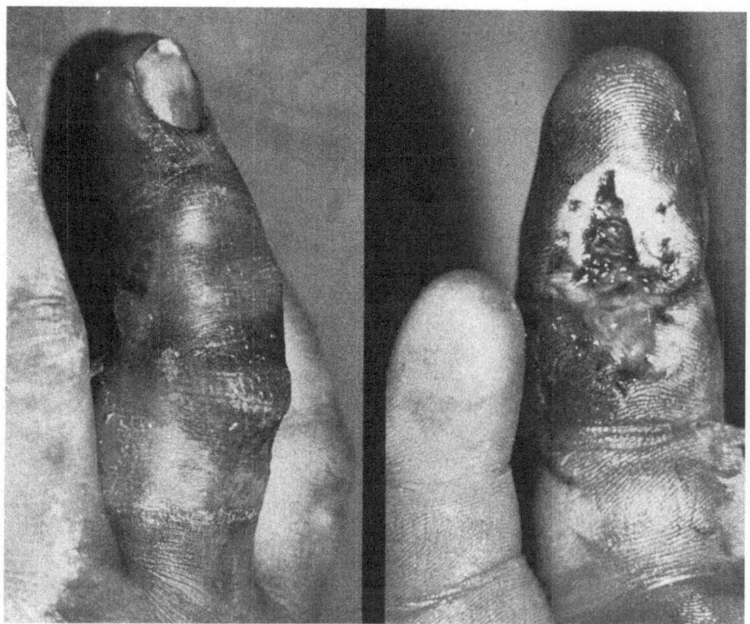

Abb. 1. Phlegmone IV. Finger re. nach offener Endgliedluxation

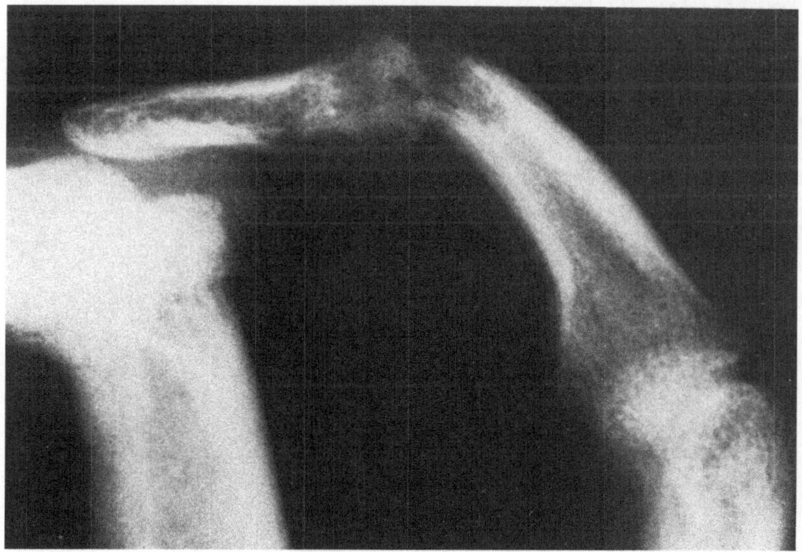

Abb. 2. Gelenkdestruktion

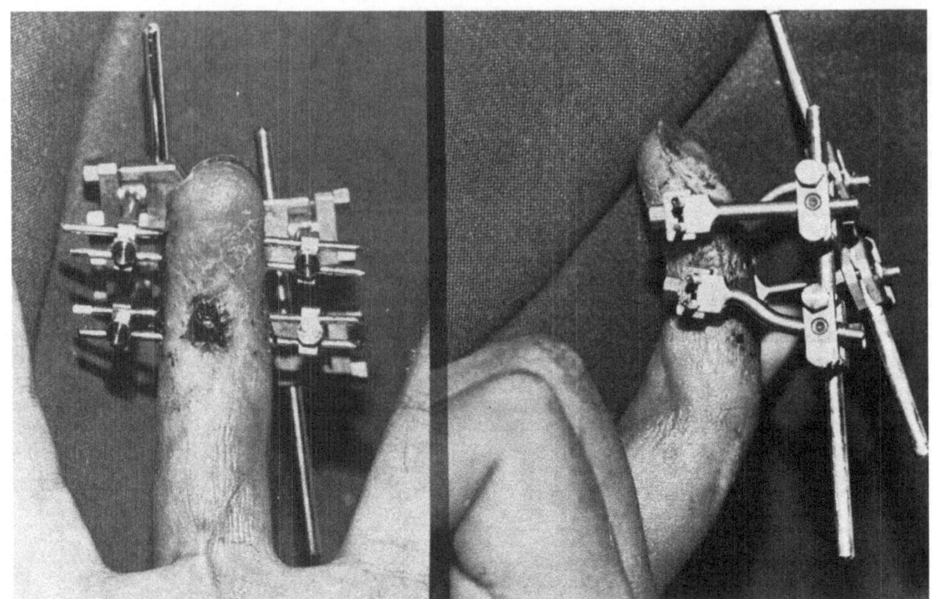

Abb. 3. Arthrodese bei noch bestehendem Hautdefekt

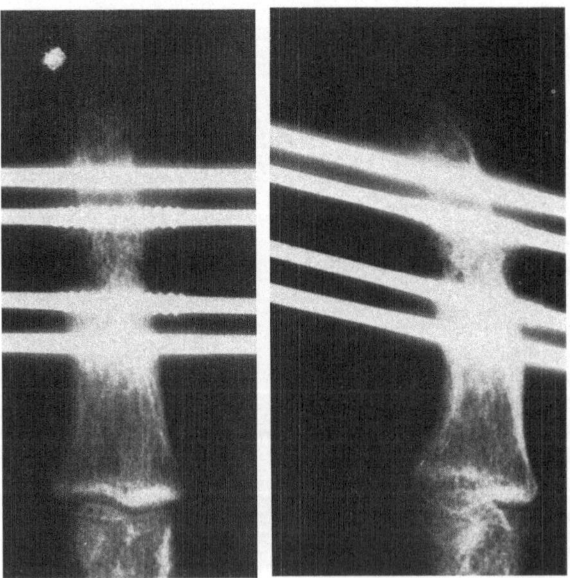

Abb. 4. Rö.-Aufnahme des Endgelenkes bei liegendem Mini-Fixateur

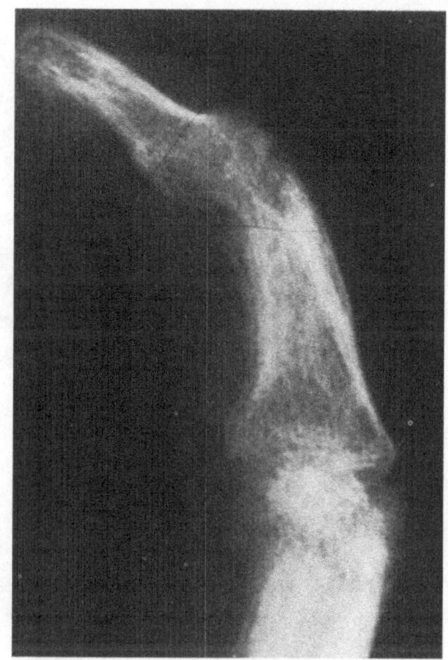

Abb. 5. Durchbaute Arthrodese des Endgelenkes

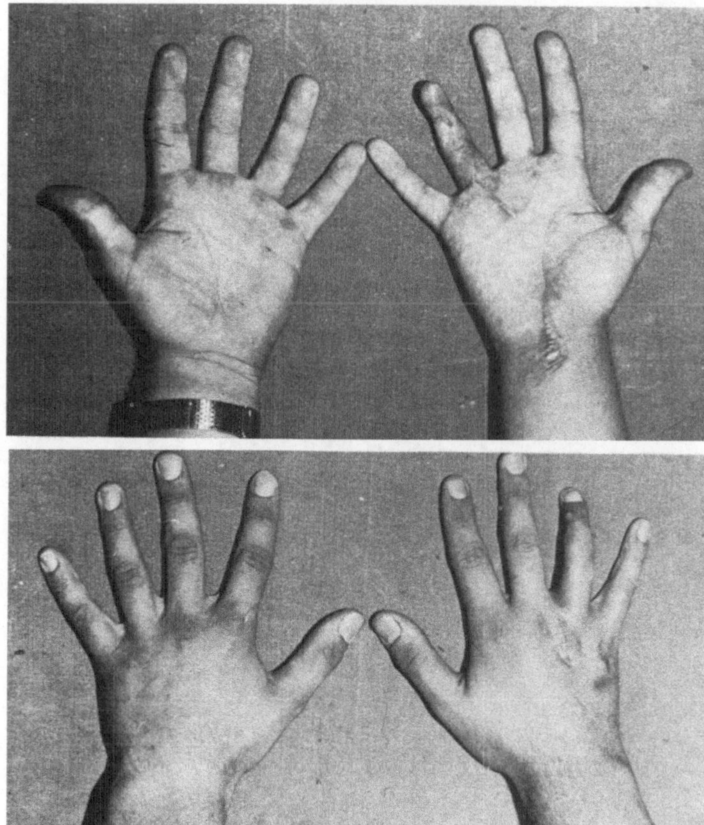

Abb. 6. Klinischer Befund nach Abheilung der Fistel und Arthrodese IV. Finger rechts

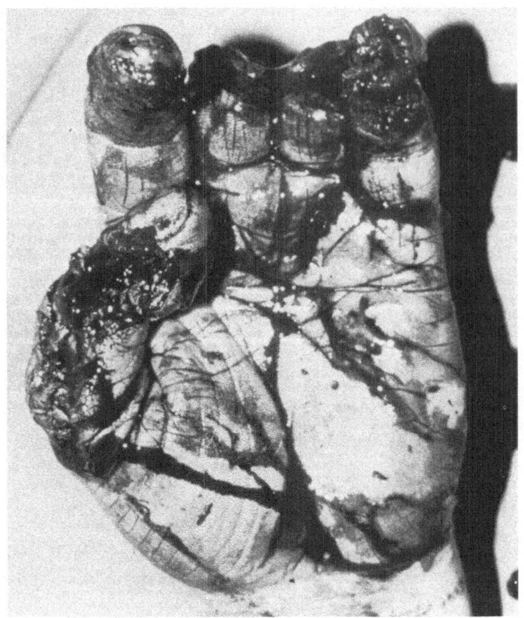

Abb. 7. Kreissägenverletzung li. Hand

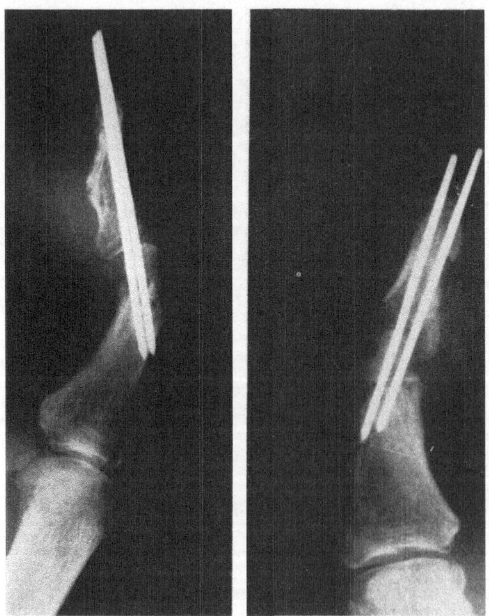

Abb. 8. Wiederherstellung und Fixation des Endgliedes durch K-Drähte

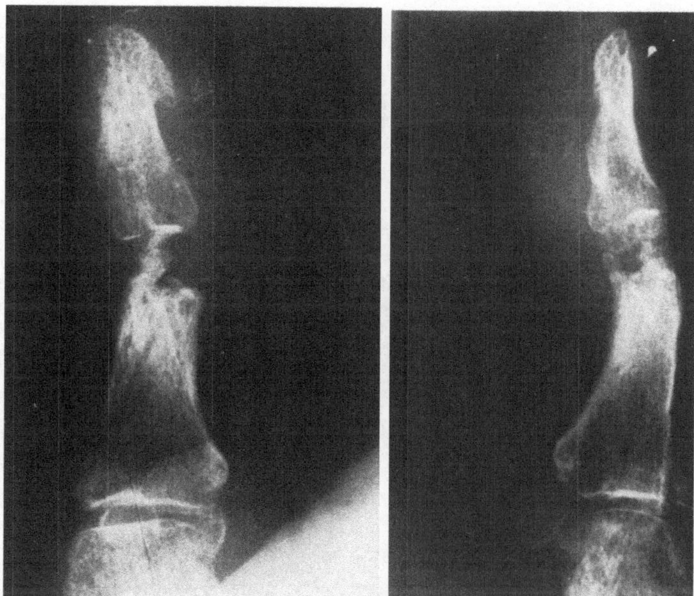

Abb. 9. Defektpseudarthrose im Endgelenk

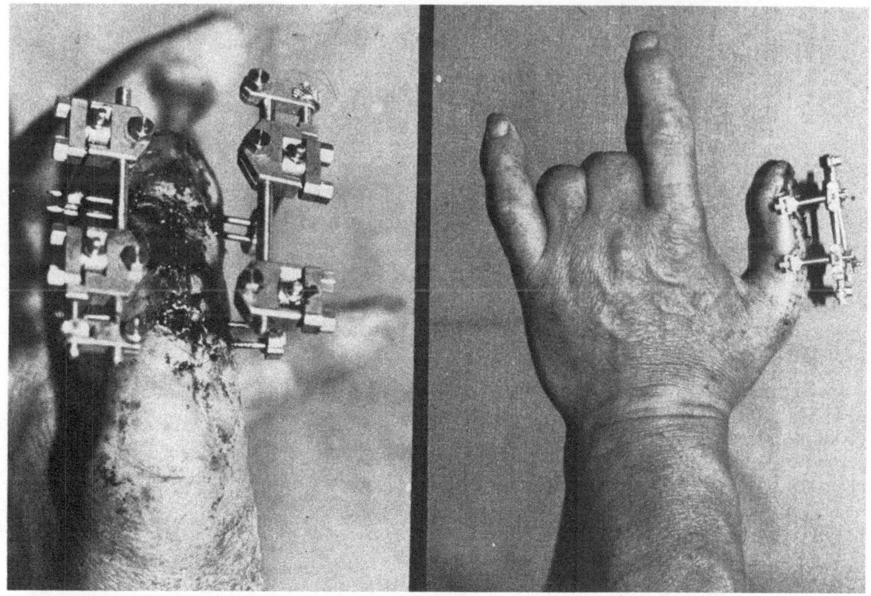

Abb. 10. Stabilisierung durch Mini-Fixateur bei Hautdefekt streckseitig

akuten Entzündung war wegen der Knorpeldestruktion im Endgelenk und der schmerzhaften Wackelsteife nur eine Arthrodese des Endgelenkes möglich, die mit dem Mini-Fixateur erreicht wurde (Abb. 2, 3, 4).

Die Arthrodese war nach 8 Wochen fest (Abb. 5), die Entzündung ist vollständig zurückgegangen (Abb. 6). Der Patient geht seiner Arbeit als Landwirt wieder nach.

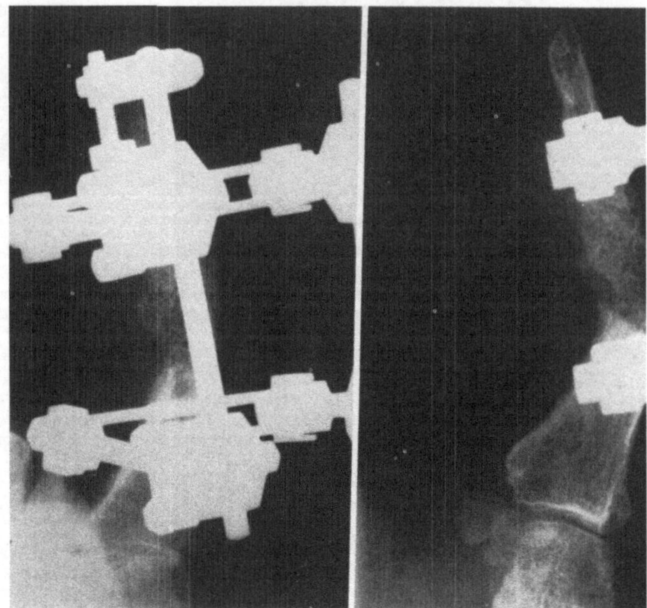

Abb. 11. Implantation corticospongiöser Block

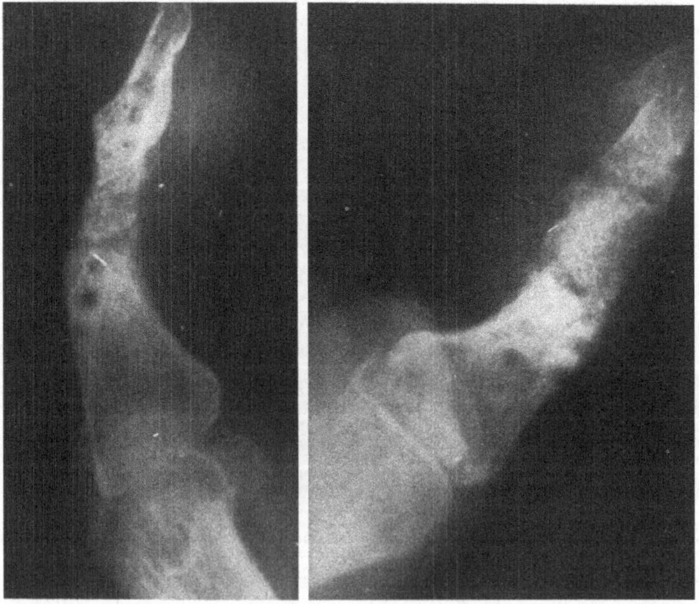

Abb. 12. Arthrodese des Endgelenkes

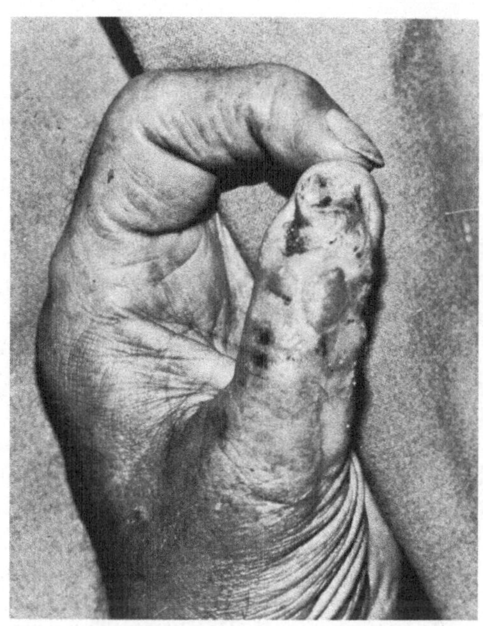

Abb. 13. Klinischer Befund unmittelbar nach 11 Wochen

Fallbericht 2: 57jähriger Patient mit Kreissägenverletzung li. Hand (Abb. 7). Wiederherstellung des Daumens und Fixation durch K-Drähte (Abb. 8). Defektpseudarthrose mit Hautdefekt auf der Streckseite über dem Daumengrund- und Endglied (Abb. 9). Arthrodese des Endgelenkes mit Implantation, Corticosponioseblock und Stabilisierung durch Fixateur externe (Abb. 10, 11). Nach 11 Wochen war die Arthrodese fest (Abb. 12, 13), die Greiffunktion vollständig.

Die Behandlung infizierter Pseudarthrosen im Bereich der Finger in der Verwendung des Mini-Fixateur externe und Gentamycin-PMMA-Miniketten

G. Asche

Kreiskrankenhaus Freudenstadt, Chirurgische Abteilung, Karl-von-Hahn-Straße 120, D-7290 Freudenstadt

Das Prinzip der Behandlung infizierter Pseudarthrosen an den Fingern ist im Grunde genommen nicht anders, als das an den oberen und unteren Extremitäten. Sequestrotomie, Spüldrainage oder Gentamycin-Ketten, Stabilisierung und Spongiosaplastik.

Hefte zur Unfallheilkunde, Heft 157
Zusammengestellt von J. Poigenfürst

Der wesentliche Unterschied besteht wohl darin, daß die Finger bei der meist langdauernden Behandlung erhebliche Funktionseinbußen erlangen. Will man also Pseudarthrosen der Finger erfolgreich behandeln, will man den Finger also nicht amputieren, so muß die Behandlungsdauer kurz sein, und so dürfen möglichst keine Gelenke über längere Zeit ruhiggestellt werden.

Die Infektberuhigung erfolgt durch sorgfältigste Sequestrotomie, die besonders gründlich durchgeführt werden kann, wenn mit der Lupenbrille gearbeitet wird. In den entstandenen Defekt werden dann die von mir für die Handchirurgie entwickelten Gentamycin-PMMA-Miniketten eingelegt, eine Weiterentwicklung der von Klemm in die septische Chirurgie eingeführten Gentamycin-PMMA-Ketten.

Bei derartigem Vorgehen ist dann die primäre Wundheilung die Regel. Ist ein knöcherner Defekt durch Spongiosaplastik wieder aufzubauen, hat also die Gentamycin-Kette zusätzlich noch eine Platzhalterfunktion, so wird sie bis zur geplanten Spongiosaplastik belassen.

Die Stabilisierung der Pseudarthrose erfolgt mit dem Minifixateur externe. Das eingebrachte Metall liegt außerhalb des Infektherdes, die benachbarten Gelenke können frei bewegt werden. Über die Technik der Handhabung des Minifixateur habe ich in zahlreichen Veröffentlichungen bereits berichtet.

Zwei Beispiele sollen das Gesagte verdeutlichen (Abb. 1, 2):

Beispiel 1: Ein replantierter Daumen infizierte sich. Der deutlich sichtbare Sequester wurde entfernt. In die Defektstrecke wurden Gentamycin-PMMA-Miniketten eingelegt. Die Anbringung eines Minifixateur war bei dem floriden Prozeß primär nicht möglich. Acht Tage nach der Sequestrotomie lagen reizlose Wundverhältnisse vor. Die Gentamycin-PMMA-Minikette wurde bis zur geplanten Spongiosaplastik 3 Wochen später als Platzhalter belassen. Die Stabilisierung wurde nun mit dem Minifixateur externe durchgeführt und der Knochendefekt durch Beckenkammspongiosa aufgefüllt. Nach 3monatiger Ruhigstellung lag knöcherne Durchbauung vor, der Minifixateur externe wurde entfernt. Ein gutes funktionelles Ergebnis für den Daumen als Gegengriff lag vor.

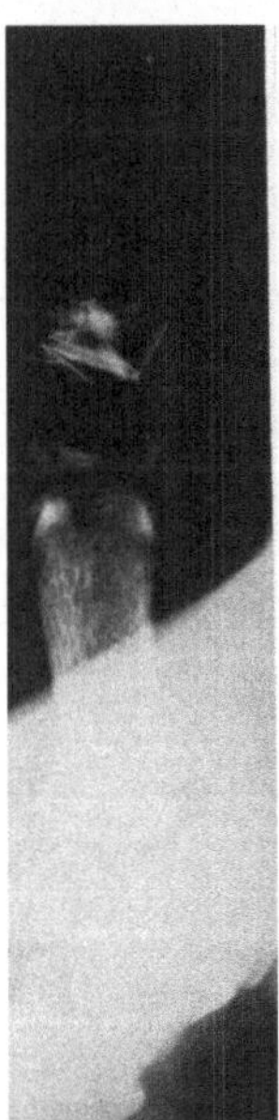
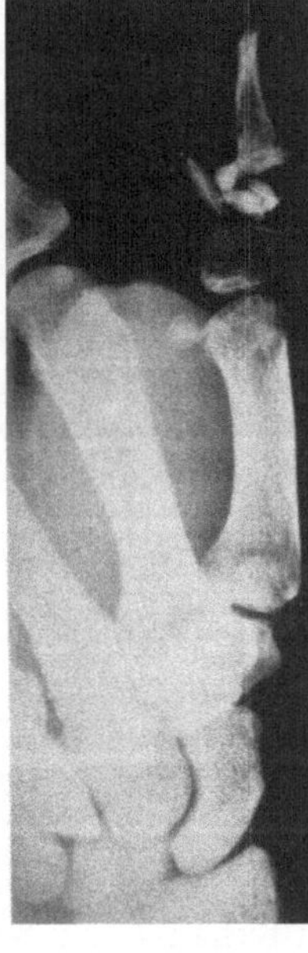

Abb. 1. Ein größerer Knochensequester wurde vom Grundgliedknochen entfernt. Die infizierte Höhle wurde mit Gentamycin-PMMA-Minikugeln ausgefüllt, sie dienten gleichzeitig als Platzhalter

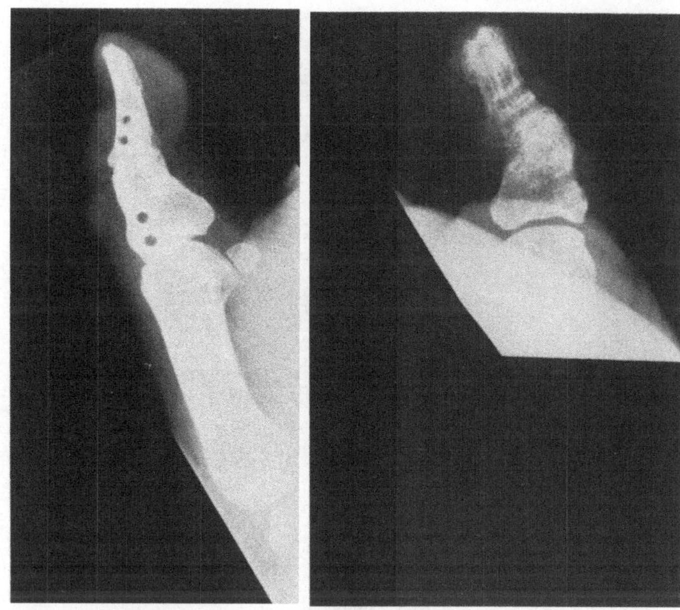

Abb. 2. Knöchern verheilter Daumen nach Spongiosaplastik

Beispiel 2 (Abb. 3, 4): Hier hat sich ein 60jähriger Patient eine Beilhiebverletzung zugezogen. Die mit Kirschner-Drähten versorgte Wunde infizierte sich. Der Infekt beruhigte sich auch nach Entfernen der Kirschner-Drähte nicht. Erst die sorgfältige Sequestrotomie mit Einlegen von Gentamycin-PMMA-Miniketten und Stabilisierung mit dem Minifixateur be-

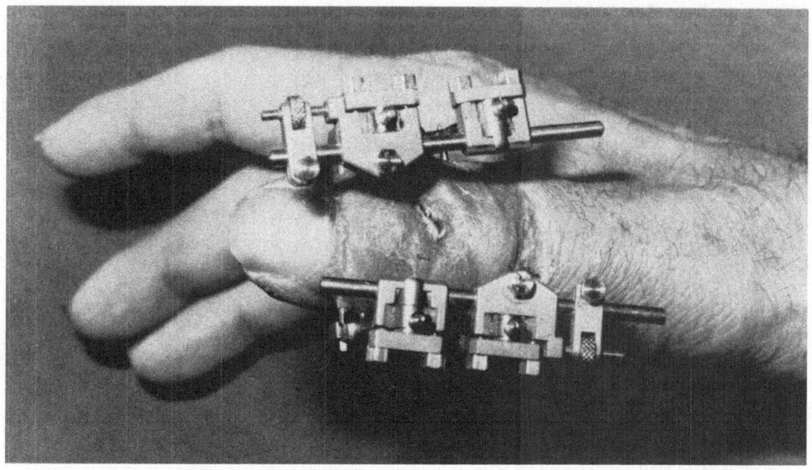

Abb. 3. Stabilisierung einer infizierten Pseudarthrose. Der Infekt ist zur Ruhe gekommen. Eine Spongiosaplastik ist durchgeführt

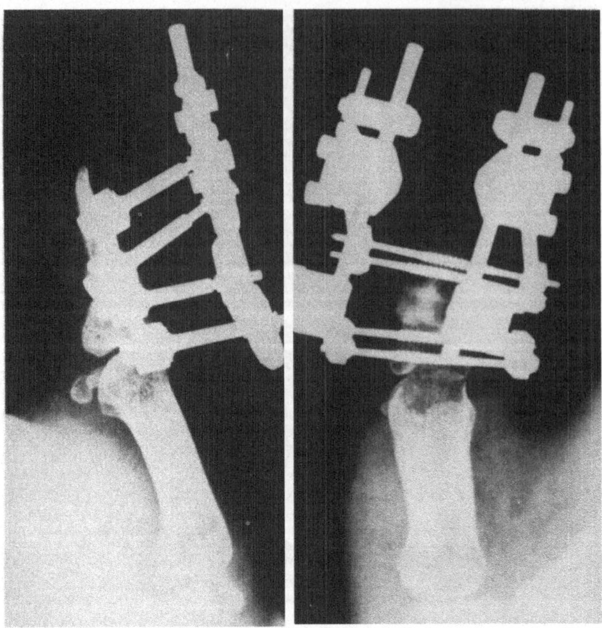

Abb. 4. Das Röntgenbild zeigt eine mit Doppelrahmenmontage stabilisierte Pseudarthrose nach Spongiosaplastik

wirkte Infektberuhigung. Vier Wochen nach Wundheilung erfolgte die Spongiosaplastik. Die Dauer der Ruhigstellung mit dem Minifixateur lag hier ebenfalls bei 3 Monaten. Nach Behandlungsabschluß war auch hier kräftiger Gegengriff möglich. Eine Gelenkruhigstellung war zu keiner Zeit notwendig, sodaß alle übrigen Fingergelenke frei beweglich blieben.

Infizierte Pseudarthrosen an den Fingern haben durch neue Behandlungsmöglichkeiten ihren Schrecken verloren. Die Amputation des Fingers aus diesem Grund ist wesentlich seltener geworden. Der Minifixateur externe und die Gentamycin-PMMA-Miniketten stellen in ihrer Kombination bei der Behandlung infizierter Pseudarthrosen an den Fingern eine Bereicherung auf dem Gebiet der septischen Chirurgie der Hand dar.

Literatur

Asche G (1979) Die Verwendung von Gentamycin-PMMA-Miniketten in der septischen Chirurgie der Hand. Lokalbehandlung chirurgischer Infektionen. Akt Probl Chir u. Orthop, Heft 12. Huber, Bern Stuttgart Wien

Asche G, Haas HG, Klemm K (1979) The external Mini-Fixator: Application and Indications in Hand Surgery. In: Brooker AF, Edwards ChC (eds) External Fixation. Williams & Wilkins, Baltimore, p 105

Asche G, Haas HG, Klemm K (1979) Erste Erfahrungen mit dem Minifixateur externe nach Jaquet. Akt Traumatol

Klemm K (1977) Gentamycin-PMMA-Ketten – eine Alternative zur Spülsaugdrainage bei Knochen und Weichteilinfektion. Langenbecks Arch Chir 345:609

Diskussion der Vorträge von H. Ecke bis D. Bombel, S. 299–338

Böhler, Wien: Herr Tiedtke, wenn Sie bitte heraufkommen, wir wollen Ihren Vortrag diskutieren, das ist gestern unterblieben, und inzwischen bitte ich Herrn Reschauer, der uns über eine Defektüberbrückung mit einem mikrogestielten Fibulatransplantat berichten möchte.

Reschauer, Graz: Wir haben diese Defektüberbrückung bei einem 17jährigen jungen Mann gemacht, bei dem es nach Gasbrandinfektion zu einem Defekt von 14 cm im Bereich der Tibia gekommen war (Abb. 1).

Sie sehen hier den Defekt, auf der rechten Seite das Prinzip dieser mikrochirurgischen Transplantation, es sind die drei Unterschenkelgefäße dargestellt, die Tibialis posterior, die Tibialis anterior und die Peronäa, die die Äste für die Fibula abgibt. Es wird also die Politea aufgesucht, die Tibialis posterior und der Abgang der Peronäa dargestellt. Entlang des Gefäßabganges geht man dann zur Fibula und läßt die Fibula gestielt an dem Gefäßbündel beziehungswiese auch an der Muskulatur. Auf Abb. 1a sehen Sie die Angiographie, die Tibialis anterior und die Peronäa, wie sie den Ast in die Fibula abgibt. Es wurde also das Gefäß dargestellt, die Fibula auf 14,5 cm reseziert und dann gestielt in den Defekt eingebracht, oben proximal eingebolzt und distal mit einer Schraube fixiert. Sie sehen hier das Ergebnis 40 Wochen nach dem Unfall, 24 Wochen nach der Transplantation. Szintigraphisch konnten wir die Vitalität der transplantierten Fibula beweisen (Abb. 1c). Der Patient kann inzwischen das Knie 100^{0} beugen und rechts belastet er nun voll mit Gipsverband mit Scharniergelenk.

Böhler, Wien: Ich danke Herrn Reschauer für diese schöne Mitteilung. Vielleicht können wird das auch noch diskutieren. Ist Herr Oberhammer hier. Er hat uns gestern einen ähnlichen Fall, aber mit negativem Ergebnis gezeigt und ich weiß nicht, ob die Plastiker – Herr Berger – noch da sind. Die Frage war ja gestern die, ob man im infizierten Gebiet eine mikroanastomosierte Transplantation durchführen kann und soll oder nicht. Möchte jemand dazu Stellung nehmen?

Vecsei, Wien: Die von Herrn Berger gezeigten Fälle habe ich unfallchirurgisch betreut und ich glaube, daß man das nicht soll. Ich bin der Meinung, daß man die Knochensituation auf andere Art und Weise oder zumindest zunächst den Infekt sanieren soll und dann die Mikrogefäßanastomose oder umgekehrt, die Knochenkonsolidierung und dann erst definitiv die Hautsanierung vornehmen soll.

Martinek, Wien: Wir haben vor 4 Tagen bei einem 9jährigen Buben so eine Operation durchgeführt. Ich kann noch keineswegs über Ergebnisse sprechen, nur haben wir die Fibula von der anderen Seite genommen. Ich wollte hier fragen, ob das gescheit war oder ob das vielleicht schlecht war. Wir haben die Fibula derselben Seite als zusätzliche Stabilisierung geschätzt. Es war ein 9jähriges Kind mit einem etwa 7 cm langen Defekt.

Böhler, Wien: Wie war der Infekt?

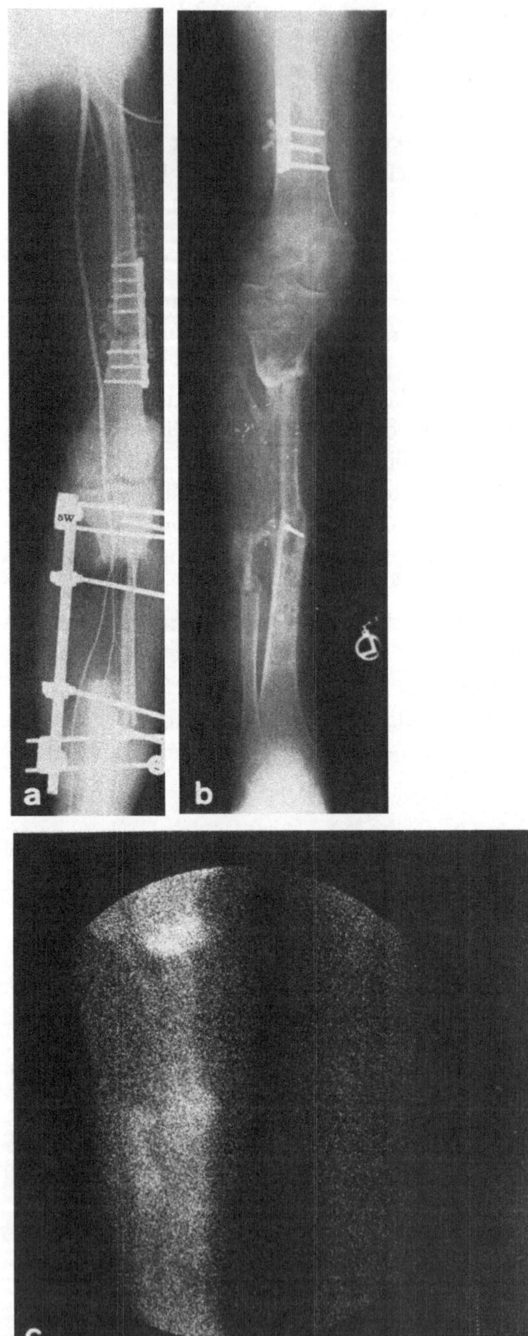

Abb. 1a, b. Angiographie zur Darstellung der Unterschenkelarterien. **c** Vitales Transplantat im Szintigramm, Zustand 40 Wochen nach Unfall beziehungsweise 25 Wochen nach Transplantation

Martinek, Wien: Der Infekt war bland. Und zwar seit 3 Monaten.

Böhler, Wien: Ich glaube, das ist das springende Problem. Vier Tage ist halt ein bißchen kurz. Da kann es noch immer thrombosieren. Wir werden später sicher noch über die Hahn-Huntington-Operation sprechen.

Ecke, Gießen: Zur freien Fibulatransplantation?

Böhler, Wien: Zur freien, ja, mit Gefäßanschluß.

Ecke, Gießen, War das eben mit Gefäßanschluß?

Böhler, Wien: Ja, mit Gefäßanschluß.

Ecke, Gießen: Das ist etwas anderes. Also eine reine, freie Transplantation, zum Beispiel, beim Erwachsenen ist sinnlos, beim Kind, wir haben, glaube ich, insgesamt 7 Fälle, ich habe auch mal darüber publiziert gehabt. Beim jugendlichen Menschen ist es möglich, aber es kommt zu einem totalen Umbau des Transplantates, wenn nicht zu einer Sequestrierung, und gerade in dem unsicheren Gelände einer früher durchgemachten Infektion bringt es nichts.

Böhler, Wien: Natürlich, so wie jeder andere angelegte Corticalisspan.

Reschauer, Graz: Es ist klar, daß man versuchen muß, erst durch Debridement möglichst saubere Verhältnisse zu erzielen. Wir haben also auch zuerst Sequestrotomie und Spülung gemacht und versucht, den Infekt möglichst rein zu halten. Völlig in den Griff bekommt man ihn nicht. Zur freien Fibulatransplantation, zur gestielten, die wurde ja erstmals 1975 von Taylor in Melbourne ausgeführt und er hat dann versucht, bei einem Durchmesser von 1,8 bis 2,5 mm der Arteria peronäa diese eben zu verbinden mit der Tibialis posterior. In einem Fall ist es gelungen, in einem Fall ist es mißlungen. Wir waren eben der Meinung, daß es doch sicherer ist, wenn man die Fibula gestielt am Gefäß beläßt und dann transplantiert. Die Stabilität ist sicher besser, wenn die Fibula von der kontralateralen Seite transplantiert wird.

Böhler, Wien: Sie haben die Fibula gestielt transplantiert, nicht mit Mikroanastomose?

Reschauer, Graz: Ja. Wir haben das Gefäß dargestellt, haben es belassen, weil wir gesehen haben, daß eine Durchtrennung nicht nötig ist und wir am Stiel praktisch die Fibula herüberbringen und etwas rotieren können. Wir konnten sie dadurch auch muskulär decken.

Böhler, Wien: Also eigentlich etwas ganz anderes. Ich glaube, daß das sicher der zweckmäßigere Weg ist. Wenn man eine Mikroanastomose macht, stört man die ja sowieso schon schwer geschädigte Durchblutung dieser Extremität weil man ja dann noch die Tibialis posterior noch verliert.

Reschauer, Graz: Taylor meint, es müssen eine Arterie und zwei Venen mikroanastomosiert werden.

Böhler, Wien: Können wir vielleicht den Vortrag von Herrn Tiedtke diskutieren, vielleicht gleichzeitig mit Herrn Hellinger zusammen, wo es ja etwas hineinschlägt in Verkürzung und anschließend Verlängerung. Möchte jemand dazu sprechen? Es ist sicher ein sehr interessanter Gesichtspunkt – die temporäre Verkürzung und dann anschließend wieder die Möglichkeit der sekundären Verlängerung. Herr Hellinger, wie war das bei Ihren Fällen? Sind die bewußt verkürzt worden, oder ist die Verkürzung einfach als Unfall- und Behandlungsfolge aufgetreten?

Hellinger, Dresden: Das letztere ist der Fall gewesen. Zu der primären Verkürzung wäre vielleicht doch im Lichte der externen Fixation zu sagen, daß sie sicherlich nur für ganz große Ausnahmefälle gelten wird. Man kann heute mit einer entsprechenden Montage bei der Primärversorgung sicherlich Verkürzung vermeiden. Und diese Beinverlängerung, das darf man ja nicht vergessen, ist nur dann durchführbar, wenn der Patient mit einer sehr langen Behandlungszeit einverstanden ist. Das ist zwar sehr überzeugend, wenn wir 12, 15 cm oder in einem Fall sogar 22 cm erreicht haben, aber man darf nicht vergessen, welche lange Behandlungszeit dahinter steht. Deshalb würde ich meinen, die primäre Verkürzung sollte nur für Ausnahmefälle sein.

Böhler, Wien: Ich gebe Ihnen recht, daß man die Verkürzung – die primäre Verkürzung natürlich – mit einem entsprechenden Distraktionsapparat immer vermeiden kann, aber die Frage ist ja – will man sie nicht erzielen? So wie Jahna uns ja gestern gezeigt hat, der ja bewußt reseziert um eine Verkürzung zu erzielen, um die Weichteile zu entspannen, um die Durchblutungsverhältnisse zu verbessern und das war, wenn ich Herrn Tiedtke richtig verstanden habe, ja seine Absicht. Bessere Weichteildeckung, Schonung der Weichteile durch eine bewußte Verkürzung.

Jahna, Wien: Mir war dieser Vortrag sehr interessant, daß auch die Verkürzung bei einer Pseudarthrose noch Besserung der Durchblutung bringt. Und deswegen sagen wir ja, man soll primär verkürzen. Allerdings, und das muß man sagen, soll die Verkürzung mindestens 5 mm und in der Regel nicht mehr als 2 cm sein. Also größere Verkürzungen machen wir auch nur in ganz großen Ausnahmefällen. Bei 8 und 9 cm ist es natürlich völlig sinnlos das primär anzustreben.

Böhler, Wien: Wenn man die Möglichkeit hat sekundär zu verlängern, dann kann man sicher auch auf größere Verkürzungen gehen.

Jungbluth, Hamburg: Ich glaube, das Entscheidende war ja die Osteoinduktion, die Sie gezeigt haben. Wieviele Fälle haben Sie und in wievielen Fällen haben Sie eine solche wirklich erstaunliche Osteoinduktion gesehen?

Tiedtke, Berlin: Ich sagte gestern, daß wir insgesamt 7 Patienten mit dieser Methode behandelt haben. Es ist allerdings, um das ganz klar zu stellen, keine primäre Verkürzung gewesen, sondern erst nachdem die Patienten schon in verschiedener Form vorbehandelt waren. Diese 7 Patienten, die wir behandelt haben, davon sind 2 eben entsprechend gut ausgeheilt, mit fast vollständiger Verlängerung. Und zwei Patienten sind verlängert worden und infektfrei. Man muß auch sagen, daß zwei Patienten amputiert werden mußten.

Jungbluth, Hamburg: Danke. Nein, ich frage jetzt in welchem Verhältnis etwa haben Sie gesehen, daß sich zwischen diesen beiden Fragmenten spontan auch eine Osteogenese wieder eingestellt hat?

Tiedtke, Berlin: Das war eigentlich nur bei einem Fall gewesen.

Jungbluth, Hamburg: War das ein junger Patient?

Tiedtke, Berlin: Das war ein junger Patient, 16 Jahre alt, also noch im Wachstumsalter.

Hellinger, Dresden: Ich glaube, die Osteoinduktion ist nicht altersabhängig. Wir haben bei unseren Patienten, auch bei über 60jährigen, distrahiert und haben ohne weitere Maßnahmen über die desmale oder chondrodesmale Heilung die Defektüberbrückung gesehen. Sie ist nur in ihrer zeitlichen Sequenz verlangsamt. Ich möchte noch einmal zu Herrn Jahna Stellung nehmen. Wenn man bis 2 cm verkürzt, dann ist das ja mit dem Patienten abgesprochen schon vertretbar, weil eine Zurichtung am Schuh bei einem Mann durchaus möglich ist. Bei einer Frau ist es schon problematisch, auf Langzeitergebnisse hinsichtlich der Bewegungskette gesehen. Und bei 2 cm kann man hinterher nicht verlängern. Da ist meines Erachtens nicht gerechtfertigt die Risiken einer Distraktionsosteotomie dann auf sich zu nehmen. Deshalb meine ich, man kann schon primär mit dem äußeren Fixateur eine entsprechende Beinlänge herstellen und das sollte man dann auch mit den Zusatzmaßnahmen anstreben.

Böhler, Wien: Mit welcher Geschwindigkeit haben Sie verlängert? Das ist sehr wesentlicht für die Nerven und wie sehr die Gefäße zusammengepreßt werden.

Hellinger, Dresden: Wir verlängern wie bei den Distraktionsosteotomien mit einer Verlängerungsgeschwindigkeit von 1 mm pro Tag, wobei wir im Laufe der 9 Jahre immer mehr, je nach Länge der bestehenden Verkürzung zu einer fraktionierten Verlängerung pro Tag – also 2 x 1/4 mm oder 2 x 0,5 mm – übergegangen sind.

Böhler, Wien: Kennen Sie wie die Ergebnisse von Moskau sind? Das war ja, wenn ich recht gesehen habe, ein Apparat von Ilisarow oder Guduschauri, also einer von diesen Modellen. In Moskau habe ich ja etliche von diesen Distraktionsverlängerungen gesehen. Kennen Sie Ergebnisse von dort? Die haben ja sicher mehr Fälle.

Hellinger, Dresden: Naja, die Zahlen sind nicht sehr groß. Gjulnasarowa hat über 28 berichtet und die Röntgendynamik untersucht, Ilisarow selbst, der ja seit 1963 dies betreibt, der hat 1971 einmal über 73 Fälle berichtet, weil natürlich die Indikation auch aus psychosozialen Gründen mit gestellt werden muß, wegen der langen Behandlungsdauer. Die Ergebnisse sind durchwegs gut, die Konsolidierung ist bei den biologisch aktiven Frakturen teils sogar ohne Zusatzmaßnahmen möglich und bei den biologisch inaktiven, beziehungsweise bei den oligotrophen sind dann Zusatzeingriffe notwendig. Was den Apparat betrifft – wir haben selbst Erfahrungen an 219 externen Fixationen, 109 Nagel-Schrauben-fixierte Apparate und die anderen drahtfixierten Modelle, wie hier dieses modifizierte Ilisarow-Modell. Die drahtfixierten Modelle haben natürlich den Nachteil, daß die Instabilität durch die Kerbung des Knochens gegeben ist und damit ist die Infektrate an den Eintrittsstellen eindeutig höher – um 10%. Aber sie haben natürlich auch den Vorteil, darauf habe ich wiederholt hingewiesen, daß man bei einer Nagel- oder Drahtinfektion in diesem Fall ohne Stabilitätsverlust den Draht kurzzeitig entnehmen, weglassen und dann anderenorts wieder einsetzen kann. Deshalb bin ich bei diesen Verlängerungseingriffen immer noch geneigt, das drahtfixierte Doppelringmodell vorzuziehen. Aber diese externe Fixation hängt von der Handhabung ab, und ich glaube, daß man Erfahrungen mit der Handhabung der Modelle im Einzelfall braucht und in der Hand des Erfahrenen dann sicherlich die einzelnen Modelle nicht mit so vielen Nachteilen belastet sind, als wenn man ständig wechselt.

Böhler, Wien: Das haben wir auch gesehen, daß das nicht ganz einfach ist, diese Apparate zu bedienen. Ihre Feststellung, daß die Ergebnisse durchwegs gut waren, glaube ich, muß man wahrscheinlich cum granos salis nehmen – Die waren alle gut?

Hellinger, Dresden: Es gibt natürlich schwere Infektpseudarthrosen, die nicht zu sanieren sind. Aber das sind ganz seltene Ausnahmen und ich habe 1971 bei Ilisarow, weil es mir unglaubhaft erschien, dies angesehen, daß man bei einer fistelnden Tibiapseudarthrose, beim Weltrekordspringer Brumel, achtmal voroperiert, eine simultane Beinverlängerung durch die subcapitale Tibiakopfosteotomie bei gleichzeitiger Pseudarthrosenliquidierung erreichen kann. Und ich konnte mich überzeugen, daß diese Ergebnisse korrekt sind und sauber dokumentiert und wir haben selbst auch einige Fälle bei fistelnder Pseudarthrose mit benachbarter Osteotmie ohne Nachteile an der Osteotomie behandelt.

Böhler, Wien: Danke. Wir kommen zum Vortrag von Herrn Ecke, wobei ich glaube, die wichtigste Aussage war die Betonung und die Erinnerung an die Fibula-pro-Tibia-Operation nach Hahn-Huntington und die Modifikation. Möchte jemand sich dazu äußern? Ich glaube, die Methode wird sicher viel zu wenig angewendet. Hat jemand eigene Erfahrungen?

Ecke, Gießen: Darf ich vielleicht doch noch dazu sprechen. Ich habe das vorhin in der Kürze der Zeit nicht erwähnt. Also zunächst werden die Weichteile saniert unter dem äußeren Spanner. Dann umgehen wir aber das eigentliche frühere Operationsgebiet, in dem wir von fibular her gestielt an der Membrana interossea herangehen, also bei vorliegender Durchblutung. Wir haben einmal sogar wieder aufmachen müssen, weil sich ein Hämatom an der einen Seite gebildet hatte. Das ist eine ziemlich langwierige Präparationsarbeit, das dauert unter Umständen 3 Std, bis man das soweit hat dann wird die Fibula oben zusätzlich mit ihrer offenen Markhöhle in den metaphysären Knochen des Schienbeines eingesetzt und dadurch hat man auch von dieser Seite verhältnismäßig schnell einen Gefäßanschluß, was die Bilder ja ohne weiteres gezeigt haben, denn die Fibula würde sich sonst nicht so erhalten. Natürlich reicht der Durchmesser der Fibula nicht aus, man muß zusätzlich eine ausgedehnte Spongiosaplastik sowohl im Verlaufe der Fibula und dann überbrückend entweder zu dem stehengebliebenen Periost in der Lücke oder zu stehengebliebenen vitalen Teilen der Tibia machen. Und das dauert natürlich lange. Durchschnittlich brauchen die Leute 8 Monate bevor sie damit belasten können. Wir haben, wie gesagt, übersehbare Endergebnisse in 21 Fällen gehabt. In einem Fall ist eine sekundäre Amputation wegen des noch vorhandenen Infektes auswärts gemacht worden. Da ist es von einer der Schrauben, die angebracht worden waren, zu einer Infektion gekommen. Man hat nicht einfach die Schrauben entfernt, sondern auf das Betreiben des Patienten hin, der durch seine lange Behandlungszeit natürlich am Ende seiner nervlichen Kraft angekommen war, die Amputation gemacht. Aber fest war dieser Fall auch geworden. Und es ist eben nicht so – man hat dann gesagt, ja vor kurzem noch, also die Fibula sollte man nicht auch noch kaputt machen, wenn das Schienbein schon kaputt wäre. Es ist eben keineswegs so, wenn das vorsichtig gemacht wird, daß man eben eine Totalsequestrierung erwarten kann. Das muß sehr schonend gemacht werden.

Böhler, Wien: Sie haben lauter relativ frische Fälle gezeigt. Wo also noch keine wesentliche Hypertrophie der Fibula da war und wir haben einige Fälle, wo die Fibula sehr hypertroph war, länger dauernde Fälle, die wir genau in der gleichen Weicse auch am Schienbeinkopf und unten anastomosiert haben, und da braucht man keine Spongiosatransplantation mehr dazu. Da ist die Fibula schon so hypertroph, daß das genügt.

Hellinger, Dresden: Ich glaube die Fibula-pro-Tibia-Operation ist eine seltene Indikation und sie muß in der Differentialindikation sicherlich mit der intertibio-fibularen autogenen Spongiosaplastik abgewogen werden. Aber zu Herrn Ecke speziell bin ich der Meinung, daß ihr nachgewiesener oder angenommener Gefäßanschluß durch die intramedulläre Einbolzung der Fibula proximal für die Osteocyten wohl keine Relevanz hat. Die werden wohl nicht die Zeit überleben, bis die Gefäße aus der Markhöhle eingesprosst sind. Ich glaube schon, daß hier das Erhalten der Bandverbindungen eine gute Durchblutung sichert, aber darüber darf man sich wohl keiner Illusionen hingeben.

Böhler, Wien: Ich glaube, es war nicht die Rede von der Einbolzung, also der ursprünglichen Hahnschen Operation, bei der ja die Fibula richtig eingebolzt wird sondern von der Anlagerung am Schienbeinkopf, wenn ich Herrn Ecke richtig interpretiere.

Ecke, Gießen: Das ist richtig. wir behalten ja die Zirkulation, die Weichteile und die Membran. Man kann die nicht beliebig drehen, das muß ich hinzufügen, das ist eine Frage der Technik. Das Fibulasegment kann man nicht beliebig drehen sondern man muß den oberen Teil, das haben wir herausgefunden, nach rückwärts drehen und wenn man weiter unten diese Operation macht, am Schienbein, muß man die Drehung im Gegensinne vornehmen. Aber das ist eine zusätzliche Maßnahme des Einbaues. Selbstverständlich, daß wir die Corticalis an dieser Stelle entfernen und es ist ja auch die Tibia ganz anders aufgebaut bezüglich ihrer Konfiguration als das Wadenbein. Infolgedessen muß das Wadenbein angepaßt werden, es kann nicht angeschraubt und verbogen werden. Vielleicht erklärt das die Frage von Herrn Hellinger. Eine Schwierigkeit besteht natürlich auch manchmal darin, daß wir ja auch Frakturen in der Fibula haben können, die dann die Möglichkeit, eine orthograde Stellung zu erzielen, schwierig machen. Insofern muß unter Umständen ein cortico-spongiöser Span unten oder oben unterlegt werden. Die Überbrückung machen wir zusätzlich.

Böhler, Wien: Will noch jemand zur Fibula-pro-Tibia sprechen? Ich glaube, man kann doch abschließend sagen, daß das sicher eine Methode ist, die näher in Erwägung gezogen werden soll. Möchte sonst jemand zum Vortrag von Herrn Ecke Stellung nehmen oder anfragen? Dann gehen wir als nächstes zu Herrn Reschauer und vielleicht auch zu Herrn Noack über die Art der Fixation der Pseudarthrosen. Es ist eigentlich sehr klar bei Herrn Reschauer hervorgegangen, daß die internen Fixationen, also sowohl der Marknagel als auch die Platte nicht so gut abgeschnitten haben, vor allem der Marknagel. Wer ist für die Stabilisierung mit den Platten oder mit dem Marknagel? Septische Marknagelung, septische Platte – Restabilisierung?

Szyszkowitz, Graz: Wir sind dagegen. Aber ich wollte nur sagen, daß die Nekrose, die ja nachgewiesen ist – also die zentralen Corticalisanteile – ausgebohrt gehört, wenn man schon einen Marknagel wieder verwendet, weil es doch biologisch eindeutig ist, daß die Corticalis von periostal ernährt wird und daß diese zentralen Teile die Infektion nur noch verlängern und daß die periostalen, also vitalen, unterstützt werden müssen.

Böhler, Wien: Da hätte ich eine Frage dazu. Herr Klemm hat uns ja auch gestern erzählt, daß man aufbohren muß. Wir wissen ja eigentlich schon von Rheinländer und Schweiberer, daß eigentlich 2/3 der Corticalis nekrotisch werden. Wie dick bohren Sie aus?

Szyszkowitz, Graz: Ja, richtig, man soll auf 15 bis 18 aufbohren. Ich weiß nur die Klemmschen Ergebnisse und die von Winquvist, daß die – wir haben nicht so viele Fälle – ausgezeichnete Ergebnisse in Berlin gezeigt haben mit diesem maximalen Aufbohren. Aber Herr Klemm kann das selber besser sagen.

Böhler, Wien: Bleibt Ihnen dann noch genug Substanz damit Sie Halt haben? Wenn Sie 2/3 dieses atrophischen Knochens wegbohren?

Szyszkowitz, Graz: Ich kann nicht sagen, daß es genau 2/3 sind, aber es muß natürlich genügend Substanz bleiben, aber wenn uns was hilft, dann vitale Substanz.

Klemm, Frankfurt: Ich bin eigentlich nicht angetreten hier, um dazu Stellung zu nehmen sondern zur intramedullären Stabilisierung von infizierten Pseudarthrosen. Was ich gestern gesagt habe, bezog sich auf bereits konsolidierte Frakturen beziehungsweise Pseudarthrosen, wo also noch ein Marknagel liegt und es sich nun darum handelt, die Infektion zu sanieren. Da muß dann natürlich alles alloplastische Implantat entfernt werden und zur Entfernung randständiger lamellärer Sequester empfehlen wir die anschließende Aufbohrung der Markhöhle. Wir gehen aber keineswegs so weit, wie Sie das eben gesagt haben, sondern wir machen das eigentlich um 1 bis 2 mm, bis die Markraumfräse wirklich zirkulär fest abschabt, weil wir das Gefühl haben, und das bestätigt sich dann ja auch sozusagen in der Rezidivfreiheit in der klinischen Praxis, daß es dadurch gelingt, diese lamellären Sequester zu entfernen und auszuspülen. Ich würde da aber keineswegs um 4 oder 5 mm weiter aufbohren.

Dann wollte ich noch, weil das vorhin angeklungen ist, zur Frage der intramedullären Stabilisierung der infizierten Pseudarthrosen sprechen, die als Pseudarthrosen ja noch bestehen – wir haben ja darüber publiziert, haben das ja vor allem im Oberschenkelbereich bei über 40 Patienten gemacht – die Ergebnisse waren insgesamt gut. Wir haben allerdings immer den Verriegelungsnagel genommen, der ja gerade im Infekt durch die zusätzliche Verbolzung dann noch Stabilität gewährleistet, während der normale Marknagel, wenn man also einfach weiter aufbohrt und einen dicken Nagel nimmt, sich sehr rasch lockert. Man muß natürlich einfach zugeben, daß für die Dauer der Belassung des Verriegelungsnagels die Osteomyelitis bestehen bleibt und erst nach Entfernung des Nagels – oder des Verriegelungsnagels – dann eine völlige Beruhigung der Osteomyelitis zu erwarten ist. Ich persönlich bin jetzt in den letzten Jahren, nachdem auch viel bessere Systeme der äußeren Fixation vorhanden sind, und weil man auch mit der Septopalkette so elegant gleichzeitig den Infekt angehen kann, bin ich dazu übergegangen, gerade bei infizierten Defektpseudarthrosen die Kombination Fixateur externe und Kugeln zu nehmen und nehme den Verriegelungsnagel als intramedullären Kraftträger nur in den Fällen, wo bereits eine Marknagelung primär durchgeführt worden ist, also sowieso die Markhöhle in ihrer ganzen Länge infiziert ist, und dann mache ich einen Verriegelungsnagel rein, wenn es sich nicht um eine zu große Defektstrecke handelt. Da kann man innerhalb kürzester Zeit bei dieser hervorragenden Stabilität gute knöcherne Konsolidierung erwarten.

Böhler, Wien: Noch eine Frage an Herrn Reschauer. Ich glaube, von 5 Marknägeln waren 3 schlecht, von 10 Platten sind 7 fest geworden, von den äußeren Fixateurs sind eigentlich alle gut geworden. Machen Sie nach wie vor Marknägel und Platten?

Reschauer, Graz: Nein, wir machen Marknägel eigentlich überhaupt nicht mehr. Ich habe das nur aus historischen Gründen erwähnt, um diese Therapieform eben auch zur Diskussion zu stellen. Am Oberschenkel machen wir jetzt den Fixateur externe v-förmig, das hat sich eigentlich sehr gut bewährt, die Stabilität ist dadurch ausgezeichnet, und Platten machen wir sicherlich noch im Rahmen des Umsteigens, wenn also der Infekt weitgehend abgeklungen ist, zur Stabilisierung, falls dies nötig ist.

Böhler, Wien: Also im mehr oder weniger schon sanierten Gebiet?

Reschauer, Graz: Ja.

Böhler, Wien: Herr Noack zur gleichen Frage.

Noack, Berlin: Wir bevorzugen eigentlich auch nur noch den Fixateur externe. Platten nehmen wir auch nur, wenn der Infekt saniert ist. Ausnahme ist lediglich die petrochantäre Femurfraktur, wo wir bei zwei Fällen mit Infekt Platten benutzt haben, weil dort eine andere Stabilisierung, zum Beispiel, die mit dem Fixateur externe, uns nicht ausreichend erschien.

Böhler, Wien: Würde ich aber nicht unterstreichen. Ich meine mit einer pelvi-femoralen Tansfixation kann man auch eine subtrochantäre und eine intratrochantäre Fraktur gut ruhigstellen.

Noack, Berlin: Das ist durchaus richtig, aber wir haben auch mit den Platten eine Ausheilung erreicht.

Vecsei, Wien: Ich glaube, es soll nicht der Eindruck erweckt werden, als wäre der Fixateur externe die unikale Methode in der Behandlung. Was eben Herr Klemm angesprochen hat, diese 41 Oberschenkelpseudarthrosen, die wir zusammengestellt haben, bei septischen Femurpseudarthrosen, haben eine Heilungs- und Infektheilungsrate von 85% gehabt. Jetzt mit dem Fixateur externe haben wir 87%. Das heißt aber jetzt nun bitte wirklich nicht, daß ich jetzt diese beiden Methoden gegeneinander abwägen möchte. *Man muß den Patienten der Methode anpassen* und ich möchte mal fragen, zum Beispiel, eine Patientin, die 87 Jahre alt war, eine infizierte Marknagelung hinter sich hatte, daß man die Pseudarthrose – ob man die nicht, wie wir es also getan haben, mit einem Verriegelungsnagel – und es ging gut – belastend besser daran ist, als jemand, der einen Fixateur externe mit 87 Jahren hat. Also das ist, glaube ich, schon zu berücksichtigen.

Böhler, Wien: Wobei bei einem atrophischen Knochen der Fixateur externe wahrscheinlich überhaupt nicht hält bei einem 87jährigen. Herr Hellinger hat sich als nächstes gemeldet.

Hellinger, Dresden: Abgesehen von diesen Grenzindikationen bei diesen sehr alten Patienten, wo die externe Fixation aus technischen Gründen nicht möglich ist, bin ich der Meinung, daß die Marknagelung doch mit der Gefahr der Markphlegmone für den Patienten viel gefährlicher ist als die externe Fixation. Und wenn Herr Klemm umnagelt, in seltenen Fällen selbstverständlich, dann möchte ich ihn.fragen, er bohrt ja vor der Umnagelung sicherlich auf und hat dann gesunden Knochen, der Infekt persistiert aber wie er sagt und er hat dann wieder diesen Mikrosequester. Bohren Sie dann bei der Nagelentfernung, nach der Konsolidierung der Pseudarthrose, noch einmal auf um die Infektsanierung zu erreichen?

Klemm, Frankfurt: Also ich habe einen Fall von infizierter Pseudarthrose des Oberschenkels zum Zeitpunkt der Pseudarthrose in der Behandlung mit Marknagel stabilisiert. Ich entferne den Marknagel, bohre um vielleicht 1 oder 2 mm stärker auf und nehme einen Verriegelungsnagel, wobei beim Verriegelungsnagel einfach darauf hinzuweisen ist, daß die Stabilität ja nicht durch die elastische Verklemmung erzielt wird, sondern durch die zusätzlich eingebrachten Bolzen, so daß also hier eine radikale Aufbohrung nicht erforderlich ist um Stabilität für den Nagel zu erzielen. Selbstverständlich bleibt die Osteomyelitis, die Fistelung bestehen. Ich meine, sie kann sehr geringfügig sein, aber es wäre ein Fehler über diesem eingebrachten Verriegelungsnagel die Wunde dicht zu verschließen, sondern man muß eben zunächst eine Spüldrainage und dann ein Dauerdrain belassen. Damit geht der Patient dann nach Hause bis er vielleicht Monate später wieder stationär aufgenommen wird zur Entfernung des Verriegelungsnagels bei inzwischen eingetretener knöcherner Konsolidierung. Da wird natürlich dann der Verriegelungsnagel entfernt. Früher haben wir da anschließend eine Spüldrainage gemacht, heute nehmen wir, wie gesagt, nach nochmaliger Ausräumung – Sequestrotomie mit dem Markraumbohrer – eine Kette.

Muhr, Hannover: Jetzt nicht zur Marknagelung sondern zu dem Vergleich Platte und Fixateur. Ich nehme der nächsten Sitzung schon was vorweg, aber wir haben in einem Kollektiv von 120 Infektpseudarthrosen 60 zu 60 ungefähr mit Platte und Fixateur stabilisiert, wobei an der Tibia das Verhältnis 3 zu 2 für den Fixateur steht. Aber gerade an der oberen Extremität, und ich denke an die Dias die ich hier gesehen habe, oder auch am Femur, möchte ich neben einer knöchernen Konsolidierung auch eine gewisse Funktion haben und doch dem Patienten einen Komfort geben. Wir wissen ja, die Behandlung dauert 9 Monate im Durchschnitt und bis zu 2 Jahre und wenn ich dann mit einer pelvi-trochantären Fixation herumgehe, und das sind ja oft auch jüngere Patienten, die verheiratet sind und die zu Hause leben können, ich weiß nicht ob das so angenehm ist.

Böhler, Wien: Auch ein Aspekt.

Tscherne, Hannover: Nachdem man sehr viel von psychischem Hospitalismus und ähnlichen Dingen bei Knocheninfektionen spricht, ist das einer der wichtigsten Aspekte, glaube ich. Wir hören hier von Konsolidierungszeiten, die bis 22 Monate betragen. Nun stellen Sie sich das vor. Die Riesenfixationen an der oberen Extremität und am Oberschenkel. Das kann eigentlich nur der ermessen, der selbst so etwas einmal mitgemacht hat. Und wenn ich da die Wahl habe eine annähernd gleiche Chance, das mit einer Platte oder einer anderen Methode zu behandeln, würde ich also immer eine interne Fixation vorziehen. Was ich also sehr positiv gesehen habe aus der Tübinger Klinik, das entspricht genau unseren Erfahrungen. Auch wir ziehen zum Beispiel am Oberschenkel wo es geht die Platte einem Fixateur externe vor. Wir haben momentan eine Ära des Fixateur externe. Es kommen ja immer gewisse Ären und dann ändert sich das wieder. Also ich muß schon einmal sagen, wir halten die Platte in dieser Situation auch hoch. Wir sind aber nicht monoman, wir gehen nicht nur auf Platte, man muß das also schon von der Situation abhängig machen. Man kann also auch mit einer Plattenosteosynthese unter der gleichen Zeit mit einer wahrscheinlich besseren Funktion eine solche Pseudarthrose zur Sanierung bringen.

Böhler, Wien: Wahrscheinlich wird es so sein, daß man vielleicht den Infekt mit dem Fixateur externe sanieren kann und dann umsteigen muß auf eine innere Fixation, daß es im floriden infizierten Stadium vielleicht nicht so gut ist, eine innere Fixation. Würden Sie das unterstreichen?

Tscherne, Hannover: Das kann ich nicht unbedingt unterstreichen. Sie haben ja am Knochen selbst mindestens 3 Fixationsnägel in jedem Fragment und bei einer Plattenosteosynthese haben Sie vielleicht vier. Ich kann den Fixateur externe nicht als reine externe Osteosynthesemethode bezeichnen. Sie haben damit ja auch eine interne Fixation am Knochen und außerdem immer die Verbindung nach außen. Wir sehen natürlich immer auch bei Plattenosteosynthesen, am Oberschenkel eher eigentlich als an der oberen Extremität, daß eine Fistel persistiert und daß man diese Restfistel eigentlich erst dann saniert, das ist eigentlich häufiger, was wir beobachten, wenn die Platte endgültig entfernt ist. Das muß man dazu sagen.

Klemm, Frankfurt: Herr Tscherne, darf ich Ihnen noch eine Frage stellen? Ich habe den Eindruck gewonnen, daß Patienten, bei denen eine Platte anmontiert wird, dann nach Hause entlassen werden können, während Patienten, die einen Fixateur externe haben, in der Klinik belassen werden müssen. Das ist doch sicherlich nicht so, denn ich meine, einen Patienten mit einem Fixateur externe, auch mit so einer Beckenkonstruktion, kann man nach Hause entlassen. Natürlich ist der Komfort bei einer Platte wesentlich höher; das ist gar keine Frage.

Otte, Volkach: Wenn wir die verschiedenen Methoden der Plattenosteosynthese und des Fixateur externe bei der infizierten Fraktur haben, dann sollte man auch nicht vergessen, daß es Möglichkeiten gibt, mit einer intramedullären Schienung auch eine infizierte Fraktur zu behandeln. Nur ist der bisherige Nagel in seiner Form völlig falsch. Ich kann nicht einen Schlittschuhläufer mit runden Kufen auf dem Eis laufen lassen. Ich muß also Kufen geben – ich habe 4 infizierte Frakturen behandelt, die bis zu 2 Jahre mit Fixateur externe, mit Plattenosteosynthesen zu mir in Behandlung kamen und bereits nach einem Vierteljahr, bei völlig infizierter Fraktur, dann nachher ausgeheilt werden konnten, durch einen 6-Rillennagel, der eine innere Schienung im Bereich der Fraktur gibt, ähnlich wie es ja Herr Klemm mit einer entfernten Fixierung durch eine Verbolzung macht. Diese Fixierung mit einem Rillennagel läßt sicher auch in verzweifelten Fällen eine kosmetisch hervorragende Form danach finden. Ein Patient war unterschenkelamputiert und war oberschenkelinfiziert und sollte oberschenkelamputiert werden und dabei haben wir nach drei Monaten bereits eine Fixierung des Oberschenkels mit Belastung erreicht. Ich hätte die Bilder da.

Böhler, Wien: Bitte nicht mehr allzuviel. Trotzdem wir die Vorträge so kurz gefaßt haben, haben wir nur ein paar Minuten. Ich möchte dann noch auf die diversen Fixateurs eingehen. Also bitte Herr Vecsei zuerst.

Vecsei, Wien: Ich muß Herrn Tscherne etwas kontrieren. In diesem Material sind sehr viele Replattenosteosynthesen. Die Vitalitätsumstände am Knochen sind mannigfach gestört. Wir wollen knochensparend operieren. Wenn wir die Bilder von Perren richtig interpretieren, erzeugen wir unter der Platte noch eine Zone, die dann wiederum vitalitätsgestört ist. Ich gebe zu, daß alle drei Osteosynthesemethoden bei geeigneten Fällen optimal angewendet werden können. Ich möchte keine exkludieren, aber ich möchte meinen, daß man die Platte bei der Infektion nicht in den Vordergrund stellen soll.

Ecke, Gießen: Ich bin der Meinung, wir kommen eigentlich von der richtigen Reihenfolge ab. Der Vorsitzende erwähnte das ja. Zunächst sollte eine Beruhigung des Infektes angestrebt werden – das ist meiner Meinung ganz sicher. Und dann können Sie auch mit ganz unterschiedlichen Osteosynthesemitteln unter Umständen dasselbe erreichen, wenngleich wir auf demselben Standpunkt wie Herr Tscherne stehen und beispielsweise vom äußeren Spanner auf die Platte übergehen. Aber wir wollen es bis zu einem gewissen Prozentsatz erst zur Beruhigung kommen lassen und wir haben auch einige Fälle, wie bei Herrn Klemm, das sind zu wenig, deswegen habe ich sie nicht erwähnt, wo wir dann diese Verriegelungsnagelung gemacht haben – auch mit gutem Erfolg – aber erst dann, wenn das nicht mehr florid ist.

Reschauer, Graz: Wir haben noch nicht darauf hingewiesen, daß eine enorme Verbesserung der Stabilität beim Fixateur externe erzielt werden kann, durch die zusätzliche Verwendung von Zugschrauben. Wir haben das also in einigen Fällen in letzter Zeit gemacht und gesehen, daß es dann sehr schnell zu einem Durchbau kommt.

Hellinger, Dresden: Ich denke, daß der entscheidende Unterschied zwischen der externen Fixation und der Plattenosteosynthese darin besteht, daß wir herdfern bei der externen Fixation sind. Zweifellos wird so ein Fall mit einer septischen Wunde, wie ich ihn gezeigt habe, auch zu einer Bohrdrahtinfektion führen. Das kann mir keiner erzählen, daß es das nicht gibt. Aber es ist doch viel ungefährlicher, wenn ich einen oder zwei Bohrdrähte auswechseln muß, als wenn ich die Infektion habe, die entlang der Platte und auch in die Bohrlöcher hineingeht. Was das schlimmste ist, was passieren kann, wenn sich darüber dann die Haut schließt. Diese Fälle muß man, wenn man verplattet und keinen externen Fixateur zur Verfügung hat, mit kontrollierter Fistel laufen lassen.

Weise, Tübingen: Man sollte vielleicht, speziell am Femur nochmal eine Lanze für die Platte brechen. Und zwar deswegen weil die krankengymnastische Übungsbehandlung wesentlich verbessert werden kann, wenn der massive Infekt abgeheilt ist, durch den Fixateur beispielsweise, wenn man auf die Platte übergeht. Durch den Fixateur externe bleibt die Muskulatur ja transfixiert und wenn der zu lange bleibt, dann gibt es sehr starke Bewegungseinschränkungen im Kniegelenk, die nicht mehr behebbar sind.

Böhler, Wien: Ich möchte zum Schluß noch den Vortrag von Herrn Martinek anschneiden, und zwar die verschiedenen Arten des Fixateurs. Im wesentlichen wird bei uns ja nur AO und Hoffmann verwendet. Es gibt zig-verschiedene äußere Fixateure. Die sprießen ja hervor wie die „Schwammerl". Also wer ist für welchen Fixateur externe.

Vecsei, Wien: Ich würde auch hier total flexibel bleiben. Wir haben also beide Arten. Das hängt von Fall zu Fall ab, was man möchte. Ob man Gelenke mit einschließen muß, ob man sie dann exkludieren kann, auflassen, partiell auflassen. Ich möchte vor allem in diesem Zusammenhang auf den Plastik-Fixateur hinweisen, den wir jetzt hoffentlich bekommen.

Szyszkowitz, Graz: Wir müssen auch hier die Stabilität mit der Durchblutung gegeneinander abwägen. Wir haben also gesehen, wenn wir Steinmann-Nägel oder Schanzsche Schrauben frakturnahe anbringen, daß wir mehr Stabilität haben, aber sicher die Durchblutung stören, als wenn wir sie im metaphysären Bereich anbringen.

Böhler, Wien: Welchen Fixateur würden Sie dann vorziehen?

Szyszkowitz, Graz: Wir verwenden nur den AO und haben keine Erfahrungen mit anderen.

Hierholzer, Duisburg: Ich würde sagen, es ist vielleicht nicht so wichtig, welches Modell man nimmt, aber es gibt gewisse Richtlinien, die wichtig sind. Nämlich, das Instrumentarium muß einfach sein. Mir erscheint dieses Modell am besten, was mit ganz wenigen Einheiten erlaubt, Osteosynthese zu machen. Und insofern sehe ich schon einen gewissen Vorteil vom Rohr-Fixateur, also vom AO-Fixateur, der mit den Rohren und mit der schwenkbaren Backe alle Montageformen erlaubt. Und man sieht ja auch auf den Röntgenbildern, daß ein gewisser Nachteil darin besteht, daß durch eine Überlagerung von zu vielem Metall und zu vielen Backen eine Erschwerung für die Beurteilung der knöchernen Heilung ergibt.

Böhler, Wien: Wir haben relativ viele AO-Fixateure gesehen, die wegen der wenigen Nägel, die dort verwendet werden, sich relativ bald lockern, so daß wir dann umsteigen mußten auf den Hoffmann, wo man doch viel mehr Möglichkeiten hat.

Hierholzer, Duisburg: Die Lockerung kann doch nicht eine Frage des Metalles sein, das muß eine Frage der Montage sein. Denn die Verankerung im Knochengewebe ist ja bei beiden Systemen im Prinzip gleich. Wir haben Steinmann-Nägel und Schanzsche Schrauben bei beiden Systemen. Das muß eine Frage der technischen Anwendung sein.

Martinek, Wien: Beim Hoffmann-Spanner haben wir die Möglichkeit der Achsen- und der Rotationskorrektur in idealer Weise. Es ist so, daß es von technischer Seite sicher kein Problem ist einen Spanner zu konstruieren, der ideal fest ist. Das Problem ist immer die

Verbindung Knochen und Steinmann-Nagel, auf das kommt es an. Und der Steinmann-Nagel ist einmal das schwächste Glied in diesem ganzen System. Nachdem wir den Steinmann-Nagel nicht extrem dick dimensionieren können, sondern möglichst dünn halten müssen, haben wir eben darauf geachtet, auf welche Länger der Steinmann-Nagel die beste Stabilität ergibt und da haben wir eben diese Richtlinien, die wir schon publiziert haben, aufgebracht und haben damit gesehen, daß das funktioniert. Es ist ja auch so, daß der zentrale Steinmann-Nagel sich häufig lockert und zwar deshalb, weil er zwar nicht im schlechter durchbluteten Gebiet liegt, aber am höchsten belastet ist. Das haben wir nachgewiesen, daß bei den zentralen Frakturen der im proximalen Fragment liegende frakturnahe Steinmann-Nagel etwa dreimal so hoch belastet wird als alle übrigen. Das spielt sicherlich auch eine Rolle.

Böhler, Wien: Gut, also keine eindeutige Präferenz. Die Zeit ist leider um. Es hat sich gezeigt, daß nicht einmal die 40-Minuten-Diskussionszeiten lange genug waren, wir könnten noch lange weiter diskutieren. Ich danke allen Diskussionsteilnehmern, vor allem aber allen Vortragenden.

J. Probleme der Stabilisierung

Stabilisierung ausgedehnter infizierter Femurschaftdefekte

R. Labitzke, G. Henze und H. Towfigh

Universitätsklinik der Gesamthochschule Essen, Abteilung für Unfallchirurgie, Hufelandstraße 55, D-4300 Essen 1

Im floriden Stadium einer Oberschenkelosteomyelitis bleibt als einzige therapeutische Möglichkeit nur die äußere Fixation nach radikalem Debridement unter Opferung des gesamten infizierten Knochenrohres und der anhängenden Weichteile.

Die entstandene Höhle wird durch temporär implantierte PMMA-Ketten saniert. Erst danach kann der Versuch, den Knochen durch komprimierte Spongiosa wieder aufzubauen, erfolgreich sein; ihre primäre Implantation unter gleichzeitiger Plattenosteosynthese ist mit einem unvertretbar hohen Risiko der Infekteruption verbunden.

Um die Entstehung des gefährlichen Circulus: Restinfekt – geringe Anfangsstabilität – Infektausbreitung im verbliebenen Knochen – hochgradige Nekroseinstabilität durch Lockerung der Steinmann-Nägel mit Neuausbreitung des Geschehens und Neueinbeziehung bereits sanierter Weichteile von Anfang an sicher zu verhindern, kommt der Stabilität äußerer fixierender Maßnahmen ebenso große Bedeutung zu wie der Radikalität des Debridements. Unbeherrscht führt der skizzierte Kreislauf zur Amputation.

Die Stabilität der äußeren Osteosynthese hängt bei vorhandenem Defekt außer von mechanischen Kenndaten nur von Konstruktion und Abmessung der Montage ab [3]. Diese werden am Oberschenkel bestimmt von der Stärke des Weichteilmantels und der Notwendigkeit, auf symmetrische Anordnungen (wie am Unterschenkel) verzichten zu müssen.

Weil bei Distanz-Osteosynthesen in besonders starkem Maße das „System durch Last deformiert wird" (Niederer [6]) ist es geradezu unmöglich, Ansätze zur Unterbrechung des geschilderten Teufelskreises zu finden: Bereits normale Lageänderungen der Extremität auf der Schiene, besonders aber die für Durchblutung und Gelenkmobilität wichtige frühfunktionelle Behandlung und das bloße Abrollen der unbelasteten Extremität führen zu deutlichen Bewegungen zwischen den Knochenenden, deren Auswirkungen sich sofort in Rötung und Schmerzen und im Anstieg der BSG und Leukocyten bemerkbar machen. Weil man sich der auftretenden Wackelbewegungen kaum bewußt macht, wiegt man sich in Sicherheit und gefährdet den Patienten unbewußt allein dadurch, daß man ihm das unbelastete Umherlaufen gestattet – ganz abgesehen davon, daß beim Gehen Biegemomente auch in der Frontalebene entstehen, die das Ausmaß der Gesamtbewegung in der Defektzone beträchtlich erhöhen.

Aus diesen Erwägungen heraus haben wir versucht, die äußere Fixation am Oberschenkel stabiler zu machen und durch konstruktive Änderung der Montage eine Lösung im sog. „Zugstangen-Fixateur" (Labitzke und Henze 1979 [4]) gefunden. Er entsteht durch

Hefte zur Unfallheilkunde, Heft 157
Zusammengestellt von J. Poigenfürst

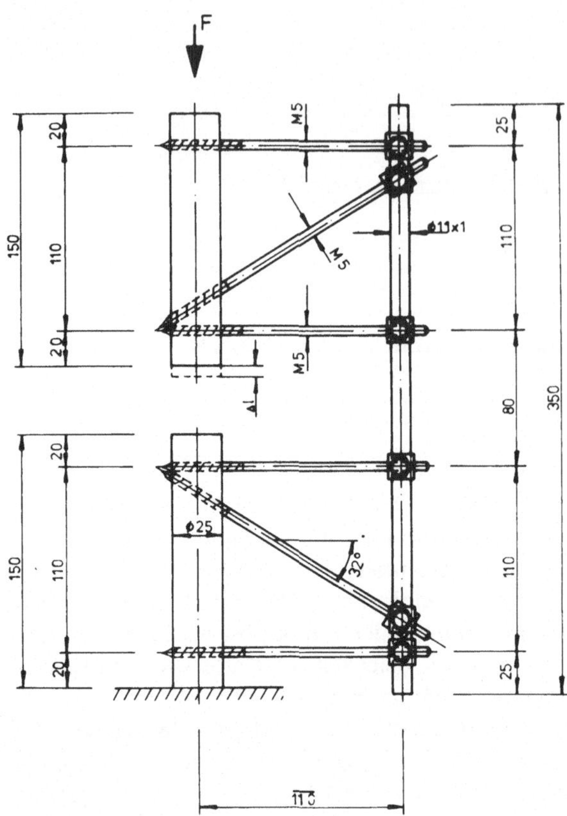

Abb. 1. Zugstangen-Fixateur. Beachte die in 32° schräg implantierten Zugstangen. Die am Defekt eingebrachten Schanzschen Schrauben wirken als Schubstangen

schräg implantierte Schanzsche Schrauben, welche als vorgespannte *Zug*stangen die Hauptdeformierung in axialer Belastung beachtlich verringern (Abb. 1). Die seitliche Auslenkung wird durch Schubstangen vermindert, welche die Kräfte auf die äußeren Rohre ableiten.

Während sich die Knochenenden im Modell unter 15 kp axialer Belastung bei Fixation mit einem Rahmen mit 4 optimal gesetzten Steinmann-Nägeln einander um 10,35 mm nähern, reduziert sich diese Strecke beim Zugstangen-Fixateur auf 1,5 mm, wenn man ein Längsrohr verwendet und auf 0,6 mm, wenn man 2 äußere Rohre montiert. Die Konstruktion wird dadurch biegesteifer.

50 kp – eine Last, die ein normaler Rahmen längst nicht mehr aushält – deformieren die Zugstangen-Montage mit 2 Längsrohren um 2,6 mm. In der Kombination äußeres Rohr und Wagner-Apparat mit Schanzschen Schrauben von O 6,0 mm variieren 2 Meßpunkte unter voller Belastung bei einem gut 50 kp schweren Mädchen röntgenologisch nur um 1,0 mm. Experimentelle und klinische Meßergebnisse zeigen hier gute Übereinstimmung (Abb. 2).

In diesem Zusammenhang resümieren wir unsere wiederholten Empfehlungen an die Hersteller, die Kraftträger stärker zu dimensionieren [3, 4, 5].

Sagittale Biegemomente am Oberschenkel können mit einer Rahmenkonstruktion praktisch nicht aufgenommen werden. Eine dreidimensionale Zeltkonstruktion (Kleining [2]) ist wegen Verlötung des Quadriceps und Kniegelenkeinsteifung leider sehr ungünstig. Impro-

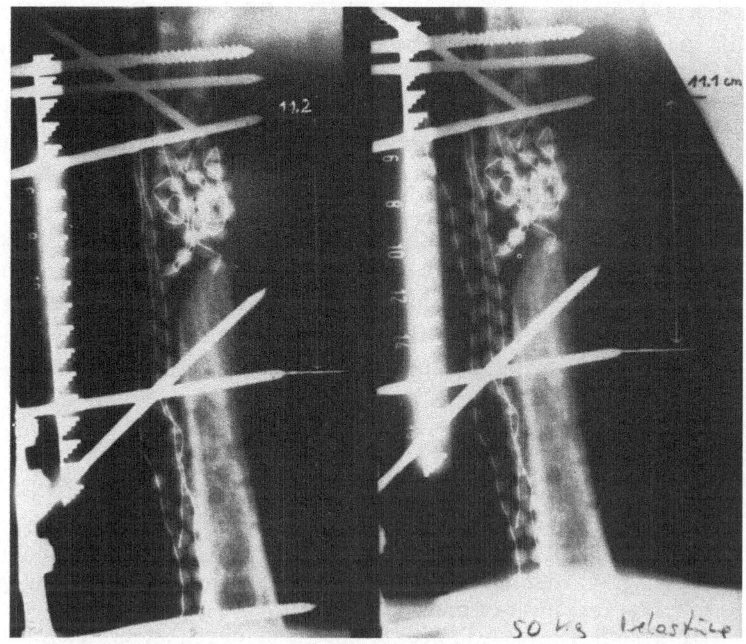

Abb. 2. Sanierung eines infizierten Oberschenkeldefektes durch Zugstangen-Fixateur. Beachte die in etwa 45° schräg implantierten Zugstangen. Dokumentation der Stabilität: *Links* hängendes Bein, *rechts* 50 kg Belastung. Annäherung zweier Meßpunkte um 1,0 mm

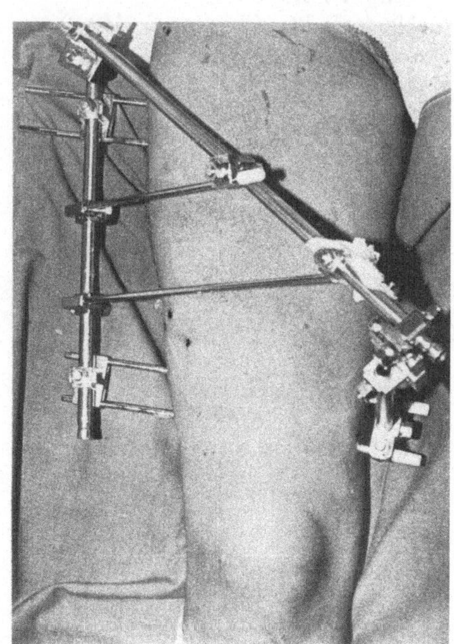

Abb. 3. Pseudozelt-Konstruktion am Oberschenkel nach infizierter Plattenosteosynthese. Einzelheiten im Text

visierte Verstrebungen nach medial bei modifizierter Montage mit Steinmann-Nägeln durch die Femurcondylen sind zwar beruhigend, weil ein Zelt vortäuschend, aber ineffektiv, da der Knochen nicht durch Schanzsche Schrauben verankert wird [1] (Abb. 3).

Quasi als Nebeneffekt läßt der Zugstangen-Fixateur aber auch eine verbesserte sagittale Biegebelastbarkeit erwarten, weil 2 in einem Winkel zueinander liegende Drehachsen durch das Zusammentreffen von Zug- und Schubstange im defektnahen Knochenende gebildet werden.

Klinisch haben wir bei weitstreckigen infizierten Oberschenkeldefekten den biomechanischen Wert der Zugstangen-Konstruktion bereits mehrfach testen können. Wie beispielhafte Kasuistiken zeigen, klangen die Infekte trotz Frühmobilisation nach wenigen Wochen soweit ab, daß der Weg für die weiteren Behandlungsschritte – Plattenosteosynthese und komprimierte Spongiosaplastik – und die klinisch-röntgenologische Ausheilung frei wurde.

Literatur

1. Hoffmann D, Burger H, Kraus I, Hild P (1977) Festigkeitsuntersuchungen am Fixateur externe unter Biegebeanspruchung bei Defekten am Bruchspalt. Unfallchir 3:147
2. Kleining R, Hierholzer G (1976) Biomechanische Untersuchungen zur Osteosynthese mit dem Fixateur externe. Akt Traumatol 6:71
3. Labitzke R, Heinze G (1978) Biomechanik des Fixateur externe. Unfallheilkd 81:546
4. Labitzke R, Henze G (1979) Klinisch-experimentelle Untersuchungen zur Stabilität des Fixateur externe. 3. Deutsch-Österreichisch-Schweizerische Unfalltagung Wien, 3.10. 1979. Springer, Berlin Heidelberg New York
5. Labitzke R, Henze G (1980) Verbesserungsvorschläge zur technischen Ausführung und Montageform des Fixateur externe. Internationales Fixateur externe Symposium Duisburg, 14.3.1980
6. Niederer PG, Chiquet C (1980) Mechanical principles of external fixation with particular consideration of stability. International Fixateur externe Symposium Duisburg, 14.3. 1980

Die Verriegelungsnagelung als Ausnahmsindikation in der Behandlung der chronisch infizierten Fraktur

A. Opitz und H. Hertz

I. Univ.-Klinik für Unfallchirurgie Wien, Alser Straße 4, A-1090 Wien

Bakterielle Besiedelung, Knochen- und Weichteilnekrose stehen mit Instabilität im Frakturbereich in unheilvoller Wechselbeziehung. Erfolgversprechende Behandlung kann nur über Beeinflussung all dieser Komponenten erfolgen. Logische Konsequenz sind also Debride-

Hefte zur Unfallheilkunde, Heft 157
Zusammengestellt von J. Poigenfürst

ment, lokale oder allgemeine antibiotische Therapie und ausreichend stabile Fixation. Diese wurde an unserer Klinik in der Regel durch die Montage eines äußeren Spanners erreicht. In bisher sechs Fällen entschlossen wir uns, bei infizierten Frakturen vom bewährten Konzept: Nekrosenausräumung, Spülsaugdrainage oder Implantation von Gentamycin-PMMA-Kugelketten [3], Fixateur externe und sekundärer Auffüllung des Defektes mit autologer Spongiosa, abzugehen.

Eine intramedulläre Schienung mit dem Ziel, im Frakturbereich möglichst stabile Verhältnisse herzustellen, wurde bei diesen sechs Fällen mit einem Verriegelungsnagel durchgeführt. Die Vorteile einer belastungsstabilen Osteosynthese kommen dabei besonders bei den Patienten zum Tragen, die aus verschiedenen Gründen wahrscheinlich nicht ausreichend entlasten würden.

Der Verriegelungsnagel wurde deshalb von Klemm auch zuerst bei diesen Patienten bei infizierten Pseudarthrosen verwendet. Erst später kam er auch in der Frakturbehandlung zum Einsatz [2].

Der Nachteil der intramedullären Schienung ist, daß ein infizierter Markraum fast immer infiziert bleibt, die Keime im Spaltraum um den Marknagel können weder durch Spülung noch durch Antibiotica vollständig ausgerottet werden. Diese schwelende Infektion verhindert die Knochenheilung aber nicht, solange es nicht zu einem Aufflackern der Entzündung kommt. Die Art der Entzündung prägt das klinische Bild. Handelt es sich um eine chronisch agressive Osteomyelitis mit exsudativ-eitrigem Charakter, so muß eine fortlaufende Entleerung des Sekretes ermöglicht werden. Der Spontanverschluß einer Fistel sollte in einem derartigen Fall durch eingelegte Drains verhindert werden. Der Vorteil der Verriegelungsnagelung liegt in der Stabilität gegenüber axial wirkenden Kräften. Die im Vergleich zum Wagner-Apparat frühere Belastbarkeit bringt dabei auch den Vorteil der physiologischen Stimulation der Knochenheilung mit sich.

Vier von unseren auf diese Weise behandelten Patienten hatten Oberschenkelbrüche, zwei Patienten hatten Unterschenkelbrüche. Bei drei Patienten mit infizierten Oberschenkelbrüchen war die Verriegelungsnagelung ein Zweiteingriff nach vorausgegangener Marknagelung. Ein Patient mit einem Oberschenkelstückbruch war primär mit einem Verriegelungsnagel stabilisiert worden.

Beim Zweiteingriff wurde immer die Markhöhle ausgebohrt und gespült, ein Weichteildebridement durchgeführt und Gentamycin-PMMA-Ketten eingelegt. Die Stabilisierung erfolgte immer nach dem statischen Prinzip (Abb. 1, 2).

Eine intramedulläre Stabilisation am Unterschenkel bei infizierter Fraktur ist wegen des schlechteren Weichteilmantels nicht so erfolgversprechend, auch bringt der räumlich angeordnete Fixateur externe am Unterschenkel eine sehr gute Stabilität [1]. Die Verriegelungsnagelung wurde deshalb aus dieser Indikation am Unterschenkel an unserer Klinik erst zweimal durchgeführt. Einmal im Anschluß an eine Hackethal-Nagelung bei einer drittgradig offenen Fraktur und einmal bei einem mehrfach, mit verschiedenen Osteosyntheseverfahren auswärts operierten Patienten. Beide Male kam es zur Infektheilung und zur knöchernen Konsolidierung (Abb. 3).

Bei 5 der 6 Patienten ist die Knochenheilung abgeschlossen und es gibt klinisch und röntgenologisch zwei bis drei Jahre nach der Implantatentfernung keine Anzeichen für eine Infektion. Bei einem 18jährigen Patienten mit einem infizierten Oberschenkelmehrfragmentbruch ist die Heilung nach 6 Monaten noch nicht erfolgt, es wird möglicherweise eine Sequestrotomie und eine Spongiosaplastik zugleich mit der Entfernung der Implantate notwendig sein.

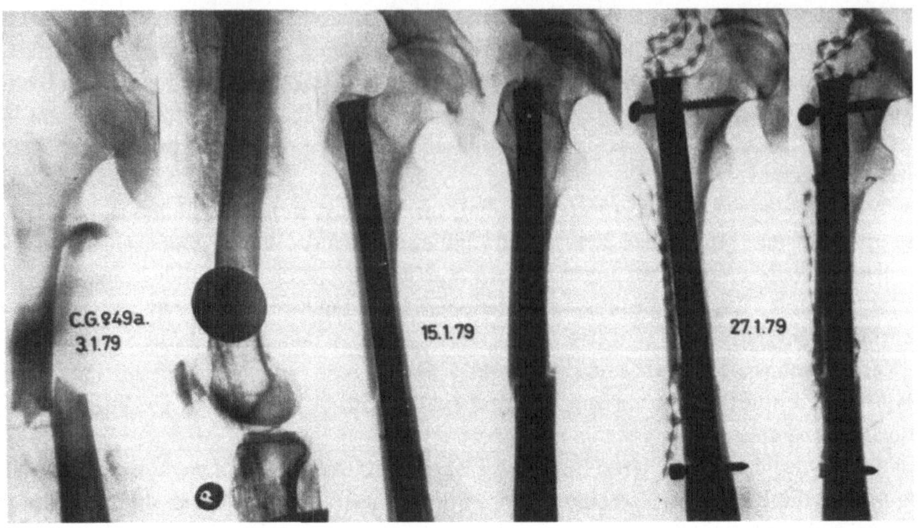

Abb. 1. Geschlossene Oberschenkelfraktur, Marknagelung, Frühinfekt. Reoperation: Debridement, Ausbohrung des Markraumes, neuerliche Stabilisierung mit dickerem Marknagel, statisch verriegelt

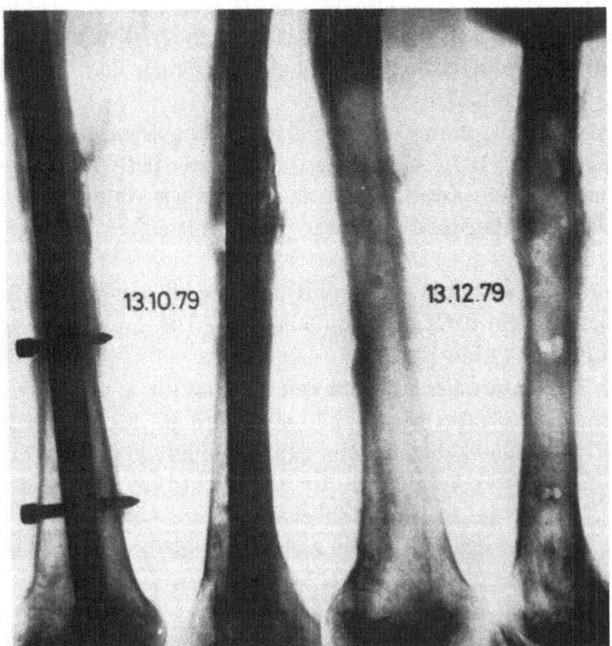

Abb. 2. Sanierung des chronisch fistelnden Infektes nach Metallentfernung bei verheilter Fraktur

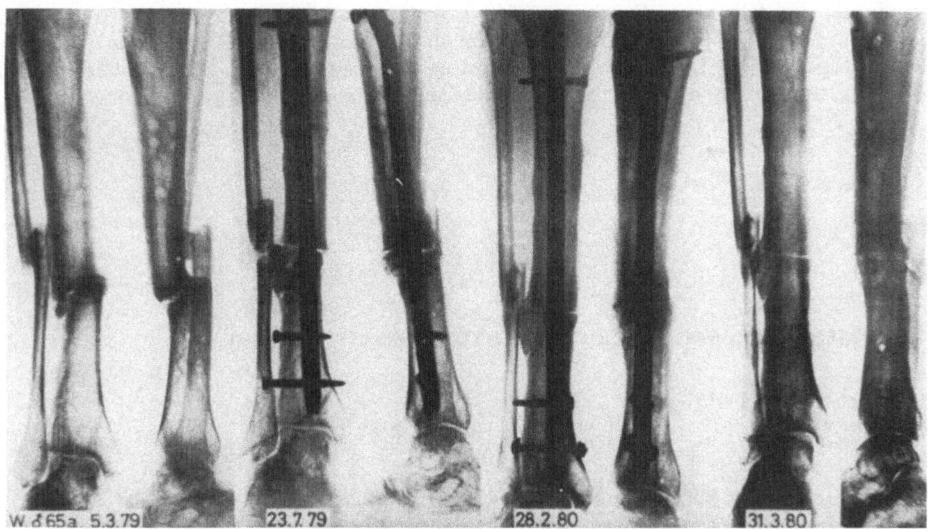

Abb. 3. II° offene Unterschenkelfraktur, auswärts und mehrfach voroperiert, chronische Osteitis. 15 Monate nach dem Unfall Verriegelungsnagelung im inaktiven Entzündungsstadium. Knöcherne Heilung und Sanierung des Infektes innerhalb von 12 Monaten

Einmal wurde auswärts bei einer chronisch infizierten Oberschenkelfraktur der Verriegelungsnagel entfernt und eine Fixation mit einem Wagner-Apparat vorgenommen.

Eine Sammelstatistik [2] aus der Unfallklinik Frankfurt/Main und der I. Univ.-Klinik für Unfallchirurgie Wien ergab bei 41 infizierten Pseudarthrosen des Femur eine Heilung der Pseudarthrose und ein Abklingen des Infekts mit der Verriegelungsnagelung in rund 80% der Fälle, bei 28 infizierten Tibia-Pseudarthrosen konnte dieses Ergebnis in rund 70% erreicht werden. Meist wurde der Infekt aber erst nach Entfernung des Osteosynthesematerials durch Ausbohren der Markhöhle und lokale antibiotische Therapie endgültig beherrscht.

Trotz dieses günstigen Ergebnisses glauben wir, daß die Stabilisierung infizierter Frakturen mit einem Marknagel eine Ausnahmsindikation bleiben sollte, da eine frakturferne Fixation mehr Möglichkeiten für eine lokale Infektbehandlung offenläßt. Bei besonders gelagerten Fällen erschien uns aber die frühe Belastbarkeit des Verriegelungsnagels wünschenswert. Diese stabile Osteosynthese brachte bei unseren, allerdings wenigen Fällen im Frakturbereich genügend Ruhe zur Knochenheilung und zusammen mit lokalen Maßnahmen konnte auch der Infekt saniert werden.

Literatur

1. Kleining R, Hierholzer G (1976) Biomechanische Untersuchungen zur Osteosynthese mit dem Fixateur externe. Akt Traumatol 6:71–76
2. Vecsei V (Hrsg) (1978) Verriegelungsnagelung. Symposium am 3.2.1978 in Wien. Maudrich, Wien München Bern

3. Vecsei V: Klinische Ergebnisse der Lokalbehandlung chirurgischer Infektionen mit Gentamycin-PMMA-Kugeln und Ketten in Wien. Aktuelle Probleme in Chirurgie und Orthopädie, 12, Lokalbehandlung chirurgischer Infektionen. 11. Reisensburger Workshop zur klinischen Unfallchirurgie. Springer, Berlin Heidelberg New York, S 113–120

Die Plattenosteosynthese bei infizierten Pseudarthrosen

G. Muhr und S. Behfar

Unfallchirurgische Klinik der Medizinischen Hochschule Hannover, Karl-Wiechert-Allee 9, D-3000 Hannover 61

Die Prinzipien der Plattenosteosynthese wie axiale und interfragmentäre Kompression bei ökonomischer Implantatanwendung sind für den Behandlungserfolg bei frischen Frakturen absolute Voraussetzung. In der Behandlung infizierter Pseudarthrosen gelten ganz andere Regeln. Knöcherne Kontinuitätsverluste bis hin zum ausgedehnten Segmentdefekt, schlecht vascularisierte Knochenfragmente und Weichteile und der lange Zeitraum bis zur Einheilung knöcherner Transplantate stellen ungleich höhere Ansprüche an die Fixation.

Verwendet man *Platten,* müssen diese *stärker* und *länger dimensioniert* sein als bei entsprechender frischer Fraktur, also auch breite Platten an der Tibia. Wesentlich verbessert wird die Stabilität, wenn an Extremitäten mit Parallelknochen der zweite bereits verheilt ist oder zusätzlich fixiert wird.

Demgegenüber steht die Notwendigkeit, durch das Implantat keine Durchblutungsstörungen oder Infektexacerbationen hervorzurufen. Die Plazierung einer Platte ohne Weichteilgefährdung ist an der oberen Extremität und am Femur praktisch immer möglich. An der Tibia wird, bedingt durch Vernarbung und Nekrosegefahr, eine *mediale Plattenlage seltene* Ausnahme bleiben. Auch *dorsal* ist die Applikation fragwürdig. Gerade dort sind Periost und Muskulatur noch intakt, die Knochendurchblutung also noch ungestört. Gleichzeitig bestehen die ungünstigsten biomechanischen Voraussetzungen. Somit verbleibt die laterale Schienbeinseite Hauptlokalisation der Plattenosteosynthese bei der infizierten Pseudarthrose.

Nicht geeignet für die *Plattenosteosynthese* sind ausgedehnte Haut- und Weichteildefekte, die ein Decken des Implantates verunmöglichen. Freiliegende Plattenkanten bilden an Bereichen mit großer Relativbewegung zwischen Muskulatur und Knochen ständig Reizstellen. Dies gilt ebenso für die externe Fixation. Starke Osteoporose und metaphysäre Pseudarthrosen erschweren eine ausreichende Stabilisierung, ein akut aufflammender Infekt sollte möglichst zum Abklingen gebracht werden.

Wohl besitzt die *externe Fixation* den Vorteil der Stabilisierung fernab des Herdes, nicht zu übersehen sind die *Nachteile* der Weichteiltransfixation und der ungenügenden Stabili-

Hefte zur Unfallheilkunde, Heft 157
Zusammengestellt von J. Poigenfürst

sierung an oberer Extremität und Femur. Nagellockerungen mit anschließenden Infekten können eine dauerhafte Verankerung gefährden, was durch gegenseitiges Verspannen und Verstreben zwar reduziert, jedoch nicht völlig ausgeschaltet werden kann. Letztlich ist noch zu erwähnen, daß wochen- bzw. monatelanges Tragen einer solchen Anordnung vor allem am Oberschenkel oder an der oberen Extremität für den Patienten keineswegs angenehm ist.

Es gibt also kein absolutes Für und Wider der Stabilisationstechniken sondern diese müssen entsprechend der Gesamtsituation individuell geplant werden. In Einzelfällen läßt sich gerade an der Tibia der Vorteil *beider Verfahren kombinieren.* Um das Schwingen einer Überbrückungsplatte mit konsekutiver Instabilität zu vermeiden, wird kontralateral ein Klammerfixateur angebracht. Bekanntlich wird auch das Knochentransplantat nicht im Plattenlager sondern immer gegenüber in vitales Gewebe eingebettet, dort wo ein Gefäßanschluß möglich ist und auch die Knochentransformation frühzeitig einsetzt. Zeit die Röntgenkontrolle zunehmende Einheilung des Knochentransplantates, kann der externe Stabilisator entfernt werden, da nun die Platte alleine ausreicht.

Von 1971 bis Ende Dezember 1979 wurden an der Unfallchirurgischen Klinik der Medizinischen Hochschule Hannover *142 Infektpseudarthrosen* behandelt. 105 von ihnen waren am Unterschenkel lokalisiert, 20 am Femur, 14 am Unterarm und 3 am Oberarm. Bis auf 2 Ausnahmen wurden an der oberen Extremität und am Femur ausschließlich Platten zur Stabilisation verwandt. Am Oberschenkel wurde dabei bewußt eine „kontrollierte Fistel" in Kauf genommen.

Bei der *Fixationsmethode,* die schließlich zur Ausheilung führte, halten sich die Platte (61) und der äußere Festhalter (60) die Waage. 17mal wurden Eingriffe unterschiedlicher Art ausgeführt, wie isolierte Spongiosaplastiken mit Gipsbehandlung bei Kindern oder Spongiosaplastiken bei noch stabilisierenden Marknägeln. In 7 Fällen wurde der betroffene Extremitätenabschnitt *amputiert,* wobei vor allem die Patienten aus sozialen oder beruflichen Gründen nach einem eingehenden Gespräch die Amputation einer längeren Behandlungssequenz vorzogen. 19mal kam es zu *Refrakturen,* die alle zur Ausheilung gebracht werden konnten. Ursache, Lokalisation und Behandlungsform wird in diesem Band gesondert beschrieben.

Unter Einbeziehung der Amputationen (5%) in das *Gesamtergebnis* zeigt es sich, daß in 95%, also bei allen Pseudarthrosen, eine knöcherne Heilung eintrat. In 37% wurde eine *Fistel* festgestellt. Diese Zahl rekrutiert sich jedoch überwiegend aus schlechten Weichteilnarben mit adhärenter Haut, noch liegenden Platten (kontrollierte Fistel) aber nur in wenigen Fällen durch Restsequester nach Metallentfernung.

Vergleicht man die *Ergebnisse* der Konsolidierung zwischen Platte und externer Fixation, so zeigt sich hier kein Unterschied. Wohl jedoch wurde am Unterschenkel in 25 Fällen von einer instabilen Platte auf den Fixateur übergegangen, währenddessen bei primärer externer Fixation nach Abklingen des Infektes oder Lockerung in 8 Fällen sekundär verplattet wurde.

Vergleicht man die Ermüdungsfrakturen am Unterschenkel, so finden sich bei einer Gesamtzahl von 13 Fällen 6 nach Plattenosteosynthesen und 7 nach externer Fixation, was nahezu Identität ergibt.

Ungewöhnlich krass differieren die *Funktionsergebnisse.* Bei den selbst produzierten und zur Abheilung gebrachten Infektpseudarthrosen entstanden trotz mehrfacher Eingriffe kaum Bewegungseinschränkungen von mehr als einem Drittel im Seitenvergleich. Die zugewiesenen Patienten zeigten dagegen Weichteildystrophien und Gelenkeinsteifungen, deren Schwere mit der Dauer der Vorbehandlung zunahm. So mußten in einigen Fällen remobilisierende Operationen (Muskelverlängerung, Sehnenverlängerung) oder Arthrodesen zur Funktionsverbesserung vorgenommen werden.

Der Gesamterfolg, also Stabilität, Infektsanierung und Funktion hängt damit nicht unbedingt von der Wahl der Fixationsart sondern immer vom frühzeitigen und effizienten Therapieeinsatz ab.

Literatur

Blömer J, Tscherne H, Golz N, Muhr G (1979) Ätiologie, Therapie und Ergebnisse bei 69 infizierten Pseudarthrosen. Unfallchir 5:171–179

Dorsale Platte versus äußerer Spanner bei der Behandlung infizierter Tibiapseudarthrosen

A. Rüter

Klinik für Unfallchirurgie, Hauptkrankenhaus, D-8900 Augsburg

Die operative Stabilisierung einer Pseudarthrose schafft nicht nur die mechanischen Voraussetzungen zu ihrer Heilung. Dieses Vorgehen stellt auch einen wichtigen, vielleicht den wichtigsten Schritt in der Infektbekämpfung dar [1, 3, 4].

Die Durchführung einer Plattenosteosynthese zu diesem Ziel hat mehrere Vorteile:
Die Fixation der Pseudarthrose ist ausreichend stabil.
Die benachbarten Gelenke können frei bewegt werden.
Der Patient ist durch die Montage nicht gestört.
Bei schlechten Weichteilverhältnissen medial und lateral, wie häufig bei Infektpseudarthrosen anzutreffen, kann die Platte auf die dorsale Tibiafläche gebracht werden.

Diese Osteosynthesetechnik ist jedoch mit einigen Risiken verbunden:
Der im Infektherd versenkte Fremdkörper ist der Infektberuhigung hinderlich.
Sind die Weichteile so geschädigt, daß die dorsale Tibiafläche als einziges Plattenlager übrigbleibt, wird damit gerade die letzte von intakten Weichteilen bedeckte Circumferenz denudiert.
Die intakten Weichteile an der dorsalen Tibiafläche bilden auch das beste Spongiosalager, das nun durch die dorsale Platte blockiert ist.

Ein Teil dieser Nachteile kann durch die Verwendung eines äußeren Spanners umgangen werden:

Hefte zur Unfallheilkunde, Heft 157
Zusammengestellt von J. Poigenfürst

Die Vorteile dieses Verfahrens sind:
Die Implantate werden herdfern eingebracht.
Der Knochen wird nicht von den letzten intakten Weichteilen entblößt.
Das dorsale Spongiosalager bleibt erhalten.

Nun ist jedoch auch diese Technik mit einigen Nachteilen verbunden:
Eine ausreichend stabile Fixierung der Pseudarthrose erfordert eine relativ umfangreiche Montage in 2 Ebenen.
Die korrekte Fragmentstellung ist häufig schwierig.
Die bei üblicher zeltförmiger Montage des Spanners lateral durch die Wadenmuskulatur austretenden Steinmann-Nägel stellen nicht nur eine Behinderung dieser Muskulatur und damit der Beweglichkeit im oberen Sprunggelenk dar. Vielmehr schafft die Unruhe zwischen Muskulatur und Metall eine Prädilektionsstelle der Keimbesiedelung, die häufiger zur Nagelinfektion führt. Der äußere Spanner hindert den Patienten insgesamt wesentlich mehr als eine Plattenosteosynthese.

Das Problem der lateral austretenden Steinmann-Nägel kann gelöst werden, indem der Spanner in der sogenannten Rechtwinkelmontage angebracht wird. Hierbei werden Schanzsche Schrauben von der ventralen und medio-dorsalen Tibiakante 90° zueinander soweit eingebracht, daß ihre Spitzen jeweils die gegenüberliegende Corticalis gerade perforieren, die Weichteile hier jedoch nicht kompromittieren. Wie die mechanischen Untersuchungen von Claes [2] gezeigt haben, wird mit diesem Rechtwinkelfixateur eine Stabilität erreicht, die derjenigen der zeltförmigen Anordnung weitestgehend entspricht. Ist es zusätzlich möglich, eine interfragmentäre Zugschraube unter vitale Weichteile zu plazieren, erhöht sich die Festigkeit der Osteosynthese signifikant. Dieser Schritt hat den weiteren Vorteil, daß er die achsengerechte Einstellung der Tibia sichert.

Die Wahl der Osteosynthesetechnik zur Stabilisierung infizierter Pseudarthrosen erfordert jeweils ein sorgfältiges Abwägen der Vor- und Nachteile beider Methoden, wobei das oberste Ziel die Infektberuhigung bleiben muß. Hierbei soll jedoch angestrebt werden, gleichzeitig die ossäre Überbrückung zu erzielen.

Der floride purulente Infekt verbietet die Implantation eines herdnahen Fremdkörpers. In dieser Situation ist der Fixateur externe in Rechtwinkelanordnung das Vorgehen der Wahl. Bei Infektberuhigung und meist gleichzeitig erfolgter Verbesserung der Weichteilsituation kann jedoch nun auf eine dorsale Plattenosteosynthese mit gleichzeitiger lateraler Spongiosaplastik (gegebenenfalls umgekehrt) gewechselt werden. Die Vorteile dieser Osteosyntheseform sind oben erwähnt. Der Methodenwechsel wird unbedingt erforderlich, wenn auch bei beruhigtem Infekt der knöcherne Durchbau keine Fortschritte macht und daher der dringende Verdacht auf eine insuffiziente Stabilisierung mit dem äußeren Spanner gegeben ist.

Abbildung 1 zeigt als entsprechendes Beispiel den Behandlungsverlauf bei einer 19jährigen Patientin mit infizierter Tibiapseudarthrose, der nach den oben erwähnten Prinzipien erfolgte.

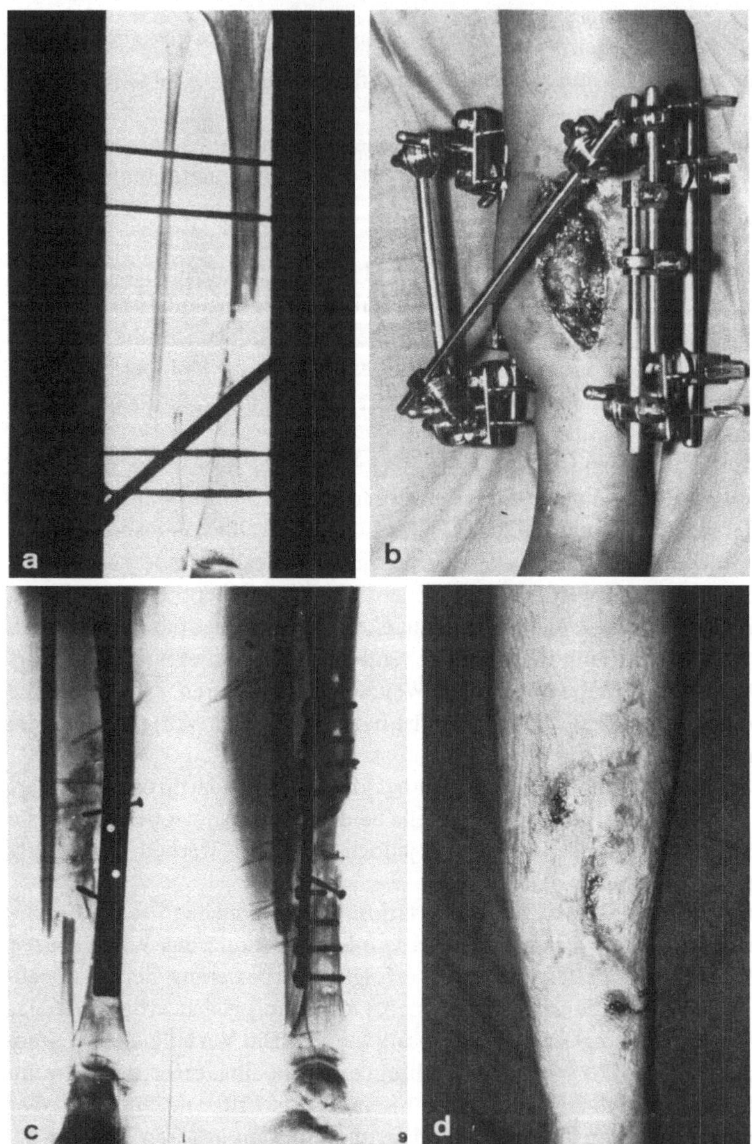

Abb. 1. a Infizierte Tibiadefektpseudarthrose. Zuweisung nach Plattenosteosynthese, Infekt, Platten- und Sequesterentfernung. Röntgenkontrolle nach Stabilisierung mit äußerem Spanner, **b** Weichteilsituation zum Zeitpunkt der Spannermontage, **c** Röntgenkontrolle nach Wechseln auf dorsale Platte, corticospongiösem Span und freier Spongiosa nach Normalisierung der Weichteilsituation, 6 Wochen später, **d** Weichteilsituation nach 5 Monaten. Kniegelenk frei, OSG 10–0–15°

Literatur

1. Burri C (1979) Posttraumatische Osteitis, 2. Aufl. Huber, Bern Stuttgart Wien
2. Claes L, Burri C, Gerngroß H (1980) Biomechanische Messungen zur Stabilität von Tibiafrakturen nach Versorgung mit verschiedenen Fixateur externe Konstruktionen. Biomed Technik, 25: Erg.-Band 199
3. Friedrich B (1975) Biomechanische Stabilität und posttraumatische Osteitis. Hefte Unfallheilkd 122. Springer, Berlin Heidelberg New York
4. Rittmann WW, Matter P, Brennmand J, Kayer FH, Perren SM (1975) Biologie und Biomechanik infizierter Osteosynthesen. Fortschr Kiefer- und Gesichtschir XIX, 48. Thieme, Stuttgart

Die Behandlung der infizierten Pseudarthrose mit dem Fixateur externe aus Polymer-Werkstoffen

R. Spier und R. Porten

Berufsgenossenschaftliche Unfallklinik, Pfennigsweg 13, D-6700 Ludwigshafen/Rhein

Zur Stabilisierung der infizierten Pseudarthrose haben sich äußere Knochenverankerungsverfahren hervorragend bewährt.

In unserer Klinik kommt in den letzten Jahren ein äußeres Fixationssystem aus Polymer-Werkstoffen zur Anwendung, das bei vergleichbar guter Stabilität in vielen Montagevarianten anzulegen ist (Abb. 1, 2).

Die Vorteile gegenüber anderen vergleichbaren Systemen sehen wir in einer weitgehenden Röntgenstrahlentransparenz, einer deutlichen Gewichtsersparnis sowie leichter Handhabung.

Da das System noch nicht in Vertrieb ist wollen wir Ihnen eine detaillierte Beschreibung ersparen und uns auf die Darstellung der bisherigen Behandlungsergebnisse bei infizierter Pseudarthrose beschränken.

Im übrigen richtet sich die über die Maßnahmen der Stabilisierung hinausgehende Behandlung nach den bekannten Richtlinen der Osteomyelitistherapie, d.h. radikale Infektsanierung sowie Eingriffe zur Knochen- und Weichteilheilung (Tabelle 1).

In der Zeit vom 15.9.1977 bis 31.5.1980 wurden 28 infizierte Pseudarthrosen mit dem Fixateur externe aus Polymer-Werkstoffen behandelt, wovon sich 4 am Unterarm, 3 am Oberschenkel und 21 am Unterschenkel befanden. Drei Pseudarthrosen am Unterarm konnten zur Ausheilung gebracht werden, in einem Fall nicht. Im Bereich des Oberschenkels kam es in allen 3 Fällen zu einer knöchernen Überbrückung. Bei 15 infizierten Pseudarthrosen am Unterschenkel konnte nach knöcherner Ausheilung eine volle Belastbarkeit erzielt werden. Ein Patient trägt noch einen Schienenhülsenapparat. Am Unterarm und

Hefte zur Unfallheilkunde, Heft 157
Zusammengestellt von J. Poigenfürst

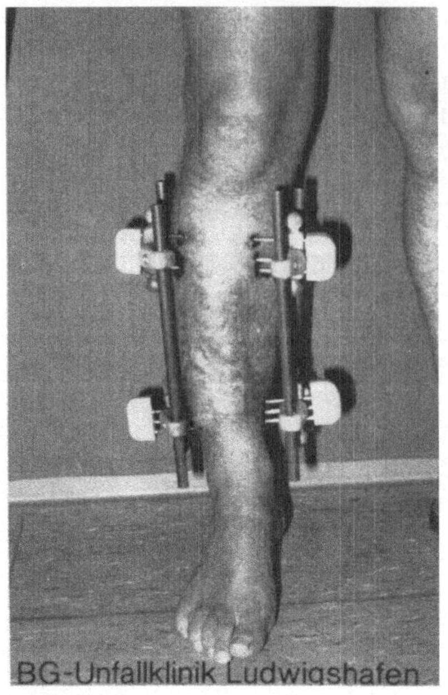

Abb. 1

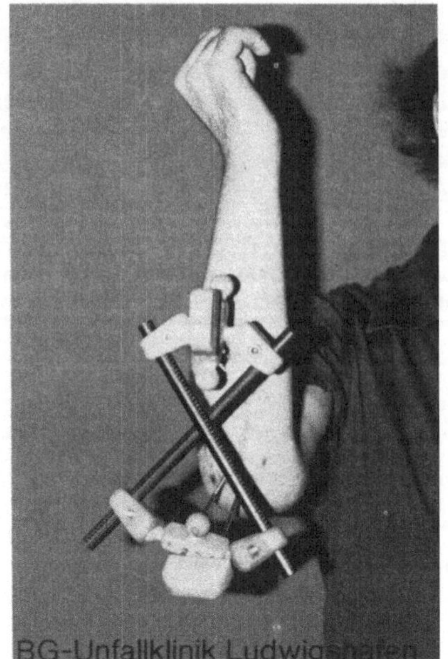

Abb. 2

Tabelle 1. Fixateur externe aus Polymer-Werkstoffen. Ergebnisse bei infizierten Pseudarthrosen 15.9.77–31.5.80 (BG-Unfallklinik, Ludwigshafen/Rh.)

Lokalisation	N	Pseudarthrose Ja	Nein	Fistel Ja	Nein	Z. Zt. behandelt	Amputationen
Unterarm	4	1	3	0	4	–	–
Oberschenkel	3	0	3	0	3	–	–
Unterschenkel	21	1	15	2	14	3	2

Oberschenkel ruht die Osteomyelitis. Am Unterschenkel besteht noch in 2 Fällen eine Fistel. Insgesamt sind 3 Patienten noch behandlungsbedürftig. Zweimal mußte die Amputation durchgeführt werden. In diesen Fällen erschienen weitere Behandlungsversuche mit unsicheren Behandlungsfolgen nicht mehr zumutbar, zumal wegen bestehender primärer Gefäßnervenschädigungen eine befriedigende Funktion der betroffenen Gliedmaße nicht zu erwarten war. In diesem Zusammenhang sind wir nach wir vor der Meinung: Ein guter Stumpf mit paßgerechter Prothese ist besser als eine zwar erhaltene, aber funktionsschwache Gliedmaße nach langem Krankenlager.

Zwei Beispiele mit dem Fixateur externe möchten wir hier zeigen.

Ein 20jähriger Mann zog sich einen Oberschenkelbruch li. zu, der durch Plattenosteosynthese versorgt wurde. Nachfolgende kam es zu einer Osteomyelitis (Abb. 3).

Durchführung der Sequestrotomie, Einlegen von PMMA-Ketten und Montage eines Fixateur externe (Abb. 4, 5).

Nach einer Spongiosaplastik war die Pseudarthrose acht Monate später ausgeheilt (Abb. 6).

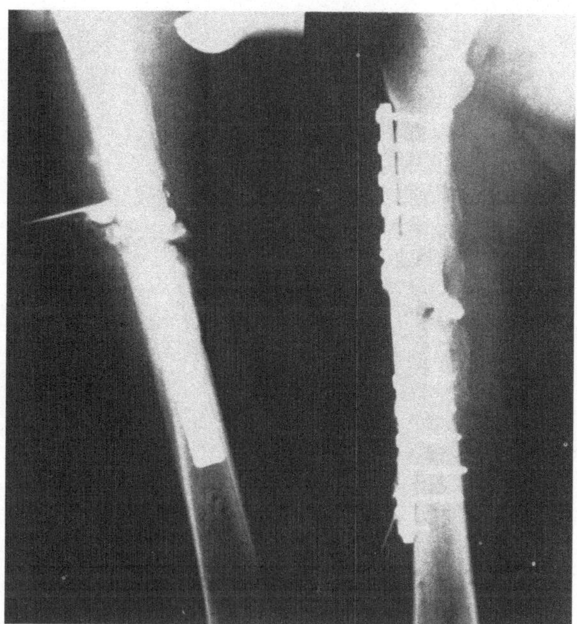

Abb. 3

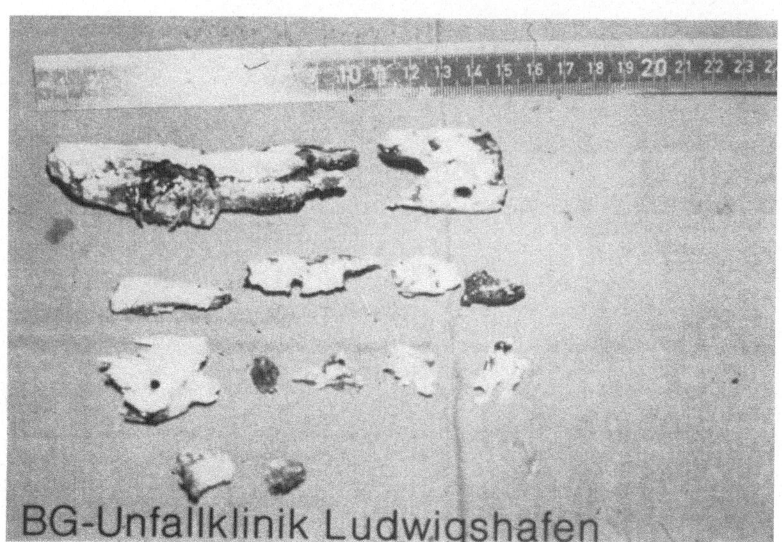

Abb. 4

Und nun ein Beispiel am Unterschenkel.

Ein 22jähriger Mann mit geschlossenem Unterschenkelbruch und Versorgung durch Plattenosteosynthese. Vier Monate später traten Entzündungszeichen ohne Fistelung auf. Entfernung der Platte und weitere Gipsruhigstellung. Ein Jahr nach dem Unfall kam es zum Aufbruch einer alten Fistel (Abb. 7).

Sequestrotomie, Einlegen von PMMA-Ketten und Anlegen eines Fixateur externe (Abb. 8).

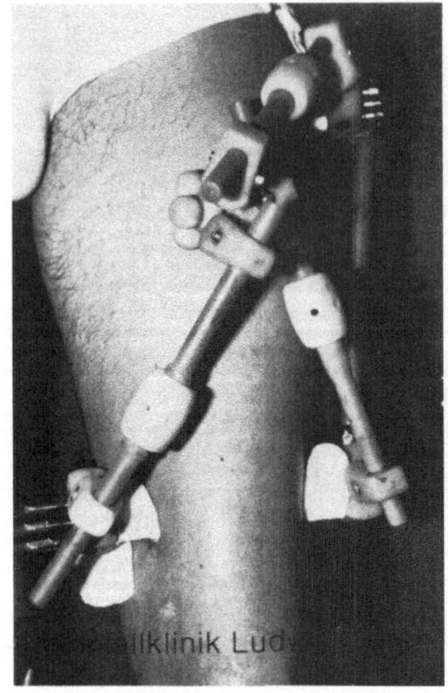

Abb. 5

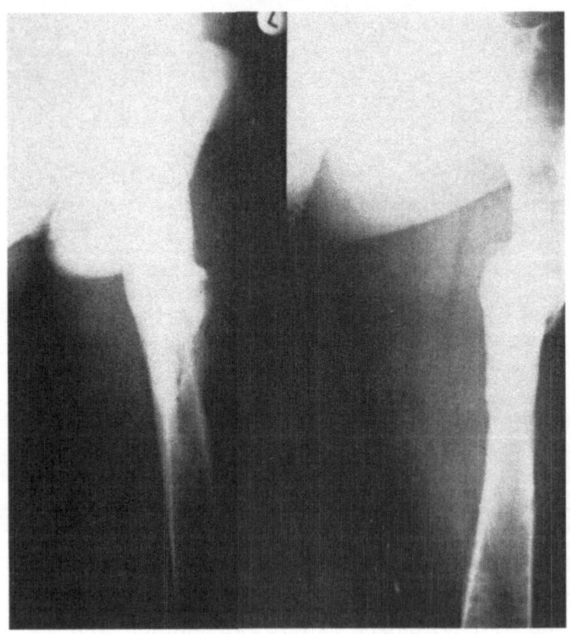

Abb. 6

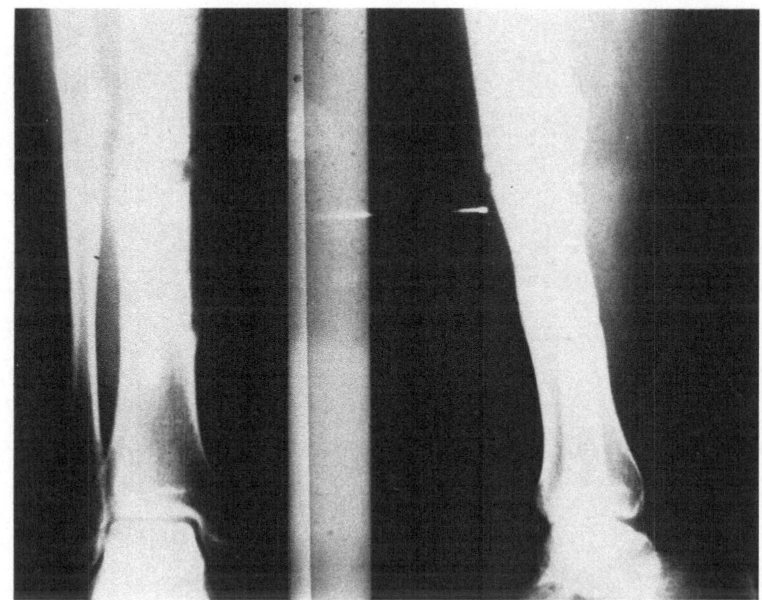

Abb. 7

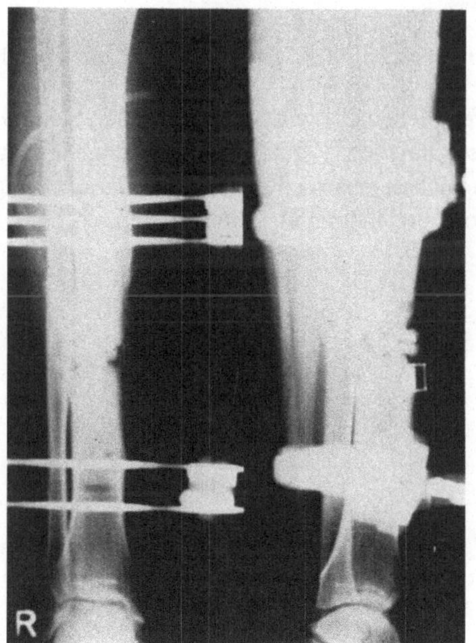

Abb. 8

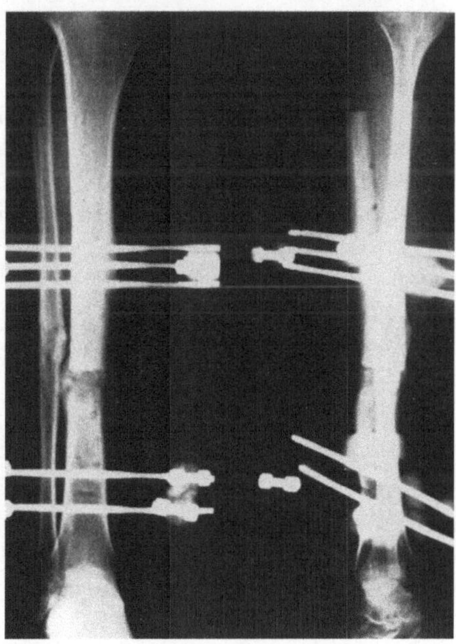

Abb. 9

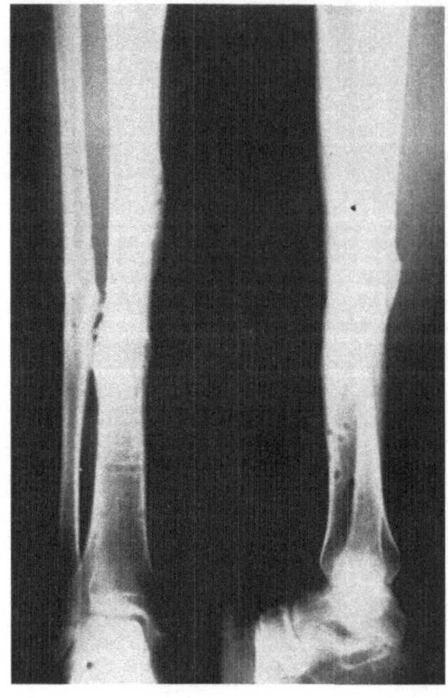

Abb. 10

Nach Abheilung des Infektes Spongiosaplastik. Neun Monate später war die Pseudarthrose ausgeheilt (Abb. 9, 10).

Der Fixateur externe aus Polymer-Werkstoffen bedeutet keine Änderung der Behandlungsrichtlinien bei der infizierten Pseudarthrose. Bei den Vorteilen einer weitgehenden Röntgenstrahlentransparenz, einer deutlichen Gewichtsersparnis und leichter Handhabung führt er zu Behandlungsergebnissen, wie wir sie von vergleichbaren Systemen kennen.

Die Stabilisierung langstreckiger Defektpseudarthrosen mit dem Fixateur externe

G.W. Prokscha[1], W. Duspiva[2] und W. Brandmair[1]

[1] Chirurgische Klinik und Poliklinik rechts der Isar der Technischen Universität, Ismaninger Straße 22, D-8000 München 80
[2] Abteilung für Gefäßchirurgie, Klinikum rechts der Isar, Ismaninger Straße 22, D-8000 München 80

An der Chirurgischen Universitätsklinik der TU München kamen in den letzten 5 Jahren 22 Defektpseudarthrosen am Unterschenkel zur Behandlung. Bei den überwiegend jugendliche Patienten ist der Motorradunfall die häufigste Verletzungsursache. 16 dieser Frakturen waren primär offen und 6 geschlossen.

Zu Beginn der Behandlung gilt es zunächst zu klären ob die Stabilisierung der Defekte durch die eingebrachten Metallimplantate noch gegeben ist. Gelockerte Platten und Schrauben werden entfernt, da sie als Fremdmaterial die Entzündung unterhalten. Wir sind aber nicht der Meinung, daß noch stabilisierendes Material als erster Schritt in der Osteomyelitistherapie grundsätzlich entfernt werden soll.

Wird nach Metallentfernung eine erneute Stabilisierung vorgenommen, so bietet sich der Fixateur externe als Methode der Wahl an. In seiner dreidimensionalen Anordnung gewährleistet er eine ausreichende Ruhigstellung der Defektstrecke. Bei Einbohren der Steinmann-Nägel sind am Unterschenkel die Gefäß- und Nervenstrecken nicht gefährdet. Die Stabilisierung der Defektstrecke erfolgt fern der Infektion und kann bei rekonstruktiven Schritten belassen werden. Von den drei Möglichkeiten der Fixateur externe-Konstruktion einseitige Anlagerung, bilateral symmetrische und zeltförmige Verspannung, bevorzugen wir die Doppelrahmenanordnung am Unterschenkel. Einen gewissen Nachteil stellt dabei das erhebliche Gewicht der Rahmenkonstruktion dar, insbesondere dann, wenn bei kurzen gelenknahen Fragmenten eine Gelenküberbrückung durchgeführt werden muß.

Die Spannereinstellung kann dem Fortschritt der Behandlung angepaßt werden. Während bei Verkürzung der Weichteile eine Distraktion erforderlich werden kann, ist bei osteoplastischen Maßnahmen ein Übergehen auf Neutralisationsstellung möglich.

Zur Wiederherstellung der knöchernen Kontinuität führten wir mehrfache autologe Spongiosaplastiken durch, zum einen bringen wir die Spongiosa in die knöchernen Defekte direkt ein, zum anderen wurde sie in den intertibiofibularen Raum gefüllt, um über eine Verblockung beider Unterschenkelknochen eine belastbare Knochenstrecke wiederaufzubauen.

Unser Vorgehen soll durch folgenden Fall näher dargestellt werden:

Die 45jährige Patientin kam mit einer geschlossenen Torsionsfraktur mit Biegungskeil zur stationären Aufnahme. Nach operativer Stabilisierung der Fraktur mit einer Metallplatte trat ein massiver Infekt auf, der schließlich zu einem ausgedehnten Defekt an der Tibia führte. Nach Anlage eines Fixateur externe kam es zu einer Infektberuhigung, eine Defektüberbrückung gelang mit einer zweifachen Spongiosaplastik.

Hefte zur Unfallheilkunde, Heft 157
Zusammengestellt von J. Poigenfürst

Bei Vorliegen von Weichteildefekten und instabilen Narben führten wir plastisch-chirurgische Maßnahmen durch. Die große Variabilität des Fixateur externe kommt auf den nächsten Bildern zum Ausdruck.

Bei dem 17jährigen Buben ist nach Ausheilung eine instabile Narbe verblieben. Zur Sicherung der überbrückenden Defektstrecke wird der Spanner auf einseitige Anordnung umgestellt und eine Cross leg-Plastik durchgeführt.

Der Zustand nach Lappendurchtrennung.

Eine gelegentliche Lockerung der Steinmann-Nägel oder Infekte an den Nageleintrittstellen machen eine Neuanlage erforderlich. Wie ausgedehnt dabei die entzündungsbedingte Resorption um die Nägel sein kann, zeigt das nächste Dia. Nach Umsetzen der Nagelgruppe kommt es über eine offene, ventrale Spongiosaplastik und über eine dorsale geschlossene Anlagerung mit nachfolgender Verblockung zu einer Stabilisierung. Die Behandlung ist bei diesem Patienten noch nicht abgeschlossen.

Bei den 22 Infektpseudarthrosen am Unterschenkel kam es lediglich einmal zu einer Spätamputation, da trotz aller rekonstruktiven Maßnahmen die knöcherne Heilung ausblieb. Bei den 21 geglückten Heilungen der knöchernen Defekte kann das funktionelle Ergebnis nur zum Teil als befriedigend angesehen werden, klagte doch ein erheblicher Teil der Patienten über Wetterfühligkeit, Schmerzen in den benachbarten Gelenken und eine deutliche Schwellungsneigung nach Belastung.

Behandlung des chronischen Infekts nach Marknagelung in Abhängigkeit von der Stabilität des Knochens

R. Spier und R. Porten

Berufsgenossenschaftliche Unfallklinik, Pfennigsweg 13, D-6700 Ludwigshafen/Rhein

Ausreichende Stabilität in der Bruchzone ist bekanntlich die Voraussetzung einer suffizienten Osteomyelitisbehandlung. Wird sie durch das primäre Osteosynthesematerial gewährleistet kann es bis zur knöchernen Konsolidierung belassen werden, es kommen nur infektberuhigende Maßnahmen in Betracht.

Nach primär stabiler Osteosynthese und bei röntgenologisch fehlenden Lysesäumen in der Umgebung des Implantates ist bei den extramedullären Verfahren auch beim Infekt von einer ausreichenden Fixation der Bruchzone auszugehen. Nach Marknagelung ist die Beurteilung diffizil. Ein zu dünner Nagel oder ein Resorptionssaum sind mit Instabilität nicht unbedingt identisch. Die unbefriedigende innere Schienung kann in Abhängigkeit von Bruchlokalisation und -form sowie in Verbindung mit entzündlichem Knochen- und Narbengewebe durchaus eine ausreichende Fixation bewirken. Die Beurteilung der Gesamtsituation setzt Erfahrung aber auch Vertrauen in die Selbstheilungskräfte des Knochens voraus.

Hefte zur Unfallheilkunde, Heft 157
Zusammengestellt von J. Poigenfürst

Die Tatsache, daß – zumindest bei der gedeckten Nagelung – das Periost weitgehend geschont und das für die Bruchheilung so wichtige Bruchhämatom erhalten wurde, berechtigen zudem zur Geduld.

Stabilität bzw. Stabilitätserwartung bestimmen selbstverständlich das therapeutische Vorgehen.

Bei ausreichender Fixierung wird der Marknagel zunächst belassen. Durch lokale Maßnahmen ist für eine Infektberuhigung zu sorgen. Dazu gehören vor allem Revision und ausreichende Drainage lokaler Fisteln sowie eine Spül-Saug-Drainage der Markhöhle in typischer Weise. Die Behandlung erfolgt weitgehend ambulant.

Nach ausreichender knöcherner Überbrückung Entfernung des Marknagels, Aufweiten der Markhöhle um 1 bis 2 mm zur weitgehenden Entfernung etwaiger Nekrosezylinder bzw. entzündlichen Granulationsgewebes. Einlegen einer Gentamycin-PMMA-Kette für 10 bis 14 Tage. Wenn nötig, gleichzeitig neuerliche Revision der lokalen Fistel mit Sequestrotomie usw.

Dazu ein Beispiel:

Der dünne Marknagel ist sicherlich im Zusammenspiel mit dem beginnenden Reizcallus als ausreichend tragfähig zu betrachten. Er wurde daher belassen. Lokale Fistelrevision und Spül-Saug-Drainage (Abb. 1).

Ohne weiteren Sekundäreingriff kam es zu einer zunehmenden knöchernen Überbrükkung, so daß nach einem 1/2 Jahr der Nagel entfernt werden konnte. Der Patient belastet voll, gute Gelenkfunktion. Seit bald 2 Jahren kein Fistelrezidiv (Abb. 2).

Von den letzten 50 Patienten, die wegen Infekts nach Marknagelung behandelt wurden, wurde 34mal das Behandlungsziel über diesen Weg angestrebt. 31mal mit Erfolg.

Die durchschnittliche Behandlungszeit ab Primärversorgung betrug 7,4 Monate, 1,5 Eingriffe waren im Schnitt erforderlich.

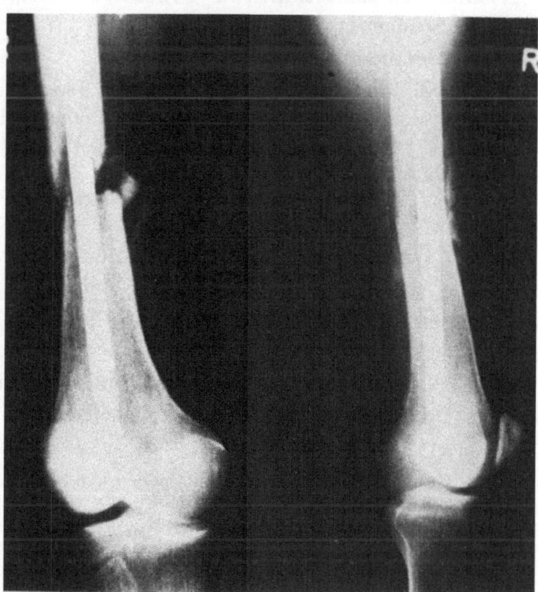

Abb. 1

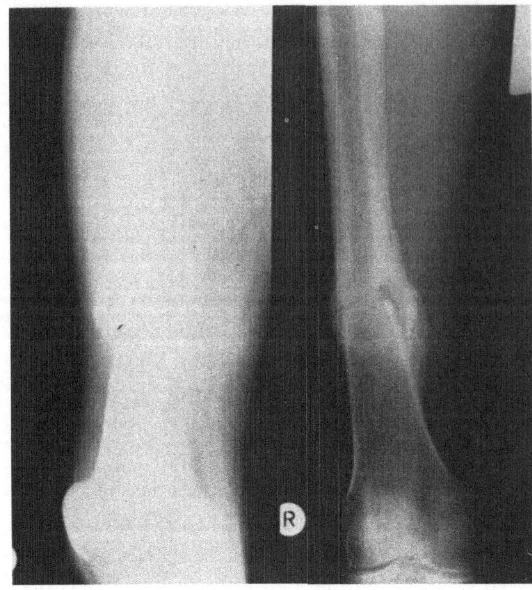

Abb. 2

Bei nur 3 Patienten änderte sich während der Behandlung die Situation in Richtung Instabilität. In diesen Fällen mußte ebenso wie bei den übrigen 16 mit primär instabilen Verhältnissen zunächst eine stabile Situation geschaffen werden. Dies gelingt am besten durch den Fixateur externe. Gleichzeitig Entfernung des Implantates und großzügige Sequestrotomie im Sinne einer radikalen chirurgischen Infektsanierung. Als lokale Begleitmaßnahme Implantation von Gentamycin-PMMA-Ketten. Nach Vorliegen blander Verhältnisse Spongiosaplastik usw.

Auch hierzu ein Beispiel:

Bei liegendem Marknagel erkennt man deutlich die ausgedehnte Sequestrierung im Sinne eines Ringsequesters. Eine Belassung des Nagels schien primär sinnlos (Abb. 3).

Das Bild nach der ersten Spongiosaplastik und Stabilisierung mit dem Fixateur externe nach Hoffmann (Abb. 4)..

Nach 12 Monaten knöcherne Überbrückung (Abb. 5). Infektfreiheit seit über 3 Jahren, gute Funktion der benachbarten Gelenke.

Dieser Weg wurde 16mal primär und 3mal sekundär beschritten. Die Behandlungszeit betrug – inklusive vorübergehender Behandlung mit Schienenhülsenapparat – bis zur knöchernen Überbrückung durchschnittlich 1 1/2 Jahre. 4,8 Eingriffe waren im Schnitt erforderlich. Die Behandlungsergebnisse waren weniger günstig. Zweimal mußte amputiert werden, 3 Patienten sind noch behandlungsbedürftig, 2 tragen einen Schienenhülsenapparat. Nur in 12 Fällen wurde volle Belastbarkeit erzielt.

Zusammenfassung

Die Belassung des primären Osteosynthesematerials führt in kürzester Zeit mit weniger Aufwand zum Erfolg. Sie setzt allerdings eine richtige Beurteilung der Ausgangssituation voraus. Da sie nicht allen durch das Prinzip der inneren Schienung auf ausreichend langer Strecke

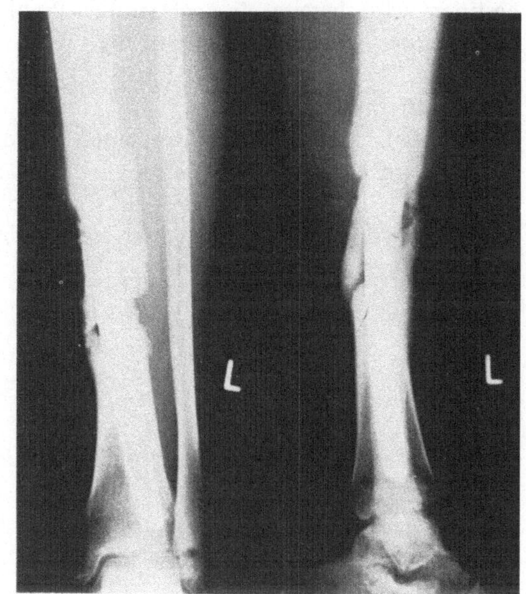

Abb. 3

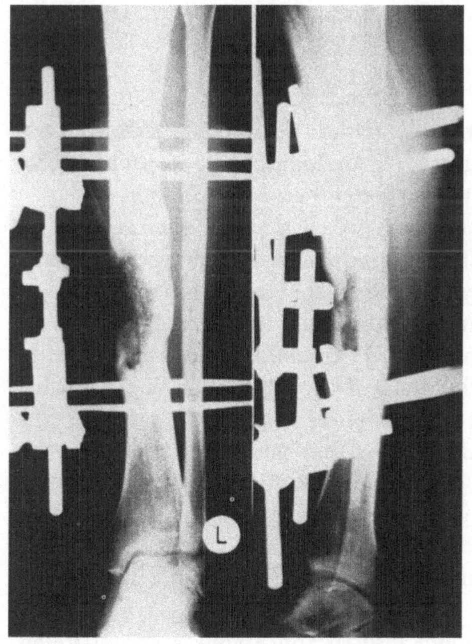

Abb. 4

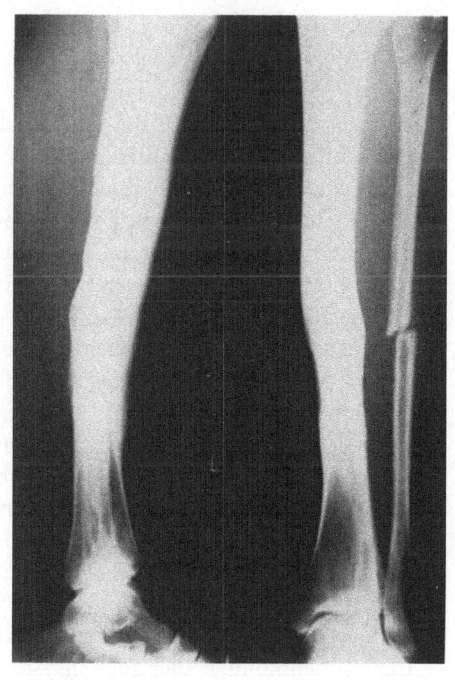

Abb. 5

bestimmt wird, bereitet dies gelegentlich Probleme. Der Verzicht auf die Nagelentfernung muß von der operativen Beschränkung auf das Notwendigste, d.h. die Infektberuhigung gefolgt sein. Nicht jeder große Sequester, der noch eine gewisse Stützfunktion erfüllt, darf primär entfernt werden.

Die relativ kurzen Behandlungszeiten und die geringe Quote der Sekundäreingriffe berechtigen sicherlich zu dem Versuch – wenn irgend möglich – zunächst diesen Weg zu beschreiten. Sind im weiteren Verlauf röntgenologisch keine zunehmenden Überbrückungszeichen zu erkennen oder kommt es zur Abstoßung weiterer Sequester, ist der Zeitpunkt zum Verfahrenswechsel gegeben.

Die Stabilisierung von infizierten Unterkieferfrakturen

Helene Matras und K. Bürkle

Klinik für Kiefer- und Gesichtschirurgie, Allgemeines Krankenhaus, Alser Straße 4, A-1090 Wien

Zum besseren Verständnis der Problematik sei zunächst auf die spezifische Situation des Unterkieferbruches (Collumfrakturen ausgenommen), seiner Versorgung und Infektion eingegangen, nachdem sich dieser Bruch auf Grund der anatomischen und funktionellen Gegebenheiten der Kieferregion von anderen Frakturen wesentlich unterscheidet.

Eine Infektionsgefahr ist im Kieferbereich nicht nur bei nach außen oder nach enoral klaffend offenen, sondern auch bei nicht dislocierten, geschlossen erscheinenden Brüchen durch die Periodontalspalten der Zähne gegeben, die von den Frakturlinien durchzogen werden. Diese Infektionsmöglichkeit besteht sowohl durch den mit Speiseresten kontaminierten Speichel, als auch gegebenenfalls durch apikale Granulome an Zähnen, die im Bruchspalt stehen. Daher ist aus Gründen der erhöhten Infektionsgefahr bei Kieferbrüchen eine möglichst frühzeitige Stabilisierung und eine Zahnsanierung angezeigt.

Infektionen treten erfahrungsgemäß bei Unterkieferfrakturen häufiger als bei Oberkieferbrüchen auf. Dislocierte Knochenfragmente – in geringem Ausmaß auch nicht dislocierte – werden durch den unterschiedlichen Muskelzug an den einzelnen Bruchstücken (Mundöffner, Mundschließer) beim Sprechen, Schlucken und Kauen ständig bewegt. Je länger die Versorgung der Fraktur hinausgezögert wird, umso wahrscheinlicher kommt der eingangs beschriebene Infektionsmodus zum Tragen.

Infektionen können aber auch im Anschluß an eine insuffiziente Stabilisierung auftreten. Da bei Kieferbrüchen nicht nur die anatomisch richtige Reposition und Fixation des Knochens erforderlich sind, sondern auch die individuell richtige Einstellung der Verzahnung – wobei eines das andere nicht unbedingt zur Folge hat – muß die Knochenfixation bei exakter Schlußbißstellung der Zahnreihen erfolgen. Die Stabilisierung der Bruchfragmente geschieht in Abhängigkeit von der Art des Bruches, der Lokalisation, dem Dislokationsgrad

Hefte zur Unfallheilkunde, Heft 157
Zusammengestellt von J. Poigenfürst

und der vorhandenen Bezahnung. Besteht eine einfache, nicht verschobene Fraktur bei Vollbezahnung eines Erwachsenengebißes, wird eine Kieferschienung mit intermaxillärer Verblockung in individuell richtiger intra- und intermaxillärer Relation für etwa 6 Wochen ausreichen. Bei Dislokation der Bruchfragmente werden diese offen reponiert und nach Schienung und Verblockung der Zahnreihen durch eine Osteosynthese stabilisiert. Lange Jahre war die Drahtosteosynthese die am häufigsten verwendete. Sie gehört wie die Pinfixation, die Markdrahtung und Drahtspickung zu den instabilen Osteosynthesen. Da die Adaptation von Bruchflächen ausschließlich mittels Drahtnaht keine ausreichende Stabilisierung erbringt, muß zusätzlich eine enorale Schienung mit intermaxillärer Fixation für mindestens 4 Wochen zur Konsolidierung des Bruches in funktionsloser Ruhigstellung angelegt werden. Bei Beachtung der geeigneten Indikation und der methodischen Ausführung kann mit den genannten Formen der Frakturbehandlung eine komplikationsfreie Bruchheilung erzielt werden, wogegen es bei fehlerhafter Indikation und/oder Ausführung als Folge von Instabilität zum Frakturinfekt mit den bekannten Folgeerscheinungen wie Ostitis, Knochensequestrierung und Defektpseudarthrose kommt.

Eine Plattenosteosynthese gewährleistet dagegen eine funktionsstabile Fragmentfixation, sodaß eine intermaxilläre Verblockung postoperativ gelöst werden kann. Wir verwenden die von der Schweizer Arbeitsgemeinschaft für Osteosynthese für den Kieferbereich entwickelten dynamischen Kompressionsplatten [2, 4]. Sie bieten die Möglichkeit, bei exzentrischer Bohrung der Schraubenlöcher eine Kompression der Knochenfragmente zu erzeugen, wodurch es zur direkten Knochenheilung (Kontaktheilung) ohne Callusbildung kommt [1]. Durch die frühzeitige Wiederaufnahme der Kaufunktion geht die knöcherne Konsolidierung rascher vor sich, die Zeit des Krankenstandes des Patienten wird damit verkürzt.

Auch hier gilt im Prinzip das gleiche wie für die Drahtosteosynthese: werden die methodischen Voraussetzungen für die Fixation nicht erfüllt (Fehler in der Zuggurtung, fehlerhafte Anlegung der Stabilisationsplatte, u.a.), tritt Instabilität des Bruchgebietes auf. In weiterer Folge kommt es auch hier zu osteitischen Veränderungen, Knochensequestrierungen, Fisteln und später Pseudarthrosen.

Alle genannten Frakturheilungsstörungen gehen somit auf Infekt bei fehlender (keine oder verzögerte Bruchbehandlung) oder insuffizienter Stabilisierung zurück. Daraus ergibt sich für die Behandlung solcher infizierter Unterkieferfrakturen der zwingende Schluß, daß eine zuverlässige Fragmentfixation erzielt werden muß. Unserer Erfahrung nach ist sie am sichersten mit der Kompressionsplatten-Osteosynthese gegeben. In einer Reoperation werden das liegende Osteosynthesematerial, Granulationsgewebe und Knochensequester entfernt und eine Stabilisierung mit entsprechend ausgewählten Platten unter Beachtung des Zuggurtungsprinzips durchgeführt.

Entsteht bei der Entfernung entzündlich veränderten Knochens ein Defekt, kann dieser im gleichen Operationsakt – bei erhöhtem lokalen Risiko in einer weiteren Operation – durch Einsetzen eines autologen Corticalis-Spongiosa-Spanes aus dem Beckenkamm geschlossen werden. Als Kraftträger verwenden wir bei breiten Kontinuitätsverlusten eine dreidimensional biegbare Unterkieferrekonstruktionsplatte [3], deren Länge und Krümmung dem zu überbrückenden Knochendefekt entsprechend gewählt und geformt werden kann. Dank der funktionsstabilen Fixation der Fragmente mit dieser Platte findet das interponierte Transplantat mechanische Ruhe zur Revascularisation [5]. Auch hier erübrigt sich die postoperative, langzeitige intermaxilläre Fixation.

Fallbeispiel

Patient G.G., männl., geb. 1935: Ein Mann stürzte über die Stufen seines Hauses und wurde in ein auswärtiges Krankenhaus eingeliefert. Er hatte sich eine linksseitige Unterkieferfraktur zwischen 1. und 2. Molaren zugezogen, die mit einer Plattenosteosynthese versorgt wurde. Postoperativ trat eine perimandibuläre Schwellung und eine Fistelbildung mit eitriger Sekretion auf. Der Patient verließ vorzeitig das Krankenhaus und wurde, nachdem er sich noch in einem anderen Spital aufnehmen ließ, schließlich an die Klinik überwiesen, wo er eine stationäre Aufnahme abbrach und 2 Monate später neuerlich erschien. Zu diesem Zeitpunkt, ca. 3 Monate nach dem Unfall, lag die Platte submandibulär links partiell frei. In diesem Bereich fand sich ein Knochensequester, die benachbarten Zähne waren gelockert (Abb. 1). Zunächst wurden die Zähne extrahiert und der Knochensequester entfernt. Einige Tage später wurden nach operativer Freilegung des Frakturgebietes von einem submandibulären Zugang aus Narben- und Granulationsgewebe entfernt sowie die gelockerte, lediglich mit 2 Schrauben fixierte Platte abgenommen. Nach Einstellung der Knochenfragmente in anatomisch korrekter Weise wurden sie mit einer 8-Loch DCP (dynamic compression plate) fixiert und der zwischen den Stümpfen verbliebene Knochendefekt von ca. 3 cm Breite mit einem Corticalis-Spongiosa-Span aus dem Beckenkamm aufgefüllt. Nach komplikationsfreiem Verlauf erfolgte am 9. postoperativen Tag die Entlassung des Patienten in häusliche Pflege. Die Reoperation liegt nunmehr 8 Monate zurück, die Entplattung (Abb. 2) ist vorgesehen.

Zusammenfassung

Auf Grund der Bezahnung sind Frakturen im Kieferbereich zumeist nach enoral offene Frakturen und unterliegen infolge Kontamination mit Speisebrei sowie – bezogen auf den Unterkiefer – infolge ständiger Schluck-, Kau- und Sprechbewegungen einer erhöhten Infektionsgefahr; ferner auch einer anders gearteten Behandlungsproblematik als Brüche

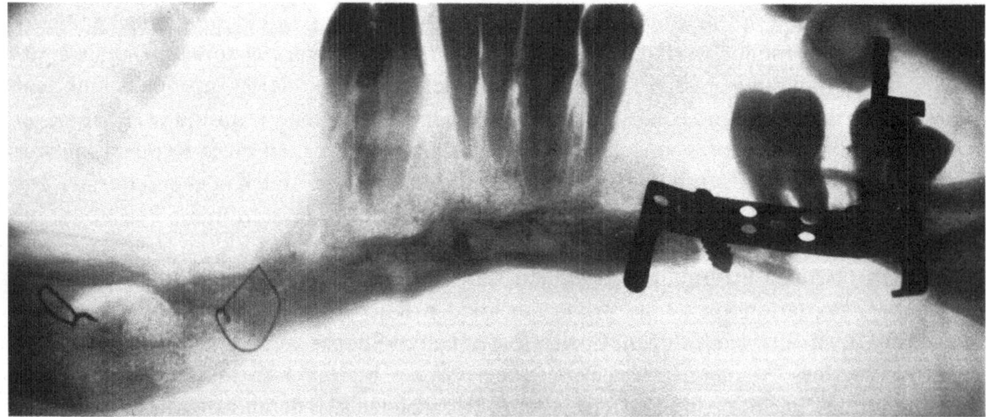

Abb. 1. Patient G.G.: Panorama-Aufnahme des Unterkiefers (10.1.1980). Plattenosteosynthese einer linksseitigen Unterkieferfraktur. Fragmente in Fehlstellung, Knochensequestrierung. (Im rechten Unterkieferbereich war 1970 ein Knochenspan aus dem Beckenkamm im Rahmen der operativen Sanierung einer Pseudarthrose nach Fraktur eingesetzt und mit Drahtnähten fixiert worden)

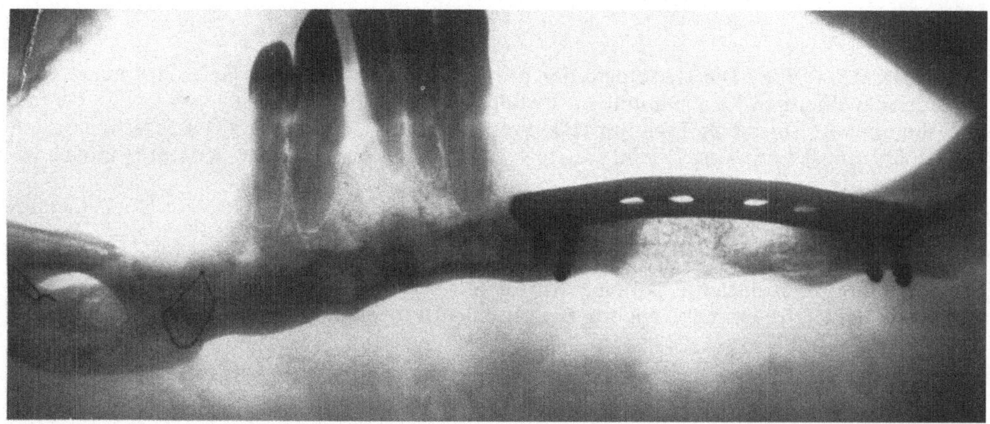

Abb. 2. Patient G.G.: Panorama-Aufnahme des Unterkiefers (11.9.1980) Bland eingeheiltes autologes Knochentransplantat im linken Unterkieferbereich. Keine Knochenresorption um die Schrauben der 8-Loch DCP (Stabilisationsplatte)

des übrigen Skeletes: es muß sowohl die knöcherne Kontinuität als auch die inviduell richtige Verzahnung wieder hergestellt werden. Infektionen können daher von einer Bruchbehandlung aber auch als Folge einer insuffizienten Stabilisierung nach einer Therapie auftreten.

In beiden Fällen ist eine funktionsstabile Osteosynthese die Behandlungsmethode der Wahl. Wir verwenden hierfür die für den Kieferbereich adaptierten dynamischen Kompressionsplatten der AO (Schweizer Arbeitsgemeinschaft für Osteosynthese). Bei Kontinuitätsverlusten durch Knochensequestrierung erfolgt zusätzlich eine Interposition von autologem Knochen.

Summary

Fractures of the jaw – due to the presence of teeth – are mostly open in enoral direction. Because of contamination with food residue and due to constant swallowing, masticating and speech movements in the lower jaw there is an increased danger of infection. Moreover, the problems of treatment differ from fractures in other parts of the skeleton; the continuity of the bone has to be reestablished and the individual dental occlusion restored. Therefore infection may occur before the fracture is treated and also as a result of insufficient stabilization following treatment. In both cases a functional stabile osteosynthesis is the therapy of choice. For this purpose we use dynamic compression plates of the AO (Schweizer Arbeitsgemeinschaft für Osteosynthese), which have been adapted for the necessities in the jaw region. If there is loss of continuity due to bone sequestration, interpositioning of autologous bone has to be performed in addition.

Literatur

1. Schenk RK (1978) Die Histologie der primären Knochenheilung im Lichte neuer Konzeptionen über den Knochenumbau. Unfallheilkd 81:219
2. Schmoker R, Spiessl B, Tschopp HM, Prein J, Jaques W-A (1976) Die funktionsstabile Osteosynthese am Unterkiefer mittels exzentrisch-dynamischer Kompressionsplatte. Schweiz Mschr Zahnheilkd 86:167
3. Schmoker R, Spiessl B, Mathys R (1977) Eine Rekonstruktionsplatte zur Überbrückung größerer Knochendefekte im Unterkiefer. Akt Traumatol 7:199
4. Spiessl B, Schroll K (1972) Gesichtsschädel, Bd I/1. In: Nigst H (Hrsg) Spezielle Frakturen- und Luxationslehre. Thieme, Stuttgart
5. Spiessl B (1976) Grundsätzliches zur Knochentransplantation. Fortschr Kiefer- u. Gesichtschir XX:14

Diskussion der Vorträge von R. Labitzke bis H. Matras, S. 353–376

Hierholzer, Duisburg: Vielen Dank. Sie haben das wichtigste Stichwort wie mir scheint für die Diskussion gegeben, nämlich die Frage der Durchblutung. Meine Damen und Herren, ich bin der Meinung, daß wir die Diskussion von vorhin fortsetzen sollten, aber vielleicht etwas mehr die pathophysiologischen Grundlagen, und ich mache keinen Hehl daraus, daß ich persönlich das Ziel dieser Diskussion nicht in einer Empfehlung sehe mit welcher Methode die infizierte Fraktur und Pseudarthrose stabilisiert werden soll, denn es sind so unterschiedliche Meinungen da und es sind so viele Grundlagen noch nicht geklärt, daß wir aus meiner Sicht mit einer Empfehlung unter Umständen Kollegen, die auch nicht anwesend sind oder die die Problematik nicht so ausreichend kennen, vielleicht eine falsche Richtlinie oder eine Methodik in die Hand geben. Dessen ungeachtet, müssen wir in den kommenden Jahren versuchen zu einer möglichst klaren Empfehlung zu kommen. Ich möchte zunächst auf die Frage der Vascularität zurückkommen und Sie bitten, ob Sie dazu noch irgendwelche Beiträge leisten können. Es ist ja doch an sich die Schwierigkeit, daß alle Angaben, die zu dieser Frage gemacht werden, entweder im Tierexperiment erhoben werden oder daß man extrapoliert aus Befunden, die erhoben werden am aseptischen Knochen. Insofern müssen wir für uns feststellen, daß wir nicht ausreichend Bescheid wissen über die Frage der Revascularisation bei einer infizierten Fraktur und einer infizierten Pseudarthrose, insbesondere bei großen infizierten ausgesprengten Stücken und auch bei ganzen Segmenten der langen Röhrenknochen. Sehen das die Herren auch so oder glauben Sie, daß diese Frage weitgehend geklärt ist? Ich finde, daraus ergeben sich ja erst die Richtlinien der Therapie. Und wir haben vorhin häufig gehört, wir nehmen beides und wir sind der Meinung, daß man nicht ausschließlich so oder so verfahren sollte, bloß was ist die Ursache, was ist die pathophysiologische Begründung im einen Fall für diese Technik und im anderen Fall jene zu nehmen. Es sind viele Befunde dazu vorgetragen worden, aber ich finde, wir wissen nicht genügend über die Revascularisierungsmöglichkeiten. Kann dazu jemand etwas sagen? Wird das bestritten oder wie sieht das aus?

Muhr, Hannover: Die Frage der Radikalität des Debridements, das ist eben eine relative. Natürlich wird man diejenigen avitalen Fragmente, die lose sind, entfernen müssen, weil wir ja nicht nur tierexperimentell, sondern auch empirisch wissen, daß die Corticalis wesentlich schlechter einheilt. Aber es gibt auch Grenzen und bei einem älteren Patienten mit avitalen Teilen des Schaftverbandes, beispielsweise am Oberarm oder am Oberschenkel, dem kann ich das nicht immer resezieren und wieder aufbauen, sondern da muß ich eben auf die Erfahrung zurückgreifen. Da zeigt es sich halt, daß auch eine Revitalisierung avasculärer Corticalisbezirke möglich ist, wenn diese im Schaft, im Diaphysenverband belassen sind. Zum Beispiel ein Plattenlager oder durch eine Verletzung entstandene lokale Durchblutungsstörung, so daß die Entfernung solcher Nekrosebezirke nicht unbedingt Voraussetzung ist.

Hierholzer, Duisburg: Das halte ich auch für eine ganz wichtige Arbeitsfrage für die Zukunft. Es ist in der Tat ja am Femur nicht möglich nach diesem seit vielen Jahren verabschiedeten Prinzip zu verfahren und radikal zu entfernen. Das ist nach unserer Erfahrung nicht und wir sind auch in diesem Punkt sicher nicht der gleichen Auffassung von Herrn Hellinger, daß man nun auch beim 50- und 60jährigen ohne weiteres eine solche Kontinuität wieder herstellen kann. Das entspricht ja praktisch auch der Distraktion bei der Verlängerung. Darf ich noch einmal zu dem Debridement kurz abschweifen. Die Entwicklung im sprachlichen Sinne ist hier etwas erstaunlich. An sich war vor Jahren dieser Begriff hier eingeführt worden, um etwas ganz bestimmtes zu beschreiben, nämlich die flächenhafte Anfrischung einer sich manifestierenden oder sich ankündigenden Infektion. Erstens ist der Ausdruck aus dem Französischen ohnehin falsch übertragen, aber er hat bei uns eine ganz bestimmte Bedeutung bekommen und es ist jetzt, wenn man diesen Kongreß verfolgt hat, fast von allen Autoren, von allen Referenten das Debridement verwendet worden im Sinne dessen, was wir seit eh und je als Revision bezeichnen. Es ist wirklich die Frage, ob man bei diesem Begriff bleiben soll, denn an sich beschreibt die Revision ja die Entfernung von Nekrose und die ausführliche operative Nachschau und Anfrischung des Gewebes.

Rüter, Ulm: Das heißt ja ursprünglich ‚Debrisement' im Französischen und debrise ist die Entfernung, das ist das nekrotische Gewebe und an sich ist das ‚Debrisement' schon die Entfernung des nekrotischen Gewebes und nicht die flächenhafte Entfernung.

Hierholzer, Duisburg: Gut, aber wie sich so etwas entwickelt. An sich ist dieser Begriff ‚Debridement', wie er jetzt beschrieben steht, in der Literatur und auf den Tabellen und wie er ausgesprochen wird, war er vor wenigen Jahren vorbehalten dem Vorgehen bei der Frühinfektion mit der flächenhaften Anfrischung des Gewebes und sollte auch etwas unausgesprochen wieder beschreiben, daß man diese Wunden wieder verschließt. Heute wird er verwendet im Sinne dessen, was wir immer als Revision verstanden haben. Ich wollte an sich nur auf diesen Tatbestand etwas hingewiesen haben. Das deutsche Wort Revision ist sicher ausreichend, aber man wird es möglicherweise nicht mehr verhindern. Gut. Zur Vascularisation, zur Revascularisation.

Schmit-Neuerburg, Essen: Ich glaube, daß die Revascularisation, das weiß man auch klinisch, nicht nur experimentell, am Oberschenkel von medial, am Unterschenkel von dorsal kommt, und daß man deswegen diese beiden Bezirke unter allen Umständen erhalten muß. Dort kann man auch in der Regel die Compacta, soweit sie dort nicht primär verschwunden ist, erhalten und dort diesen Bereich auch benutzen um von da hier den Knochen wieder aufzubauen. Ich finde es ist ganz wichtig, daß man am Oberschenkel eben die mediale Seite sich vorbehält, um dort Spongiosa anzulagern oder auch sogar corticospongiöse Späne aufzuschrauben, wobei wir das sogar auf das Periost tun, denn das Periost wird dort nicht abgehoben und man kann trotzdem diesen Span dort zur Einheilung bringen, und daß man an der Tibia eben auf jeden Fall die Vascularisation dorsal, auch bei der dorsalen Platte erhält, denn wenn wir dort eine dorsale Platte anlegen, nachher bei der Rekonstruktion, was wir sehr gerne tun, dann ebenfalls auf das Periost. Weil die Abtrennung von Periost und Knochen sonst eben zur Nekrose der Restcorticalis dorsal führt. Ich meine von dort her kann nur das Gefäßsystem kommen. Man kann es auch spontan bei der Callusbildung ja beobachten.

Hierholzer, Duisburg: Darf ich nochmal kurz fragen? Es scheint also wichtig, wie Sie sagen, daß man auf der, der Platte gegenüberliegenden Stelle, zunächst eine Revascularisation in Verbindung mit Spongiosa bewirkt, weil auch für eine spätere Fixationsmethode dieser mediale Bereich außerordentlich wichtig erscheint.

Schmit-Neuerburg, Essen: Oberschenkel medial und Tibia dorsal.

Hierholzer, Duisburg: Ja.

Tscherne, Hannover: Die Frage der Resektion des infizierten Knochens, die ist wirklich tatsächlich sehr schwierig zu beantworten. Wir sehen das eigentlich aus unserer Erfahrung im Diaphysenbereich so: wenn der Knochen keine Vitalitätszeichen zeigt und es sind isoliert Fragmente oder bei einem Zweietagenbruch ein Diaphysenstück, dann entfernen wir das eigentlich immer. Es ist für uns immer nur die Frage, wie weit entfernen wir einen avitalen Knochen an einem Hauptfragment und da ist es an der Tibia so, daß wir proximal großzügiger sein können und nach distal hin etwas radikaler. Diese Entscheidung ist vielleicht bei chronischen Fällen leichter, wenn das Hauptfragment bereits von der durchbluteten und vitalen Seite eine periostale Revitalisierung erfährt. Ich glaube, gerade in diesen Situationen muß man nicht radikal die avital erscheinenden Knochen wegnehmen und man kann also hier etwas belassen. Aber es ist wirklich eine schwierige Frage – wieviel muß entfernt werden? Es würde mich interessieren, wie die anderen Kollegen dazu stehen.

Hierholzer, Duisburg: Ich möchte nur sagen – wir sollten nicht so sehr in diesem Zusammenhang nur den Unterschenkel besprechen. Am Femur bestehen ja die großen Probleme, weil der Fixateur nicht ausreichend stabilisiert, die Platte aus vielleicht noch zu besprechenden Gründen problematisch ist und wir derzeit etwas dazu neigen, am Femur mit der sogenannt radikalen Resektion etwas zurückhaltend zu sein.

Ecke, Gießen: Ich darf vielleicht im Anschluß an das, was Herr Tscherne gesagt hat nochmal sagen, daß wir radikal sind. Und zwar haben wir, ich weiß nicht, ob Sie diese Beobachtung auch gemacht haben, gesehen, daß in all jenen Fällen, wo wir dieselbe Vorstellung entwickelt hatten, die wir eben gehört haben, sehr viel mehr sekundäre Maßnahmen notwendig wurden, als wenn man einwandfrei im Gesunden durchgeht. Und ich tue das nicht mehr und wir haben natürlich keine solchen Schwierigkeiten im Aufbau, wenn ich ein durchblutetes Fibulatransplantat – Entschuldigung, wenn ich das nochmal erwähne – am Unterschenkel dazwischen bekommen. Aber es müßte auch so der Aufbau, unabhängig davon, durchaus möglich sein. Voraussetzung ist eben wirklich, daß man gesundes Gewebe hat.

Hierholzer, Duisburg: Ich bin der Meinung, daß man differenzieren muß. Daß die Frage nicht eindeutig zu beantworten ist, daß die topographische Frage mit reinkommt. Am Unterarm können wir selbstverständlich radikal resezieren und haben auch die Möglichkeit, mit einem corticospongiösen Span einen großen Defekt zu überbrücken. Aber am Femur ergeben sich doch ganz erhebliche Schwierigkeiten. Auch beim mittelalten Menschen ist es ein ungeheueres Problem einen Defekt von vielen Zentimetern auszugleichen.

Ecke, Gießen: Ich habe natürlich nicht wissen können, wie sich die Diskussion hier entwickelt. Ich habe das an zwei Fällen beobachtet. Da haben wir radikal weggenommen, es entstanden Defekte von über 20 cm und wir haben abgewartet, bis der Infekt so weit beruhigt war und haben dann eine Verriegelungsnagelung gemacht, und das Erstaunliche ist, daß das stehengebliebene Periost Knochenformationen dazwischen gebildet hat.

Hierholzer, Duisburg: Wie alt waren die Patienten?

Ecke, Gießen: Die waren über 50.

Labitzke, Essen: Wie schwierig es auch im Einzelfall sein mag, man muß radikal den avasculären Knochen entfernen, und zwar immer so weit, wie er nicht mehr von Weichteilen bedeckt ist. Sonst kommt es dazu, und ich unterstütze Herrn Ecke, daß man mehrfache wiederholte Eingriffe macht und man geht in der Salamitaktik immer weiter und kommt dahin, daß man schließlich keinen Knochen mehr hat. Es kommt dann zu diesen Fällen, wie ich einen bei Herrn Noack, glaube ich, in seinem Vortrag gesehen habe, die also mehrfach etwas gemacht haben und das Ergebnis war letztendlich nicht gut. Ich meine, daß man das nicht unterschätzen darf. Man muß weit radikal das Debridement machen, um auch den Gefäßanschluß für das Transplantat oder was auch immer der nächste Behandlungsschritt ist, um den Gefäßanschluß herzustellen. Denn ein nicht radikales Vorgehen bringt ein erneutes Infektaufflackern, eine Zerstörung der gerade eben frisch gebildeten Gefäße und man kommt nicht weiter.

Hierholzer, Duisburg: Ich meine, wir sind hier, um differente Meinungen auszutragen. Ich kann nur beglückwünschen, wenn man am Oberschenkel bei einem über 50jährigen Patienten einen Defekt von sovielen Zentimetern ausgleichen kann. Für uns ergeben sich da ganz erhebliche Probleme und insoweit glauben wir, daß es schon berechtigt ist, in einem solchen Bereich nicht sicher zu beurteilende Gewebe, und das ist ja in vielen Fällen der Fall, stehen zu lassen, unter Umständen als Platzhalter, um dann später – es entwickelt sich ja dann ein Sequester, wenn das Gewebe nicht ausreichend ernährt ist, später einen solchen Teil in einem weiteren Eingriff zu entfernen. Zwischendurch muß die Drainage gewährleistet sein, zum Abtransport des Materials, was sich dort bildet. Ansonsten entsteht ein Circulus vitiosus, das ist ganz klar.

Tscherne, Hannover: Ich muß da auch ein bißchen Herrn Labitzke wiedersprechen. Ich glaube nicht, daß es unbedingt notwendig ist, daß man den gesamten avitalen Knochen entfernt, wenn er am Hauptfragment sitzt. Wenn also das Fragment noch Anschluß an die

Blutversorgung hat. Bei einer sagen wir Stückfraktur ist es sicherlich immer notwendig das intermediäre Fragment zu entnehmen. Ich habe also sicherlich zwei gut dokumentierte Fälle, wo ich mich während der Operation gefragt habe: soll ich nun diese Diaphyse entfernen oder soll ich sie belassen. Und ich habe sie also in zwei Fällen belassen. Allerdings muß ich dazu sagen, daß eben von der Seite her gute Revitalisierungszeichen vom Periost da waren, aber die Diaphyse, die war avital und es hat eine Heilung gegeben innerhalb von 12 und 16 Wochen. Wielange hätte das gedauert, wenn ich da eine Diaphyse von 10 bis 12 cm entfernen müßte. Das ist ein offenes Problem.

Hierholzer, Duisburg: Ich würde sagen, daß man beide Möglichkeiten in der Zukunft sehr eingehend verfolgen sollte, um diese Frage später abzuklären.

Rüter, Ulm: Ich glaube auch, daß man mit der Radikalität ruhig etwas zurückhaltend sein kann. Man braucht ja den Knochen einmal häufig, um die Stabilität zu gewährleisten und es bleibt eben, wie Herr Tscherne gesagt hat, der Zweifel, was ist wirklich avital. Man ist, glaube ich, nur gezwungen radikal zu sein, wenn man überzeugt ist, daß dieser avitale Knochen auch das Nest des Infektes ist, daß man den Infekt erst beherrscht, wenn man diesen Knochen reseziert hat. Aber sonst kann man doch zuwarten ob er nicht revitalisiert, speziell wenn er einem, wie am Oberschenkel, die mediale Abstützung sichert und die Stabilität gewährleistet. Und noch etwas, wenn er avital ist oder erscheint, und nicht mit Weichteilen gedeckt ist, haben wir ein paarmal erstaunliche Verläufe gesehen, wenn wir ihn angebohrt haben und zum Markraum hin eröffnet haben mit 3, 2-Millimeter-Löchern, dann bekommt man Bindegewebspilze aus dem Markraum durch das vielleicht avitale Segment, man hat dann einen Rasen um Spalthaut zu transplantieren und eventuell geht die Revitalisierung schneller, wenn der Knochen ein paarmal von solchen Bindegewebspilzen quer durchbohrt ist.

Hierholzer, Duisburg: Es ist sicher auch wichtig, daß man den Knochen eröffnet, um zu vermeiden, daß da unten drunter ein abgekapselter Absceß sich befindet, das ist ganz wichtig, daß dieses Material ablaufen kann. Ansonsten würde das ja auch der Revitalisierung entgegenwirken.

Jungbluth, Hamburg: Ich möchte das nur noch einmal unterstützen, was ja auch gestern schon anklang, daß die Perforation solcher Corticalisanteile mir sehr wertvoll und sehr wichtig erscheint, selbst wenn es avitaler Knochen ist, wird er abgebaut, gleichzeitig aber wieder aufgebaut und wir machen uns ja auch durch den Abbau eine gewisse induktive Wirkung damit zu Nutzen und wir haben von dieser induktiven Wirkung schon eine ganze Menge gesehen, daß sich da nämlich rundherum Callus bildet – eindeutig Callus bildet – wie das sonst nicht üblich ist. Allerdings muß man darauf hinweisen, daß man, wenn man solche Maßnahmen durchführt, das natürlich nicht im eigentlichen floriden, infizierten Bereich machen sollte.

Hierholzer, Duisburg: Ich möchte nur nochmals betonen, daß mir keine ausführlichen Untersuchungen über die Frage der Revascularisierung im infizierten Knochengewebe am Menschen bekannt sind. Das sind alles Annahmen und Richtlinien, die wir übertragen vom nicht infizierten Knochen, aber es ist höchste Zeit, daß wir uns um die Abklärung dieser Frage kümmern. Das ist außerordentlich schwierig und ich bin nicht so sicher, das heißt wir haben Anlaß zum Zweifel, daß im infizierten Bereich sich das genau so verhält wie im nicht infizierten Bereich.

Jenny, Straßburg: Darf ich noch kurz auf das Wort Debridement zurückkommen. Wenn man eine radikale Ausräumung von einem Infektherd durchführt, kann man im Französischen nicht von Debridement sprechen, sondern von Evidement, das heißt Ausräumung. Im Französischen heißt Debridement eigentlich nur eine Weichteilöffnung, eine Wundöffnung, ohne Knochenabnahme. Also ich glaube, in Ihrem Sinne ist das Debridement heute falsch genommen worden.

Hierholzer, Duisburg: Eben. Und das Nette an dieser Geschichte ist nämlich, daß die Franzosen zu dem Revision sagen und das ist das deutsche Wort auch wieder. Also ein gesamteuropäisches Wort.

May, Detmold: Herr Hierholzer, als *Deutscher* darf ich sagen, die „Ausräumung" von Nekrosen und ich würde folgendes sagen: vielleicht sollte man auch im Rahmen dieser Ausräumung differenzieren. Eigene Tieruntersuchungen haben gezeigt, daß zum Beispiel proximales Fragment und distales Fragment in der Ernähung und in der Revascularisierung nicht gleichzusetzen sind. Das proximale Fragment ist wesentlich besser durchblutet als das distale. Das sind Untersuchungen, die ja auch von der Essener Gruppe gemacht worden sind und dies bestätigen. Ich meine also im Sinne von Herrn Tscherne, sollte man im Falle des proximalen Fragmentes richtig zurückhaltend sein, im distalen Bereich und bei freien kleinen Fragmenten sollte man unbedingt entfernen.

Hierholzer, Duisburg: Gut, also wir haben jetzt diese Frage besprochen, insoweit als auf die Bedeutung hingewiesen worden ist. Wir können sicher keine Lösung finden, das steht in der Zukunft noch an. Dies kann ja auch eine Anregung sein, daß sich verschiedene Kliniken experimentell mit dieser Frage, im infizierten Bereich wohlgemerkt, beschäftigen. Aber wir müssen natürlich zu der eigentlichen Frage noch einmal kommen, die vorhin schon diskutiert worden ist: Stabilisierung bei einer bestehenden Infektion. Hier haben wir zu differenzieren zwischen der akuten Infektion, also der frisch infizierten Fraktur und der Pseudarthrose. Das Thema ist ja wohl so gestellt, daß man beides hier besprechen sollte. Und dann haben wir zu diskutieren die Abhängigkeit von der Topographie des Entzündungs- und Verletzungsbereiches. Ich glaube, wenn wir auch zu einer einheitlichen Meinung kommen werden, ergeben sich doch gewisse Richtlinien, zumindest für das, was man nicht tun soll. Besprechen wir doch vielleicht zunächst die frisch infizierte Fraktur, bei der im Bruchbereich eine erhebliche Mobilität besteht und die Stabilisierung sicher gewisse Probleme aufweist, wenn wir zum Beispiel die Platte aus Gründen einer Mehrfragmentsituation oder auch aus anderen Gründen nicht nehmen wollen. Wie würden die Referenten eine infizierte frische Fraktur stabilisieren? Können Sie vielleicht ein paar Leitlinien sagen und vielleicht auch in Abhängigkeit von der Topographie? Am Oberarm und am Unterarm sind die Probleme vielleicht gleich. Wie soll man die frische Fraktur stabilisieren? Womit? Gips, Marknagel, Platte, Fixateur externe? Oder was gibt es für Gesichtspunkte um das eine überhaupt nicht zu machen, den Marknagel sicher nicht. Ich glaube, da sind wir uns einig an der oberen Extremität.

Muhr, Hannover: Mit Ausnahme der Tibia würden wir versuchen mit einer Platte zu stabilisieren, wobei die Platte überbrückt. An der Tibia hängt es natürlich auch von der Weichteilsituation ab. Ist das eine Phlegmone, ein akut aufgeflammter Infekt mit phlegmmonös veränderten Weichteilen, dann wird man natürlich besser daran tun, das Ganze, wenn noch dazu ein Defekt da ist, der durch die Sequestrotomie – ich verwende das Wort Debridement also nicht, der Begriff der Radikalität ist ja nicht nur in der Politik sehr schwierig zu definieren – auch mit einer externen Fixation zu überbrücken. Man muß da einfach flexibel sein und man muß einfach im Sinne der Lokalisation proximal distal wie wir gehört haben, von der Durchblutung, von den Weichteilen, aber auch von der Defektstrecke und von der Möglichkeit der Erzielung der Stabilisierung einfach flexibel sein und sich das herauspicken, was für die Fraktur, für die Weichteile, aber auch für den Patienten am optimalsten ist.

Hierholzer, Duisburg: Gut, aber was ist das – der Gesichtspunkt, daß wir die höchstmögliche Stabilität haben wollen, das spricht für die Platte und es würde allenfalls vielleicht diese Indikation einschränken, das Ausmaß der Entzündung, also eine ganz hochgradige phlegmonöse Entzündung würde eine Indikation sein statt der Platte, die zwar mehr Stabilität bringt, den Fixateur zu verwenden. Sind die anderen Kollegen auch damit einverstanden?

Rüter, Ulm: Darf ich bloß zu dem eben Gesagten eine Einschränkung machen – am Unterschenkel würde ich im Zweifel doch lieber den Fixateur nehmen. Er behindert doch relativ wenig, wenn man ihn richtig montiert, die Durchblutung ist die schlechteste wahrscheinlich vom ganzen Skelet und das Problem mit der Platte und dem Verlust der letzten Weichteilbrücke ist am Unterschenkel besonders groß, so daß da das Pendel doch eher zum Fixateur schlagen sollte.

Hierholzer, Duisburg: Wir wollen der Topographie folgen, erst Oberarm – Unterarm. Aber da ist doch schon eine große Übereinkunft.

Labitzke, Essen: Ich würde eine frische infizierte Osteosynthese als eine Zeitbombe ansehen, deren Entwicklung ich nicht voraussehen kann. Ich würde also praktisch nur in außerordentlich seltenen Fällen oder überhaupt nicht eine interne Fixation anschließen, sondern ich würde zunächst mal eine äußere Fixation machen, um alle Gefährdungen einer internen Osteosynthese zu vermeiden. Entwickelt sich das dann sehr schnell blande, vielleicht nach 14 Tagen oder 4 Wochen, dann habe ich die Möglichkeit ruhigen Gewissens alle Maßnahmen im Sinne einer Spongiosaplastik und Plattenosteosynthese zu machen.

Hierholzer, Duisburg: Wir kommen sicher nicht zu einer einheitlichen Betrachtung, wenn wir zuviel festlegen wollen. Aber es ist doch an sich ganz wichtig, daß man sagt, je stärker das Ausmaß der Entzündung, um so weniger ist dann die Platte indiziert, und je schwächer die Infektion in ihrem klinischen Zustand, dann eben eher die Platte, weil der Fixateur weniger gut stabilisiert. Andererseits bei einer hochgradigen Infektion eben das Aussparen des gefährdeten Bereiches für den Fixateur spricht.

Beck, Feldkirch: Ich glaube, es wurde nicht gesagt, welche Verhältnisse bei der frischen infizierten Fraktur sind. Ich kann eine frische infizierte Fraktur ohne Osteosynthese haben, ich kann eine mit stabiler Osteosynthese haben, da brauche ich wahrscheinlich gar nichts ändern. Ich kann eine haben mit instabiler Osteosynthese, nur dort muß ich etwas tun oder ich kann gleichzeitig eine Achsenfehlstellung haben. Ich glaube, daß man die stabile Osteosynthese, die schon vorliegt, nicht mehr ändern muß.

Hierholzer, Duisburg: Ich wollte auf diese Frage dann eigentlich beim Oberschenkel zurückkommen, denn es kann durchaus unter Umständen eine liegende Platte eine Revascularisierung stören. Aber ich glaube auch diese Einschränkung ändert nichts an dieser Grundsatzrichtlinie, die zunächst mal nur eine Leitlinie sein soll. Im Einzelfall können wir das nicht festlegen. Bei der Pseudarthrose verhält sich das an der oberen Extremität auch nicht viel anders, wenn ich das so sehe. Würden Sie dem zustimmen? Bei der Pseudarthrose kann man vielleicht eher den Fixateur anwenden, weil da eine gewisse Stabilisierung im Pseudarthrosenbereich eingetreten ist und das Ausmaß der zu erreichenden Stabilität mit der Platte nicht ganz so zu Buche schlägt, wie bei der frischen, noch stark mobilen infizierten Fraktur.

Rüter, Ulm: Am Unterarm sehe ich das schon ein bißchen anders. Bei der Unterarmpseudarthrose ist ja meist die Funktion miserabel. Wenn ich dann eine Platte machen kann, und anfangen kann die Funktion aufzubessern, das ist dann, glaube ich, für das Ergebnis sehr wertvoll. Wenn ich da einen Fixateur mache und die Funktion damit, speziell wenn es eine frische Unterarmfraktur ist, die Rotation damit im Grunde nochmal blockiere, dann ist doch die Einbuße an Funktion ein Gesichtspunkt den man doch berücksichtigen sollte.

Hierholzer, Duisburg: Wir machen auch viel mehr Plattenosteosynthesen bei der infizierten Pseudarthrose am Unterarm als Fixateur.

Muhr, Hamburg: Es ist auch eine Frage der Stabilität und ich glaube, gerade der Fixateur am Unterarm ist schwierig für den Zeitraum zu halten, bis das Transplantat eingeheilt ist und transformiert ist und wir sehen es ja auch an den Diaserien, die großen Lockerungssäume um die Schanzschen Schrauben, die ja eigentlich gegen die Langzeitanwendung dieses Explantates sprechen.

Hierholzer, Duisburg: Zum Arm noch etwas zu sagen? Wir können es ohnehin nicht vollständig abhandeln. Dann kommen wir zum Oberschenkel. Ich finde, daß der Oberschenkel ein ganz besonderes Problem aufwirft. Bei der frischen infizierten Fraktur ist ja hier im Grundsatz mit einzubeziehen die intramedulläre Stabilisierung. Macht das jemand? Und zwar in einem Fall, in dem noch kein Metall liegt. Würde das jemand tun? Nein? Es ist die Frage welche Stabilisierung sollen wir wählen, denn bei der mobilen Situation, also bei der frischen Fraktur, die infiziert ist. Mit dem Fixateur externe, sosehr wir ihn gerne anwenden, ist doch eine ausreichende Stabilität nicht zu erzielen. Und das muß man als Nachteil ganz klar sehen. Andererseits ist natürlich eine floride Infektion sicher nicht ganz eine Ermutigung zur Plattenosteosynthese. Wie sehen die Referenten unter diesen Bedingungen, nicht bei der Pseudarthrose, wo eine straffe Verbindung doch mehr oder weniger schon besteht, sondern bei der mobilen, frischen Fraktur, die Priorität in der Technik?

Muhr, Hannover: Wir würden trotzdem eine Platte anwenden, es sei denn es ist jetzt so eine schwere Weichteilinfektion, daß wir wirklich als Ausnahmefall eine externe Fixation, beispielsweise Wagner-Apparat, wählen müssen. Aber üblicherweise würden wir eine Platte anlegen, bei der Instabilität, eben diesen Bezirk zu überbrücken und um den Preis einer kontrollierten Fistel.

Rüter, Ulm: Bei den meist guten Weichteilen am Oberschenkel medial kann man direkt mit der Platte die Spongiosa transplantieren. Am Unterschenkel muß man ja oft die Infektberuhigung abwarten, aber am Oberschenkel kann man das in einer Sitzung machen und dann kann man, wie Herr Muhr sagt, glaube ich, riskieren, daß man eine Fistel für 4 bis 6 Monate hat, bis die Brücke medial steht und kann relativ früh die Platte entfernen.

Hierholzer, Duisburg: Ich meine, das wird ja erst wieder bestätigt, daß man die Spongiosaplastik medial, also an der, der Platte gegenüberliegenden Seite, an der dem Zugang gegenüberliegenden Seite, anbringen soll, nur ich glaube, man muß auch aussprechen die Gefahr des Einbringens von Spongiosa in einen akut entzündeten Bereich, in einen florid entzündeten Bereich, weil eben dieses Material doch nicht so ausreichend zur Verfügung steht. Im Prinzip ist das sicher völlig richtig und man sollte unter Umständen dann doch 14 Tage später oder 8 Tage später diese Spongiosaplastik vornehmen.

Schmit-Neuerburg, Essen: Ich glaube, gerade am Oberschenkel ist es außerordentlich wichtig zunächst einmal, ob jetzt Fremdmaterial da ist oder nicht, in der akuten Phase den Knochen mit Fixateur externe zu stabilisieren. Ob man jetzt Zugstangen nimmt – ich würde sogar die Rechtwinkelkonstruktion wählen. Für den kurzen Zeitraum von 2 Wochen kann man ohne weiteres eine 2-Ebenen-Konstruktion anbringen. In der Zeit eben den Infekt mit PMMA-Ketten sehr rasch zum Abklingen bringen, was auch immer gelingt und nach 14 Tagen kann man sehr gut Restabilisierung mit Platte und eventuell auch mit Spongiosa vornehmen.

Jungbluth, Hamburg: Ich verstehe die Diskussion in manchen Punkten eigentlich nicht so ganz. Meinen Sie die frische infizierte Oberschenkelfraktur breit offen, die nicht mit Metall stabilisiert ist? Da muß ich Ihnen aber sagen, da würde ich extendieren und zwar am Oberschenkel so lange extendieren, bis dieser Prozeß ausgeheilt ist, denn die Durchblutung ist so hervorragend, daß man sicher damit am schnellsten zurechtkommt und sich hinterher in aller Ruhe die Methode auswählt, die man gerne haben möchte. Anders ist es, wenn man bereits stabilisiert hat.

Hierholzer, Duisburg: Das ist ein interessanter Gesichtspunkt in der Diskussion. Ich meine, das mag schon sein, daß wir nicht ganz systematisch in der Betrachtung aller dieser Dinge sind. Aber wir können nicht jeden einzelnen wichtigen Punkt mit abhaken, sonst sitzen wir heute nachmittag doch hier, aber dieser Gesichtspunkt erscheint mir in der Tat sehr wichtig. Ich persönlich würde eine infizierte Fraktur, bei der noch kein Metall eingebracht ist, nicht extendieren, sondern dann würde ich eine Fixateur externe-Osteosynthese machen. Wie sind da die Meinungen?

Labitzke, Essen: Ich würde das auch sagen. Ich würde gleichzeitig sagen, daß die meisten von uns als posttraumatisch angesprochenen Osteomyelitiden, wenn wir ehrlich sind, iatrogene Osteomyelitiden sind, die mißverstandenen Osteosynthesen gefolgt sind. Und zu Herrn Muhr. Ich glaube, Herr Muhr, Sie machen deswegen den Versuch sofort primär eine Plattenosteosynthese und Spongiosaplastik zu machen, weil Sie eben von der Stabilität des Fixateur externe nicht überzeugt sind. Das ist richtig. Aber Sie geben dem Patienten ein Risiko zu tragen auf, das durchaus gut gehen kann, aber das auch durchaus in der Gefahr liegen kann, daß Sie wiederholt operieren müssen. Und ich darf, das ist ja der Grundsatz meines Vortrages gewesen, noch einmal darauf hinweisen, daß die Stabilität dieser technisch doch so geringen Maßnahme einer schräg implantierten oder zweier schräg implantierter Zugstangen eben doch offensichtlich, nach dem wenigen was wir bisher wissen, eine wesentlich erhöhte Stabilität gibt. Diese sollte man ausnutzen, insbesondere bei weitstreckigen Defekten, um erstmal den Infekt blande werden zu lassen und dann die Maßnahmen, die Sie vorschlagen, einzuleiten.

Muhr, Hannover: Vielen Dank für Ihren Hinweis auf die Verantwortlichkeit. Wenn wir in irgend einem dieser Fälle Schwierigkeiten gehabt hätten, dann hätten wir das nicht so propagiert, aber eben weil, und das in unserer Hand als ein sehr, sehr gutes und für den Patienten auch akzeptables Verfahren erscheint, deswegen haben wir es hier vorgestellt. Ich habe nur immer Röntgenbilder gesehen, aber wie ist dann die Funktion, wenn ich dann im Infekt diese Pseudarthrose um 20 cm verlängere, wie es hier vorgestellt worden ist. Mit einer Stelze kann man natürlich auch gehen, aber der Patient soll ja möglicherweise sein Knie bewegen können. Wir haben die Krallenzehen gesehen. Dieses ganze Problem der verschwarteten und vernarbten Muskulatur, die dann weiß Gott wieviele Reeingriffe, Sehnenverlängerungen, Arthrodese, Schienen, Orthesenbehandlungen und alles nach sich zieht. Das ist hier überhaupt nie angeklungen und aus diesem Grund versuchen wir, so früh wie möglich, auch um den Preis einer Fistel, das sage ich hier wieder, dem Patienten die Möglichkeit zu geben, eine akzeptable Funktion wenigstens zu dem Zeitpunkt dann zu haben, wenn wir die Pseudarthrose beseitigt und den Infekt zeitlich saniert haben.

Hierholzer, Duisburg: Meine Damen und Herren, ich sehe mit Schrecken, daß wir sehr weit mit der Zeit fortgeschritten sind. Aber mir erscheint ein Gesichtspunkt noch sehr wichtig, und zwar für den Oberschenkel als auch für den Unterschenkel. Für den Unterschenkel sind, glaube ich, die differenten Gesichtspunkte nicht so groß heute vorgetragen worden. Da sind die Probleme zwar quantitativ sehr häufig, aber die Empfehlungen sind doch sehr weitgehend gleichförmig gewesen. Aber ein Gesichtspunkt erscheint mir noch sehr wichtig. Wenn man eine infizierte Femurpseudarthrose oder Fraktur zu behandeln hat und will das mit der Platte tun, dann kann es ja sein, daß bei der Revision sich in dem Bereich, wo die Platte entfernt wird und dann wieder angelegt werden müßte, eine erhebliche Störung der Vascularisation zeigt. Ich meine schon, daß das ein Gesichtspunkt ist, um bei einer Indikation, die sonst für die Platte spricht, in diesem Falle den Fixateur zu nehmen. Denn die Platte kann ja die Revascularisierung verhindern. Zum Beispiel ein größeres ausgesprengtes Stück, oder man sieht nicht selten unter der Platte direkt eine ausgedehnte Ernährungsstörung, und das ist für uns eine Veranlassung nicht die Plattenosteosynthese wieder zu nehmen, sondern den Fixateur anzulegen und medial Spongiosa anzulagern um eine Festigung zu bekommen.

Rüter, Ulm: Das wichtigste bei der Revitalisierung ist doch sicher die Stabilität, gerade beim ausgesprengten mittleren Stück, da sind wir mit dem Fixateur ja nicht gut dran. Dann lieber stabilisieren mit der Platte um den Preis der Fistel als mit dem Fixateur unsichere Verhältnisse in Kauf nehmen.

Hierholzer, Duisburg: Ich habe jetzt einen anderen Gesichtspunkt zur Diskussion gestellt. Die Frage der Unterhaltung der Ernährungsstörung und der Verhinderung der Revascularisation, von der wir nicht genau wissen von wo sie ausgeht, durch die Platte. Und insbesondere hat ja Herr Muhr auch in einem Bild eine breite Platte am Unterschenkel vorgestellt und ich hätte gerne diesen Punkt nochmals diskutiert.

Muhr, Hannover: Natürlich gibt es das, aber wenn wir weiter beim Oberschenkel bleiben. Ich gebe die Spongiosaplastik nach medial. Dort ist ja aus biologischen Gründen und aus dem Grund der Konkavität hier die erste Brücke und das hält mir das ja. Das sehen Sie ja auch bei der Marknagelung, daß es zuerst medial fest wird. Und wenn ich dann die Platte entferne, dann kann ich dort eine verbliebene Restnekrose auch entfernen und zusätzlich noch einmal Spongiosa anlegen.

Tscherne, Hannover: Vielleicht ein technischer Hinweis. Ein Problem bei der Plattenosteosynthese am Oberschenkel ist die Wiederherstellung der lateralen Corticalis. Vor allem wenn es sich um Knochendefekte handelt, aber es gilt im Prinzip für jede Plattenosteosynthese. Wir reden immer sehr viel von der medialen Abstützung, vom medialen Aufbau. Ein Problem, gerade auch beim Infekt, um eine Ermüdungsfraktur zu verhindern, ist der sorgfältige Wiederaufbau – die Beachtung des Wiederaufbaues der lateralen Corticalis. Dazu ist es, glaube ich, zweckmäßig, die Platte im Defektbereich so weit nach lateral abzubiegen, daß auch die laterale Corticalis wieder aufgebaut werden kann. Und wenn die Platte wegkommt und die laterale Corticalis ist nicht aufgebaut, dann muß man in diesem Fall noch einmal Spongiosa transplantieren. Das gilt nicht nur für die Pseudarthrosen, für die Infekte, sondern auch für jede Fraktur.

Hierholzer, Duisburg: Ich habe das nicht so sehr erwähnt, weil ich gedacht habe, darüber besteht Einigkeit. Ich weiß nicht, ob es allgemein so bekannt und geübt wird, daß man zur Herbeiführung einer Stabilisierung insbesondere medial in dem Frakturbereich die Spongiosaplastik braucht. Weil sie eine ganz wesentliche mechanische Voraussetzung in Verbindung mit der Umstrukturierung bietet für die knöcherne Festigung. Ich weiß nicht, ob das heute allgemein so gehandhabt wird. Das erscheint mir sehr wichtig herauszustellen. Daß natürlich die Gefahr der Ermüdungsfraktur bei einem lateralen Defekt besteht, das ist klar. Aber daß man im Zustand der blanden Infektion dann wieder mit der Platte arbeiten kann, das ist auch wieder unwidersprochen und von mehreren Autoren heute morgen vorgetragen worden.

Weise, Tübingen: Wir machen das so, daß wir erstens ganz schnell auf die Platte übergehen, wenn der massive Infekt abgeklungen ist, und die Platte dann wegen der vorhandenen Fistel beziehungsweise Einlegen einer Redondrainage auch möglichst bald wieder entfernen, sobald wir eine gute mediale Abstützung haben. Und dann sind wir in letzter Zeit dazu übergegangen, daß wir bei der Plattenentfernung noch eine Spongiosaplastik in den lateralen Defekt einlegen und vorübergehend außen einen eindimensionalen Festhalter, nur ganz kurz, bis die Spongiosa eingeheilt ist.

Hierholzer, Duisburg: Ganz genauso machen wir es. Und dieser Rahmenfixateur ist ja nicht wahnsinnig stabilisierend. Er kann auch gar nicht die Aufgabe haben einer großen Stabilisierung, er kann nur eines bewirken, nämlich bei unkoordinierten Bewegungen die Ermüdungsfraktur zu vermeiden. Das ist die Hauptaufgabe dieses Rahmenfixateurs bei diesen Spätfällen.

Schmit-Neuerburg, Essen: Ich muß noch etwas zu Herrn Muhr sagen. Herr Muhr, es geht ja nicht darum, daß man jemanden jetzt langfristig mit riesigen Stellagen herumlaufen läßt. Es geht doch vielmehr darum, daß man bei der akut infizierten Fraktur, das war die Voraussetzung, wo der Eiter herausläuft, in möglichst kurzer Zeit ein möglichst radikales Entzündungsabklingen erreicht und das erreichen Sie am schnellsten, wenn Sie vorübergehend extern fixieren. Ich stimme Ihnen vollkommen zu, daß anschließend die Verplattung der Stil sein muß, denn ich bin derjenige, der sich beim Anlegen eines Fixateurs wie ein Klempner fühlt, ich finde es besser eine Plattenosteosynthese zu machen.

Hierholzer, Duisburg: Ja, aber es war noch einmal dieser eine Fall vorgetragen und ich glaube, der ist exemplarisch für eine Ausnahmeindikation – die alte Patientin – da hätten wir doch durchaus Schwierigkeiten mit einer anderen Stabilisierungsform als mit dem Nagel. Ich muß Ihnen sagen, wir verwenden so selten den Nagel bei einer infizierten Fraktur oder Pseudarthrose, daß ich sicher nicht übertrieben dem Nagel das Wort reden will, aber das war doch an sich ein Diskussionsbeitrag, der wichtig erschien – oder nicht? Wie soll man sonst einen so alten Patienten überhaupt aus dem Bett bekommen. Und ich glaube, es ist dann unter Abwägung der Vor- und Nachteile durchaus auch die Nagelung gerechtfertigt als Stabilisierungsmittel. Sehen das die anderen Kollegen auch so?

Rüter, Ulm: Wir verwenden den Nagel zur Stabilisierung infizierter Pseudarthrosen nie. Wenn sich der Infekt entlang dem Nagel über den ganzen Markraum ausbreitet steht gerade der alte Mensch kurz vor der Amputation oder gar Exartikulation.

Hierholzer, Duisburg: Es ist ja nicht vorgeschlagen gewesen im hochfloriden Infekt.

Opitz, Wien: Ich glaube, daß man in solchen Fällen ruhig eine Fistel bei einem so alten Patienten in Kauf nehmen kann.

Hierholzer, Duisburg: Man wird den Nagel oben drainieren und wird an sich so verfahren wie Herr Klemm das gesagt hat.

Opitz, Wien: Ja. In diesem Fall wurde ja auch zusätzlich eine Spül-Saugdrainage im Knie eingelegt, wegen des Empyems und in bezug auf die Weichteil- und Knocheninfektion mit dem Debridement des Aufbohrens, und der zusätzlichen PMMA-Kugelkette-Gabe ist eigentlich ein gutes Ergebnis erreicht worden.

Hierholzer, Duisburg: Bitte weitere Diskussionsbemerkungen.

Rüter, Ulm: Vielleicht haben bloß wir die komische Idee. Am Unterschenkel propagieren wir ja das Ausweichen der Platte in atypische Lagen entsprechend der Weichteilsituation. Wir haben das zweimal auch am Oberschenkel für eine gute Idee gehalten und sind mit der Platte nach medial gegangen. Das ist biomechanisch katastrophal. Die Platten brechen in wenigen Wochen, weil sie auf die Biegeseite kommen. Wenn man in Analogie vom Unterschenkel, in die besseren Weichteile ausweichen will, geht dies am Oberschenkel nicht, oder nur, wenn die Patienten absolut entlasten.

Hierholzer, Duisburg: Ich meine der Unterschenkel ist an sich Thema für einen ganzen Vormittag und da es nun 12 Uhr ist, glaube ich, müssen wir das abschließen. Hat jemand noch eine ganz wichtige Bemerkung zu machen, ansonsten bedanke ich mich sehr und wir schließen die Sitzung ab.

K. Wissenschaftliche, soziale und psychologische Aspekte des posttraumatischen Knocheninfektes

Volkswirtschaftliche Auswirkungen der posttraumatischen Knocheninfektion

W. Krösl und J. Gambal

Allgemeine Unfallversicherungsanstalt, Adalbert-Stifter-Straße 65, A-1200 Wien

Als man an mich herangetreten ist, im Rahmen dieses Kongresses einen Vortrag über die volkswirtschaftlichen Auswirkungen der posttraumatischen Knocheninfektionen zu halten, habe ich gerne zugesagt. Je länger ich darüber nachgedacht habe, um so mehr hat mich das Thema fasziniert, bot es doch die Gelegenheit, die Seriosität und Stichhaltigkeit zweier Meinungen an Hand konkreter Zahlen zu überprüfen; die Meinung derer, die die operative Therapie in der Knochenbruchbehandlung hochjubeln und die Meinung anderer, die sie verdammen. Da wir bei konservativer Behandlung die Knocheninfektionen weitgehend ausschließen können, läuft das Thema ja auf die Beantwortung der Frage hinaus:

Was bringt dem Patienten und damit in zweiter Linie der Allgemeinheit die doch mit größeren Gefahren verbundene operative Behandlung gegenüber der konservativen. Bringt sie eine Verkürzung der stationären und ambulanten Behandlungsdauer, eine Verkürzung des Krankenstandes, ein besseres Ergebnis und damit eine niedrigere Rentenleistung beziehungsweise eine niedrigere Geldleistungsverpflichtung der privaten Unfall- oder Haftpflichtversicherung und inwieweit ist die postoperative Knocheneiterung daran beteiligt.

Der Grund, warum man gerade an mich herangetreten ist, sich mit diesem Thema zu befassen, liegt nicht darin, daß ich persönlich eine besonders große Erfahrung mit der iatrogenen oder – vornehmer ausgedrückt – posttraumatischen Ostitis oder Osteomyelitis habe. Es ist den meisten bekannt, daß ich nach 17jähriger kurativer Tätigkeit seit nunmehr ebenso langer Zeit nicht mehr kurativ tätig bin. Der Grund liegt vielmehr darin, daß mir in der medizinischen Dokumentation der Allgemeinen Unfallversicherungsanstalt ein Zahlenmaterial zur Verfügung steht, das kaum anderswo existiert, denn wir haben aus den eigenen Unfallkrankenhäusern bisher 3,5 Millionen Patienten mit allen medizinischen Daten gespeichert.

Nachdem ich nun die ersten Kilogramm Papier vom Computer bekommen habe und Herr Gambal mir daraus einen allgemein verständlichen Succus fabrizierte, ist mein anfänglicher Enthusiasmus immer mehr verflogen, daß ich Gefahr lief, in einen Fehler zu verfallen, über den ich mich bei anderen immer wieder ärgere, nämlich den, Äpfel und Birnen zu vergleichen.

Selbst die ausführlichsten Computerausdrucke sagen einem nichts über den Grund für die Wahl einer bestimmten Behandlungsmethode. Ich hatte mich, um ein möglichst konformes Frakturenkollektiv zu bekommen, auf die Schaftbrüche der langen Röhrenknochen, also Oberarm, Unterarm, Oberschenkel und Unterschenkel beschränkt. Aber selbst hier ist mit der Diagnose allein noch kein Hinweis auf den Grund für die Indikation einer be-

Hefte zur Unfallheilkunde, Heft 157
Zusammengestellt von J. Poigenfürst

stimmten Behandlungsart gegeben. Selbst wenn man, was auf Grund unserer Speicherung möglich ist, offene und geschlossene Brüche trennt, Lebensalter berücksichtigt etc., bleibt noch immer ein Rest, den der Computer nicht weiß, und zwar die Antwort auf die Frage, warum ein bestimmter Bruch operativ und nicht konservativ behandelt wurde und umgekehrt. Ein Experimentum crucis wurde in dieser Hinsicht nirgends durchgeführt und wäre auch nicht zu verantworten.

Daß ich mich doch entschlossen haben weiterzumachen und mit – das gebe ich unumwunden zu – angreifbaren Zahlen meinen Vortrag zu halten, lag an der großen Zahl der Fälle, die die Kanten etwas abschleift und doch eine gewisse Aussage ermöglicht, handelt es sich doch um über 6 000 Schaftbrüche des Oberarmes, Unterarmes, Oberschenkels und Unterschenkels, die in den zehn Jahren von 1969 bis 1978 in den Unfallkrankenhäusern der Allgemeinen Unfallversicherungsanstalt behandelt wurden. Im Interesse eines möglichst gleichförmigen Kollektivs, wurden nur die Arbeitsunfälle in die Studie einbezogen (Tabelle 1).

Ich möchte Ihnen nun die ersten Gesamtzahlen zeigen, die ich Sie bitte, mit dem vorskizzierten Vorbehalt zu beurteilen. Ich möchte dabei hinweisen einerseits auf die Zahl der operativ beziehungsweise konservativ Behandelten, andererseits auf den primären Erfolg hinsichtlich der Behandlungszeit.

Wenn man sich diese Zahlen anschaut (Tabelle 2) ist man doch etwas erstaunt; war man doch der Meinung, daß zumindest der stationäre Aufenthalt bei operativer Behandlung wesentlich kürzer sein müßte als bei konservativer. Hier ist aber auch zu bedenken, daß bei osteosynthetischer Behandlung in den meisten Fällen mindestens noch ein stationärer Aufenthalt zur Entfernung des Osteosynthesematerials dazukommt und daß vor allem die Fälle mit postoperativer Ostitis bzw. Osteomyelitis die durchschnittliche Behandlungsdauer beträchtlich in die Höhe drücken (s. dazu die Zahlen der Unterschenkelbrüche).

Ich darf in aller Bescheidenheit behaupten, daß das Behandlungsniveau in unseren Unfallkrankenhäusern hoch ist. Trotzdem beträgt die Infektionsrate bei den fünf untersuchten Röhrenknochen in unseren Krankenhäusern im Durchschnitt 4,88%, wobei natürlich auch belanglosere Infektionen, die nicht zur Knochenerkrankung geführt haben, eingeschlossen sind (Tabelle 3). Somit ist die durchschnittliche stationäre und ambulante Behandlungszeit bei operierten, infizierten Brüchen im Durchschnitt doppelt so hoch als bei nicht infizierten,

Tabelle 1. Durchschnittliche Behandlungszeit (Tage) (alle UKH 1969–1978)

		Zahl	Stat.	Amb.	Gesamt
OA	kons.	397	13,8	99,4	100,0
	op.	84	29,1	110,8	122,7
UA	kons.	849	13,3	63,6	64,6
	op.	444	21,4	115,2	125,5
OS	kons.	333	47,1	66,8	84,0
	op.	1 306	40,1	90,0	110,7
US	kons.	1 073	29,5	98,9	112,1
	op.	1 608	37,1	121,3	143,9
	davon				
	op. nicht inf.	1 500	33,2	117,1	135,8
	op. inf.	108	91,6	179,7	257,2

Tabelle 2. Stat. u. amb. Beh.-Dauer (Tage) (alle UKH 1969–1978)

	Kons.	Op. nicht inf.	Op. inf.
OA	100,0	118,7	250,3
UA	64,6	123,4	201,5
OS	84,0	107,2	224,2
US	112,1	135,8	257,2
Ges. DS	91,6	122,7	243,4

Tabelle 3. Infektionsrate der Operierten (alle UKH 1969–1978)

OA	3,6%
UA	4,1%
OS	3,0%
US	6,7%
Alle	4,88%

operierten und fast dreimal so hoch wie die der konservativ behandelten (was die letzten Zahlen betrifft wiederum mit dem bereits erwähnten Vorbehalt).

Was nun die volkswirtschaftliche Bedeutung dieser Ergebnisse anlangt, so muß ich insofern passen, als dies eine Untersuchung wäre, die weit über einen Zehn-Minuten-Vortrag hinausginge. Es wären nicht nur die Renten aus der gesetzlichen Unfallversicherung auf die jeweilige statistische Lebenserwartung hochzurechnen, sondern auch gegebenenfalls die Renten aus der Pensionsversicherung, eventuelle Zahlungen aus einer privaten Unfall- oder Haftpflichtversicherung, das Krankengeld aus der Krankenversicherung einzubeziehen, wie auch der Ausfall des Verletzten auf Zeit oder Dauer als Produzent und als Konsument zu berücksichtigen etc.. Versuche in dieser Richtung wurden gemacht; ich erinnere an die sehr genaue, über 300 Seiten umfassende Studie der Bundesanstalt für Arbeitsschutz und Unfallforschung in Dortmund, die als Forschungsbericht Nr. 148 unter dem Titel „Die volkswirtschaftlichen Kosten der Arbeitsunfälle" von Franke und Jockl veröffentlicht wurde und die sehr eindruckvollen Statistiken in der Arbeit von Klemm und Junghanns „Behandlungs- und Folgekosten bei posttraumatischer Osteomyelitis des Ober- und Unterschenkels".

Ich möchte Ihnen aber zumindest die Zahlen aus der Auswertung der Rentenstatistik zeigen (Tabellen 4–6), die recht eindrucksvoll sind. Mit der gebotenen Einschränkung, daß in der Gruppe der operierten schwerere Fälle enthalten sind, als in der Gruppe der konservativ Behandelten, sind die Zahlen doch überzeugend und ergeben zumindest keinen Hinweis auf einen Vorteil der operativen Behandlung, was das durchschnittliche Endergebnis betrifft. Ich möchte zudem darauf hinweisen, daß auch die nicht infizierten Operierten höhere Durchschnittsrenten haben als die konservativ Behandelten. Daß das Ergebnis bei den Hinterbliebenenrenten vielfach umgekehrt ist, dürfte meines Erachtens damit zusammenhängen, daß bei den Verstorbenen nicht wenige Patienten sind, die wegen Zahl und Schwere anderer Verletzungen in nicht mehr operablem Zustand eingeliefert wurden und gar nicht mehr operiert werden konnten. Wenn sie dann nach ein oder zwei Tagen oder

Tabelle 4a. Renten (alle UKH 1969–1978)

		Zahl	Leichtversehrte Betrag (jährl.) in 1000 S	Schwerversehrte Betrag (jährl.) in 1000 S	Hinterbliebene Betrag (jährl.) in 1000 S
OA	Kons.	397	819	620	233
	Op.	84	456	469	53
	davon				
	Op. nicht inf.	81	436	469	53
	Op. inf.	3	20	–	–
UA	Kons.	849	1 157	1 021	283
	Op.	444	2 633	1 128	61
	davon				
	Op. nicht inf.	426	2 495	874	61
	Op. inf.	18	138	254	–

Tabelle 4b. Renten (alle UKH 1969–1978)

		Zahl	Leichtversehrte Betrag (jährl.) in 1000 S	Schwerversehrte Betrag (jährl.) in 1000 S	Hinterbliebene Betrag (jährl.) in 1000 S
OS	Kons.	333	1 283	563	942
	Op.	1 306	7 058	2 851	321
	davon				
	Op. nicht inf.	1 267	6 821	2 715	313
	Op. inf.	39	237	136	8
US	Kons.	1 073	3 611	746	727
	Op.	1 608	8 303	2 981	380
	davon				
	Op. nicht inf.	1 500	7 315	2 432	346
	Op. inf.	108	988	549	34

Tabelle 5a. Renten (alle UKH 1969–1978)

		Zahl	Leichtversehrte		Schwerversehrte		Hinterbliebene	
OA	Kons.	397	39	(9,8%)	10	(2,5%)	8	(2,0%)
	Op.	84	21	(25,0%)	8	(9,5%)	2	(2,4%)
	davon							
	Op. nicht inf.	81	20	(24,7%)	8	(9,9%)	2	(2,5%)
	Op. inf.	3	1	(33,3%)	–		–	
UA	Kons.	849	58	(6,8%)	9	(1,1%)	8	(0,9%)
	Op.	444	119	(26,8%)	17	(3,8%)	2	(0,5%)
	davon							
	Op. nicht inf.	426	112	(26,3%)	13	(3,0%)	2	(0,5%)
	Op. inf.	18	7	(38,9%)	4	(22,2%)	–	

Tabelle 5b. Renten (alle UKH 1969–1978)

		Zahl	Leichtversehrte	Schwerversehrte	Hinterbliebene
OS	Kons.	333	71 (21,3%)	9 (2,7%)	29 (8,7%)
	Op.	1 306	327 (25,0%)	43 (3,3%)	11 (0,8%)
	davon				
	Op. nicht inf.	1 267	316 (24,9%)	41 (3,2%)	10 (0,8%)
	Op. inf.	39	11 (28,2%)	2 (5,1%)	1 (2,6%)
US	Kons.	1 073	188 (17,5%)	12 (1,1%)	22 (2,0%)
	Op.	1 608	378 (23,5%)	41 (2,5%)	12 (0,7%)
	davon				
	Op. nicht inf.	1 500	339 (22,6%)	31 (2,1%)	11 (0,7%)
	Op. inf.	108	39 (36,1%)	10 (9,3%)	1 (0,9%)

Tabelle 6a. Durchschnittliche Rentenhöhe pro Behandlungsfall (Schilling jährlich) (alle UKH 1969–1978)

OS	Kons.	8 374
	Op.	7 833
	davon	
	Op. nicht inf.	7 773
	Op. inf.	9 775
US	Kons.	4 738
	Op.	7 253
	davon	
	Op. nicht inf.	6 729
	Op. inf.	14 539

Tabelle 6b. Durchschnittliche Rentenhöhe pro Behandlungsfall (Schilling jährlich) (alle UKH 1969–1978)

OA	Kons.	4 211
	Op.	11 640
	davon	
	Op. nicht inf.	11 825
	Op. inf.	6 655
UA	Kons.	2 899
	Op.	8 608
	davon	
	Op. nicht inf.	8 052
	Op. inf.	21 768

auch später verstorben sind, erscheinen sie in der Statistik unter der Gruppe der konservativ Behandelten. Alle diese und eine Reihe weiterer Dinge werden, das möchte ich schon heute ankündigen, in einer größeren Studie geprüft werden, womit manche heute vielleich etwas überspitzt erscheinenden Aussagen eine Milderung erfahren könnten; die Grundtendenzen wird sich jedoch, das kann ich bereits heute guten Gewissens prophezeien, nicht ändern und damit in der Nähe des Ergebnisses von Klemm und Junghanns liegen.

Die vorhandenen Zahlen zeigen jedenfalls, daß die operative Knochenbruchbehandlung auch aus volkswirtschaftlicher Sicht nur dann gerechtfertigt ist, wenn die konservative Behandlung nicht möglich ist oder nachweislich ein schlechtes Ergebnis erwarten läßt, und das auch dann, wenn man, was leider vielerorts verloren gegangen ist, konservativ behandeln kann.

Als Ärzte, die wir das Wohl jedes einzelnen Patienten im Auge haben, müssen wir aber auch an das vielfältige Leid denken, das über einen Patienten kommt, der durch ein Jahr und länger behandlungsbedürftig ist, zahlreiche Operationen über sich ergehen lassen und ein Ergebnis hinnehmen muß, das alles andere als gut ist und das vielleicht oder sicher besser wäre, wenn man ihn nicht operiert hätte. Es liegt daher an uns allen, eine seriöse Indikationsstellung zu fordern. Wir wissen, daß mit der Zunahme der operativen Tätigkeit auch die Zahl der iatrogenen – ich möchte sie bewußt so nennen – Knocheneiterungen zugenommen hat. Die konservative Behandlung ist sicher in manchen Fällen schwieriger und erfordert mehr Erfahrung, so wie den Gipsverband nur jene verteufeln, die nicht reponieren und einen Gipsverband richtig anlegen können, was natürlich zu schlechten Ergebnissen führt. Oberstes Ziel muß aber nach wie vor sein, nicht das zu operieren, was man operieren kann oder zu können glaubt, sondern nur das, was man operieren muß.

Dauer der Arbeitsunfähigkeit bei infizierter Fraktur der unteren Extremität

H. Schneider

Unfallkrankenhaus Kalwang, A-8775 Kalwang

Die Arbeitsunfähigkeit bei infizierter Fraktur an der unteren Extremität ist im Durchschnitt auf das 3–4fache gegenüber der infektfreien Heilung verlängert.

Bei unserem Kollektiv von 71 Verletzten im Zeitraum von 1961–1980 betrug der mittlere Krankenstand 430 Tage. Bei problemloser Heilung 125 Tage. Der stationäre Aufenthalt dauerte beim Infizierten durchschnittlich 158, beim Nichtinfiziertern 21 Tage. Die ambulante Behandlung zog sich beim Infizierten über 272, beim Nichtinfizierten über 100 Tage hin. Die Arbeitsunfähigkeit bei der infizierten Fraktur betrug nach Plattenversorgung durchschnittlich 684 Tage, nach Marknagelung 391 Tage, nach konservativer Therapie bei offenen Brüchen 322 und nach Markdrahtung 199 Tage.

Hefte zur Unfallheilkunde, Heft 157
Zusammengestellt von J. Poigenfürst

Unserem Spitalserhalter erwachsen bei einem Tagessatz von 1 390,-- S bzw. 196,-- DM oder 178,-- Franken für die stationäre Behandlung beim infizierten Bruch an der unteren Extremität durchschnittlich Kosten von 218 994,-- S, das sind umgerechnet 30 876,-- DM bzw. 28 116,-- Franken. Dem seien die Kosten von 21 190,-- S bzw. 4 115,-- DM oder 3 748,-- Franken bei der infektfreien Frakturheilung gegenübergestellt. Mit anderen Worten die stationären Kosten bei der infizierten Fraktur an der unteren Extremität sind 7,5mal so groß wie bei der infektfreien Heilung. Zu addieren sind die ambulanten Spitalskosten, das Krankengeld, die Lohnfortzahlung, bedeutende Rentenaufwendungen und der volkswirtschaftlich nicht unbedeutende Arbeitsausfall der Betroffenen.

Soweit die Zahlen. Aber auch die dahinterstehenden menschlichen Tragödien und Probleme müssen bedacht werden. Nach Lorenz Böhler soll unser vorrangiges Ziel sein, aus einem Verletzten keinen Patienten, also Leidenden werden zu lassen.

Die Auswirkungen nicht radikaler Eingriffe auf die Behandlungsdauer von infizierten Frakturen

A. Haigermoser und H. Möseneder

Unfallkrankenhaus, Dr.-Franz-Rehrl-Platz 5, A-5010 Salzburg

Bei der Nachkontrolle der infizierten Brüche der Röhrenknochen aus den Jahren 1970 bis 1979 im UKH Salzburg fiel uns bei 5 Fällen die überaus lange stationäre und ambulante Behandlungszeit auf. Es handelte sich dabei um 3 eigene und 2 von auswärts überwiesene Fälle. Die einzelnen Patienten waren durchschnittlich 22 Monate, also fast 2 Jahre in Behandlung und davon zwischen 30 und 55 Wochen stationär im Krankenhaus. Bei der kritischen Sichtung der Unterlagen konnten unserer Meinung nach mehrere Ursachen der oben angeführten langen Krankenhausbehandlung gefunden werden.

Es war erstens bei allen eine primäre Antibiotica-Verabreichung vorhanden, die in einem Fall 10 Tage und bei 4 Fällen über Wochen dauerte. Dadurch trat sicher zum Teil ein verzögert erkennbarer, primär chronischer Infektverlauf ein. Jedoch als wesentliche Faktoren sind zahlreiche kleine Hilfsoperationen, wie Incisionen, Excochleationen, Drainagen, unvollständige Sequestrotomien als Ursache des langen Behandlungsverlaufes anzusehen. Durch diese kleinen und wie sich immer wieder herausstellte nicht genügend radikalen Eingriffe kam es vereinzelt sogar zu einer Ausdehnung des Infektherdes. Bei den Excochleationen ohne Erweiterung des knöchernen Fistelganges bleiben nicht selten in den sanduhrförmig eingeengten Infektionshöhlen gelöste Knochenreste zurück, die ihrerseits wieder Anlaß zu neuen Sequestern gaben. Im Durchschnitt waren es pro Fall über 7 Eingriffe dieser Art. Daß sich durch alle diese unradikalen Vorgangsweisen der Heilungsprozeß sowohl zeitlich als auch örtlich ausdehnte, liegt auf der Hand. So bestanden über Wochen oft nur

Hefte zur Unfallheilkunde, Heft 157
Zusammengestellt von J. Poigenfürst

kleine Fistelöffnungen mit geringer Sekretion. Dabei hat sich ein nicht uninteressanter Aspekt herauskristallisiert. Infolge dieser äußerlich geringen Infektionszeichen war es über längere Zeit nicht möglich, vom Verletzten die Zustimmung zur Radikaloperation mit Ausräumung des Infektionsherdes zu erhalten. Es ist an sich verständlich, daß der Verletzte mit Zunahme der Dauer der Heilbehandlung bzw. des Infektes immer mehr Anteil an seinem Zustand nimmt. Gelegentlich, wie auch hier, führt dies durch fehlende Einsicht zu einer Behinderung der notwendigen Therapie. Der Verletzte beeinflußt somit, zum Teil auch durch schlechte Aufklärung, im negativen Sinne den Behandlungsverlauf.

Als Resümee dieser wohl nur vereinzelten, aber nicht uninteressanten Fälle sind im Sinne einer zielstrebigen und raschen Beseitigung eines bereits vorhandenen, meist chronischen Infektes folgende Punkte zu beachten.

1. Es ist zunächst eine exakte Information des Arztes über Ursache und Umfang der Infektion mit allen zur Verfügung stehenden Mitteln (klinischer Befund, Röntgenbefund, Schichtaufnahmen, Angiographie, Szintigraphie, Laborbefund) notwendig.
2. Die Sanierung des Knochens läßt sich gerade bei diesen chronischen Abläufen oft erst Hand in Hand mit größeren Weichteileingriffen, die eine schlechte Deckung des Knochens verbessern, erzielen.
3. Oft notwendige Palliativ-Eingriffe sind nur als vorübergehende Noteingriffe zur Beseitigung von akuten oder sich ausdehnenden Infektionsherden aufzufassen, sie sind aber meist nicht geeignet, die Sanierung der Infektion herzustellen.
4. Es ist unbedingt notwendig, bei vorhandenem Infekt den Verletzten frühzeitig über den Zustand seiner Verletzung aufzuklären, um eine positive Mitarbeit des Patienten zu erreichen.
5. Ein Beitrag zur Straffung der Therapie scheint uns auch darin gegeben, wenn nach Abschluß der Behandlung eine nochmalige genaue Prüfung des Behandlungs- und Heilungsverlaufes vorgenommen wird.

Probleme beim Erhaltungsversuch einer Extremität

H. Buchner und A. Murri

Landessonderkrankenhaus Murau, A-8852 Stolzalpe

Die Erhaltung einer schwerst traumatisierten Extremität ist unter den heutigen Verhältnissen in eigens eingerichteten Zentren als sicher chancenreich anzusehen. Die Fortschritte in der Chirurgie, die primäre Versorgung am Unfallort, der Lufttransport sowie das übrige Rüstzeug der modernen Medizin kann heute praktisch in jedem europäischen Land eingesetzt werden.

Fallbericht: Es handelt sich um einen Patienten des unfallchirurgischen Departments der Universitätsklinik für Chirurgie in Graz. Liebenswürdigerweise von Herrn Prof. Dr. Szyszko-

Hefte zur Unfallheilkunde, Heft 157
Zusammengestellt von J. Poigenfürst

witz zur Verfügung gestellt. Dieser Fall zeigt deutlich die Möglichkeiten auf, die heute zur Verfügung stehen, da es sich ja praktisch um eine Totalzerreißung der unteren Extremität handelt.

Schwierigkeiten sind vor allem dort zu erwarten, wo in Überschätzung der eigenen Behandlungsmöglichkeiten experimentiert wird, ohne dafür eingerichtete Zentren rechtzeitig in Anspruch zu nehmen.

Es ist sicher ein sehr undankbares Thema und die Kritik an solchen Fällen wird immer problematisch bleiben, da jeder „Erhaltungsversuch“ grundsätzlich legitim ist und seine Eigengesetzlichkeit aufweist und unter einer Eigendynamik des Verlaufes steht.

Trotzdem kann es vielleicht hilfreich und notwendig sein gewisse Schwächen in unserem heutigen System aufzuzeigen. Jedenfalls habe ich die Aufforderung zu diesem Problem Stellung zu nehmen in dieser Richtung aufgefaßt. Die Analyse einiger Fälle macht diese Schwächen deutlich.

An erster Stelle zu nennen sind Erhaltungsversuche, die funktionell unbrauchbare Extremitäten als Behandlungsergebnis aufweisen. Diese problematischen Behandlungsergebnisse werden oft unter Einsatz des Lebens oder um den Preis schwerer sekundärer körperlicher Schäden wie chronischer Osteomyelitis, infektiöser Hepatitis usw. erkauft.

Fallbericht: Es handelt sich um einen 36jährigen Heizungsmonteur, der gerade ein Haus gebaut hat und 4 Kinder zu versorgen hat. Ein Verkehrsunfall, der nicht als Arbeitsunfall anerkannt wurde, ereignete sich im November 1976. Praktisch Totalzertrümmerung der linken unteren Extremität von Mitte Oberschenkel an bis zu den Knöcheln, Gefäßverletzung, Nervenverletzung. Die primäre Behandlung dauerte 4 Monate. Danach war der Patient 14 Monate zu Hause und 7 Monate in einer Rehabilitationsanstalt und wurde 3mal operiert. Das Bild zeigt nun das Ergebnis. Es handelt sich um ein vollkommen unbrauchbares Bein mit Fehlstellungen im Kniegelenk, Spitzfußstellung und man gab ihm den Rat, sich damit abzufinden. Seine mehrmaligen Versuche eine Amputation herbeizuführen scheiterten. Erst 14 Monate nach dem Unfall Einleitung einer echten Rehabilitation, Stellungskorrekturen, sodaß ein wenigstens brauchbares Standbein erzeugt werden konnte. Mit einem orthopädischen Behelf, Oberschenkelschellenapparat mit fixer Sandale und Kniesperre arbeitet er seit März d.J. in seinem alten Beruf. Er ist aber nicht mehr in der Lage dasselbe zu leisten und verdient jetzt nur mehr ungefähr S 4 000,–.

Dieser Fall zeigt vielleicht deutlich einen immer wieder feststellbaren Fehler in der Versorgung solcher schweren Verletzungen wenn ein Erhaltungsversuch durchgeführt wurde. Es ist die mangelnde Kooperation des Erstversorgers mit den weiterbehandelnden Ärzten der verschiedenen Rehabilitationseinrichtungen.

Es ist sicher eine schwierige Entscheidung eine Extremität zu amputieren, aber genauso schwierig ist der Entschluß zum Erhaltungsversuch, weil dann zwangsläufig weitere Entscheidungen und Maßnahmen unmittelbar erforderlich werden. Der erste Entschluß wird meistens schnell und mit großem Elan getroffen. Bei den weiteren Maßnahmen allerdings gibt es dann Schwierigkeiten, Komplikationen treten auf, das Vertrauen zwischen Arzt und Patienten schwindet und in nicht wenigen Fällen ist dann das auch nicht mehr vorhandene Interesse des Arztes die Hauptursache für unsinnige und schädliche Zeiträume, in denen praktisch nichts mehr Sinnvolles geschieht.

Anschließend möchte ich darauf hinweisen, daß es sicher nicht im Interesse des Veranstalters gelegen ist und ganz zu schweigen in meinem Interesse liegt, hier nur Kritik zu üben. Ich habe die Aufforderung über das Erhaltungsproblem zu sprechen so verstanden, daß auf die entscheidenden Probleme, die beim Großteil der Fälle immer wieder auftreten und zu beobachten sind, hinzuweisen ist. Dieses Thema wird uns immer wieder beschäftigen, weil es keine ideale Lösung geben kann und immer wieder die Frage, was ist möglich, was ist sinnvoll und letzten Endes was ist erlaubt oder was fällt in den Bereich des Experimentes, von jedem einzelnen zu beantworten sein wird.

Begutachtungsfragen des chronischen Infekts

R. Spier und W. Arens

Berufsgenossenschaftliche Unfallklinik, Pfennigsweg 13, D-6700 Ludwigshafen/Rhein

Die Begutachtung des chronischen Infekts ist in vielen Fällen nicht einfach, da er nach Ansicht der meisten Autoren nie ausheilt und Fernwirkungen den gesamten Organismus betreffen können. Dies erschwert auch die gutachterliche Festlegung eines Endzustandes der posttraumatischen Osteomyelitis.

Die Gesamtbegutachtung entspricht zunächst der Beurteilung von Verletzungsfolgen ohne Infekt. Lag ein solcher vor, so sind bei der Befunderhebung insbesondere lokale osteomyelitisbedingte Veränderungen zu beschreiben, wie Beschaffenheit der Narben und Fisteln, Verschieblichkeit der Haut, ekzematöse Veränderungen, Borkenbildungen, Hautabschilferungen, Hauttemperatur usw. Skizzen und Fotos können vor allem für spätere Nachbegutachtungen von besonderem Wert sein.

Auf die häufig zu beobachtenden Blutumlaufstörungen und die damit verbundenen Schwellungszustände ist besonders einzugehen.

Bei der Befundung der Röntgenbilder sind die Lage von Sequestern, der Knochenkalksalzgehalt, Aufhellungszonen sowie der Zustand der Knochenrinde und des Periostsaums ebenso zu beschreiben wie posttraumatische arthrotische Veränderungen und selbstverständlich das eigentliche Ausheilungsergebnis des Bruches.

Bei unklaren Fällen, besonders dann, wenn keine Fisteleiterung mehr besteht, sollte man an eine szintigraphische Untersuchung denken. Sie erlaubt doch recht gut ein Urteil darüber, inwieweit eine Aktivität der Osteomyelitis vorliegt. Des weiteren sollte auf ein kleines Blutbild und die Feststellung der BSG nicht verzichtet werden.

Bei Verdacht auf Amyloideose oder Fistelcarcinom sind entsprechende Untersuchungen wie PE etc. durchzuführen.

Werden bei einer chronischen Osteomyelitis seitens des Patienten irgend welche Erkrankungen angeführt und als Folge der Osteomyelitis angesehen, so sollten bei dem geringsten Verdacht eines Zusammenhanges selbstverständlich die entsprechenden Fachbegutachter hinzugezogen werden. Dies erscheint einmal im Sinne der Patientenfürsorge erforderlich, zum anderen aber auch um ein ablehnendes Gutachten hieb- und stichfest zu begründen.

Ist nun der akute oder subakute Zustand der posttraumatischen Osteomyelitis abgeklungen und bedeuten die übrigen Unfallfolgen keinen Hinderungsgrund, kann auch bei

Hefte zur Unfallheilkunde, Heft 157
Zusammengestellt von J. Poigenfürst

einer Restfistel Arbeitsunfähigkeit testiert werden. Bei Angehörigen des Nahrungsmittel- und Gaststättengewerbes sowie des Gesundheitsdienstes, durch deren chronisch fistelnde Osteomyelitis andere Menschen geschädigt werden könnten, besteht eine Ausnahmesituation.

Für die Einschätzung der MdE gelten grundsätzlich die selben Maßstäbe wie bei der Beurteilung der Unfallfolgen ohne Infektion. In der Regel wird die MdE bei noch bestehender Restfisteleiterung oder der Gefahr eines Fistelaufbruchs um 10% bis 20% höher liegen. Ist die posttraumatische Knocheninfektion zum Zeitpunkt der Untersuchung ruhend und liegt auch sonst keine Funktionseinbuße vor, dann kann trotz der Gefahr des Wiederaufflackerns der Osteomyelitis die MdE durchaus mit 10% oder weniger als 10% eingeschätzt werden. Ein etwaiges Fistelrezidiv ist dann als wesentliche Verschlimmerung anzusehen und berechtigt zur Neueinschätzung der MdE.

Wirtschaftliche, soziale und psychologische Aspekte des posttraumatischen Knocheninfektes. Begutachtungsprobleme bei der infizierten Fraktur und Pseudarthrose

F. Koller

Weiherstraße 18, A-6900 Bregenz

Die Begutachtungs- und Sachverständigentätigkeit in der Unfallchirurgie ist wichtiger Bestandteil unseres Sonderfaches und soll uns vorbehalten sein. Die verschiedenen Gutachten-Auftraggeber stellen ganz präzise Fragen und verlangen eine korrekte Beantwortung. Im Bereich der Haftpflichtentschädigung ist die klare Frage gestellt: Therapie und Heilungsverlauf, insbesondere ob unfallfremde Faktoren den Heilungsprozeß beeinflußt, ob ungeeignete Behandlungsmaßnahmen den Heilungserfolg in Frage gestellt oder negativ beeinflußt haben, weiters ob sich der Verletzte richtig verhalten hat. Angesichts der schwerwiegenden iatrogenen Komplikation der Knocheninfektion und infizierten Pseudarthrose ist diese Frage dem Gutachter ebenfalls gestellt. Er muß zum Heilungsverlauf, zu allen ausgeführten Eingriffen und zum gesamten Behandlungsgang Stellung nehmen, weil nach den medizinischen Maßnahmen die Schmerzbelastungen für den Verletzten eingeschätzt werden müssen. Die Begutachtungsprobleme beim gestellten Thema beginnen dort, wo die Differenz zwischen glattem, normalem Heilungsverlauf eines Knochenbruches und komplikationsvollem Heilungsverlauf eines infizierten Knochenbruchs vervielfachte Entschädigungssummen ergeben. Aus diesem Grund gibt es Auftraggeber zur Überprüfung der Knochenbruchbehandlung im Falle der Infektionskomplikation, wobei die Auftraggeber den absolut legalen Wunsch haben, nur diejenigen Versicherungssummen auszubezahlen, die tatsächlich in den Bereich ihrer Entschädigungspflicht hineinfallen, also die zu erwartenden Verletzungsschäden, nicht aber die entstandenen Behandlungsschäden.

Hefte zur Unfallheilkunde, Heft 157
Zusammengestellt von J. Poigenfürst

Außerdem benötigen die nichtversicherten Versehrten im Falle des Behandlungsschadens gute, unabhängige Gutachter und Sachverständige.

Alle Krankenanstalten haben kostendeckende Haftpflichtversicherungen, selbstverständlich ist jeder von uns für Behandlungsschäden entsprechend hoch versichert. Wir haben es in der Unfallchirurgie weit gebracht und wir alle müssen jetzt darauf achten, daß die medizinisch-chirurgischen Möglichkeiten auch tatsächlich an die Verletzten und Versehrten weitergegeben werden. Es gibt keine bessere Nachuntersuchung nach allen Methoden als die Begutachtung im Hinblick auf die materielle Entschädigung der Unfallverletzungsfolgen über Jahrzehnte hinweg.

In unserem Fachgebiet ist man durchaus in der Lage, nach exakter Erhebung des Verletzungsbefundes die Behandlung entsprechend geeignet festzulegen, und man kann auch aussagen, wie das Ergebnis sein wird, vorausgesetzt, daß ein zeitgerechter und fachgerechter Behandlungsgang gewählt wird. Andere medizinische Fachgebiete können uns um die diagnostische Klarheit, die medizinisch-therapeutischen Fortschritte sowie um die exakte Begutachtung beneiden. Neben den infektionsbedingten Dauerschäden in der Unfallchirurgie gibt es noch entschädigungspflichtige Defektheilungen bei übersehenen Frakturen und Rupturen, solche durch Fehleinschätzungen von Kombinationsverletzungen, Defektheilungen durch mangelnde Organisation und Überlastung von Behandlungsstätten, solche durch zu geringe Sorgfalt und Überheblichkeit, Defektheilungen aus Behandlungsstätten, in denen Unfallchirurgen gar nicht zugelassen sind.

In diesem Zusammenhang sei darauf hingewiesen, daß auch standespolitische Interessen vertreten werden müssen.

Der Nachweis all dieser Dauerschäden gelingt nur durch exakte und unverfälschte Krankengeschichten. Die Probleme in der Begutachtung müssen von uns angepackt werden, wir müssen die fachärztlich gutachterliche Hilfestellung leisten, wir dürfen die Entscheidung, ob richtige oder unzweckmäßige Behandlung vorliegt, nicht anderen Fachgebieten wie z.B. der Gerichtsmedizin überlassen. Wenn wir die fachliche Mitarbeit in der Sachverständigentätigkeit im Hinblick auf Entschädigungen von Behandlungsschäden weiter verweigern, tun wir unserem Fach und Ansehen keinen Gefallen. Wir sollten uns in Zukunft dazu bekennen, nicht nur zerbrochene Brillen und weggeworfene Zahnprothesen über unsere Haftpflichtversicherungen zu ersetzen. Wir sollten Entschädigungsbereitschaft zeigen und aktiv als Sachverständige an den Entschädigungsfällen mitwirken, sonst ist der Patientenanwalt, eingesetzt vom Gesundheitsministerium, wirkungslos.

Die psychische Betreuung von Patienten mit chronischen Knocheninfekten und infizierten Pseudarthrosen in einem Rehabilitationszentrum

G. Zöch und R. Ecker-Eckhofen

Rehabilitationszentrum, A-8144 Tobelbad/Graz

Trotz der hier dargelegten durchwegs guten Erfolge in der septischen Knochenchirurgie, sehen wir doch eine nicht erhebliche Anzahl von Patienten, die mit einem alten Knocheninfekt in das Rehabilitationszentrum kommen.

Posttraumatische Knocheninfekte werden sich wahrscheinlich nie ganz vermeiden lassen. Für uns Ärzte ist das klar, für den Patienten wird der Ausbruch eines Infektes oft als Folge einer „falschen Behandlung" gedeutet. Führt die nächste oder übernächste Operation nicht gleich zum Erfolg, kommt es häufig zu einem gespannten Verhältnis: Arzt – Patient. Beim Arzt werden Schuldgefühle induziert, ohne daß ein tatsächlicher Anlaß dafür gegeben wäre. Der Patient verliert das Vertrauen in den Arzt und seine Behandlungsmethode. Beide sind erleichtert, wenn die Visite glücklich überstanden ist.

Das sind die Patienten, die mit einer floriden Osteitis oder Infektpseudarthrose schließlich in einem Rehabilitationszentrum aufgenommen werden. Über ihren tatsächlichen Zustand sind sie meist nicht im Bilde, da sie mit einer optimistischen Prognose verlegt, um nicht zu sagen abgeschoben wurden.

Um die nötige Vertrauensbasis zu schaffen, ist nach unseren Erfahrungen ein offenes und klärendes Gespräch notwendig, wobei die gesamte Problematik für den Laien verständlich dargelegt wird. Temporäre, depressive Reaktionen müssen dabei in Kauf genommen werden. Sie flauen auch ohne medikamentöse Behandlung meist ab. Ohne Aufklärung bleibt die Verunsicherung bestehen. Es bleibt die Gefahr der Fixierung auf das Leiden. Das hätte ein weiteres regressives Verhalten mit teilweisem Verlust sozialer Bindungen und zunehmender psychischer Hospitalisierung zur Folge. Die medizinische Behandlung, ob operativ oder konservativ wird nach dem derzeitigen Stand der septischen Knochenchirurgie durchgeführt.

Im Rehabilitationszentrum besteht darüber hinaus die Möglichkeit der psychologischen, sozialen und beruflichen Rehabilitation. Diese umfassende Betreuung vermindert die Hospitalisierungstendenzen.

Es erscheint überlegenswert, ob nicht solche Patienten früher vom Akutspital in ein Rehabilitationszentrum verlegt werden sollten.

Hefte zur Unfallheilkunde, Heft 157
Zusammengestellt von J. Poigenfürst

Unbewußte Schuldproblematik bei posttraumatischer Osteomyelitis

Brigitte Winter-Klemm und K. Klemm

Berufsgenossenschaftliche Unfallklinik Frankfurt/Main, Abteilung für posttraumatische Osteomyelitis, Friedberger Landstraße 430, D-6000 Frankfurt/Main 60

Die Einführung von Asepsis und Antisepsis in der modernen Medizin hat sowohl für den Patienten als auch für den behandelnden Arzt das Bewußtsein einer neuen Normalität geschaffen, so daß heute zumeist eine postoperativ eingetretene Wundinfektion bei aseptischen Eingriffen als „unnormal", nicht regelrecht und damit als schuldhaft verursacht empfunden wird. Bei objektiver und kritischer Betrachtung jedoch gehört die Wundinfektion, wie alle anderen Infektionen, seien es die klassischen Seuchen, wie Pocken und Diphtherie oder Organinfektionen, wie Pneumonie und Pyelonephritis, nach wie vor zum biologischen Risiko eines jeden Menschen, nur daß es eben durch die vielfältigen Möglichkeiten moderner Medizin gelungen ist, neben anderen biologischen Risikofaktoren auch das Infektionsrisiko auf ein Minimum zu reduzieren. Der Trugschluß besteht nun darin, daß die Tatsache der nach wie vor gegebenen Gefährdung geleugnet und die eingetretene Infektion als „Panne", als „nicht normal" und „nicht natürlich" erlebt wird.

Paradigmatisch für diese weitverbreitete Einstellung gegenüber Infektionen fällt immer wieder auf, daß es sowohl dem Patienten als auch seinem behandelnden Arzt ganz offensichtlich Schwierigkeiten bereitet, die bereits eingetretene Wundinfektion als solche zu akzeptieren, das Ausmaß des Schadens zu benennen und damit den ersten Schritt in Richtung einer adäquaten, konsequenten und damit auch erfolgversprechenden Behandlung zu tun. Durch Zögern und auch nur bedingtes Anerkennen der Diagnose werden weitere Behandlungsschritte, wie konsequente chirurgische Revision in der erstbehandelnden Klinik, aber auch Verlegungen in Spezialabteilungen aufgeschoben oder sogar blockiert.

Da sowohl Arzt als auch Patient verstandesmäßig um das biologische Risiko eines jeden operativen Eingriffes wissen, muß es unbewußte Widerstände für die Auslösung des Phänomens der therapeutischen Inkonsequenz bei Infektionen geben. Einleitende Worte in einem deutschsprachigen Vortrag eines polnischen Kollegen zum Thema „Behandlung der Osteomyelitis", der sagte „das Vereitern der Operationswunden ist für jeden Chirurgen eine schamhafte Angelegenheit!", enthüllen durch die völlig ungewollte unkonventionelle Ausdrucksweise den Kern des Problems, denn es erhebt sich tatsächlich die Frage, warum eine postoperative Wundinfektion für den behandelnden Chirurgen so schamhaft ist.

Der hohe Anspruchsdruck der modernen Medizin mit immer glänzenderen Infektionsstatistiken, in Gewissen, Verantwortung und Selbstbewußtsein verankert hohen Ansprüche des Chirurgen an sich selbst und nicht zuletzt die fast spiegelbildlichen magischen Erwartungen und Wünsche des Patienten ergeben insgesamt einen so massiven Erfolgszwang, daß Infektionen als beschämende Niederlagen erlebt werden müssen.

Verständliche Abwehrmechanismen in dieser Situation sind Leugnung der eingetretenen Komplikation überhaupt oder Verharmlosung. Ausdrücke wie „blande Wundsekretion", „infiziertes Serom", „Fremdkörperunverträglichkeit" und auch die euphemistische Be-

Hefte zur Unfallheilkunde, Heft 157
Zusammengestellt von J. Poigenfürst

zeichnung „es buttert" bei zweifelsfrei bestehender Osteomyelitis sind beredte Ausdrücke dafür.

Die stets indizierte Frühintervention bei den ersten Anzeichen für die Ausbildung einer Infektion nach Osteosynthese wird als Ausdruck dieser Leugnung überhaupt unterlassen oder erst zu einem Zeitpunkt durchgeführt, an dem bereits ein irreparabler Schaden eingetreten ist.

Wenn aufgrund des massiven klinischen Befundes die schwere Infektion, die „schamhafte Angelegenheit" weder vom Arzt noch vom Patienten nicht mehr geleugnet werden kann, kommt es zu neuen Schuldentlastungsstrategien.

Es ist leider keineswegs selten, daß der verantwortliche Operateur die ihn so stark belastende Schuld an mitverantwortliche Mitarbeiter abzuwälzen sucht, auch sind die Patienten sehr häufig bereit, aus eigenem inneren Antrieb oder durch Anmerkungen des Arztes die Komplikation als ihre Schuld auf sich zu nehmen. In einer Zeit, in der der Tod als technische Panne erlebt wird, die es zu vermeiden gilt, wird die Infektion bei manchen Patienten als bedauerliches Mißgeschick des Arztes, das trotz aller Bemühungen eingetreten ist und nun sein Werk zu zerstören droht, erlebt. Seine Erwartungen an die Möglichkeiten moderner Medizin und die Fähigkeiten seines Arztes sind so hoch, daß er sich eher schuldig oder mitschuldig fühlen wird, ehe er ihn in seiner Vorstellungswelt entthront. Dankbar akzeptiert er dann die Erklärung, er würde das zur Stabilisierung eingebrachte Metall nicht vertragen, weshalb die Wunde noch immer Sekret absondert.

Es ist jedenfalls bemerkswert, wie lange Arzt und Patient häufig zögern, bis entweder beide gemeinsam oder jeder für sich Schritte unternehmen, die abwartende Haltung in Hoffnung auf eine spontane Besserung aufzugeben und die Behandlung in neue Bahnen zu lenken. Eine vom Patienten oder seinen Angehörigen angestrebte Verlegung in eine Spezialklinik wird mit großen Skrupeln herbeigeführt und nicht selten von Arzt und Patient als Loyalitätsbruch empfunden.

Im Rahmen dieses Kurzreferates kann das an sich sehr komplexe Thema der unbewußten Schuldproblematik bei posttraumatischer – oder besser gesagt postoperativer – Osteomyelitis nur skizzenhaft behandelt werden. Nach unserer Ansicht wäre diese Problematik durchaus ein Thema für ein interdisziplinäres Symposium.

Es geht letzlich darum, ob Chirurgen sich auch in diesem Bereich ein Stück mehr Menschlichkeit im Sinne von Fehlbarkeit in ihrer ärztlichen Kompetenz und unter den gegebenen Umständen ihrer Tätigkeit zugestehen können, oder ob weiterhin sie selbst, die Patienten und unsere Gesellschaft in ihren Ansprüchen an die Chirurgen die Fiktion der Übermenschlichkeit gleich Unfehlbarkeit aufrecht erhalten müssen.

Psychischer Hospitalismus bei posttraumatischer Knocheneiterung und ihren Folgen

G. Guttmann[1], M. Wagner[2] und E. Kutscha-Lissberg[3]

[1] Institut für Psychologie der Universität Wien, Liebiggasse 5, A-1010 Wien
[2] I. Univ.-Klinik für Unfallchirurgie, Alser Straße 4, A-1090 Wien
[3] Allgemeines öffentliches Krankenhaus, Unfallabteilung, A-2620 Neunkirchen

Die Erkenntnis, daß sich das Ertragen einer längerdauernden somatischen Erkrankung auf das psychische Zustandsbild nachhaltig auswirken kann, zählt wohl zu den ältesten Erfahrungen der klinischen Psychologie.

Wir haben gleichwohl erst in jüngster Zeit gelernt, welche Dimensionen sich nachhaltig verändern und vor allem auch, welche Persönlichkeiten in besonderem Maße anfällig sind, solche Veränderungen zu erfahren.

Eine vor 5 Jahren von Rosenkranz [4] an meinem Institut fertiggestellte Dissertation mit dem Titel „Dauerpatient als Lebensziel" sagt schon mit dem Titel das wesentliche Hauptergebnis: Es kann unter bestimmten Umständen die Hospitalisierung sozusagen zu einem sekundären Selbstzweck werden.

Jünger als diese alte Erkenntnis ist die Erfahrung, daß auch umgekehrt die psychische Konstellation des Patienten sehr nachhaltige Einwirkungen auf Therapiefortgang und Therapieerfolg setzen kann.

Wir haben das erstmals am Modellfall des Tuberkulosepatienten nachweisen können, an dem Juna [2] und Juna [3] in Alland Längsschnittstudien durchgeführt haben. Diese zeigten, daß ganz bestimmte krankheitsspezifische psychische Konstellationen exakt psychometrisch erfaßt werden können und eine präzise Prädiktion des Therapierfolges erlauben, vor allem dort, wo eben Kooperation, Ausdauer und Disziplin für eine langdauernde und Mitarbeit des Patienten erfordernde Therapie bedeutungsvoll sind.

Diese Daten haben mit sich gebracht, daß es zu der vielleicht auf den ersten Blick weit hergeholten Symbiose von Psychologie und Unfallchirurgie kam, und ich gemeinsam mit Kollegen Wagner und Kutscha-Lissberg, wiederum an einem Modellfall, nämlich der posttraumatischen Knocheneiterung, diese Persönlichkeitskonstellationen herauszuarbeiten versuche, um – was uns besonders wichtig erscheint – flankierende Maßnahmen setzen zu können, die verhindern können, daß Personen nach langen Bemühungen letzlich aus psychischen Gründen ausspringen und eine sich erfolgreich entwickelnde Therapie wieder abbrechen.

Ich kann Ihnen naturgemäß heute noch keine Daten präsentieren, da wir eine Längsschnittstudie durchführen, über die wir frühestens in einem Jahr empirisches Material erhalten werden. Es schien uns aber wert, Ihnen kurz das Konzept vorzustellen, nicht zuletzt, weil es auch vielleicht in anderen angrenzenden Gebieten nützlich sein mag.

Wer die klinische Psychologie kennt, wird mit Recht sagen: welche Dimensionen sind es, die solche Vorhersagen ermöglichen?

Wir alle wissen: weder Intelligenz noch Bildungsniveau oder die konventionellen psychodiagnostischen Dimensionen wie Extra-, Introversion, Stabilität usw. korrelieren mit

Hefte zur Unfallheilkunde, Heft 157
Zusammengestellt von J. Poigenfürst

irgendeinem komplexen Außenkriterium ausreichend hoch – nicht einmal mit der Führerscheintauglichkeit. Welche Dimension korreliert so hoch, daß wir eine verläßliche Prädiktion durchführen ja fast eine psychologische Indikation stellen können?

Es sind moderne sozialpsychologische Konzepte [1], vor allem die Rottersche Theorie der Attribution [5, 6]. Ihr wesentlichster Grundgedanke ist vielleicht verständlich zu machen: Jeder von uns vermeint, mehr oder weniger auf alles Einfluß nehmen zu können, was mit ihm geschieht. Eben dies ist die Rottersche Grunddimension, die er treffend Externalisierung – Internalisierung nennt.

In der Alltagssprache: der Externalisierende ist überzeugt, daß alles was mit ihm und um ihn geschieht von außen bestimmt wird und von ihm nicht beeinflußbar abläuft: das Schicksal ist schuld, die Fügung – es kommt wie es kommt. Der Internalisierende ist hingegen davon überzeugt, daß *er selbst,* seine Aktivität, seine Mitwirkung dafür entscheidend sind, wie es weitergehen wird.

Diese Attribution kann spezifisch sein, also sich auf bestimmte Situationen und Begebenheiten stützen (was auch meist sehr nützlich und sinnvoll ist) oder global erlebt werden. Ferner kann sie stabil sein, d.h. über lange Zeit unveränderbar und unkorrigierbar erlebt werden oder variabel sein.

Wir haben nachweisen können, daß mit diesem Konzept überaus exakte Prädiktionen möglich sind und das von Seligman [7] recht treffend „learned helplessness", gelernte Hilflosigkeit, genannte Syndrom von einer ganz spezifischen Konstellation abhängt:

Eine gesteigerte Tendenz zur externen Attribuierung, also dem durchgehenden Erleben, daß alles schicksalhafte Fügung ist, bei gleichzeitig stabiler und globaler Einstellungskonstellation, führt zu der kritischen Grundhaltung, die keinen Therapieerfolg erhoffen lassen, wenn aktive Mitarbeit und Ausdauer des Patienten erforderlich sind.

Am Beispiel von psychonegativ Gestörten hat das neuerdings Tutsch [8] bei uns zeigen können, die aufgrund dieser Dimensionen eine sehr exakte Abgrenzung der Risikogruppe vornehmen konnte.

Wir glauben nun, daß es möglich sein wird, die Risikofälle im Bereich der posttraumatischen Knocheneiterung zeitgerecht zu erkennen. Wir wollen aber nicht bei der Diagnose stehenbleiben, sondern auch hier eine therapeutische Flankierung folgen lassen.

Wir konnten nämlich nachweisen, daß dieser Attributionsstil einer Person keineswegs unveränderlich ist. Es ist nicht ein Stück Persönlichkeitsschicksal, das jeder von uns müßig trägt. Er ist vielmehr veränderbar und formbar und es sind bereits verhaltenstherapeutische Strategien entwickelt worden, mit denen man in relativ kurzer Zeit diese Einstellungsmuster einer Person wirksam ändern kann.

Wir hoffen, daß der Risikogruppe durch den Einsatz dieser Techniken eine Hilfe gegeben werden kann, die dazu führt, daß so mancher Patient der nicht von vorneherein zu einer disziplinierten Kooperation fähig ist, doch zu einem positiven Therapieabschluß geführt werden kann.

Literatur

1. Herkner W (1975) Einführung in die Sozialpsychologie. Huber, Bern
2. Juna K (1975) Die Persönlichkeit mit ihrem Einfluß auf die Heilung beim Lungentuberkulösen. Phil Diss, Wien
3. Juna J (1975) Einfluß der Tuberkulose auf Einstellungen. Phil Diss, Wien

4. Rosenkranz A (1975) Dauerpatient als Lebensziel. Phil Diss, Wien
5. Rotter JB, Seeman M, Liverant S (1962) Internal versus external control of reinforcement: A major variable in behavior theory. Pergamon Press, London
6. Rotter JB (1966) Generalized expectancies for internal vs. external control of reinforcement. Psychol Monographs
7. Seligman MEP (1975) Helplessness of Depression, Development and Death. ISBN, San Francisco
8. Tutsch L (1980) Gelernte Hilflosigkeit bei psychovegetativ Gestörten. Phil Diss, Wien

Diskussion der Vorträge von W. Krösl bis G. Guttmann, S. 393–409

Poigenfürst, Wien: Ich danke sehr. Herr Prof. Dr. Guttmann ist Vorstand des Institutes für Psychologie der Universität Wien und ist auch der erste Geisteswissenschaftler, der sich in unserem Rahmen hier an seine Redezeit gehalten hat. Bei seinem Thema ist das eher bedauerlich, weil ich finde, man sollte mehr davon wissen und hören, und wir sind daher sehr gespannt auf die Ergebnisse der jetzt laufenden Untersuchung. Die Zeit ist schon etwas fortgeschritten. Wir haben die vorgesehene Dauer um 5 min überzogen. Ich glaube aber, daß wir doch fragen sollten ob jemand eine dringende Anfrage an einen der Referenten hat.

Szyszkowitz, Graz: Ich wollte Herrn Kösl fragen ob er die Daten aus der SUVA kennt, die ich anläßlich eines AO-Kurses in Davos gesehen habe und wo doch durch die operative Versorgung eine ganz bedeutende Senkung der Berentung nachgewiesen wird. Einen Grund für das traurige Abschneiden der operativen Behandlung in Österreich sehe ich vielleicht in einer Parallelität aus der Allgemeinchirurgie. Eine Gallenblase wird von jemand assistiert, der mindestens 20 oder 50 gemacht hat. Es fehlt aber die Generation, die uns in Österreich die Plattenosteosynthesen assistiert, weil die vorher nicht gemacht worden sind. Ich kann mich an einen Vortrag von Herrn Böhler in München beim Chirurgenkongreß anschließen, der meiner Meinung nach, wenn ich mich recht erinnere, ein ungefähr gleich gutes Abschneiden zwischen operativ und konservativ in seinem Krankenhaus durch eine gleiche Zahl der stationären Aufenthaltstage gezeigt hat.

Krösl, Wien: Ja, ich kenne die Zahlen von der SUVA wie auch Statistiken aus des Bundesrepublik Deutschland. Ich bin dabei, wie ich schon angekündigt habe, meine Zahlen genauer zu durchforsten und erst dann möchte ich einen Vergleich anstellen. Ganz glaube ich die Zahlen der SUVA nicht, aber vielleicht ist irgend ein Grund dabei, der das so erscheinen läßt.

Poigenfürst, Wien: Ist die Frage beantwortet?

Krösl, Wien: Ich möchte vielleicht selbst noch etwas zu Herrn Koller sagen. Ich möchte nicht in der Rolle einer Krähe sein, die der anderen ein Auge aushackt. Ich möchte das außer Streit stellen. Aber ich glaube es bringt für den Patienten nichts, wenn man jetzt forensisch auseinanderklamüsern versucht, was ist jetzt schicksalshafter Verlauf und was ist jetzt iatrogen. Es würde für den Patienten zumindest keinen Groschen bringen, es würde nur eine wesentliche Verlängerung seiner Prozeßdauer bringen, da ja diese Prozesse sehr lange ablaufen und wir wissen aus der Gerichtspraxis wie lange die Dinge überhaupt liegen. Ich glaube, man würde dem Patienten damit nichts gutes tun, man würde aber den vielen Ärzten, denn es geht nicht nur um die Haftpflicht des Krankenhauses, sondern man würde vielen Ärzten auch sehr viele Unannehmlichkeiten bereiten. Jeder der so einen Prozeß einmal mitgemacht hat als Beteiligter, weiß was das für ihn auch nervlich bedeuetet. Ich möchte aber etwas unterstreichen, was er gesagt hat, und zwar die Frage der Begutachtung durch andere Fächer. Ich hab immer wieder betont, daß es meiner Meinung nach unzulässig ist, daß Unfallfolgen von Nicht-Unfallchirurgen oder Allgemeinchirurgen, die keine ausreichend unfallchirurgische Erfahrung besitzen, beurteilt werden. Leider machen sich die Gerichte zur Angewohnheit Gerichtsmediziner heranzuziehen, in der Meinung, ein Gerichtsmediziner ist Gerichtssachverständiger für alles. Schmerzensgeld beurteilen kann nur einer, der jahrelang am Krankenbett gearbeitet hat und weiß, was schmerzt und was weniger schmerzt.

Popp, Wien: Ich möchte eines zur Osteomyelitis und Ostitis sagen. Ich glaube, daß wir doch den Ausdruck klinischer Heilung hier mit genau der gleichen Berechtigung verwenden dürfen, wie das der Lungenarzt bei der Tuberkulose tut. Dem Herrn Kollegen R. Spier möchte ich eines zu bedenken geben. Nach ständiger Rechtssprechung der österreichischen Schiedsgerichte ist ein Patient, der eine Osteomyelitis mit offener Fistel hat, arbeitsunfähig. Ich kenne in 25jähriger gutachterlicher Tätigkeit sehr viele Fisteln bei chronischer Osteomyelitis und kein einziges österrreichisches Schiedsgerichtsgutachten, das bei einer Restfistel und sonst vollkommen blanden Verhältnissen Arbeitsfähigkeit erkannt hätte. Alle anderen fallen glattweg durch. Es soll sich ein österreichischer Gutachter gar nicht erst einfallen lassen, bei einer fistelnden Osteomyelitis die Rente entziehen zu wollen oder ihr die Invalidität nicht zusprechen zu wollen. Ganz zum Schluß noch Herrn Kolllegen Krösl und Herrn Koller Dank. Es kommt immer wieder vor, daß Gerichtsmediziner als Sachverständige herangezogen werden, insbesondere über Unfallfolgen, die vom Tuten und Blasen keine Ahnung haben, aufgrund irgend welcher obskurer gerichtsmedizinischer Bücher dann urteilen und damit den wirklich sachverständigen Gutachter nur in eine unglückliche Situation bringen.

Poigenfürst, Wien: Ich danke sehr. Es scheint sich niemand mehr an der Diskussion beteiligen zu wollen – damit ist die Vormittagssitzung beendet. Ich bitte jetzt unseren Präsidenten die Zusammenfassung für den Kongreß zu bringen.

Kongreßzusammenfassung durch den Präsidenten

Das Thema dieser Tagung war die infizierte Fraktur und Pseudarthrose. Um eine gemeinsame Sprache zu sprechen, haben wir eine Definition erarbeitet. Als „Frühinfekt" kann man jene Infektion bezeichnen, die vor Abschluß der Behandlung klinisch manifest aufgetreten ist. Als „chronische Infektion" jene, die nach Wundheilung erstmals aufgetreten ist und weiter besteht, und als „schleichenden Infekt" jenen chronischen Infekt, der zunächst unbemerkt bleibt und erst später manifest wird. Daneben haben wir die infizierte Pseudarthrose, d.h. die nicht geheilte, infizierte Fraktur.

Die Diagnose des *akuten Infekts* wird einerseits klinisch durch die klassischen Symptome der Rötung, Schwellung, Schmerzen und Funktionsausfall gestellt. Andererseits kann aber auch das *Röntgen* zur Diagnose herangezogen werden. Im Nativröntgen findet man, besonders bei Jugendlichen, subperiostalen Knochenanbau, aber auch Knochenabbau in Form von Resorption. Kleine, avitale Splitter können resorbiert, größere sequestriert werden. Die avitalen Keile sind durch ihre Kalkdichtigkeit und durch ihre fehlende vitale Reaktion gekennzeichnet, d.h. man findet über einem avitalen Keil nie eine Callusbildung. Infektionen, die nach Plattenosteosynthesen aufgetreten sind, bleiben mehr umschrieben auf die Fraktur beschränkt, während nach Marknagelung immer mit einer Markraumphlegmone zu rechnen ist. Ein wichtiges Hilfsmittel zur Untersuchung von Infektionen ist die *Tomographie.* Sie gibt über die Heilung oder aseptische Keile Aufschluß. Die *Fistelfüllung* gestattet die Darstellung der Lage und Ausdehnung von Fistelgängen. Die *Szintigraphie* kann durch die vermehrte Anreicherung, besonders wenn sie sich spindelförmig ausbreitet, einen wesentlichen Hinweis für eine Infektion geben. Die Abnahme der Anreicherung kann ein Hinweis für die Heilung sein. Fehlt die Anreicherung in bestimmten Bezirken, ist dies ein Hinweis für Devitalisierung. Die *Szintimetrie* gibt einerseits aufgrund ihrer Höhe, andererseits aber aufgrund ihrer Verlaufes wesentliche Auskünfte. Werte von 6–9 relativen Speicherfaktoren sprechen für eine Ostitits.

Ursachen der infizierten Frakturen und Pseudarthrosen

Sie rühren einerseits von geschlossenen, andererseits von offenen Frakturen her. *Geschlossene* Frakturen, die konservativ behandelt werden, haben praktisch kein Infektionsrisiko. Geschlossene Frakturen, die operativ behandelt werden, haben nach verschiedenen Statistiken eine Infektionshäufigkeit von 0,4% bis 1,2%. Im allgemeinen kann man Infektionsraten um etwa 2% annehmen. Auffallend ist, daß gedeckte Osteosynthesen, wie die Marknagelung, ein vierfach höheres Infektionsrisiko haben.

Offene Frakturen zeigen dagegen ein weit höheres Infektionsrisiko. In der Statistik von Povacz 7,2%, von Jahna 3,9%, wobei hier ein deutlicher Unterschied in der Art der vorgenommenen Behandlung zu erkennen ist. Jahna hat bei Minimalosteosynthesen, etwa der Markdrahtung, nur 3,5% Infektionen am Unterschenkel gefunden, während bei der Marknagelung 30% Infektionen zu verzeichnen waren. Ganz allgemein hat sich gezeigt, daß die Marknagelung häufiger zu Infektionen führt. Sie wird daher für offene Frakturen II. und III. Grades allgemein abgelehnt. Auffallend war auch eine hohe Infektionsrate bei offenen

Hefte zur Unfallheilkunde, Heft 157
Zusammengestellt von J. Poigenfürst

Frakturen durch Plattenosteosynthese, die Schreinlechner in 24,7% der Fälle gesehen hat. Die Statistiken von Tscherne haben 5% Infektionen bei offenen Frakturen ausgewiesen, bei offenen Tibiafrakturen 8%. Allgemein kann man mit etwa 8% Infektionen bei offenen Frakturen rechnen.

Wenn bei Polytraumatisierten die Osteosynthese sekundär vorgenommen wird, steigt das Infektionsrisiko wesentlich an. Es braucht nicht besonders betont zu werden, daß technische Fehler in der Osteosynthese, und damit Instabilität, häufiger zu Infektionen führen.

Als *Infektionserreger* steht nach wie vor der Staphylococcus aureus mit rund 60% an erster Stelle. Mit Zunahme der Behandlungsdauer tauchen aber immer mehr gram-negative Keime und Mischinfektionen auf. Bei chronischen Infektionen stehen Naßkeime, besonders Pseudomonas aeruginosa, an erster Stelle.

Immunologie

Es wurde festgestellt, daß AGA beim posttraumatischen Infekt erhöht und IGM erniedrigt ist. In einem Drittel der Fälle ist die Serumopsoninaktivität erniedrigt. Offensichtlich kommt es zu einer Absorption dieser Opsonine an der Oberfläche von Fremdkörpern. Deswegen kann ein Fremdkörper möglicherweise die Infektion aufrechterhalten. Kleine Kinder und alte Menschen, aber auch Menschen mit Diabetes mellitus und Alkoholintoxikation sind wegen ihrer schlechten Abwehrlage mehr gefährdet.

Eine wesentliche Rolle in der Entstehung von Infektionen spielt die Durchblutung. Mikroradiographische Untersuchungen haben gezeigt, daß rund zwei Drittel der Röhrenknochen endostal durch die Arteria nutritia versorgt werden. Bei der Aufbohrung des Markraumes wird diese Durchblutung zerstört. Bei der Plattenosteosynthese, wobei aber nur etwa ein Drittel der Platte dem Knochen aufliegt, kommt es zu Nekrosen unterhalb der Platte, wie dies in der Disulfin-Blaufärbung gezeigt werden konnte. Schrauben und Cerclagen führen kaum zu einer Durchblutungsstörung. Knochenkeile können nicht revascularisiert werden, wenn die Stabilität fehlt. Bei fehlender Stabilität kommt es daher auch gehäuft zu Infektionen.

Die *histologischen Untersuchungen* zeigen, daß eine infizierte Fraktur auch per primam heilen kann. Anhand der Plattenosteosynthese wurde ein Modell vorgestellt, wie es zu Nekrosen und Sequesterbildungen kommen kann. Unter der Platte entsteht eine Drucknekrose, die durch vermehrten Haverschen Umbau gegenüber dem vitalen Gewebe abgegrenzt wird. Bei vermehrter Belastung oder Instabilität kann es hier zu Mikrofrakturen und damit zur Sequestrierung kommen. Die Sequestrierung von avitalem Knochengewebe bei Infektionen hat die gleiche Entstehungsursache.

Therapie der frischen Infektion

Das Wesentliche in der Behandlung der frischen Infektion ist die rasche chirurgische Intervention. Der Frakturherd soll sofort eröffnet werden. Das nekrotische Gewebe, sowohl der Weichteile als auch der Knochen, muß ausgiebig entfernt werden. Gleichzeitig können Antibiotica verabreicht werden. Zunächst werden sie ungezielt in Form von bakteriziden und breit wirkenden Antibiotica gegeben. Es können aber auch frühzeit Abstriche abgenommen werden, um dann gezielt Antibiotica anwenden zu können. Dabei soll Rücksicht auf die Knochengängigkeit solcher Antibiotica genommen werden. Von einigen Antibiotica wie Cephalosporinen, Fusidinsäure und Gentamycin ist bekannt, daß sie besonders knochengängig sind.

Einen wesentlichen Faktor stellt die *Stabilität* dar. Ist die Osteosynthese stabil, kann das Osteosynthesematerial belassen werden, auch dann, wenn es an der Oberfläche frei liegt. Ist die Osteosynthese jedoch instabil, soll eine Reosteosynthese erfolgen. An der oberen Extremität wird die Platte bevorzugt. Am Oberschenkel gehen die Meinungen ob Fixateur externe oder Platte angewendet werden sollen, auseinander. Am Unterschenkel wird fast einheitlich dem Fixateur externe der Vorzug gegeben. Bei der Marknagelung ist immer mit einer Markraumphlegmone zu rechnen. In diesen Fällen wird die Marknagelentfernung und Markraumaufbohrung und eine Stabilisierung mit Platte oder Fixateur externe empfohlen.

In der Lokalbehandlung konkurrieren 2 Methoden. Einerseits die Saug-Spüldrainage, die von einigen Autoren auch als alleinige Saugdrainage angewendet wird, und die PMMA-Ketten. Bei der Saug-Spüldrainage wird nur Ringer-Lösung und nach Möglichkeit kein Antibioticum verwendet. Die PMMA-Kette hat den Vorteil, daß der Patient mobiler ist und leichter gepflegt werden kann als bei der Saug-Spüldrainage. Ein Fibrin-Gentamycin-Gemisch kann angewendet werden. Die Erfahrungen sind hier aber noch nicht ausreichend.

Gelenksnahe Infektionen

Hier kommt es regelmäßig zu Gelenksempyemen mit einer Synovitis, die auf die Kapsel übergreift und zu einer Kapselphlegmone mit fibrinös-eitrigen Exsudaten führt. Der Knorpel wird durch Abgabe von lysosomalen Enzymen, insbesondere von den Granulocyten, zerstört. Auch von der Subchondralzone her kommt es zu einer Knorpelschädigung. Unsere Aufgabe muß es sein, auch hier möglichst frühzeitig zu intervenieren. Ist der Knorpel noch erhalten, soll synovektomiert und drainiert werden. Wenn die Osteosynthese instabil ist, muß eine Reosteosynthese durchgeführt werden. Wichtig ist die frühzeitige Übungsbehandlung, um eine Einsteifung des Gelenks zu vermeiden. Wenn der Knorpel ausgiebig zerstört ist, kann eine normale Gelenksfunktion nicht mehr erwartet werden. Es bleiben dann nur mehr zwei Möglichkeiten der Therapie: die Arthrodese oder die Resektion des Gelenkes.

Die *Arthrodese* wird für das Knie-, Sprung- und Handgelenk vorgezogen. Beim Schultergelenk scheint die Resektion bessere Ergebnisse zu geben als die Arthrodese. Die Resektion wird auch beim Hüftgelenk bevorzugt. Hierbei schafft man eine Girdlestone-Situation und kann sekundär eine Arthrodese oder – unter entsprechenden Vorsichtsmaßnahmen – eine Totalendoprothese anschließen. Bei Ellenbogengelenksinfektionen gehen die Meinungen, ob die Resektion oder Arthrodese zu bevorzugen sei, auseinander.

Chronischer und schleichender Infekt

Beim chronischen Infekt handelt es sich um einen fortbestehenden Infekt, während der schleichende Infekt bisher noch nicht erkannt war. Auffallend ist, daß schleichende Infektionen, besonders bei intramedullären Kraftträgern zu finden waren. Gelegentlich findet man Rötung, Schwellung und Überwärmung. Häufiger verläßt uns aber die Klinik. Ein wichtiger Hinweis für die schleichende Infektion ist die erhöhte Blutsenkungsreaktion. Nach jeder Osteosynthese oder Fraktur kommt es zunächst zu einem Ansteigen der Blutsenkungsreaktion, die etwa nach einer Woche wieder abzufallen beginnt. Nach 7–8 Wochen erreicht sie wieder den Normalwert. Steigt die Senkung neuerlich an, oder bleibt sie hoch, besteht der Verdacht auf eine schleichende Infektion. Sowohl bei der schleichenden als auch bei der chronischen Infektion sind die Behandlungsprinzipien die gleichen, nämlich Debridement, Saug-Spüldrainage oder PMMA-Ketten und Spongiosaplastik. Die PMMA-Ketten sollen ab dem 5. Tag gelockert und nach ungefähr 2 Wochen entfernt werden, weil es sonst zum Einwachsen dieser Ketten kommt.

Weichteildeckung infizierter Frakturen und Pseudarthrosen

Als prisorische und beste Weichteildeckung eignet sich die Spalthaut, am besten in Form der Netzhauttransplantate. Zur Anregung der Granulationen können feucht-warme Umschläge und Debrisorb empfohlen werden. Durch das Anbohren von Knochen kann man Granulationen anregen. Hautdefekte können am Unterschenkel aber auch durch myocutane Lappen, durch Muskeltransposition und sekundäre Dermatome gedeckt werden. Eine Defektdeckung ist auch durch Omentum majus-Plastiken mit folgender Spalthautdeckung möglich. Eine gute Weichteildeckung ist auch durch gestielte Hautlappen und – in besonderen Fällen, wenn die Infektion beruhigt ist – auch durch freie mikrovasculäre Transplantation, insbesondere eines Latissimus-dorsi-Lappens, möglich.

Septische Pseudarthrosen

Wir haben vitale und avitale septische Pseudarthrosen zu unterscheiden. Außerdem unterscheiden wir septische Pseudarthrosen, die ohne Osteosynthese, nach stabiler Osteosynthese, oder nach instabiler Osteosynthese aufgetreten sind, und Pseudarthrosen mit Knochendefekt, wobei gleichzeitig auch eine Fehlstellung zu berücksichtigen ist. Die Osteosynthese kann stabil sein, aber auch gleichzeitig eine Fehlstellung vorhanden sein, die unter Umständen korrigiert werden muß. Auch bei der Infektpseudarthrose gelten die gleichen Grundsätze wie bei der chronischen Infektion. Zunächst muß eine Revision und Debridement vorgenommen werden. Alle avitalen Weichteil- und Knochenanteile müssen entfernt werden. Auch bei Knochen müssen Konzessionen an die Radikalität gemacht werden. Am Oberschenkel können medial gelegene Anteile, die zwar avital erscheinen, aber noch genügend Anschluß haben, für die Stabilität wertvoll sein und belassen werden. Das gleiche gilt am Unterschenkel, wo dorsale Knochenbrücken nicht entfernt werden sollen.

Der nächste Schritt ist die Stabilisierung. Der Vorzug ist dem Fixateur externe zu geben. Sein Nachteil ist das hohe Gewicht, die Nagellockerung und -infektion, die Erschwernis der Röntgenkontrolle und die ungenügende Festigkeit, besonders am Oberschenkel. Der Vorteil des Fixateur externe liegt darin, daß kein Fremdkörper in die infizierte Pseudarthrose versenkt werden muß. Die Alternative zum Fixateur externe ist – insbesondere am Oberschenkel – der Wagner-Apparat. Die Platte bietet dagegen etwas mehr Komfort. Hier muß man immer eine Fistel in Kauf nehmen. Nach Möglichkeit soll die breite Platte verwendet werden. Sie wird vorwiegend an der oberen Extremität bevorzugt. Am Oberschenkel gehen die Meinungen, ob Fixateur externe oder Platte, auseinander. Bei der Unterschenkelpseudarthrose wird jedoch häufiger der Fixateur externe als die Platte verwendet. Die Platte hat auch ihre Indikation, wenn man von einem Fixateur externe umsteigen möchte, um eine etwas bequemere Osteosynthese zu haben. Burri und Mitarbeiter befürworten auch die Anwendung der Platte am Unterschenkel mit dorsaler Lage. Es kann auch die Kombination einer Platte mit einem Fixateur externe, insbesondere bei größeren Defekten, um eine zusätzliche Neutralisation zu erreichen, zur Anwendung gelangen.

Die *Marknagelung* zur Behandlung infizierter Pseudarthrosen sollte wohl nur in Einzelfällen verwendet werden, etwa am Oberschenkel in Form der Verriegelungsnagelung.

Auch hier werden wieder *Spül-Saugdrainage* und *PMMA-Ketten* als *Lokaltherapie* verwendet. Die Saug-Spüldrainage ist in jenen Fällen zu bevorzugen, bei denen eine starke Sekretion vorliegt, während in allen anderen Fällen die PMMA-Kette Anwendung findet. Als Knochentransplantat kommt fast nur die Spongiosa in Frage. Häufig muß aber, insbesondere am Unterschenkel, wo große Defekte überbrückt werden müssen, die Fibula miteinbezogen werden. Die freie Spongiosaplastik würde hier nicht angehen und es käme zu einem Verlust von wichtiger Spongiosa, die unbedingt noch gebraucht wird. Hier sind brauchbare Alternativen der tibiofibulare Block mit Spongiosaplastik, die Fibula-pro-Tibia-Operation sowie die freie Fibulatransplantation am Gefäßstiel mit Mikroanastomose.

Trotz Vorliegen einer septischen Pseudarthrose kann eine Beinverkürzung durch Distraktion ausgeglichen werden.

Bei jenen Fälle, wo eine funktionell brauchbare Extremität nicht erwartet werden kann und die Behandlung unvertretbar lange Zeit in Anspruch nehmen würde, sollte man sich frühzeitig zur Amputation entschließen.

Jede infizierte Fraktur oder Pseudarthrose kann klinisch zur Ausheilung gelangen. Man kann postulieren, daß, wenn 5 Jahre keine Infektion aufgetreten ist, von „Ausheilung" zu sprechen ist. Es bleibt aber immer eine Weichteil- und Knochennarbe mit erhöhtem Umbau und die Möglichkeit der Exacerbation der Infektion, sodaß man korrekterweise, wie auch bei der Tuberkulose, von einer Ausheilung im engeren Sinne des Wortes nicht sprechen kann.

Nach infizierten Pseudarthrosen und Frakturen kommt es gelegentlich zu Refrakturen nach Trauma, aber auch durch Ermüdung. Die Prognose dieser Refrakturen ist gut. Bei geringer Dislokation soll im Gipsverband ruhiggestellt werden, ansonst kann die Ruhigstellung durch den Fixateur externe, selten auch durch eine Platte und Spongiosaplastik erfolgen, wenn größere Defekte vorliegen.

Die eminente Bedeutung für die Volkswirtschaft bei solchen infizierten Frakturen und Pseudarthrosen muß hervorgehoben werden. Nicht zu vernachlässigen sind die psychischen Aspekte der posttraumatischen Knocheninfektion vor allem durch die lange Behandlungsdauer. Die Begutachtung solcher Fälle erfordert eine große Erfahrung.

Chirurgie der Infektionen

Herausgeber: W. Schmitt, S. Kiene

2., überarbeitete und erweiterte Auflage. 1981. 561 zum Teil farbige Abbildungen, 63 Tabellen. 648 Seiten
Gebunden DM 238,–. ISBN 3-540-10644-8

Im Alltagsbetrieb aller operativ tätigen Ärzte spielt die septische Chirurgie heute mehr denn je eine nicht zu unterschätzende Rolle. Dieses aktuelle Wissen geschlossen zur Darstellung zu bringen ist Zielsetzung dieses Werkes, das jetzt in 2., überarbeitender Auflage vorliegt.
Im allgemeinen Teil werden die biologischen Aspekte der normalen und durch Infektion gestörten Wundheilung, einschließlich immunbiologischer Faktoren, der lokalen und allgemeinen Antibiotikaanwendung sowie der Bekämpfung des Hospitalismus erörtert.
Im speziellen Teil werden alle bekannten septischen Krankheitsbilder der operativen Fächer (Chirurgie, Traumatologie, Gynäkologie, Kiefer- und Neurochirurgie) einschließlich spezifischer und tropischer Infektionen ausführlich abgehandelt. Das reich illustrierte Werk stellt die zur Zeit umfassendste Informationsquelle auf diesem so bedeutungsvoll gewordenen Gebiet dar.

15. Jahrestagung der Deutschen Gesellschaft für Plastische und Wiederherstellungschirurgie, 7.–8. Oktober, 1977, Murnau/Obb.

Plastische und Wiederherstellungschirurgie bei und nach Infektionen

Pathologie Chemotherapie Klinik Rehabilitation

Herausgeber: J. Probst
Unter Mitwirkung von F. Hollwich, G. Pfeifer, W. Kley, P. Rathert

1980. 242 Abbildungen, 69 Tabellen. XIX, 403 Seiten
DM 128,–. ISBN 3-540-09854-2

Chirurgische Infektionen stellen in allen operativen Fachgebieten besondere Anforderungen an plastische und wiederherstellende Behandlungsverfahren, zugleich stellen diese aber auch den Schlüssel zur Rehabilitation dar. Die Bedeutung der chirurgischen Infektionen hat insbesondere im Zusammenhang mit den Unfallverletzungen in den letzten Jahren eine überragende Stellung erlangt. In allen Fachgebieten wurden wesentliche Fortschritte bei der Behandlung erarbeitet. Das lange Zeit nicht nur fachliche, sondern auch therapeutische Nebeneinander der verschiedenen operativen Aufgabenbereiche ist nicht nur durch Zwang zur interdisziplinären aktuellen Versorgung abgelöst worden, sondern es haben sich in diesem besondes anspruchsvollen Behandlungsgebiet der chirurgischen Infektionen zahlreiche Wechselbeziehungen ergeben.

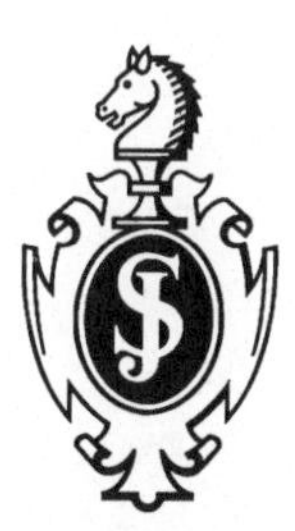

Springer-Verlag
Berlin
Heidelberg
New York

Hefte zur Unfallheilkunde

Beihefte zur Zeitschrift „Unfallheilkunde/Traumatology"
Herausgeber: J. Rehn, L. Schweiberer

145. Heft: G. Lob
Chronische posttraumatische Osteomyelitis
Tierexperimentelle und klinische Untersuchungen zu einer oralen antibakteriallen Vaccination
1980. 19 Abbildungen, 23 Tabellen. IX, 108 Seiten
DM 48,–. ISBN 3-540-09946-8

146. Heft: J. Rehn, H. P. Harrfeldt
Behandlungsfehler und Haftpflichtschäden in der Unfallchirurgie
1980. V, 40 Seiten
DM 15,–. ISBN 3-540-09896-8

147. Heft: L.-J. Lugger
Der Wadenbeinschaft
1981. 69 Abbildungen, 10 Tabellen. VIII, 100 Seiten
DM 38,–. ISBN 3-540-10421-6

148. Heft:
3. Deutsch-Österreichisch-Schweizerische Unfalltagung in Wien
3. bis 6. Oktober 1979
43. Jahrestagung der Deutschen Gesellschaft für Unfallheilkunde e.V.
15. Jahrestagung der Österreichischen Gesellschaft für Unfallchirurgie
65. Jahresversammlung der Schweizerischen Gesellschaft für Unfallmedizin und Berufskrankeiten
Kongreßbericht zusammengestellt von V. Vécsei, J. Probst, C. A. Richon
1980. 313 Abbildungen, 251 Tabellen.
XLVII, 895 Seiten (42 Seiten in Englisch)
DM 136,–. ISBN 3-540-10156-X

149. Heft:
Verletzungen der Wirbelsäule
13. Reisensburger Workshop zu Ehren von H. Willenegger
14. bis 16. Februar 1980
Herausgeber: C. Burri, A. Rüter
Unter Mitarbeit zahlreicher Fachwissenschaftler
1980. 1 Porträt, 168 Abbildungen, 38 Tabellen.
XIII, 270 Seiten
DM 64,–. ISBN 3-540-10202-7

150. Heft: E. Jonasch, E. Bertel
Verletzungen bei Kindern bis zum 14. Lebensjahr
Medizinisch-statistische Studie über 263166 Verletzte
1981. 5 Abbildungen, 188 Tabellen. XI, 146 Seiten
DM 42,–. ISBN 3-540-10476-3

151. Heft: R. Kleining
Der Fixateur-externe an der Tibia
Biomechanische Untersuchungen
1981. 78 Abbildungen, 12 Tabellen. VII, 85 Seiten
DM 34,–. ISBN 3-540-10665-0

152. Heft: F. Klapp
Diaphysäre und metaphysäre Verletzungen im Wachstumsalter
Eine Experimentelle Studie
1981. 51 teilweise farbige Abbildungen in 106 Einzeldarstellungen. VII, 77 Seiten
DM 49,–. ISBN 3-540-10760-6

153. Heft:
44. Jahrestagung der Deutschen Gesellschaft für Unfallheilkunde e.V.
19. bis 22. November 1980 in Berlin
Kongreßbericht im Auftrage des Vorstandes zusammengestellt von J. Probst, A. Pannike
1981. 184 Abbildungen. XXIV, 531 Seiten
DM 128,–. ISBN 3-540-10926-9

154. Heft: F. Eitel
Indikation zur operativen Frakturbehandlung
Experimentalchirurgische und klinische Aspekte
1981. 38 Abbildungen. VIII, 88 Seiten
DM 36,–. ISBN 3-540-10995-1

155. Heft:
Verletzungen des Ellbogens
14. Reisensburger Workshop
19. bis 21. Februar 1981
Herausgeber: C. Burri, A. Rüter
Unter Mitarbeit zahlreicher Fachwissenschaftler
1982. 213 Abbildungen. XIII, 325 Seiten
DM 98,–. ISBN 3-540-11028-3

Springer-Verlag
Berlin
Heidelberg
New York

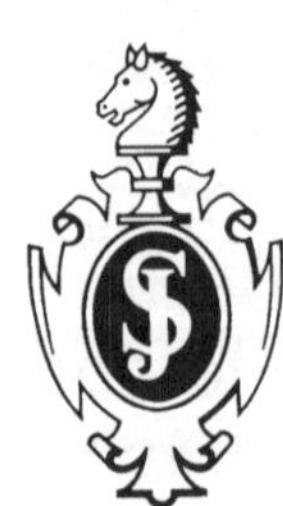